国家卫生健康委员会基层卫生培训“十三五”规划教材
中国医师协会全科医师分会推荐用书

供社区基层卫生人员使用

社区营养与健康

主　编　刘英华　孙建琴

副主编　李增宁　廖晓阳

人民卫生出版社

图书在版编目（CIP）数据

社区营养与健康/刘英华，孙建琴主编.—北京：人民卫生出版社，2018

基层卫生培训"十三五"规划教材

ISBN 978-7-117-26372-6

Ⅰ.①社… Ⅱ.①刘…②孙… Ⅲ.①社区-营养学-技术培训-教材②社区-健康教育-技术培训-教材 Ⅳ.①R151②R193

中国版本图书馆 CIP 数据核字（2018）第 059525 号

人卫智网	**www.ipmph.com**	**医学教育、学术、考试、健康，购书智慧智能综合服务平台**
人卫官网	**www.pmph.com**	**人卫官方资讯发布平台**

社区营养与健康

主　　编：刘英华　孙建琴
出版发行：人民卫生出版社（中继线 010-59780011）
地　　址：北京市朝阳区潘家园南里 19 号
邮　　编：100021
E - mail：pmph @ pmph.com
购书热线：010-59787592　010-59787584　010-65264830
印　　刷：北京人卫印刷厂
经　　销：新华书店
开　　本：787×1092　1/16　　**印张**：23
字　　数：574 千字
版　　次：2018 年 4 月第 1 版　2018 年 4 月第 1 版第 1 次印刷
标准书号：ISBN 978-7-117-26372-6/R · 26373
定　　价：49.00 元
打击盗版举报电话：010-59787491　E-mail：WQ @ pmph.com
（凡属印装质量问题请与本社市场营销中心联系退换）

编　者

（以姓氏笔画为序）

孔　娟（中国医科大学附属盛京医院）

付　萍（中国疾病预防控制中心营养与健康所）

成　果（四川大学华西公共卫生学院）

朱翠凤（南方医科大学深圳医院）

刘英华（中国人民解放军总医院）

刘晓军（深圳市龙华区人民医院）

许红霞（陆军军医大学第三附属医院）

孙　萍（山西医科大学第一医院）

孙建琴（复旦大学附属华东医院）

李　卉（中国人民武装警察部队总医院）

李玉玲（北京市西城区新街口社区卫生服务中心）

李增宁（河北医科大学第一医院）

张　明（北京大学深圳医院）

张片红（浙江大学医学院附属第二医院）

郑　璇（海军军医大学附属长海医院）

施咏梅（上海交通大学医学院附属瑞金医院）

姚　颖（华中科技大学附属同济医院）

徐　庆（中国人民解放军总医院）

葛　声（上海交通大学附属第六人民医院）

谢　华（复旦大学附属华东医院）

廖晓阳（四川大学华西医院）

编写秘书　徐　庆（中国人民解放军总医院）

出版说明

为进一步贯彻执行习近平总书记在2016年召开的全国卫生与健康大会上强调的“以基层为重点”的新时期卫生工作方针、在十九大报告中提出的“健康中国战略”和“乡村振兴战略”，落实国务院发布的《“健康中国2030”规划纲要》《中共中央国务院关于深化医药卫生体制改革的意见》《全国医疗卫生服务体系规划纲要（2015—2020年）》（国办发〔2015〕14号）中“到2020年，每千常住人口基层卫生人员数达到3.5人以上”和《“十三五”深化医药卫生体制改革规划》（国发〔2016〕78号）中“提升基层医疗卫生服务能力”的重要任务，深入贯彻2018年1月24日国务院办公厅《关于改革完善全科医生培养与使用激励机制的意见》（国办发〔2018〕3号）和“2018年全国基层卫生工作会议”精神，在国家卫生健康委员会基层卫生司的领导和支持下，人民卫生出版社组织编写并出版了“国家卫生健康委员会基层卫生培训‘十三五’规划教材”。

本套教材共14本，由国内基层卫生领域一线专家编写而成，在编写过程中，紧紧围绕培养目标，牢牢抓住基层卫生工作重点；注重教材编写的“三基”“五性”“三特定”原则，注重整套教材的整体优化与互补。

同时，人民卫生出版社专门开发了供基层人员继续教育和自我提升使用的“基层卫生人员能力提升服务平台”，也作为本套教材的附加增值服务（http://jcedu.ipmph.com）提供给广大读者，基层卫生人员注册后，通过身份验证即可免费使用相关资源。

本套教材的目标是培养职业素养良好、专业技能扎实、协调沟通能力较强的基层卫生服务人才，以更好地为居民提供优质、广泛的医疗保健服务，真正落实“预防为主”的理念，实现对居民全生命周期的照护。本套教材可供基层医疗卫生机构在岗人员培训、全科医生转岗培训和特岗计划、全科医生师资培训、农村订单定向医学生培养等使用。

国家卫生健康委员会基层卫生培训“十三五”规划教材评审委员会

顾　　问　梁万年　秦怀金　李　滔　郝　阳

主任委员　祝墡珠　杜雪平　于晓松

副主任委员

刘利群　国家卫生健康委员会基层卫生司

施　榕　上海中医药大学公共健康学院

贾建国　首都医科大学宣武医院

委　　员（以姓氏笔画为序）

马　辛　首都医科大学附属北京安定医院

王　铁　首都医科大学附属北京朝阳医院

王　晨　首都医科大学附属北京天坛医院

王永利　首都医科大学附属复兴医院月坛社区卫生服务中心

王永晨　哈尔滨医科大学附属第二医院

王育琴　首都医科大学宣武医院

王麟鹏　首都医科大学附属北京中医医院

方力争　浙江大学医学院附属邵逸夫医院

刘英华　中国人民解放军总医院

江孙芳　复旦大学附属中山医院

孙建琴　复旦大学附属华东医院

寿　涓　复旦大学附属中山医院

李小鹰　中国人民解放军总医院

李东霞　首都医科大学附属复兴医院

吴　浩　北京市丰台区方庄社区卫生服务中心

吴　毅　复旦大学附属华山医院

何　仲　北京协和医学院人文和社会科学学院

国家卫生健康委员会基层卫生培训“十三五”规划教材
教材目录

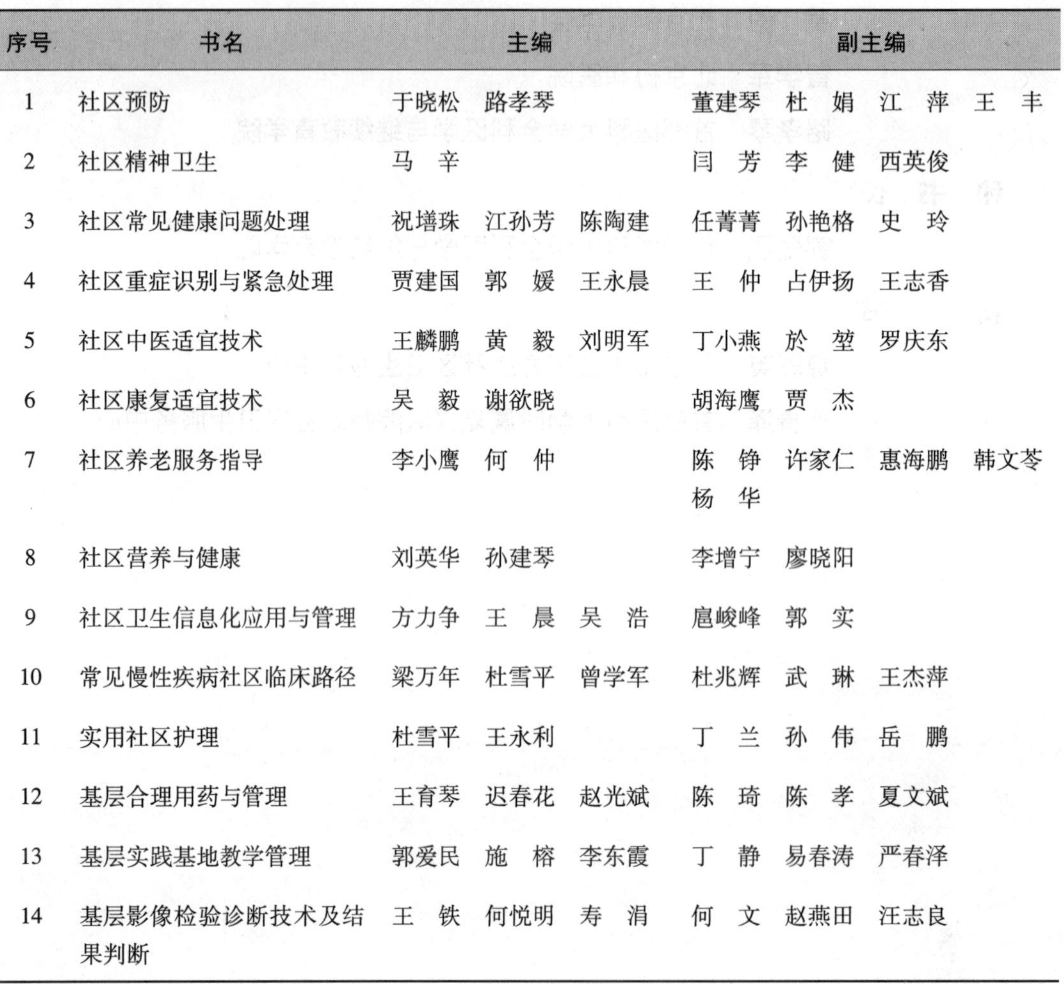

序号	书名	主编	副主编
1	社区预防	于晓松 路孝琴	董建琴 杜娟 江萍 王丰
2	社区精神卫生	马辛	闫芳 李健 西英俊
3	社区常见健康问题处理	祝墡珠 江孙芳 陈陶建	任菁菁 孙艳格 史玲
4	社区重症识别与紧急处理	贾建国 郭媛 王永晨	王仲 占伊扬 王志香
5	社区中医适宜技术	王麟鹏 黄毅 刘明军	丁小燕 於堃 罗庆东
6	社区康复适宜技术	吴毅 谢欲晓	胡海鹰 贾杰
7	社区养老服务指导	李小鹰 何仲	陈铮 许家仁 惠海鹏 韩文苓 杨华
8	社区营养与健康	刘英华 孙建琴	李增宁 廖晓阳
9	社区卫生信息化应用与管理	方力争 王晨 吴浩	扈峻峰 郭实
10	常见慢性疾病社区临床路径	梁万年 杜雪平 曾学军	杜兆辉 武琳 王杰萍
11	实用社区护理	杜雪平 王永利	丁兰 孙伟 岳鹏
12	基层合理用药与管理	王育琴 迟春花 赵光斌	陈琦 陈孝 夏文斌
13	基层实践基地教学管理	郭爱民 施榕 李东霞	丁静 易春涛 严春泽
14	基层影像检验诊断技术及结果判断	王铁 何悦明 寿涓	何文 赵燕田 汪志良

前　言

营养是指人体吸收、利用食物或营养物质的过程，也是人类通过摄取食物以满足机体生理需要的生物学过程。随着医学的不断深入发展，营养在预防、治疗、康复与保健中的作用越来越得到重视。作为营养学的重要分支的临床营养学的范畴也早已超越了传统的饮食治疗的界限，在病情的预测、营养状况的评价、疾病的治疗、病程的转归等方面发挥了特殊的作用。临床营养学目前主要关注和服务的还只是局限在大医院的住院患者，而更广大的社区人群一直未能受益于营养科学的进步。随着新医改的实施，分级诊疗的建立和不断完善，更多的慢性病及围术期患者将在社区就医和康复，社区养老也必将成为趋势。对这样庞大的患者群进行营养筛查、评估、干预治疗和教育，单纯依靠大医院的营养专科医生是远远不够的，只有社区本身的医疗从业者共同参与进来，才可能满足这一需求。因此，社区卫生工作者亟待学习必要的营养学基础知识、临床营养知识理论，并接受实践培训。

为顺应时代发展需求，本教材的编写工作组特别召集组织了全国范围内数十所医院、医学院校及社区医疗工作的资深专家们共同参与，根据社区营养工作的特点和实际出发，结合了营养学基础经典理论、医院临床工作经验总结和营养学科发展最新动态，精心编写了本教材。本书共分为五个章节，第一章介绍了社区营养的概述，第二章介绍了营养学的一些基础知识及各类膳食指南。第三章介绍了营养筛查与评估，包括筛查和评估量表的种类和用法，膳食调查、人体测量的内容和方法，营养相关实验室指标的判读等方面的知识等。第四章介绍了常见治疗饮食概念特点及举例，并从疾病与营养的关系入手，介绍了常见的慢性病、外科术后等一些社区常见病的营养干预及肠内外营养支持。第五章介绍了如何进行营养咨询及沟通的技巧、各类肠内营养制剂、特殊医学用途食品以及部分常见保健品的特点及使用说明，同时列举了一些常见疾病的营养治疗方案进行分享。另外，本书在附录中还收录了在社区营养工作中可能会经常用到的一些营养相关的表格和工具等。

本手册的主要特点：①内容比较系统全面，涵盖范围广，又突出社区营养工作使用需求；②把医学基础、最新发展和临床经验较好地结合在一起，体现科学性、先进性和实用性；③内容具体翔实，可操作性强，缩短理论知识与实际工作的距离，既可作为教学材料，又可成为临床工作者的查询手册。适合用于社区医务工作的理论教学和实践指导，亦可用于各大中专医学院校的相关专业学生的教学。

在编写过程中，本教材得到了营养界多位专家的关心和指导，同时请教了很多临床学科、社区医疗工作的专家教授，不能一一列举，在此一并感谢。

在本书的完成过程中限于编写时间紧迫、经验不足，难免有错误及疏漏之处，请不吝指正。

刘英华　孙建琴

2018年3月

目　录

第一章

社区营养概述

何为营养？从字面意义上说，所谓“营”是指“谋求”，而“养”是“养生”，养生是中国传统医学中使用的术语，即指保养、调养、颐养生命。“营养”就是“谋求养生”，因此，营养（nutrition）的定义即指机体从外界摄取食物，经过体内的消化、吸收和（或）代谢后，或参与构建组织器官或满足功能和体力活动必需的生物学过程。营养学是指：研究膳食、营养与人体健康关系的科学，分为基础营养、食物营养、公共营养、特殊人群营养和临床营养这五大领域。

营养学是一门有着悠久历史的学科。我国自古就有“食药同源”的说法，营养学的历史在我国甚至可以追溯到3000年前的西周时期，当时就已将医生分为四科：食医、疾医、疡医和兽医，不但将食医排在“四医之首”，并认为食养居于疾养、药养等养生之首。2000多年前在《黄帝内经·素问》中即提出了“五谷为养、五果为助、五畜为益、五菜为充”的膳食原则，与现在均衡的膳食模式何其相似。在传承至今的文献中，记录下中国古代的医生在医疗实践中通过食物治疗疾病。如东晋葛洪的《肘后备急方》中记载着食用豆类及乳类治疗脚气病、饮用海藻酒治疗甲状腺肿；齐代陶弘景应用牛肝治疗夜盲症；唐代名医孙思邈更是提出了“食疗”概念以“治未病”；元朝忽必慧所著的《饮膳正要》是流传至今最早的营养保健书籍。

现代营养学奠基于18世纪中叶，被誉为营养学之父的法国化学家Lavoisier首先阐明了“生命过程是呼吸过程”这一道理，提出了呼吸是氧化燃烧发热的理论，为食物的能量代谢研究奠定基础。之后，德国有机化学家Liebig建立了碳、氢、氮的定量测定方法并明确提出物质代谢概念；德国生理学家Voit创建了氮平衡学说；Rubner建立了三大营养素生热系数；Atwater设计了更为精确的呼吸能量计，完成大量的能量代谢试验和食物成分分析，这些科学家以其卓越的科研成就成为现代营养学的主要奠基人。

19世纪到20世纪中叶，更是发现和研究各种营养素的鼎盛时期。1810年，第一个氨基酸——亮氨酸被发现，1844年发现了血糖，1856年发现了肝糖原，1888年对蛋白质正式命名，1912年发现了第一种维生素——维生素B_1，1929年发现亚油酸是人体必需脂肪酸，1935年最后一种氨基酸——苏氨酸被发现，1938年确认成人有8种必需氨基酸，1947年最后一种维生素——维生素B_{12}被发现。1934年，美国国营养学会的成立，标志着营养学的形成。

20世纪中叶至今，营养学进入全面发展阶段，并不断有所突破。公共营养学、分子营养学等新概念不断提出，营养学的研究内容不断深入，更加广泛、宏观。

我国现代营养学起步于20世纪初。北京协和医院营养科是我国成立最早的医院营养科，是1921年建院之初就存在的6个科室之一。1938年，中国中华医学会特刊第10号发表了《中国民众最低限度之营养需要》。1945 年,中国营养学会成立。1952 年,中国出版《食物成分表》。1958 年,中国《营养学报》创刊。1959 年,中国进行首次全国性营养调查。1963 年,提出新中国成立后第一个推荐的每日膳食营养摄入量(RDA)。1980 年,中国报告硒与克山病的研究工作,提出人体硒的最低需要量,获得国际认可。1989 年,中国营养学会发表第 1 版《中国膳食指南》。1992 年,中国预防医学科学院营养与食品卫生研究所主编《食物成分表》出版。2000 年,中国营养学会发表《中国居民膳食营养素参考摄入量(DRIs)》。2017 年,颁布了最新的《中国居民膳食指南(2016)》。

虽然营养学在我国有着悠久的历史传承,也取得了一些令人瞩目的成就,但规范的营养治疗、营养干预始终在医院的领域内发展壮大,服务人群也多偏重于住院病人,但在社区中更广大的人群一直未能被服务。是这部分人群不需要吗?当然不是。比如肥胖,本身即是一种慢性代谢性疾病,也是多种疾病公认的独立危险因素。在过去的二三十年里,中国的肥胖人数有着惊人的增长率,2012 年全国 18 岁及以上成人超重率高达 30.1%,肥胖率为 11.9%,中国的肥胖人数已稳居全球首位,大城市中的肥胖人群数量更是居高不下。随着对肥胖危害性认识的增加,不少肥胖患者谋求减轻体重,但首先选择去寻求医生帮助的凤毛麟角,盲目自行节食、运动,或是通过网络等其他渠道寻找"妙方"的比比皆是,减重成功者屈指可数,出现体重反弹、不良反应甚至罹患厌食症者却并不鲜见。这不但反映出广大群众对营养科学知识的极度匮乏,也暴露出正确的营养知识在普通大众中的普及能力不足。如果仅依靠各大医院的营养科医生的力量,可以说是杯水车薪,远远不能满足需要,但如果深入基层的全科医生掌握相应的营养学知识,那必然会起到事半功倍的作用。

现今,在社区中,需要进行营养干预的人群是非常庞大的。除了上述提到的肥胖人群之外,发病率非常高的高血压、糖尿病、高脂血症、高尿酸血症、慢性肾病等慢性病患者,也是应该进行营养干预的人群。特别对于糖尿病患者,医学营养治疗是糖尿病治疗的基础,应严格执行、定期调整、长期执行,对控制患者体重,稳定血糖,预防并发症有着重要的意义。同时,伴随中国社会老龄化的进展,疾病谱也在不断改变,肿瘤、衰弱、脑血管病后遗症、贫血、骨质疏松症等疾病日益常见,对抗这些疾病,营养干预也应与其他治疗伴行。如恶性肿瘤患者,出现进食异常、体重下降时、围术期、放化疗期间,甚至到终末期,恰当的营养支持是必不可少的治疗组成部分。除了患病人群,妇女妊娠期间,婴幼儿、青少年生长发育期间,如果得到正确的营养咨询建议,势必会对母亲、孩子的健康未来打好坚实的基础。

随着新医改的实施,分级诊疗的建立和不断完善,更多的稳定的慢性病患者将会流向社区;围术期的患者将在社区进行准备和康复;社区养老也必将成为趋势。对这样庞大的患者群进行营养筛查、评估、干预治疗和教育,单纯依靠营养专科医生明显是远远不够的,只有社区的医疗从业者共同参与进来,才有可能让更多有需要的人群获益。培训、指导全科医生、社区护士、防保人群进行营养学基础知识学习,掌握营养筛查和评估的方法,明确需要营养干预的患者是首要的目的。作为为居民提供健康服务的团队,通过学习和训练,扩展了全科医疗的服务内容和手段,使全科医生有能力为不同患者提供个体化的营养干预;防保人员可以对婴幼儿、孕产妇进行饮食指导干预;社区护士可以进行膳食指导,让更多的居民在可及的范围内获得更大收益。

2005 年,第十八届国际营养学大会上提出的营养学新定义:新营养学是一门研究食品体系、食品和饮品及其营养成分与其他组分和它们在生物体系、社会和环境体系之间及之内的相互作用的科学。新营养学已经明确提出，营养学不仅是一门生物学科，同时也必须从社会、环境的角度综合考量。营养学和全科医学都有涉及多个学科领域的特点，与全科医学交叉融合，正是营养学发展的趋势，不仅可以顺应医疗改革的新方向、惠及更多患者，还可以拓展营养学的新内容，让全科医学和营养学都可以拥有更广泛的研究内容，让两个学科都可以得到更好的发展。

（李玉玲　丁 静）

第二章

营养学基础及膳食指南

第一节　能量及各种营养素

一、能　　量

（一）概述

能量不是一种营养素，但是能量需求贯穿于人体的各种生命活动中。机体新陈代谢、发挥生理功能、肌肉活动、产热、生长发育以及组织合成等都要消耗能量，这就要求人体必须每天从外界环境中摄取食物，通过将食物中的碳水化合物、脂肪和蛋白质这三大产能营养素进行氧化分解获得所需能量。在机体的氧化过程中，产能营养素在一系列酶的作用下，分子结构中的碳氢键出现断裂，释放出化学能，并生成二氧化碳和水。能量的一部分用于机体基础代谢、体力活动以及生长发育等各种生命活动；另一部分则转变为热能，用于维持体温。

根据能量守恒定律，当机体能量摄入与消耗长期失衡时，将会导致一系列健康问题。其中能量摄入量长期低于消耗，就可能导致生长发育缓慢，消瘦；反之，若能量摄入量长期大于消耗，则会使过剩的能量以脂肪形式储存于身体，导致异常的脂肪堆积，从而引起肥胖。因此，机体应根据个体需要摄入合适的能量，维持能量摄入与消耗的动态平衡，以保证生命健康。

目前，我国法定的能量计量单位为焦耳（joule，J），1J 指的是 1 牛顿的力将 1 千克的物体移动一米所消耗的能量。而为了使用方便，日常一般用千焦耳（kJ）或兆焦耳（MJ）作为衡量单位。此外，营养学中常用卡路里（cal）或千卡（kcal）来计算能量，1kcal 的定义为，在 1 个标准大气压下使 1 升纯水从 15℃上升至 16℃所需的能量。两种单位的换算关系如下：1kcal = 4. 184kJ，1MJ = 1000kJ，1kJ = 1000J。

（二）能量的来源和能量系数

1. 能量的来源　人体所需能量主要是来源于动、植物性食物中的三大产能营养素，即碳水化合物、蛋白质和脂类。

（1）碳水化合物：碳水化合物也称糖类，是人体最主要的供能物质。中国营养学会提出碳水化合物适宜摄入量应占总能量的 55%～65%。机体内碳水化合物经消化吸收后，主要通过糖原的形式储存在肌肉和肝脏中。肝糖原约储存体内 1/3 的糖原，可根据需要分解为葡萄糖并进入血液循环，为机体尤其是脑组织、神经组织以及红细胞供能。而肌糖原仅供自身使用，可提供机体运动所需能量。机体内糖原储存一般只能满足人体大约 12 小时的需要，当碳水化合物供能不足时，虽然可以依靠其他产能营养素供给能量，但是会对机体其他生理功能造成影响，因此，每日必须多次从膳食中补充足够的碳水化合物，以满足机体能量需要。

（2）脂肪：脂肪是食物中产生能量最高的一种营养素，其单位重量完全氧化时产生的能量比等量蛋白质和碳水化合物高约 1.3 倍。脂肪主要作为体内的能量贮存形式存在，当人体摄入能量不能及时被利用，都会以脂肪的形式储存下来。当机体需要时，脂肪可被动员分解，释放出甘油、脂肪酸，并供给能量。成人每日所需能量中约 20%～30%，婴儿所需能量 35%～50%由脂肪代谢提供。

（3）蛋白质：蛋白质在机体内的主要作用在于构成和修复人体组织，供给能量并非其主要生理功能。人体每日所需能量中约 10%～15%来自蛋白质，蛋白质在体内经脱氨基作用生成 α-酮酸，同时释放能量。

人体一般情况下是利用碳水化合物和脂肪进行生物氧化提供能量，但在长期能量摄入不足或消耗过大时，体内糖原和储存脂肪大量消耗后，机体将主要依靠分解组织蛋白获得能量，维持必要生命活动。但是通过分解蛋白质获取能量是不经济且不科学的。一方面，蛋白质如果被当作机体能量的主要来源，则会对机体组织蛋白的合成造成影响；另一方面，蛋白质在分解过程中会产生尿酸和尿素等物质，对组织器官造成额外负担。

2. 能量系数　每克产能营养素在体内氧化所产生的能量值称之为能量系数（calorific coefficient）或生热系数。

食物中每克碳水化合物、脂肪和蛋白质在体外充分氧化燃烧可分别产生 17.2kJ（4.1kcal）、39.5kJ（9.5kcal）和 23.6kJ（5.5kcal）的能量。但是，由于食物中的营养素无法被机体完全消化吸收（混合膳食中碳水化合物、脂肪和蛋白质吸收率分别为 98%、95%和 92%），加之蛋白质在体内不能被完全氧化，最终的代谢产物除了二氧化碳和水外，还会产生尿素、尿酸和肌酐，因此，蛋白质在体内氧化产生的能量较体外氧化燃烧更低。在实际应用中，产能营养素的能量系数需经消化率校正，最终的能量系数如下：

1g 碳水化合物产能为 16.7kJ（4.0kcal）；

1g 脂肪产能为 37.6kJ（9.0kcal）；

1g 蛋白质产能为 16.7kJ（4.0kcal）。

（三）人体的能量消耗

人体每日的能量消耗主要为了满足基础代谢、体力活动、食物热效应的需要，另外，对处于生长发育过程中的婴幼儿、儿童、青少年等人群还需要额外提供生长发育所需的能量。

1. 基础代谢　基础代谢（basal metabolism，BM）指的是维持生命的最低能量需要，即机体处于安静和恒温条件下（18～25℃），禁食 12 小时后，静卧、放松而又清醒时的能量代谢。人体基础代谢时消耗的能量称为基础能量消耗（basal energy expenditure，BEE）。基础代谢率（basal metabolic rate，BMR）指单位时间内人体基础代谢所消耗的能量，可用单位时间内人体每平方米体表面积（或每千克体重）基础代谢消耗的能量表示，单位为 $kJ/(m^2 \cdot h)$ 或 $kcal/(m^2 \cdot h)$、$kJ/(kg \cdot h)$ 或 $kcal/(kg \cdot h)$。

根据 1984 年赵松山提出的适合中国人的体表面积与身高、体重的线性回归方程可计算 BEE：

$$\text{体表面积}(m^2) = 0.00659 \times \text{身高}(cm) + 0.0126 \times \text{体重}(kg) - 0.1603$$

$$BEE = \text{体表面积}(m^2) \times \text{基础代谢率}[kJ/(m^2 \cdot h)]$$

基础代谢率可按性别、年龄查表获得，人体正常基础代谢率见表 2-1。

表 2-1　人体基础代谢率

年龄/岁	男		女	
	kJ/(m²·h)	kcal/(m²·h)	kJ/(m²·h)	kcal/(m²·h)
1~	221.8	53.0	221.8	53.0
3~	214.6	51.3	214.2	51.2
5~	206.3	49.3	202.5	48.4
7~	197.9	47.3	200.0	45.4
9~	189.1	45.2	179.3	42.8
11~	179.9	43.0	175.7	42.0
13~	177.0	42.3	168.5	40.3
15~	174.9	41.8	158.8	37.9
17~	170.7	40.8	151.9	36.3
19~	164.4	39.2	148.5	35.5
20~	161.5	38.6	147.7	35.3
25~	156.9	37.5	147.3	35.2
30~	154.0	36.8	146.9	35.1
35~	152.7	36.5	146.9	35.0
40~	151.9	36.3	146.0	34.9
45~	151.5	36.2	144.3	34.5
50~	149.8	35.8	139.7	33.9
55~	148.1	35.4	139.3	33.3
60~	146.0	34.9	136.8	32.7
65~	143.9	34.4	134.7	32.2
70~	141.4	33.8	132.6	31.7
75~	138.9	33.2	131.0	31.3
80~	138.1	33.0	129.3	30.9

影响基础代谢率的因素很多，概括起来主要有以下几个方面：

(1)体表面积及体成分：基础代谢与体表面积及瘦体组织(肌肉、内脏等)比重成正比。体表面积越大，通过体表散热也越多，消耗的基础代谢能量也就越高。同理，由于瘦体组织耗能占基础代谢 70%~80%，因此，在同等体重情况下，瘦体组织比重越高，基础代谢消耗能量也就越高。

(2)年龄及性别：基础代谢与年龄基本成反比。在人的一生中，婴幼儿阶段代谢最为活跃，到青春期又出现一次代谢较高的阶段，成年之后代谢逐渐降低。由于孕妇和乳母需要为胎儿的发育和合成乳汁消耗额外能量，基础代谢较一般女性要更高。

由于男性瘦体组织较女性多，因此，在年龄和体表面积相同的前提下，男性基础代谢水平比女性高5%～10%。

(3)内分泌：体内众多腺体分泌的激素，如肾上腺素、去甲肾上腺素及甲状腺素等都对能量代谢具有较大的影响。当上述激素分泌亢进时，会导致能量代谢升高，继而对基础代谢造成影响。

(4)生活和工作环境：环境温度对基础代谢有明显影响，温度过高和过低都会导致代谢升高，寒冷气候下基础代谢比温热气候下更高。劳动强度较大、精神紧张者的基础代谢也会出现不同程度的升高。

2. 体力活动　体力活动(physical activity，PA)的能量消耗也称为运动的生热效应(thermic effect of exercise，TEE)，是影响人体能量消耗的主要因素之一。一般而言，体力活动的耗能占机体总消耗能量的15%～30%，并且受到活动强度的大小、时间的长短、动作的熟练程度、体重及肌肉所占比重等因素的影响。

中国营养学会专家委员会在世界卫生组织的基础上，将中国成年人体力活动强度按照身体活动水平(physical activity level，PAL)分为三级：轻体力活动、中体力活动、重体力活动。详见表2-2。

表2-2　建议中国成人活动水平分级

活动强度	职业工作时间分配	工作内容举例	体力活动水平	
			男	女
轻	75%时间坐着或站立 25%时间站着活动	办公室工作、修理电脑或钟表，售货员、酒店服务员、化学实验操作、讲课等	1.6	1.6
中	40%时间坐着或站立 60%时间特殊职业活动	学生日常活动、机动车驾驶员、电工安装、车床操作、金工切割等	1.8	1.6
重	25%时间坐着或站立 75%时间特殊职业活动	非机械化农业劳动、炼钢、舞蹈、体育活动、装卸、采矿等	2.1	1.8

3. 食物热效应　食物热效应(thermic effect of food，TEF)又称食物特殊动力作用(specific dynamic action，SDA)，指的是人体在摄食过程中所引起的额外能量消耗。

膳食成分对于食物热效应的影响至关重要。食物中蛋白质的热效应最大，是其本身产能的30%～40%，碳水化合物为5%～6%，脂肪为4%～5%。混合膳食的食物热效应一般约增加基础代谢的10%。此外，摄食量和进食速度都会影响食物热效应，吃得越多越快，食物热效应也越大。由于食物热效应只能增加体热的外散，并不能为机体利用，因此，在摄食时需考虑食物热效应导致的额外能量消耗，保证摄入能量和消耗能量的平衡。

4. 生长发育　健康成年人的能量代谢不需要满足生长发育的需要，但是婴幼儿、儿童及青少年等处于生长发育阶段的人群还需要额外补充能量，主要用于形成新的组织及新组织的新陈代谢。同时，对于孕妇而言，子宫、乳房增长、胎盘、胎儿发育等需要额外能量摄入；对于乳母而言，乳汁合成与分泌也需要比孕期摄入更多的能量。

(四)能量的食物来源

人类膳食能量的主要来源为食物中的碳水化合物、脂肪和蛋白质。这三类产能营养素普遍存在于各种食物中，它们虽然都可以向机体提供能量，但是各自又有其特殊的生理作用。粮谷类和薯类食物富含碳水化合物，且能量密度适中，是膳食中的最佳能量来源；油料作物中脂肪含量丰富，属于高能量食物；动物性食物、大豆和植物种子等含有较丰富的脂肪和蛋白质，一般而言，动物性食物的脂肪及蛋白质含量比植物性食物更高，但是大豆和坚果类除外，它们也富含脂肪及蛋白质；蔬菜水果中因为脂肪、蛋白质含量很少，且碳水化合物中的一部分为膳食纤维，因此一般含能量较低。

三大产能营养素之间必须保持比例合理，促进膳食平衡，才能达到合理营养。根据中国人的传统膳食习惯，可保持植物性食物为主，动物性食物为辅的组合，中国营养学会建议膳食中碳水化合物、脂肪及蛋白质的供能比应分别为：碳水化合物 55%～65%、脂肪 20%～30%、蛋白质 10%～15%。

二、蛋　白　质

（一）概述

蛋白质是一切生命的物质基础，是由不同氨基酸通过肽键连在一起形成一定空间结构的复杂大分子。组成蛋白质的主要元素为：碳、氢、氧、氮，部分蛋白质还含有少量的硫、磷、铁、碘等其他元素。蛋白质是人体氮的唯一来源。正常人体中，蛋白质约占体重的 16%～19%，并始终处于不断分解又不断合成的动态平衡之中，每天约有 3%的蛋白质被更新。

（二）蛋白质的生理功能

1. 构成和修复组织　蛋白质是构成人体的基本物质，由氨基酸组成，而氨基酸是构成人体，包括骨骼、皮肤、肌肉、脑等组织和器官的物质基础。身体的生长发育过程可视为蛋白质的不断积累的过程，所以蛋白质的摄入对处于生长发育期的婴幼儿、儿童、青少年以及孕妇及乳母等人群尤为重要。

人体中的蛋白质在新陈代谢的过程中，会不断进行组织的更新和修复。如：消化道黏膜细胞的寿命为 3 天，红细胞的寿命为 3～4 个月，肝脏细胞、皮肤细胞等也在不断地死亡和更新。食物中的蛋白质可以支持所有的细胞更新和机体的生长发育，只有摄入足够的蛋白质才能维持组织细胞的更新。当某些疾病发生时，大量组织和细胞的破坏分解，也需要蛋白质的修复。当饮食中蛋白质缺乏时，对于儿童，会影响生长发育，对于成人，会引起体质下降或免疫功能减退，疾病恢复缓慢等。

2. 构成体内多种重要物质　蛋白质可通过合成酶、激素、免疫物质等生理活性物质参与调节生理功能。如：通过蛋白酶催化体内化学反应；通过激素调节机体内环境的稳态；通过膜蛋白进行物质的交换和运输；通过免疫蛋白维持机体的免疫功能等。

3. 调节渗透压　正常人血浆和组织液之间的水分不断交换，处于动态平衡。血浆中蛋白质的含量和电解质可调节水分在体内的分布，血浆中的蛋白质（以白蛋白为主）的浓度可调节胶体渗透压。如果膳食中长期蛋白质供给不足时，血浆中蛋白质含量降低，胶体渗透压降低，血液中的水分便会渗入组织液中，出现蛋白质营养不良性水肿。

4. 供给能量　蛋白质是能量的来源之一，当体内碳水化合物和脂肪的供能不满足机体需求时，或蛋白质摄入量过多时，蛋白质会分解释放能量。1g 蛋白质在体内约产生 16. 7kJ（4. 0kcal）的能量，蛋白质供能占总能量的 15%左右。

（三）蛋白质膳食质量评价

蛋白质广泛存在于许多动物性和植物性食物中，但不同食物中蛋白质组成不同，氨基酸变化也很大，加之机体消化、吸收、利用程度的不同，所以蛋白质营养价值的高低也不同。常用于评价蛋白质营养价值的指标如下：

1. 蛋白质含量　蛋白质的含量是评价食物蛋白质营养价值的基础。由于蛋白质是人体氮的唯一来源且蛋白质中氮含量的相对恒定（一般食物蛋白质的含氮量为16%），故常用凯氏定氮法，测出食物氮含量后，乘蛋白质换算系数6.25，即得到食物中蛋白质含量。

2. 蛋白质消化率　蛋白质消化率是反映摄入蛋白质被消化酶分解程度和消化后的氨基酸和肽被吸收程度的指标。蛋白质消化率越高，被机体吸收的数量越多，其营养价值越高。计算公式如下：

$$\text{蛋白质真消化率}(\%)=\frac{\text{食物氮}-(\text{粪氮}-\text{粪代谢氮})}{\text{食物氮}}\times 100\%$$

粪代谢氮是指未被消化道吸收的肠道内源性氮，是在试验对象完全不食用蛋白质时检测到的粪中的含氮量。但实际应用中往往不计算内源粪代谢氮，即蛋白质表观消化率。蛋白质表观消化率测量方法简便，而且由于蛋白质表观消化率所测结果低于真消化率，所以安全性更高。

$$\text{蛋白质表观消化率}(\%)=\frac{\text{食物氮}-\text{粪氮}}{\text{食物氮}}\times 100\%$$

食物蛋白质消化率受到食物蛋白质在食物中存在形式、结构和不利于蛋白质吸收的其他因素影响。一般来说，动物性蛋白质的消化率比植物性蛋白质高，这是因为植物性蛋白质被纤维素包围，使其与消化酶接触的程度较差，因此消化率低。蛋白质的消化率可通过改变食品加工和烹调方式而改变，将植物的纤维素破坏、软化或除去，植物性蛋白质消化率可适当提高，如：豆制品（豆腐、豆浆等）的蛋白质消化率较大豆整粒食用时蛋白质的消化率可提高30%；采用湿热法烹饪时可提高蛋白质消化率，干热法烹饪时可降低消化率。

3. 蛋白质利用率　蛋白质利用率是指食物蛋白质被消化吸收后在体内被利用的程度。测定蛋白质利用率的指标如下：

（1）蛋白质生物价：是反映食物蛋白质吸收后，被机体利用程度的指标。生物价越高，表明食物蛋白在体内利用率越高，营养价值也越高，最大值为100。其优点是能直接反映出供试动物对待测蛋白质的消化、吸收及利用状况，缺点是费时，且需要经过繁琐的过程。

$$\text{蛋白质生物价}=\frac{\text{氮储留量}}{\text{氮吸收量}}\times 100\%$$

$$\text{氮储留量}=\text{氮吸收量}-(\text{尿氮}-\text{尿内源氮})$$

$$\text{氮吸收量}=\text{摄入氮}-(\text{粪氮}-\text{粪代谢氮})$$

食物蛋白质的生物价高，表明食物蛋白质的必需氨基酸比值与人体必需氨基酸比值接近，食物蛋白质中的氨基酸主要用于合成人体蛋白质，极少有过多的氨基酸经肝、肾代谢而释放能量或由尿排出多余的氮，从而减轻肝肾负担。故蛋白质生物价对肝、肾病病人的膳食具有重要指导意义。常见的食物蛋白质的生物价见表2-3。

表2-3　常用食物蛋白质的生物价

食物名称	生物价	食物名称	生物价
全鸡蛋	94	熟黄豆	64
鸡蛋黄	96	生黄豆	57
鸡蛋白	83	豆腐	65

续表

食物名称	生物价	食物名称	生物价
牛奶	90	大米	77
鱼	83	小麦	67
牛肉	76	玉米	60
猪肉	74	小米	57
白菜	76	花生	59

(2)蛋白质净利用率:表示食物蛋白质实际被利用的程度,包括食物蛋白质消化和吸收两个部分,不仅考虑到蛋白质被机体利用的部分,还考虑到了在消化过程中未被吸收而丢失的这部分氮,因此更为安全。

$$蛋白质净利用率(\%)=消化率\times生物价=\frac{储留氮}{食物氮}\times100\%$$

(3)蛋白质功效比值:生物体是一个复杂的有机体,依靠前述的化学方法进行蛋白质营养价值评价存在较大误差。蛋白质功效比值是指实验期内,处于生长阶段的幼年动物(一般选用刚断奶的雄性大鼠),以含10%待测蛋白质的膳食喂养28天后,计算出平均每摄入1g蛋白质所增加的体重克数。即试验动物体重增重与摄入的蛋白质质量之比。由于待测蛋白质主要用于提供生长发育的需求,所以,该指标被广泛用于婴幼儿食品中的蛋白质评价。

$$蛋白质功效比值=\frac{动物体重增加(g)}{摄入食物蛋白质(g)}$$

同一食物在不同实验条件下,所测的功效比值往往差异较大,为了使实验结果具有一致性和可比性,因此所得结果需要校正处理,用标化的酪蛋白作为对照,将酪蛋白功效比值均换算为2.5,所测蛋白质的校正功效比值为:

$$校正蛋白质功效比值=\frac{蛋白质功效比值}{酪蛋白组功效比值}\times2.5$$

(4)氨基酸评分:又称蛋白质化学评分,是通过分析食物蛋白质的氨基酸组成,评价蛋白质营养价值,是目前广为应用的一种食物蛋白质营养价值评价方法,不仅适用于单一食物蛋白质的评价,还可用于混合食物蛋白质的评价。确定某一食物蛋白质评分分两步:第一步计算被测蛋白质每种必需氨基酸的评分值;第二步是在上述计算结果中,找出最低的必需氨基酸(第一限制氨基酸)评分值,即为该蛋白质的氨基酸评分。

$$氨基酸评分=\frac{每克待评蛋白质(或氮)的某种氨基酸含量(mg)}{每克参考蛋白质(或氮)的某种氨基酸含量(mg)}$$

膳食蛋白质的营养价值很大程度取决于其氨基酸的组成。对于非必需氨基酸,机体可自身合成,一般不会引起缺乏,但对于只能从膳食中获取的必需氨基酸,一旦缺乏则会使蛋白合成终止。日常膳食蛋白质中容易缺乏的必需氨基酸有:赖氨酸、苏氨酸、色氨酸和含硫氨酸,所以长期食用单一食物,会使体内某种必需氨基酸缺乏。可以通过氨基酸评分,设计出发挥蛋白质互补作用的食谱,提高膳食营养价值。在配制食谱时通常遵循以下原则:食物生物学种属越远越好,搭配种类越多越好,各种食物的食用时间越近越好,最好能同时食用。

(四)食物来源

膳食蛋白质的食物来源主要分为动物性食物和植物性食物两大来源。其中动物性蛋白质量多，易消化吸收、质量好，属于优质蛋白质，但动物性食物中脂肪（尤其是饱和脂肪酸含量）高，考虑到膳食成分的均衡性，故选择动物性食品应有限度。常见的动物性食物蛋白质含量为：瘦肉16%~20%、鱼类15%~25%、蛋类12%、乳类3.4%。植物性食物如日常食用的粮食、蔬菜、水果，蛋白质含量虽然不高，但是由于摄入量大，仍是食物蛋白质的主要来源。植物性食物中大豆的蛋白质含量最高，可达到30%左右，是最为经济的蛋白质来源。

（五）蛋白质摄入不足或过剩

蛋白质摄入过多或缺乏都会对人体产生危害。蛋白质缺乏时，会引起生长发育迟缓，体重减轻；并可出现虚弱、免疫力低下，严重者可致肌肉萎缩，营养不良性水肿。蛋白质营养不良主要因为贫穷和饥饿引起，我国不属于蛋白质缺乏国家，出现蛋白质营养不良的概率较低。但在慢性消耗性疾病如癌症、艾滋病患者中较为常见。

蛋白质摄入过多尤其是动物蛋白摄入过多也会对机体造成伤害，其主要危害有：

1. 影响胃肠道功能　蛋白质摄入过多，会加重胃肠道的负担，多余的蛋白质被肠道菌分解，发生腐败，产生有毒的代谢残留物，影响胃肠道功能。

2. 增加肝脏解毒负荷　适量的蛋白质摄入有利于肝细胞的修复和再生，但高蛋白质的摄入过量，会使蛋白质变为脂肪贮存，导致脂肪肝的形成。另一方面，由于蛋白质过多，腐败产物的量增加，会加重肝脏负担，严重者可伤害肝脏，对于肝病患者，由于血氨含量增加，会引起氨中毒，促发肝昏迷。

3. 骨钙流失　摄入动物蛋白质过多，会增加含硫氨基酸的摄入，这样会加速骨骼中钙质的流失，易产生骨质疏松。

4. 肾脏负担增加　人体不能贮存蛋白质，过剩的蛋白质经过脱氨分解，氮由尿排出。排出大量的代谢废物和水分，加重肾脏负担。若肾病患者食用过多蛋白质食物，会加重氮质血症和尿毒症病情，故出现氮质血症和肾功能不全者，应限制蛋白质的摄入量并以优质蛋白为主。

大量的蛋白质摄入还会导致机体脱水、痛风。高蛋白对水和无机盐代谢不利，有可能引起泌尿系统结石和便秘。故在食用蛋白质时，应控制好蛋白质的摄入量，不要盲目补充，也不要缺乏，通过膳食平衡原则，进行合理饮食，将蛋白质摄入控制在推荐范围内。

三、脂类和脂肪

（一）概述

脂类（lipids）是脂肪（fat）和类脂（lipoid）的总称，其共同特点是难溶于水而易溶于有机溶剂。人类脂类总量约占体重的10%~20%。脂肪是由甘油（glycerin）和脂肪酸（fatty acids）组成的甘油三酯（triglycerides），约占体内脂类总量的95%，是体内重要的储能和供能物质，类脂主要包括磷脂（phospholipids）和固醇类（sterols），约占全身脂类总量的5%，是细胞膜、机体组织器官，尤其是神经组织的重要组成成分。除了作为人体组织的重要组成成分，脂类也是重要的食物成分，烹饪时赋予食物特殊的色、香、味，增进食欲，适量摄入对满足机体生理需要，促进维生素A、维生素E等脂溶性维生素的吸收和利用，维持人体健康发挥重要作用。

（二）脂肪酸的分类及功能

脂肪酸种类很多，根据碳链的长短、饱和程度和空间结构不同，脂肪酸有不同的分类方法。

1. 按碳链长度分类 脂肪酸按其碳链长度可分为长链脂肪酸(long-chain fatty acid, LCFA),含14~24碳,中链脂肪酸(medium-chain fatty acid, MCFA),含8~12碳,短链脂肪酸(short-chain fatty acid, SCFA),含6碳以下。脂肪组织中含有各种长度的脂肪酸。食物中主要以18碳脂肪酸为主,并且具有重要的营养学价值。中链脂肪酸因其特有的营养学作用及安全性,目前受到了越来越多的关注。中链脂肪酸可以直接与甘油作用酯化形成甘油三酯,不需要催化剂;由于其水溶性较好,不需要胆汁乳化,可直接被小肠吸收,而吸收后无需形成乳糜微粒,可由门静脉直接进入肝脏,并在细胞内可快速氧化产生能量。因此,此类脂肪在特殊食品生产(如运动员食品)和临床上(如用来治疗高脂蛋白血症、急性和慢性肾功能不全等)开始受到重视。人体内短链脂肪酸主要来源于食物中膳食纤维、抗性淀粉、低聚糖和糖醇等在结肠内被肠道微生物发酵的产物。短链脂肪酸主要生理供能包括:①提供机体能量;②促进细胞膜脂类物质合成;③可预防和治疗溃疡性结肠炎;④可预防结肠肿瘤;⑤对内源性胆固醇的合成有抑制作用。目前,短链脂肪酸在临床上已有应用。

2. 按饱和程度分类 脂肪酸按其饱和程度可分为饱和脂肪酸(saturated fatty acid, SFA)和不饱和脂肪酸(unsaturated fatty acid, USFA),饱和脂肪酸的碳链中没有不饱和键,不饱和脂肪酸含有一个或多个不饱和双键。不饱和脂肪酸又可分为单不饱和脂肪酸(monounsaturated fatty acid, MUFA)和多不饱和脂肪酸(polyunsaturated fatty acid),最多见的单不饱和脂肪酸是油酸(oleic acid),膳食中最主要的多不饱和脂肪酸为亚油酸(linoleic acid)和α-亚麻酸(linolenic acid),主要存在于植物油中。人体细胞中不饱和脂肪酸的含量是饱和脂肪酸的两倍,但各种组织中两者的组成有很大差别,在一定程度上与膳食中脂肪的种类有关。

在多不饱和脂肪酸中,有一些机体不能合成,但是人体又不能缺少,必须通过食物来供给的脂肪酸,叫做必需脂肪酸(essential fatty acid, EFA),EPA有亚油酸和α-亚麻酸。EPA主要有以下功能:①构成磷脂的组成成分;②前列腺素合成的前体;③参与胆固醇代谢;④与动物精子的形成有关。EPA的缺乏可以引起生长缓慢、生殖障碍、皮肤损伤(出现皮疹)以及肾脏、肝脏、神经和视觉疾病,多发生在婴儿、以脱脂奶粉或低脂膳食喂养的幼儿、长期全胃肠外营养的病人,也可出现在患有慢性肠道疾病的病人中。

3. 按空间结构分类 脂肪酸按其空间结构不同可分为顺式脂肪酸(cis-fatty acid)和反式脂肪酸(trans-fatty acid),自然状态下,大多数的不饱和脂肪酸为顺式脂肪酸,只有少数的是反式脂肪酸(主要存在于牛奶和奶油中)。近年来,关于反式脂肪酸对人体的危害越来越引起人们的重视。有些研究发现反式脂肪酸可升高低密度脂蛋白胆固醇,降低高密度脂蛋白胆固醇水平,从而增加冠心病的风险,人造脂肪中的反式脂肪酸可诱发肿瘤、2型糖尿病等疾病,这些对人体健康不利影响还需更多的证据。目前,各国政府都已行动起来控制食物中的反式脂肪酸。

(三)脂类及脂肪的作用

1. 脂肪的生理功能

(1)供给和储存能量:脂肪产生的能量远高于蛋白质和碳水化合物,在机体内每克脂肪可产生能量37.6kJ(9.0kcal)以供利用,是能量密度最大的营养素。当机体摄入过多的能量物质时,不论来自哪种产能营养素,都可以脂肪的形式储存。体内脂肪细胞储存和供给有两个特点:①脂肪细胞可以不断地储存脂肪,至今未发现其吸收脂肪的上限,所以摄入过多能量物质是形成肥胖症的基本原因。②机体不能利用脂肪酸分解产生的乙酰辅酶A来合成葡萄糖,所以脂肪不能直接给脑、神经细胞以及成熟红细胞提供能量。当能量物质供给不足时必须消耗自身的糖原和蛋白质来满足这些细胞的能量需要。

(2)机体重要构成成分:细胞膜中含有大量脂肪酸,是细胞维持正常的结构和功能的重要成分。

(3)保温和润滑作用:脂肪不仅可直接提供能量,还是热的不良导体,阻止身体表面散热,起到隔热保温作用,维持体温正常和恒定,因此肥胖者冷天一般相对不怕冷。脂肪组织在体内对器官有支撑和衬垫作用,可保护内部器官免受外力伤害以及减少器官间的摩擦,如心脏、肾脏等脏器四周脂肪对内脏也起到保护和防震作用。腹腔大网膜中大量脂肪在胃肠蠕动中起到润滑作用,甚至皮脂腺分泌脂肪对皮肤也起到润滑护肤作用。

(4)节约蛋白质作用:脂肪在体内代谢分解的产物,可以促进碳水化合物的能量代谢,使其更有效地释放能量。充足的脂肪可保护蛋白质(包括食物蛋白质)不被用来作为能源物质,而使其有效地发挥其他生理功能,脂肪的这种功能被称为节约蛋白质作用。

(5)内分泌作用:现已发现的由脂肪组织所分泌的因子有瘦素、肿瘤坏死因子 α、白细胞介素-6、白细胞介素-8、雌激素、胰岛素样生长因子-1、脂联素及抵抗素等。这些脂肪组织来源的因子参与机体的代谢、免疫、生长发育等生理过程。脂肪组织内分泌功能的发现是今年内分泌领域的重大进展之一,也是人们进一步认识脂肪组织作用的新起点。

2. 食物中脂肪的作用

(1)增加饱腹感:食物脂肪由胃进入十二指肠时,可刺激十二指肠产生肠抑胃素(enterogestrone),使胃蠕动受到抑制,造成食物由胃进入十二指肠的速度相对缓慢。食物中脂肪含量越多,胃排空速度越慢,所需时间越长。

(2)改善食物的感官性状:脂肪作为食物烹调的重要材料,可以改善食物的色、香、味、形。许多天然食物的色素、香味物质都能溶于脂肪。另外,食物脂肪还能刺激消化液的分泌,从而促进食欲。

(3)供给和促进脂溶性维生素的吸收:食物脂肪中同时含有各种脂溶性维生素,如维生素 A、维生素 E、维生素 K 等。脂肪不仅是这类脂溶性维生素的食物来源,也可以促进它们在肠道内的吸收。

(4)供给必需脂肪酸:必需脂肪酸在人体内不可缺少而自身又不能合成,必须通过食物摄取,目前认为 ω-3 系中的 α-亚麻酸和 ω-6 系中的亚油酸是人体的两种必需脂肪酸。ω-3 系和 ω-6 系中的许多脂肪酸,如花生四烯酸、二十碳五烯酸(EPA)、二十二碳六烯酸(DHA)等,都是人体不可缺少的脂肪酸,但可以由亚油酸和 α-亚麻酸合成。必需脂肪酸有多种生理供能,如促进发育、维持皮肤和毛细血管的健康、与精子形成和前列腺素合成关系密切、可减轻放射线造成的损伤,还有促进胆固醇代谢、防治冠心病的作用。

3. 磷脂的作用

(1)提供能量:和甘油三酯一样,磷脂也可以提供能量。

(2)细胞膜成分:由于磷脂具有极性和非极性双重特性,可帮助脂类或脂溶性物质如脂溶性维生素、激素等顺利通过细胞膜,促进细胞内、外的物质交流。磷脂的缺乏会造成细胞膜结构受损,使毛细血管脆性和通透性增加,皮肤对水的通透性增高引起水代谢紊乱,产生皮疹。

(3)乳化剂作用:磷脂可以使体液中的脂肪悬浮在体液中,有利于其吸收、转运和代谢。由于磷脂的乳化作用,在食品加工中也被广泛应用,如在人造奶油、蛋黄酱和巧克力生产中常以磷脂(如卵磷脂)作为乳化剂。

(4)改善心血管作用:磷脂能改善脂肪的吸收和利用,防止胆固醇在血管内沉积、降低血液的黏度、促进血液循环,对预防心血管疾病具有一定作用。

(5)改善神经系统功能:食物磷脂被机体消化吸收后释放出胆碱,进而合成神经递质乙酰胆碱,可促进和改善大脑组织和神经系统的供能。

4. 固醇类的作用 固醇类是一类含有多个环状结构的脂类化合物,广泛存在于动物和植物食物中。胆固醇(cholesterol)是最重要的一种固醇,是细胞膜的重要成分,人体内90%的胆固醇存在于细胞之中,也是人体内许多重要的活性物质的合成材料,如胆汁、性激素(如睾酮)、肾上腺素(如皮质醇)等,因此肾上腺皮质中胆固醇含量很高,主要作为激素合成的材料。胆固醇还可以在体内转变成7-脱氢胆固醇,后者在皮肤中经紫外线照射可转变成维生素 D_3。

(四)脂类的食物来源

根据食物中脂类的来源可将脂肪分为两大类:动物性脂肪和植物性脂肪。动物性脂肪中饱和脂肪酸和单不饱和脂肪酸含量多,而多不饱和脂肪酸含量较少。供给动物性脂肪的食物主要有禽、畜肉及猪油、牛油、乳脂、蛋类及其制品。植物性脂肪主要来源于菜油、大豆油、花生油、葵花籽油等植物油及硬果类食品中,其特点是含有较多的不饱和脂肪酸。亚油酸普遍存在于各种植物油中,亚麻酸在豆油和紫苏油中较多。磷脂含量较高的食物有蛋黄、肝脏、大豆、麦胚和花生。胆固醇存在于所有的动物性食物中,以动物内脏,尤其脑组织中含量丰富,还存在于蛋类,鱼子和贝壳类中含量也较高,鱼肉及乳类中含量较低。

表2-4列出了常用食用油中主要脂肪酸的组成。部分食物的脂肪含量见表2-5。

表2-4 常用食用油中主要脂肪酸的组成(%)

食用油	饱和脂肪酸	不饱和脂肪酸			其他脂肪酸
		油酸	亚油酸	亚麻酸	
可可油	93	6	-	1	-
椰子油	92	0	6	2	-
橄榄油	10	83	7	-	-
菜籽油	13	20	16	9	42
花生油	19	41	38	0.4	1
茶油	10	79	10	1	1
葵花籽油	14	19	63	5	-
豆油	16	22	52	7	3
芝麻油	15	38	46	0.3	1
玉米油	15	27	56	0.6	1
米糠油	20	43	33	3	-
棕榈油	42	44	12	-	-
猪油	43	44	9	-	3
牛油	62	29	2	1	7
羊油	57	33	3	2	3
黄油	56	32	4	1.3	4

表 2-5　部分食物的脂肪含量

食物名称	脂肪含量(g/100g)	食物名称	脂肪含量(g/100g)
猪肉(肥)	90.4	鸡腿	13.0
猪肉(肥瘦)	37.0	鸭	19.7
猪肉(后臀尖)	30.8	草鱼	5.2
猪肉(后蹄髈)	28.0	带鱼	4.9
猪肉(里脊)	7.9	大黄鱼	2.5
猪蹄爪尖	20.0	海鳗	5.0
猪肝	3.5	鲤鱼	4.1
猪大肠	18.7	鸡蛋	11.1
牛肉(瘦)	2.3	鸡蛋黄	28.2
羊肉(瘦)	3.9	鸭蛋	18.0
鹌鹑	9.4	核桃	58.8
鸡	2.3	花生(炒)	48.0
鸡翅	11.8	葵花子(炒)	52.8

四、碳水化合物

(一) 概述

碳水化合物(carbohydrate)是由碳、氢和氧三种元素组成,由于它所含的氢氧的比例为2∶1,和水一样,故将其称为碳水化合物。由于碳水化合物的广泛存在,它成为为人体提供热能的三种主要的营养素中最廉价的营养素。碳水化合物是一切生物体维持生命活动所需能量的主要来源。它不仅是营养物质,而且有些还具有特殊的生理活性。碳水化合物是粮谷类、薯类、某些豆类及蔬菜水果的主要组成成分,对人体有多种重要的生理功能,是人类主要的供能物质。

(二) 碳水化合物的分类

食物中的碳水化合物可分成两大类:一类是人体可以吸收利用的有效碳水化合物;另一类具有糖类的结构,但很难或不能为人体所利用,如膳食纤维,但这一类多糖却在人体的消化过程中起重要的作用。根据化学结构可大致分为糖、寡糖、多糖等。

1. 糖　糖主要为单糖、双糖和糖醇。

(1)单糖:单糖(monosaccharide)是不能被水解的最简单的碳水化合物,单糖包括葡萄糖(glucose)、果糖(fructose)和半乳糖(galactose)。单糖有 D 型和 L 型,人体只能代谢 D 型而不能利用 L 型,所以有人用 L 型葡萄糖作甜味剂,可达到增加食品的甜味而又不增加能量摄入的双重目的。葡萄糖是构成食物中各种碳水化合物的基本单位。有些碳水化合物完全由葡萄糖构成,如淀粉;有些由葡萄糖与其他单糖共同组成,如蔗糖。果糖的主要来源是水果和蜂蜜。果糖比糖类中的其他糖都甜,尤其是 β 果糖的甜度最大。果糖很容易消化,适于幼儿和糖尿病患者食用,它不需要胰岛素的作用,能直接被人体代谢利用。果糖吸收后,经肝脏转变成葡萄糖被人体利用,也有一部分转变为糖原、乳酸和脂肪。半乳糖很少以单糖形式存在于食品之中，而是乳糖、棉籽糖和琼脂等物质的组成成分，可以被乳酸菌发酵。

(2)双糖：双糖(disaccharide)是由两分子单糖组合而成。常见的天然存在于食品中的双糖有蔗糖(sucrose)、乳糖(lactose)和麦芽糖(maltose)等。蔗糖是由一分子葡萄糖和一分子果糖结合而成。甘蔗、甜菜中含量较多，是蔗糖的主要来源，日常食用的白砂糖即是蔗糖。蔗糖易于发酵，并可以产生溶解牙齿珐琅质和矿物质的物质。它与牙垢中的某些细菌和酵母发生作用，在牙齿上形成一层黏着力很强的不溶性葡聚糖，同时产生作用于牙齿的酸，引起龋齿。因此，黏附在牙齿上的食物和黏性甜食对牙齿甚为有害，必须保持良好的口腔卫生(不常吃含有蔗糖的甜食对防止龋齿有利)。麦芽糖是由两个分子葡萄糖结合而成。麦芽糖主要存在于发芽的大麦(麦芽)和谷粒、麦芽抽提物以及由淀粉分解而得到的糖浆中，很容易在酸或酶的作用下发生分解。动物体内除淀粉水解外不含麦芽糖。淀粉在酶的作用下可降解生成大量的麦芽糖，制糖制酒工业中大量使用麦芽中淀粉酶就是这一目的。乳糖是由葡萄糖和半乳糖组合而成，主要存在于乳制品中。乳糖是婴儿主要食用的糖类物质。

(3)糖醇：糖醇(sugar alcohol)是由单糖还原为相应的多元醇。糖醇虽然不是糖，但具有某些糖的属性。目前开发的有山梨糖醇、甘露糖醇、赤藓糖醇、麦芽糖醇、乳糖醇、木糖醇等，这些糖醇对酸、热有较高的稳定性，不容易发生美拉德反应，成为低热值食品甜味剂，广泛应用于低热值食品配方。国外已把糖醇作为食糖替代品，广泛应用于食品工业中。

2. 寡糖　寡糖(oligosaccharides)是指由3~10个单糖构成的聚合物。比较重要的寡糖是存在于豆类食品中的棉籽糖和水苏糖。前者是由葡萄糖、果糖和半乳糖构成的三糖，后者是在前者的基础上再加上一个半乳糖的四糖。这两种糖都不能被肠道消化酶分解而消化吸收，但在大肠中可被肠道细菌代谢，产生气体和其他产物，造成胀气，因此必须进行适当加工以减小其不良影响。

3. 多糖　多糖(polysaccharides)是10个以上的糖单元连接在一起而形成的长链聚合物。性质不同于单糖和低聚糖。一般不溶于水，没有甜味，不形成结晶，没有还原性。在酶或酸的作用下可水解成单糖残基数不等的片段，最后成为单糖。

(1)淀粉：淀粉(starch)是由许多葡萄糖聚合而成的、能被人体消化吸收的植物多糖，淀粉主要储存在植物细胞中，尤其是根、茎和种子细胞之中。薯类、豆类和谷类含有丰富的淀粉，是人类碳水化合物的主要食物来源，它为人类提供了70%~80%的热量，也是最丰富、最廉价的能量营养素。淀粉和淀粉水解产品是膳食中可消化的碳水化合物。根据淀粉的结构可分为直链淀粉(amylose)和支链淀粉(amylopectin)。前者易使食物老化形成难消化的抗性淀粉，后者易使食物糊化，从而提高消化率。

(2)膳食纤维：膳食纤维(dietary fiber)主要包括纤维素、木质素、抗性低聚糖、果胶、抗性淀粉等，以及其他不可消化的碳水化合物。纤维素是指存在于植物体中不能被人体消化吸收的多糖。纤维素是最为丰富的有机化合物和最为丰富的碳水化合物，它是高等植物细胞壁的主要成分。木质素是植物木质化过程中形成的非碳水化合物，是由苯丙烷单体聚合而成，不能被人体消化吸收。果胶(pectin)是被甲酯化至一定程度的半乳糖醛酸多聚体，它为白色至黄褐色粉末，无嗅，不溶于乙醇和其他有机溶剂，可溶于水。这种不可消化的多糖通常存在于水果和蔬菜的软组织中，尤其是柑橘类和苹果中含量较多。果胶分解后产生甲醇和果胶酸，这就是过熟或腐烂的水果中及各类果酒中甲醇含量较多的原因。

(三) 碳水化合物的作用

碳水化合物是组成生命细胞的重要成分及主要供能物质，并承担调节细胞活动的重要功能。机体中碳水化合物的存在形式主要有三种，葡萄糖、糖原和含糖的复合物，碳水化合物的生理功能与其摄入食物的碳水化合物种类和在机体内存在的形式有关。

1. 提供能量　膳食碳水化合物是人类获取能量的最经济和最主要的来源。一克葡萄糖在体内氧化可以产生 4kcal 的能量。在维系人体健康所需的能量中，通常有 50%以上由碳水化合物供给。糖原是碳水化合物在体内的储存形式，在肝脏和肌肉中含量最多。碳水化合物的来源广泛，在体内消化、吸收、利用相对于其他热源物质更迅速、完全并且安全，即使在缺氧的情况下，仍能通过酵解作用提供身体必需的能量。葡萄糖在人体内释放能量较快，供能也快，它不仅是肌肉活动最有效的燃料，而且是心脏、脑、红白细胞等重要组织细胞唯一依赖的能量来源，对维持其正常功能、增加耐力、提高工作效率有极其重要的意义。

2. 构成机体组成及生理活性物质　碳水化合物也是构成机体组织的重要物质，并参与细胞的组成和多种活动，每个细胞都含有碳水化合物，主要的存在形式是糖脂、糖蛋白和蛋白的多糖形式等，分布在细胞膜、细胞器膜、细胞质以及细胞间质中。如核糖和脱氧核糖是细胞中核酸的成分；糖与脂类形成的糖脂是组成神经组织与细胞膜的重要成分；糖与蛋白质结合的糖蛋白，是某些具有重要生理功能的物质如抗原、抗体、酶、激素的组成成分。占体重 2%的大脑的能量消耗占基础代谢的 25%。脑组织内无能量储备。血糖下降，脑组织供能不足，会影响其正常功能，出现注意力不集中，严重时甚至会昏迷休克。

3. 脂肪代谢调节作用　脂肪在体内代谢也需要碳水化合物的参与，脂肪在体内代谢所产生的乙酰基必须与草酰乙酸结合进入三羟酸循环中才能被彻底氧化，而草酰乙酸是由糖代谢产生，因此，如果膳食中碳水化合物的摄入量过少，体内脂肪或事物脂肪被利用并快速分解为脂肪酸来供应能量，草酰乙酸供应相应减少，导致脂肪氧化不全而产生过多的酮体积聚在体内引起酮血症和酮尿症。碳水化合物的充分供给使酮体生成减少，从而防止了机体酮体的积累。这就是碳水化合物的抗生酮作用。

4. 节约蛋白质作用　机体的一切生命活动都以能量为基础。当碳水化合物供应不足时，机体为了满足自身对葡萄糖的需要，将通过糖原异生作用产生葡萄糖，由蛋白质、脂肪产能来满足能量的需求。碳水化合物是机体最直接、经济的能量来源，若食物能提供足量的可利用的碳水化合物，人体会首先利用它作为能量来源，从而减少了蛋白质作为能量的消耗，使更多的蛋白质参与组织构成等更重要的生理功能，因此碳水化合物起到了节约蛋白质的作用。此外，膳食中碳水化合物的充分补给，体内有足够的 ATP 产生，也有利于氨基酸的主动转运。如果采取节食减肥往往会对机体造成一定的危害，不仅可造成体能酮体的大量积累而且还使组成体积的蛋白质分解，使体重减轻，危害健康。

5. 解毒作用　经糖醛酸途径生成的葡萄糖醛酸，是体内一种重要的结合解毒剂，在肝中能与许多有害物质，如细菌毒素、酒精、砷等结合，以消除这些物质的毒性或生物活性，起到解毒作用。机体肝糖原足够时对有害物质的解毒作用增强，肝糖原不足时，机体对有害物质的解毒作用显著下降，当糖原充足时，肝脏对四氯化碳、酒精、砷等有害化学物质的解毒作用较强；葡萄糖醛酸与体内毒素（如：药物、胆红素）结合进而解毒。摄入足够的碳水物可增加肝糖原的贮存，提高机体对毒物的解毒能力，保护肝脏少受化学药品的毒害。

6. 增强肠道功能　非淀粉多糖类如纤维素和果胶，抗性淀粉、功能性低聚糖等抗消化的碳水化合物，虽不能在小肠消化吸收，但刺激肠道蠕动，增加了结肠发酵率，发酵产生的短链脂肪酸和肠道菌群增殖，有助于正常消化和增加排便量。不能被人体消化和吸收的一些碳水化合物被称为“益生元”，这些物质能够选择性地促进宿主肠道内原有的一种或几种有益细菌生长繁殖,通过有益菌的繁殖增多而抑制有害细菌的生长,从而能达到调节肠道菌群,促进机体健康的目的。

碳水化合物还能提供膳食纤维,膳食纤维在肠内相对地不溶解,但结肠中的细菌酶可使其部分分解,产物为短链脂肪酸和一些气体刺激肠黏膜,从而促进粪便排泄。此外,膳食纤维吸水力很强,可促进胃肠蠕动,可吸附肠道中胆酸使之由粪便排出,从而使血清胆固醇下降,减少胆固醇沉积在血管壁的量,利于防止动脉硬化。还可减少小肠对糖的吸收,使血糖不会因为近视而快速升高,因此也可以减少体内胰岛素的释放,对平衡血糖也有相当大的作用。膳食纤维的饱腹感可以减少患有相关慢性病的病人的进食量。

(四)碳水化合物的食物来源

2000年,中国营养学会结合了中国的实际情况,建议除了2岁以下的婴幼儿,人们每天应有55%~65%的热量来自碳水化合物的摄入。由于碳水化合物的种类不同,在人体中的作用也不同,人们在饮食上应尽量避免单一的碳水化合物来源。

谷薯杂豆类是碳水化合物的良好来源,谷薯类均含有丰富淀粉,并常常作为中国居民的主食原料。谷类中淀粉约占70%~80%,其利用率较高,是人类最理想、最安全、最经济的能量来源。赤豆、芸豆、绿豆、豌豆、鹰嘴豆、蚕豆等都属于杂豆类,与大豆类相比,这类豆中碳水化合物含量较高,所以也常常成为居民的主食。薯类中碳水化合物含量25%左右,含有丰富的纤维素、半纤维素和果胶等,可促进肠道蠕动,促进排便、预防便秘。

蔬菜水果、大豆是膳食纤维的重要来源。蔬菜中的膳食纤维一般含量在2%左右。由于不同的采摘季节、加工方法等,蔬菜中的膳食纤维含量也不同。一般来说,水果含碳水化合物比蔬菜高,大约在5%~30%之间,主要以双糖或单糖形式存在,如苹果和梨以果糖为主,葡萄、草莓以葡萄糖和果糖为主。一些水果含有丰富的膳食纤维,尤其是果胶,这种可溶性膳食纤维有利于肠道蠕动。大豆中碳水化合物含量约为30%~37%,近半是膳食纤维。

食物多样是平衡膳食模式的基本原则,在选择主食时,应尽量搭配多种谷薯杂豆类,多吃全谷物食物来代替精制谷物。水果和蔬菜也对人体各有不同的作用,在选择时不能互相替代,每天都应当适量摄入。

五、矿 物 质

人体组织中含有自然界的各种元素,除主要构成有机物和水分的碳、氢、氧、氮外,其余的元素均称为矿物质(minerals),亦称为无机盐或灰分。基于在体内的含量,可将矿物质分为常量元素(macro element)和微量元素(microelement 或 trace element)两大类。常量元素在体内的含量大于体重的0.01%,包括钙、磷、硫、钾、钠、氯、镁7种元素。微量元素在体内的含量小于体重的0.01%,其中,铁、锌、硒、铜、碘、钼、钴和铬被认为是必需微量元素;锰、硅、硼、矾、镍为可能必需微量元素;铅、氟、镉、汞、砷、铝、锡和锂为具有潜在毒性,但低剂量可能具有功能作用的微量元素。

矿物质是人体生长发育、日常活动及维持体内正常生理功能所必需的,也是各种激素、维生素及核酸的重要组成部分,是体内许多酶系统的活化剂或辅助因子。矿物质无法通过人体自身产生和合成,必须每天从食物中摄取到一定数量才能保证身体的日常需要。

(一)钙

1. 概念及生理作用 钙(calcium)是人体中含量最多的矿物质元素,约占成人体重的1.5%~2.0%,其中约99%的钙集中在骨骼和牙齿中,剩余约1%的钙分布于软组织、细胞外液和血液中,这1%的钙统称为混溶钙池(miscible calcium pool)。

钙的生理功能包括:①构成骨骼和牙齿的成分:钙的磷酸盐是人体骨骼和牙齿中无机物的主要成分,骨骼中的钙与混溶钙池保持着相对的动态平衡,从而使骨骼不断更新,使机体具有坚硬的结构支架,对机体起到支持和保护的作用;②维持神经和肌肉的活动:钙离子具有维持神经肌肉正常生理功能的作用,如神经肌肉的兴奋性、神经冲动的传导、心脏的搏动等。当血浆钙离子浓度明显下降时可引起手足抽搐和惊厥,而血浆钙离子浓度过高则可引起心脏和呼吸衰竭;③促进细胞信息传递:钙离子是细胞内重要的"第二信使"之一,广泛作用于多种组织及细胞间的反应;④其他:钙离子还具有促进血液凝固、调节机体酶活性、维持细胞膜的稳定性等生理功能。

钙的缺乏会导致儿童生长发育迟缓,钙严重不足可导致佝偻病,又称为软骨病,主要表现为"O"形或"X"形腿。中老年人钙缺乏的主要表现为骨质疏松,尤其是绝经妇女因雌激素分泌减少,会导致钙丢失加快,易引起骨质疏松。此外,长期缺钙会导致牙齿变得疏松,易被口腔中的细菌腐蚀而患龋齿。

2. 食物来源 钙的良好食物来源有牛奶、酸奶、豆制品、芝麻酱、蚕豆、虾皮、大豆粉、燕麦片等。不同食物中钙的含量差异较大,选择食物时要结合其钙含量和吸收率进行综合评价。如奶及奶制品中的钙不仅含量高且吸收率高;而菠菜虽然钙含量高,但吸收率低。常见食物的钙含量及钙吸收率见表2-6。

表2-6 可吸收钙的食物来源比较

食物(100g)	钙含量(mg)	钙吸收率(%)	食物(100g)	钙含量(mg)	钙吸收率(%)
奶	110.0	32.1	甘薯	26.8	22.2
奶酪	721.0	32.1	甘蓝	70.0	49.3
酸奶	160.0	32.1	小白菜	90.0	53.8
豆(红豆)	23.5	24.4	菠菜	135.0	5.1

(二)磷

1. 概念及生理作用 成人体内含磷(phosphorus)约为600~700g。磷是细胞膜和核酸的组成成分,也是构成骨骼的必要物质。磷的生理功能包括:①构成骨骼和牙齿的重要成分:在骨的形成过程中每2g钙需要1g磷以形成无机磷酸盐,主要成分为羟磷灰石;②参与能量代谢:磷酸化合物如三磷酸腺苷(ATP)等是代谢过程中储存、转移、释放能量的物质;③其他:磷酸基团是核糖核酸(RNA)和脱氧核糖核酸(DNA)的组成成分,同时也是体内许多辅酶的重要构成物质;组成体内磷酸盐缓冲体系,调节体液的酸碱平衡。

2. 食物来源 磷常与蛋白质共存,分布在多种蛋白质食物中,当膳食中能量与蛋白质供给充足时不会引起磷的缺乏。瘦肉、蛋、奶、动物的肝、肾含磷量都很高,海带、紫菜、芝麻酱、花生、干豆类、坚果、粗粮含磷也较高。另外,膳食中钙、磷的吸收相互影响,其钙、磷比值维持在1~1.5∶1之间较好,过低会影响钙的吸收,过高会影响磷的吸收。如牛奶、酸奶及某些海产品中的钙磷比值合理,是这两种矿物质的丰富来源;而蔬菜是钙高、磷低,肉类是钙低、磷高,因此建议一起食用。

(三)镁

1. 概念及生理作用 正常成人体内含镁(magnesium)约20~28g。镁主要分布在细胞内，细胞外液的镁不超过体内含量的 1%。镁的生理功能有：①促进骨骼生长；②是多种酶的激活剂：参与和能量代谢有关的 200 多种酶的合成和激活；③调节神经肌肉的兴奋性：能抑制中枢神经与肌肉交接点处的神经纤维的冲动传导，从而制止骨骼肌的兴奋和收缩，使肌肉放松，消除抽搐；④其他：镁还具有促进胃肠道功能、影响甲状旁腺激素的分泌等作用。

2. 食物来源　叶绿素是镁卟啉的螯合物，所以绿叶蔬菜等富含镁。其他如坚果、肉、鱼、蛋、乳类、动物内脏中含镁也较多。除食物外，从饮水中也可获得少量的镁，硬水中含有较高的镁盐，而软水中其含量相对较低。

（四）钾

1. 概念及生理作用　钾（potassium）为人体主要阳离子之一，约占人体无机盐的 5%。钾主要存在于细胞内，约占体内钾总量的 98%，其余存在于细胞外。钾是人体生长和发育所必需的常量元素，其生理功能包括：①维持细胞内的渗透压：钾是细胞内的主要阳离子，在维持细胞内液的渗透压方面起着重要的作用；②维持细胞内外的酸碱度：钾和细胞外液中的钠合作，维持细胞与体液间水分的平衡，以及保持细胞内外适当的酸碱度；③其他：钾是细胞内碳水化合物和蛋白质代谢所必不可少的成分；钾参与营养肌肉组织，尤其是心肌，可协同钙和镁维持心脏正常功能。细胞内钾的缺乏，将直接影响细胞的正常代谢，长期缺钾则会引起细胞变性、萎缩；血液中钾含量过高时，会导致高钾血症，主要表现为四肢乏力等症状。

2. 食物来源　正常成年人每日钾的需要量约为 2. 5g。食物中的钾含量丰富，每日合理的膳食即可供给 2～4g 的钾，足以满足机体的生理需要。钾广泛分布于各种食物中，其中蔬菜和水果是钾最好的来源。

（五）钠

1. 概念及生理作用　成人体内含钠（sodium）约为 6200～6900mg，钠是细胞外液中的主要阳离子，构成细胞外液渗透压，调节与维持体内水量的恒定。另外，钠还可维护血压正常，维持体内酸碱平衡，增强神经肌肉兴奋性。

2. 食物来源　人体内钠的主要来源是饮食中的食盐（氯化钠）。另外，酱油、味精、盐渍或腌制肉，酱咸菜等也是钠的食物来源。《中国居民膳食指南（2016）》推荐成人每天食盐不超过 6g，若长期吃盐太少，体内缺钠会出现疲倦、头晕、恶心、腹泻、抽搐等症状；吃盐太多，钠摄入过量则可引起小动脉痉挛，加速肾小动脉硬化而使血压升高。因此，应合理控制每日食盐的摄入量。

（六）铁

1. 概念及生理作用　铁（iron）是人体重要的必需微量元素。正常人体内含铁总量约 4～5g，可分为功能性铁和贮存铁：功能性铁约占体内铁总量的 70%，大部分存在于血红蛋白和肌红蛋白中，少部分存在于含铁酶类和运输铁中；贮存铁主要以铁蛋白和含铁血黄素的形式存在于肝、脾和骨髓的单核-吞噬细胞系统中。

铁为血红蛋白、肌红蛋白、细胞色素 A 及一些呼吸酶的成分，参与体内氧与二氧化碳的转运、交换和组织呼吸过程；铁与红细胞的形成和成熟有关，能维持正常的造血功能；体内铁水平与许多杀菌的酶成分、淋巴细胞转化率、吞噬细胞功能等有关，参与维持正常的免疫功能；铁还可催化促进 β-胡萝卜素转化为维生素 A、嘌呤与胶原的合成、抗体的产生、脂类从血液中转运以及药物在肝脏的解毒等。

婴幼儿、怀孕和哺乳期女性、青春期和成年女性要特别注意对铁的摄取，预防体内铁缺乏及缺铁性贫血。缺铁的常见症状有疲乏无力、心慌气短、头晕，严重者出现面色苍白、口唇黏膜和睑结膜苍白、肝脾轻度肿大等,儿童缺铁可伴神经功能和心理行为障碍,学习记忆能力降低。另外,体内铁的储存过多与多种疾病如心脏、肝脏疾病、糖尿病及某些肿瘤有关。

2. 食物来源 膳食中铁的平均吸收率为10%~20%。含铁丰富且吸收率高的食物有动物血和肝脏;含铁较高的食物有瘦肉、红糖、蛋黄、干果等。常见食物中铁含量见表2-7。

表2-7 常见食物中铁的含量〔mg/(100g可食部)〕

食物	含量	食物	含量	食物	含量
黑木耳(干)	97.4	虾米	11.0	鸡蛋黄	6.5
紫菜(干)	54.9	香菇(干)	10.5	小米	5.1
芝麻酱	50.3	葡萄干	9.1	香大米	5.1
芝麻(黑)	22.7	猪血	8.7	牛肉	3.4
猪肝	22.6	黄豆	8.2	花生	3.4
豆腐皮	13.9	山核桃	6.8	菠菜	2.9

(七)碘

1. 概念与生理作用 健康成人体内含碘(iodine)为15~20mg,其中70%~80%存在甲状腺组织内。碘在体内主要参与甲状腺素的合成,其生理功能主要是通过甲状腺素的生理作用显示出来。碘的生理功能主要包括以下几个方面:①参与能量代谢:碘能促进蛋白质、脂类与碳水化合物的分解代谢;参与能量转换、增加氧耗量、加强产热作用;参与维持与调节体温。②促进代谢和体格的生长发育:碘参与人体细胞的分化与生长;发育期儿童的身高、体重、肌肉、骨骼的增长和性发育都必须有甲状腺激素的参与。③促进神经系统发育。④垂体激素作用:碘代谢与甲状腺激素合成、释放及功能作用受垂体前叶促甲状腺激素(TSH)的调节。TSH的分泌则受血浆甲状腺激素浓度的反馈影响。

碘缺乏的典型症状为甲状腺肿大。孕妇严重缺碘可影响胎儿神经、肌肉的发育;婴幼儿缺碘可引起生长发育迟缓、智力低下,甚至呆小症。另外,较长时间的高碘摄入也可导致高碘性甲状腺肿等高碘性危害。

2. 食物来源 海产品中含碘较丰富,如海带、紫菜、鲜海鱼、淡菜、龙虾等是碘良好的食物来源。但补碘最方便、经济安全、有效的办法是食用碘盐。需要注意的是甲亢病人不宜多补碘。常见食物含碘量见表2-8。

表2-8 常见食物中碘的含量〔μg/(100g可食部)〕

食物	含量	食物	含量	食物	含量
海带(干)	36240.0	豆腐干	46.2	黄豆	9.7
紫菜	4323.0	鸡蛋	27.2	草鱼	6.4
贻贝	346.0	猪肝	16.4	小米	3.7
海鱼	295.9	鸡肉	12.4	小麦粉	2.9
虾皮	264.5	核桃	10.4	大米	2.3
海带(鲜)	113.9	小白菜	10.0	牛奶	1.9

（八）锌

1. 概念及生理作用　成人体内含锌（zinc）约2～3g，分布于人体所有组织、器官、体液及分泌物，头发含锌量为125～250μg/g，发锌含量可反映膳食中锌的长期供给水平。锌的生理作用主要有：①金属酶的组成成分或酶的激活剂：含锌酶在参与组织呼吸、能量代谢及抗氧化过程中发挥重要作用；②促进机体免疫功能：锌可通过促进淋巴细胞有丝分裂，增加T细胞的数量与活力；锌可通过控制免疫调节因子（如白细胞介素-1、肿瘤坏死因子-α等）的分泌和产生，调节机体免疫功能；③促进生长发育：锌对胎儿生长发育、促性器官和性功能发育都有重要作用；④维持细胞膜结构：锌能增强细胞膜的稳定性和抗氧自由基的能力，保护细胞膜的完整性；⑤增进食欲、保护皮肤和视力。

通常边缘性锌缺乏或者轻度锌缺乏因为没有任何临床症状而被忽视。体内缺锌可导致食欲减退、异食癖、生长发育停滞等症状。儿童长期缺乏锌可导致侏儒症，成人长期缺锌可导致性功能减退、精子数减少、胎儿畸形、皮肤粗糙、免疫力降低等症状。盲目过量补锌或误食含锌高的食物可引起锌过量或锌中毒，成人摄入2g以上锌可发生锌中毒，引起急性腹痛、腹泻、恶心呕吐等临床症状。

2. 食物来源　一般来说贝壳类海产品、红色肉类、动物内脏类都是锌的极好来源；干果类、谷类胚芽和麦麸也富含锌。常见食物含锌量见表2-9。

表2-9　常见食物中锌的含量〔mg/（100g可食部）〕

食物	含量	食物	含量	食物	含量
生蚝	71.2	螺蛳	10.3	牛肉（瘦）	3.7
海蛎肉	47.1	墨鱼（干）	10.0	猪肉（瘦）	3.0
小麦胚粉	23.4	松子	9.0	花生	1.8
山核桃	12.6	香菇	8.6	稻米	1.7
扇贝	11.7	兔肉（野）	7.8	小麦粉	1.6
鱿鱼（干）	11.2	猪肝	5.8	鸡蛋	1.1

（九）硒

1. 概念及生理作用　人体含硒（selenium）总量约为14～20mg，硒是人体必需的微量元素，体内的硒一种是来自膳食中以非调节储存形式存在的硒蛋氨酸，另一种是具有生物活性的硒蛋白中的硒半胱氨酸。硒的生理作用主要是通过硒蛋白发挥的，主要包括以下几个方面：①抗氧化作用。②维持正常免疫功能。③预防与硒缺乏相关的地方病：一种是克山病，是以多发性灶状心肌坏死为主要病变的地方性心肌病；另一种是大骨节病，是一种地方性、多发性、变形性骨关节病。④抗肿瘤作用。⑤抗艾滋病作用。⑥维持正常生育功能。⑦延缓衰老作用：补硒能增强抗氧化和免疫力，从而延缓人体衰老进程。

缺硒能引起克山病和大骨节病。过量的硒也可引起中毒，其中毒症状为头发和指甲脱落，皮肤损伤及神经系统异常，肢端麻木，抽搐等，甚至死亡。

2. 食物来源　海产品和动物内脏是硒的良好食物来源。常见食物含硒量见表2-10。食物中的含硒量随地域不同而异，特别是植物性食物的含硒量与地表土壤层中硒元素的水平有关。

表 2-10　常见食物中硒的含量[μg/(100g 可食部)]

食物	含量	食物	含量	食物	含量
魔芋精粉	350.2	带鱼	36.6	猪肝	19.2
猪肾	156.8	腰果	34.0	杏仁	15.7
牡蛎	86.6	南瓜子	27.0	猪肉	12.0
鲜贝	57.4	鸡蛋黄	27.0	紫菜(干)	7.2
小黄花鱼	55.2	豆腐干	23.6	黄豆/大豆	6.2

(十) 氟

1. 概念与生理作用　正常人体内含氟(fluorine)总量约为 2.6g,主要存在于骨骼和牙齿中,少量分布在毛发、指甲及其他组织中。其生理作用主要有防治龋齿和骨质疏松。在高等动物及人类尚未发现有确切或特异的氟缺乏症,但氟缺乏可引起龋齿和骨质疏松的发病率增加。过量氟可引起中毒,急性中毒多见于特殊职业环境,慢性中毒主要是因为高氟地区居民长期摄入含氟高的饮水。氟中毒能导致骨骼、牙齿及神经系统的损害,儿童摄入过量的氟可能会出现智力发育障碍等情况。

2. 氟的食物来源　一般食物中含氟量较低,但茶叶、海鱼、海带、紫菜等少数食物含氟较高。饮水是氟的主要来源,而饮水中的含氟量取决于地理环境中氟元素水平。

六、维　生　素

维生素(vitamin)是维持机体生命活动过程中所必需的一类微量的低分子有机化合物。大多数维生素在人体内不能合成,或合成的数量不能满足人体的需要(如维生素 D)。虽然人体对维生素的需要量很小,它们既不是构成各种组织的主要原料,也不是体内能量的来源,但是对于人体的物质和能量代谢具有非常重要的作用。维生素有四种命名方法:一是按其被发现的顺序,以英文字母命名,如维生素 A、B、C、D、E 等;二是根据生理功能命名,如抗坏血酸等;三是按化学结构命名,如视黄醇、核黄素和硫胺素等;四是根据维生素的溶解性分为两大类,即脂溶性维生素和水溶性维生素。前者指不溶于水而溶于脂肪及有机溶剂中的维生素,包括维生素 A、D、E、K。后者指溶于水的维生素,包括 B 族维生素(维生素 B_1、B_2、PP、B_6,叶酸,维生素 B_{12}等)和维生素 C。

(一) 维生素 A

1. 概念和作用　维生素 A 类是指含有视黄醇(retinol)结构,并具有其生物活性的一大类物质,包括已形成维生素 A 和维生素 A 原以及其代谢产物。机体内的维生素 A 活性形式有三种:包括视黄醇、视黄醛和视黄酸。

维生素 A 对酸和碱稳定,一般烹调和罐头加工不易破坏;密封、低温冷冻组织中的维生素 A 可以稳定几年;当维生素 A 与其他抗氧化剂共同存在时,维生素 A 比较稳定。维生素 A 是脂溶性维生素,脂肪酸败可引起严重破坏。

维生素 A 的主要作用是维持人的正常视觉。当维生素 A 不足时,合成视觉细胞内感光物质"视紫红质"合成受影响,会导致暗适应时间延长,而严重缺乏时则导致夜盲症的发生。儿童维生素 A 缺乏最重要的临床诊断体征是毕脱斑(Bitot's spots)。维生素 A 还与细胞生长和分化有关。维生素 A 的活性形式"视黄酸"可以通过多种基因影响蛋白的表达,继而调节机体多种组织细胞的生长分化等。因此，缺乏维生素 A 的儿童会出现生长发育迟缓，骨骼发育不良等现象。维生素 A 还有调节细胞和体液免疫（也被称为“抗感染”维生素）、抗氧化剂抑制肿瘤生长等作用。此外，过量摄入维生素 A 可引起急性、慢性及致畸毒性。摄入普通食物一般不会引起维生素 A 过多，绝大多数是因为过多摄入维生素 A 浓缩剂引起（慢性中毒比急性中毒常见）。

2. 食物来源　维生素 A 最好的食物来源是各种动物肝脏、鱼肝油、鱼卵、全奶、奶油及禽蛋等；许多有色植物中（黄、橙和红色）中含有可以在体内转化成维生素 A 的类胡萝卜素（即维生素 A 原）主要包括菠菜、韭菜、油菜、胡萝卜、芹菜叶、空心菜、香菜、荠菜、辣椒、莴笋叶、西兰花、豌豆苗和茶叶，以及杏和柿子等。

（二）维生素 D

1. 概念和作用　维生素 D 类是指具有钙化醇活性的一大类物质，主要包括维生素 D_2 和维生素 D_3。前者是由麦角固醇经日光或紫外线照射后形成，后者是由贮存于皮下的 7-脱氢胆固醇在紫外线照射下转变而成。由于维生素 D_3 是在皮肤中产生，且要运往靶器官后才能发挥生理作用，因此它也被认为实质上是一种激素。

维生素 D 为白色晶体，溶于脂肪和脂类溶剂，化学性质比较稳定，通常的烹调加工不会引起维生素 D 的损失，但脂肪酸败可引起其被破坏。

食物中的维生素 D 经小肠吸收后，掺入乳糜微粒，经淋巴入血，然后被转运到肝脏进行羟化，首先被氧化成 25-羟维生素 D_3，分泌入血进入肾脏，进一步被羟化成具有生物活性的 1,25-羟维生素 D_3，继而由肾脏分泌入血，发挥生物学效应。维生素 D 与钙、磷代谢关系密切，其主要生理作用是促进小肠对钙、磷的吸收；通过促进骨对矿物质的吸收，它也直接作用于骨钙化的过程；在肾脏，维生素 D 促进对磷的排泄。婴儿维生素 D 缺乏可引起佝偻病；成人，尤其是孕妇、乳母和老人缺乏维生素 D 可发生手足痉挛症、骨质软化症和骨质疏松。

过量摄入维生素 D 可引起维生素 D 过多症，中毒症状主要包括食欲减退、体重减轻、恶心、呕吐等以致发展成组织转移性钙化和肾结石，严重的维生素 D 中毒可导致死亡。预防维生素 D 中毒最有效的方法是避免滥用。

2. 维生素 D 食物来源　维生素 D 主要由皮肤合成，在自然界的分布并不广泛，主要存在于海水鱼（如沙丁鱼）、肝脏、蛋黄等动物性食品及鱼肝油制剂中。

（三）维生素 E

1. 概念和作用　维生素 E 类指具有 α-生育酚生物活性的一类物质。维生素 E 对碱不稳定，对氧极为敏感。维生素 E 是脂溶性维生素，油脂酸败可加速维生素 E 的破坏。食物中维生素 E 一般烹调时损失不大，但油炸时维生素 E 的活性会明显降低。

维生素 E 具有较强的抗氧化作用，它可与体内其他抗氧化物质及抗氧化酶一起构成体内抗氧化系统，保护生物膜及其他蛋白质免受自由基的攻击。维生素 E 可预防衰老，补充维生素 E 可减少细胞中的脂褐质（俗称“老年斑”）的形成。维生素 E 与动物的生殖功能和精子生成有关，故临床上常用维生素 E 治疗习惯性流产和先兆流产。除此之外，维生素 E 还具有调节血小板黏附力和聚集、降低血胆固醇水平及抑制肿瘤细胞生长和增殖的作用等。在脂溶性维生素中，维生素 E 的毒性相对较小。大剂量维生素 E 摄入有可能出现中毒症状如肌无力、视觉模糊、恶心、呕吐等。

2. 食物来源　维生素 E 广泛存在于自然界中，一般不会缺乏。植物油（橄榄油、椰子油除外）、麦胚、种子类、豆类等中维生素 E 含量较多，蔬菜、水果、肉类、鱼类含量较少。

（四）维生素 B_1

1. 概念和作用　维生素 B_1（也称抗脚气病因子和抗神经炎性因子），因分子中含有硫和氨，故又称硫胺素。维生素 B_1 在体内以不同的焦磷酸化形式存在，其中大约 80% 为焦磷酸硫胺素（thiamine pyrophosphate，TPP）。维生素 B_1 有易溶于水且在碱性条件下易受热分解的特性，所以过分淘米或烹调中加碱可导致维生素 B_1 大量损失。一般温度下烹调食物时维生素 B_1 损失不多，高温烹调时损失可达 10%～20%。

维生素 B_1 在维护神经、消化、循环等系统的正常功能中起着非常重要的作用，影响心肌、骨骼肌等组织的能量代谢。当维生素 B_1 缺乏时，首先影响神经组织的能量供应，易出现手足麻木、四肢无力等多发性周围神经炎的症状，严重者引起心跳加快、心脏扩大和心力衰竭等，称为"脚气病"，多发生在较多食用加工精细的米面的人群。此外，长期酗酒的人群也极易因酒精中毒而引起维生素 B_1 缺乏导致 Wernicke-Korsakoff 综合征，也称为脑型脚气病。

2. 食物来源　人体对维生素 B_1 的需要量与体内能量代谢密切相关。维生素 B_1 主要存在与谷类、豆类及干果类，日常膳食中维生素主要来自谷类食物，因它多存在于表皮和胚芽中，米、面研磨过于精细可造成维生素 B_1 大量损失。此外，动物内脏（心、肝、肠、肾等）、禽类、瘦肉及蛋中含量也很多。

（五）维生素 B_2

1. 概念和作用　维生素 B_2 又称核黄素，为黄色粉末状结晶，水溶性较低，水溶液呈现黄绿色荧光。维生素 B_2 在酸性及中性条件下对热稳定，碱性条件下易被热和紫外线破坏。

维生素 B_2 参与体内生物氧化和能量代谢以维持蛋白质、脂肪和碳水化合物的正常代谢，促进生长发育，维持皮肤和黏膜的完整性。维生素 B_2 缺乏的原因主要包括膳食摄入不足、食物储存和加工不当导致维生素 B_2 破坏和丢失、吸收和利用不良或排泄增加等，主要临床表现为眼、口腔和皮肤的炎症反应。

2. 食物来源　维生素 B_2 广泛存在于动植物性食品中，动植物性食品较植物性食品含量高。动物肝脏、肾脏、心脏、乳汁及蛋类含量尤为丰富；植物性食品以绿色蔬菜、豆类含量较高，而谷类含量较少。

（六）叶酸

1. 概念及作用　叶酸又称维生素 B_9、维生素 M，为淡黄色结晶粉末，不溶于冷水和乙醇、乙醚及其他有机溶剂，微溶于热水。在水中对光敏感，易被破坏，在中性和碱性溶液中对热稳定，在酸性溶液中温度超过 100℃ 即分解，pH<4 可被破坏。

作为"一碳基团"（如甲基、亚甲基、甲酰基等）转移酶系的辅酶，携带碳原子参与嘌呤和嘧啶核苷酸的合成，促进细胞分裂与增殖，如促进红细胞成熟，预防巨幼红细胞性贫血；参与血红蛋白合成，预防贫血；催化二碳氨基酸与三碳氨基酸的相互转化，在甘氨酸与丝氨酸、组氨酸与谷氨酸、同型半胱氨酸与蛋氨酸之间的相互转化过程中充当碳原子基团的载体；预防胎儿神经管畸形，促进胎盘正常发育，有利于孕妇正常生产；促进同型半胱氨酸向胱氨酸转化，预防高同型半胱氨酸血症。

2. 食物来源　叶酸广泛分布于各类食物中，如动物肝脏、肾脏、禽蛋、豆类、坚果类、小白菜、油菜、香菜、芹菜、莴笋、柑橘、香蕉等叶酸含量较丰富。

（七）维生素 B_{12}

1. 概念及作用　维生素 B_{12} 又称钴胺素，因含金属元素钴而呈红色结晶体，无臭无味，熔点高，溶于水和乙醇，不溶于三氯甲烷和乙醚，在强酸强碱环境中易被破坏，在中性溶液中耐热，对光、氧化剂、还原剂敏感，易被破坏。

维生素 B_{12}在体内转变为甲基钴胺素（甲基 B_{12}）和腺苷钴胺素（辅酶 B_{12}）参与体内生化反应。以辅酶形式参与同型半胱氨酸甲基化为蛋氨酸，减少同型半胱氨酸的堆积，预防同型半胱氨酸血症；维持组织中游离四氢叶酸的含量，提高叶酸的利用率，促进嘌呤和嘧啶的合成，预防巨幼红细胞性贫血和痛风；促进蛋白质的合成，有利于婴儿的生长发育；促进脂肪酸的正常合成，参与神经细胞的正常代谢，维持神经系统功能，预防由维生素 B_{12}缺乏引起的神经疾患。

2. 食物来源　膳食中的维生素 B_{12}主要来源于肉类食品中，极少数植物性食品含有维生素 B_{12}。动物内脏（肝、心、肾）、鱼类及蛋类含量丰富，牛肉、猪肉、鸡肉、蛤类、虾蟹类也含量较多，奶类及乳制品含量较少。植物性食物中只有大豆中含有少量维生素 B_{12}。

（八）维生素 C

1. 概念及作用　维生素 C 又称坏血酸，呈片状晶体，无色无味，不溶于脂溶性溶剂，稍溶于丙酮与低级醇类，易溶于水。其水溶液不稳定，遇空气、热、光、碱性物质、氧化酶、微量铜、铁等重金属离子可促进其氧化。

维生素 C 的作用如下：①作为羟化过程底物和酶的辅助因子，促进脯氨酸与赖氨酸羟基化，形成羟脯氨酸、羟赖氨酸残基，最终形成胶原分子的正常三级结构，生成胶原蛋白，促进组织的修复和伤口愈合。②作为羟化酶辅酶，参与一些神经介质的合成，如多巴胺合成去甲肾上腺素、色氨酸合成 5-羟色胺。③参与类固醇的羟化过程，使胆固醇代谢为胆酸，转变为皮质激素和性激素，促进类固醇的代谢，降低血清胆固醇，预防动脉粥样硬化。④可将运铁蛋白中三价铁还原为二价铁，从而使铁与铁蛋白结合，提高肠道对铁的吸收率，促进肝脏对铁的利用，有利于对缺铁性贫血的治疗；可在胃中形成一种酸性介质，促进钙的吸收；抗坏血酸可将叶酸还原为四氢叶酸，对巨红细胞性贫血有预防作用。⑤对于维持细胞代谢、解毒作用具有重要的生理意义。⑥作为一种强抗氧化剂，可还原氧化型谷胱甘肽、超氧化物、羟基、次氯酸等氧化剂，使 DNA 正常转录，保护 DNA、蛋白质和膜结构不受损伤。⑦可清除 O_2^- 和 OH^-等自由基，起抗衰老作用。⑧抗坏血酸可使血浆甘油三酯和胆固醇水平降低，预防血管内动脉硬化。⑨可促进抗体的形成，增强人体免疫力。⑩维生素 C 在缓解体内有毒物质（汞、铅、砷、苯、某些药物及细菌毒素等）毒性、抑制炎症也有一定作用。

2. 食物来源　维生素 C 主要存在于新鲜蔬菜瓜果中。其中叶菜类和酸味水果含量较多。蔬菜如花菜、青辣椒、西红柿、卷心菜、茴香、油麦菜、荠菜、苋菜、苜蓿等，水果如橙子、柠檬、柑橘、柚子、樱桃、草莓、猕猴桃、酸枣、刺梨等。

七、膳食纤维

膳食纤维属于碳水化合物中的一类，是食物中的非营养成分，但是对人类健康有益。在早年的营养学中曾将膳食纤维称为粗纤维，并认为该纤维会影响人体对一些营养素的吸收，非但对人体健康无益反而有害。但通过近 30 年的实验研究与流行病学的调查研究，已确认膳食纤维对人体健康有益，与人类一些慢性病的发生有关。

（一）膳食纤维的概念

1953 年前，营养学中并没有“膳食纤维”这一名词，1953 年，Hipsley 第一次提出“膳食纤维”的概念。膳食纤维有别于“粗纤维”，粗纤维是指经酸和碱消化后所剩余的残渣，此种测定方法不能表示生理上所不能消化的“纤维”，其检测结果低估了食物中纤维的真实含量。因此，用“膳食纤维”的概念替代“粗纤维”。由于膳食纤维的组成成分非常复杂，结构、分类与理化性质尚不十分明确，至今膳食纤维的定义仍没有统一定论。目前国内比较认可的是中国营养学会对膳食纤维的定义，即膳食纤维一般是指不易被人体消化酶消化的多糖类食物成分，主要来自于植物的细胞壁，包含纤维素、半纤维素、树胶、果胶及木质素等。

（二）膳食纤维的主要成分

膳食纤维的主要成分是纤维素、半纤维素和木质素三种成分，这三种成分构成植物体的支持骨架。其中，纤维素组成微细纤维，构成纤维细胞壁的网状骨架，而半纤维素和木质素则是填充在纤维之间和微细纤维之间的“黏合剂”和“填充剂”。在一般的植物纤维中，这三种成分的含量约为80%~95%。

1. 非淀粉多糖

（1）纤维素：纤维素（cellulose）是构成植物细胞壁的主要成分，也是膳食纤维最基本的化学成分。纤维素是由数千个葡萄糖分子通过β-1，4糖苷键连接起来的直链淀粉。虽然它的化学结构与淀粉相似，但物理性质却与淀粉截然不同。纤维素的特性是不被小肠中的酶所水解，也不被酸所水解，水溶性较小。纤维素因具有吸水膨胀的能力同时不溶于水，故可增加食物体积，同时也刺激肠道运动而有利于消化。纤维素在人的肠道中一般不能被肠道微生物分解。

（2）半纤维素：半纤维素（hemicellulose）是植物细胞壁中除纤维素和木质素之外的另一种重要组分，是由五碳糖和六碳糖连接起来的支链淀粉。

半纤维素比纤维素易水解，主要包括戊聚糖、木聚糖、阿拉伯木聚糖和半乳聚糖等。不同种类的半纤维素其水溶性也不同，有的可溶于水，但绝大部分不溶于水。半纤维素聚合度较低，容易吸水膨胀，在小肠内不能被消化酶水解，但可在结肠中被细菌分解。半纤维素的存在以及含量的多少对膳食纤维的理化性质、生理功能以及产品的加工性能都带来不同程度的影响；在加工过程中应尽可能地保留半纤维素。

（3）果胶：果胶含有许多甲基化羟基的果胶酸。果胶易溶于水，具有亲水性及与离子结合的能力，包括与胆酸结合而排出一部分的胆固醇。果胶在谷类纤维中的含量较少，但在豆类及果蔬纤维中含量较高。

（4）β-葡聚糖：β-葡聚糖（β-glucan）是燕麦和大麦细胞壁纤维中的主要成分，为葡萄糖聚合物。与纤维素相比，β-葡聚糖的葡萄糖单位间的连接是无规则的，它具有支链结构小，黏性高、可溶于水等特点。

2. 抗性淀粉和抗性糊精　抗性淀粉（resistant starch）和抗性糊精（resistant dextrin）是膳食纤维的重要组成部分。具有不溶于水、不可消化的特性。

（1）抗性淀粉：目前认为有四类抗性淀粉，包括物理结构上的包埋淀粉（RS_1）、天然淀粉颗粒（RS_2）、回生直链淀粉（RS_3）、化学改性淀粉（RS_4）。RS_1 指那些因细胞壁的屏障作用或蛋白质的隔离作用而不能被淀粉酶接近的淀粉。如部分研磨的谷物和豆类中，一些淀粉被裹在细胞壁里，在水中不能充分膨胀和分散，不能被淀粉酶接近，因此不能被消化。但是在加工和咀嚼之后，往往变得可以消化；豆类是 RS_1 的主要来源。RS_2 指那些天然具有抗消化性的淀粉，主要存在于生的马铃薯、香蕉和高直链玉米淀粉中。RS_3 是指糊化后在冷却或储存过程中结晶而难以被淀粉酶分解的淀粉。RS_4 主要指经过物理或化学变性后，由于淀粉分子结构的改变以及一些化学官能团的引入而产生的抗酶解淀粉部分。

(2)抗性糊精:抗性糊精是以淀粉为原料,通过加热和酶处理制得的一种低热量葡聚糖,属于低分子水溶性膳食纤维。抗性糊精为白色到淡黄色粉末,略有甜味,其水溶液黏度很低,具有耐热、耐酸、耐冷冻的特性。

3. 木质素　木质素(Lignin)存在于植物细胞中,不是多糖类物质,因难以与纤维素分离,故在膳食纤维的定义中包含了木质素。木质素的亲水性差,几乎不受生物化学分解。人和动物均不能消化木质素。

(三)膳食纤维的分类

根据目前的分析方法所测出的膳食纤维的组分大致可以分为总膳食纤维、可溶性膳食纤维、不溶性膳食纤维和非淀粉多糖。

膳食纤维的分类方法主要由以下几种:一是按照其组分含量状况而言,分为纤维素类和非纤维素类(半纤维素、木质素、果胶等)两大类;二是按照化学结构和聚合度,分为非淀粉多糖(纤维素、半纤维素、果胶等)、抗性低聚糖(低聚果糖、低聚半乳糖以及其他抗性低聚糖)、抗性淀粉(包括 RS_1、RS_2、RS_3、RS_4)以及其他类如木质素等;三是按照水溶性分为可溶性膳食纤维(果胶、树胶等)和不可溶性膳食纤维(纤维素等);四是按照食物来源分为谷物纤维、豆类纤维、蔬菜纤维、水果纤维等。

(四)膳食纤维的理化性质和生理作用

富含膳食纤维的膳食或者膳食纤维中的组分在人体内可起到降血糖、降胆固醇以及改善大肠功能等的作用。膳食纤维的生理作用与其理化性质有关。

1. 膳食纤维的理化性质

(1)持水性:膳食纤维化学结构中含有很多亲水基团,一般具有高于本身4~6倍重量的持水力。不同膳食纤维的持水性也不同,通常可溶性膳食纤维的持水性比不可溶性膳食纤维强,木质素持水性最小。肠道中膳食纤维的持水量与粪便的体积和重量呈正相关。

(2)溶解性:主碳链或侧链为不规则形排列的多为可溶性膳食纤维,直线结构多为不可溶性膳食纤维。

(3)黏性:与膳食纤维的持水性有关。果胶、树胶、β-葡聚糖等具有较好的黏性,能在消化道形成黏胶。

(4)结合有机物:膳食纤维具有结合胆汁酸和中性胆固醇的作用,抑制人体对胆固醇的吸收。

(5)结合和交换阳离子的作用:与多糖中的酸性糖的羧基有关。可与阳离子,尤其是有机阳离子进行可逆的交换,改变离子的瞬间浓度,并促进它们的排除。

(6)发酵特性:膳食纤维不被人的肠道所消化,但可在结肠内被肠道内微生物不同程度地发酵分解。与谷物纤维相比,富含半纤维素和果胶的水果、蔬菜膳食纤维更容易被完全发酵。膳食纤维被酵解可产生大量短链脂肪酸,包括乙酸盐、丙酸盐、丁酸盐等。

2. 膳食纤维的生理作用

(1)减少和预防胃肠道疾病:膳食纤维具有很强的持水能力,在胃中吸水膨胀,增加了食糜的体积,刺激胃肠道的蠕动,缩短了食物在肠道内的停滞时间,促进排便,防止便秘,减少粪便中有害物质与肠道的接触,保持肠道清洁,从而减少和预防胃肠道疾病。

(2)降低胆固醇,预防高脂血症和高血压等心脑血管疾病:膳食纤维具有吸附胆汁酸、胆固醇等的作用,因此膳食纤维对降低人体血浆和肝脏组织中的胆固醇水平有着显著作用。在脂类代谢中,膳食纤维可以抑制或延缓胆固醇与甘油三酯在淋巴中的吸收,维持体内血脂和脂蛋白代谢的正常进行，从而预防高血压、动脉粥样硬化等。大量临床观察表明，增加饮食中可溶性膳食纤维的含量，可明显地降低人体血液中总胆固醇和低密度脂蛋白胆固醇的浓度，具有减少和预防心脑血管疾病的作用。

(3)影响餐后血糖和胰岛素水平，预防和辅助治疗糖尿病：科学研究发现，膳食纤维能抑制糖尿病患者餐后血糖浓度的急剧上升和日平均血糖浓度的升高。膳食纤维能够延缓葡萄糖的吸收，推迟可消化性糖类如淀粉等的消化。此外，膳食纤维还能改善组织对胰岛素的需求量，使得胰岛素的分泌下降或提高胰岛素的敏感性，从而预防和辅助治疗糖尿病。

(4)预防有害重金属对人体的毒害作用：膳食纤维对阳离子具有较强的结合和交换能力，可以与铅、汞等有毒有害重金属离子进行交换，而吸附在膳食纤维上的有毒有害重金属离子随粪便排出，可以有效延缓和减少有毒重金属在肠道的吸收，从而减少和预防饮食中有害物质对人体的毒害。

(5)增加饱腹感，控制体重：膳食纤维吸水后明显膨胀，可比原有的体积和重量增加10~15倍，既增加人的饱腹感，又能减少食物中脂肪的吸收，相对控制和降低膳食摄入的总能量，避免摄入过多热量导致体内脂肪堆积，达到控制体重的目的。

(6)改善肠道菌群，维持体内的微生态平衡：膳食纤维可改变肠道系统中微生物的组成，具有改善肠内菌群的功能。膳食纤维虽然不能被人体消化吸收，但能为肠道菌群提供发酵底物，被正常存在于人体肠道中的微生物所分解。膳食纤维可被大肠内有益菌发酵产生乙酸、乳酸等有机酸，降低肠道 pH，同时诱导肠道菌群中的好气性微生物的生长，抑制厌氧菌的生长和繁殖，改善肠道菌群比例。一方面，增加肠道中有益菌群如双歧杆菌等的优势，减少有害菌活动所产生的有毒物质，防止肠道黏膜萎缩，维持肠道微生态平衡和健康。另一方面，有利于肠道有益菌合成维生素 B_3、维生素 B_6、维生素 K 等维生素以供人体利用。

(五) 膳食纤维的食物来源

各种谷类、豆类、坚果以及植物性食物如水果、蔬菜等均含有较为丰富的膳食纤维。蔬菜和水果中水分含量较高，因此膳食纤维含量相对较低，因此膳食中膳食纤维的主要来源是谷物。在谷类中，全谷粒和麦麸等富含膳食纤维，而精加工的谷类食品膳食纤维则含量较少。

食物中含量最多的是不可溶膳食纤维，它包括一些纤维素、木质素和一些半纤维素。谷物的麸皮、全谷粒和干豆类、干的蔬菜和坚果是不可溶膳食纤维的良好来源，而可溶性膳食纤维富含于燕麦、大麦、水果和一些豆类中。

综上所述，膳食纤维与人体健康关系密切，尤其与一些慢性非传染性疾病有关。随着生活水平的提高，食物加工精细程度和膳食模式的改变导致人们膳食纤维的摄入量趋于下降。因此，应重视膳食纤维与健康的问题，并注意改善膳食模式以达到健康化的目的。

八、水

水是维持生命必不可少的物质基础，也是人体内含量最多的成分。人不吃食物只饮水可以存活数周，但若不补充水分，5~7 日便会死亡。水参与构成机体成分，约占人体组成的 50%~80%。水不仅作为各种物质的溶媒参与细胞代谢，还构成细胞赖以生存的外环境。

（一）水在体内的分布

人体内水分主要分布在细胞内和细胞外。细胞内液聚集在细胞膜内，约占人体内总水分的2/3。细胞外液又被称为体液，约占人体内总水分的1/3。细胞外液又可分为三部分：血管内液体，指动脉、静脉和微血管内的血浆；组织间液，指血液以外存在于细胞间隙中的液体；其他液体，如淋巴、脑脊液等有特殊作用的液体。水在人体内各组织器官的分布差别较大，其中以血液最多，具体分布见表2-11。

表2-11　各组织器官的含水量（以重量计）

组织器官	水分（%）	组织器官	水分（%）
血液	83.0	脑	74.8
肾	82.7	肠	74.5
心	79.2	皮肤	72.0
肺	79.0	肝	68.3
脾	75.8	骨骼	22.0
肌肉	75.6	脂肪组织	10.0

（二）水的生理功能

1. 参与构成人体组织　蛋白质胶体中的水直接参与构成细胞与组织，这种结合水使组织呈溶胶状态才能进行正常代谢。人体内水分含量可因性别、年龄和身材的胖瘦而存在明显的个体差异：

（1）性别：男性体内含水量多于女性，成年男性总体水约为体重的60%，而女性则为50%～55%。

（2）年龄：人体内含水量随年龄增长而逐渐降低，新生儿总体水最多，约占其体重的70%～75%；随后逐渐减少至正常成人水平，60岁以上男性总体水为体重的51.5%，女性为45.5%。

（3）体型：由于肌肉组织的含水量高于脂肪组织，所以肥胖者往往相对于匀称身材者体内含水量少。

2. 作为溶媒参与物质代谢　水是良好的溶剂，具有很强的溶解性，电解力也较大，能促进电解质的解离。因此，水是体内各种生化反应中不可缺少的介质，营养物质的吸收、转运以及代谢废物的排出都需要溶解在水中才能顺利进行。

3. 调节体温　水的比热容高，热容量大，当机体产热增加或减少时不会引起体温的巨大波动。与此同时，水具有很高的蒸发热，当气温升高或剧烈运动导致身体产热过多时，汗液的少量蒸发即可散发大量的热，对体温的稳定发挥着重要作用。

4. 润滑作用　水以体液的形式在机体中起着润滑作用，可以减少体内脏器的摩擦，防止损伤，使各器官可以灵活地运动。如泪液可以防止眼球干燥，唾液、消化液有利于吞咽和肠胃的消化，关节腔内的润滑液有助于关节活动等。

（三）水平衡及其调节

在正常情况下，水经由皮肤、呼吸道以及尿和粪便的形式排出体外，应补充相当数量的水，才能维持动态平衡，也就是说水的摄入量和排出量应基本保持相等，称为“水平衡”。水的摄入和排出大约维持在2500ml/d，具体见表2-12。

表 2-12 一般成年人每天水的平衡量

水的来源	水摄入量(ml)	排除途径	水排出量(ml)
液态食物	1200	肾脏(尿)	1500
固态食物	1000	皮肤(蒸发)	500
代谢水	300	肺(呼吸)	350
		肠道(粪便)	150
合计	2500	合计	2500

体内水的平衡受口渴中枢、垂体后叶分泌的抗利尿激素以及肾脏调节。体内水的含量取决于水的摄入量与排出量的平衡情况,水摄入量的控制主要根据渴觉,而排出量的控制主要取决于血浆中抗利尿激素的浓度,即通过抗利尿激素来调节尿量的多少。当人饮水不足体内失水过多或吃的食物过咸时就会引起细胞外液渗透压升高,刺激下丘脑渗透压感受器,一方面产生兴奋并传至大脑皮层,通过产生渴觉直接调节水的摄入;另一方面刺激由下丘脑神经细胞分泌并由垂体后叶释放的抗利尿激素增加,促进肾小管和集合管对水的重吸收。

(四)水的缺乏与过量

1. 水缺乏 水摄入不足或丢失过多,便会引起机体内失水,从而给人体健康造成危害。当机体失水量为体重的2%左右时,是以细胞外液和间液水分丢失为主,此时下丘脑的口渴中枢受到刺激,出现意识性摄水需求,出现尿少及尿钾丢失量增加;如果失水达到体重的10%及以上时(为严重脱水),会使心血管、呼吸和体温调节系统受到损伤,可出现烦躁、眼球内陷、皮肤失去弹性、体温增高、脉搏细弱、血压下降、面色苍白、四肢冰冷、眩晕、头痛、行走困难;当失水超过体重的20%时,就会引起狂躁,虚脱,昏迷,导致死亡。由此可见,失水给人的威胁往往更甚于饥饿,人在疲劳、负伤等情况下,首先需要的是水。根据水与电解质丧失比例的不同,可分为以下三种类型:

(1)高渗性脱水:以水分丢失为主,电解质丢失相对较少。多见于饮水不足,如高温作业大量出汗,或病人的非显性失水仍在进行,从而使水排出量增多。

(2)等渗性脱水:水和电解质按比例丢失,体液渗透压不发生改变,是临床上较为常见的一种类型。常见于呕吐和腹泻等丧失消化液的时候,此时患者体液电解质浓度无改变。

(3)低渗性脱水:以电解质丢失为主,与水相比,电解质的丢失较多。多由丢失体液时,只补充水而不补充电解质而引起,如胃肠道消化液的丧失(腹泻、呕吐等)以及大量出汗情况下,仅补充水分而没有补充从消化液和汗液中所丧失的电解质。

2. 水过量 如果摄入水的量超过机体排出水的能力,就会导致体内水过量甚至引起水中毒。水的摄入和排出均受神经系统的控制,水排出经肾、肺、皮肤及肠等多种途径调节,正常人一般不会发生水中毒。在水分和电解质损失的情况下,如手术、外伤或患有某种疾病(肾、肝、心脏疾病等),给病人补充大量水分且补水方法不当时会发生水中毒。水过量时,可因脑细胞肿胀、脑组织水肿、颅内压增加而引起头痛、恶心、呕吐、记忆力减退、举止异常,甚至可产生渐进性精神迟钝,恍惚、昏迷、警觉等症状,严重者可导致死亡。

(五)水的来源和需要量

1. 水的来源 人体所需要的水主要来源于三个方面:液态食物、固态食物和代谢水。

(1)液态食物:包括饮用水及各类饮料、茶水、汤汁等,是人体水的重要来源。正常环境温度下,人每日通过饮水摄入约1400ml水。但当天气炎热或剧烈运动时汗液大量蒸发,人体需大量补水,日需饮水量可上升至5000ml。

(2)固态食物:各种固态食物中也都含有一定比例的水。每日来源于固态食物的水约为800ml,占人体需水量的30%左右。

(3)代谢水:指蛋白质、脂肪、碳水化合物在体内氧化分解时产生的水。在体内氧化时,1g蛋白质产生0.4ml水,1g脂肪产生1.1ml水,1g碳水化合物产生0.6ml水,混合膳食每天产水约300ml。

2. 水的需要量 人体对水的需要量主要受年龄、体力活动、外界环境温度等因素的影响,故其变化很大。成人每消耗4.184kJ能量,需要1ml水,同时考虑到活动、汗液蒸发以及溶质负荷的变化,水的需要量可增值1.5ml/4.184kJ。因此,《中国居民膳食指南(2016)》推荐,轻体力活动的成年人在一般情况下每人每天至少饮水1500~1700ml(约7~8杯)。体力活动水平较高和(或)暴露于特殊环境下的个体,其需水量应适当增加。

饮水不足或过多都会对人体健康造成不利影响。膳食中的水分大约占1/3,推荐一天中饮水和整体膳食(包括食物中的水,如汤、粥、奶等)水摄入共计2700~3000ml之间。

(六)饮用水的分类和要求

1. 饮用水的分类 目前,我国居民的饮用水主要有自来水、纯净水、人造矿化水、矿泉水和天然水。

(1)自来水直接取自天然水源,随后经过一系列的加工处理、净化消毒后再输入到各居民家中,是我国目前最为普遍的生活饮用水。

(2)白开水是最符合人体需要的饮用水,具有很多优点:首先,自来水煮沸后,既能达到清洁、无菌的目的,又能使水的硬度降低,同时还能保持原水中某些有益的矿物质。其次,白开水廉价易得,安全卫生,方便饮用,因此是满足人体健康、最经济实惠的首选饮用水。

(3)纯净水指的是不含杂质的H_2O,简称净水或纯水。纯净水一般来源于城市自来水,但是在把有害物质过滤的同时,也损失了钾、钙、镁、铁、锌等人体所需的矿物元素。

(4)饮用矿物质水是通过人工添加矿物质来改善水的矿物质含量。这样的水虽然增加了纯净水中部分矿物元素的含量,但是添加的矿物质能在何种程度上被人体吸收、利用以及对人体健康是否有副作用还有待进一步研究。

(5)矿泉水是指从地下深处自然涌出或人工开采所得到的未受污染的天然地下水,经过过滤、灭菌、灌装而成。矿泉水含有一定的矿物盐,其中的矿化物多呈离子状态,容易被人体吸收。

2. 优质饮用水的标准 世界卫生组织(WHO)根据对世界长寿地区的大量调查结果,提出优质饮用水的6条标准是:

(1)水中不含细菌、杂质、有机物、重金属等,是无公害的水。

(2)水中含有适当比例的矿物质及微量元素,且呈离子状态存在,适合人吸收。

(3)pH值呈弱碱性,能中和人体内多余酸素。

(4)小分子集团水,渗透力强,溶解性好。

(5)负电位,能消除人体内多余自由基。

(6)含有适量的氧(5mg/L左右)。

(七)科学饮水

1. 喝“好水”、不喝“坏水” 饮水首选优质的白开水和矿泉水,其次天然的果汁和蔬菜汁、纯净水和淡化海水。经常适量饮茶对人体健康有益。不能喝污染水、生水、老化水、千滚水、蒸锅水、重新煮开的水。杜绝开水的重复利用，重复煮沸。饮料不宜大量饮用。饮料中大都含有甜味剂、色素、香精和防腐剂等添加剂。饮料也不能送服药物。

2. 饮水适量，能放能收　一般人每天喝 8 杯水，达到 1500～1700ml。一次性大量饮水会加重肠胃负担，导致胃液稀释，影响消化功能。

3. 切忌口渴才饮水，要少量多次　当人感到口渴时，此时即机体已经处于缺水状态了，经常等到口渴才喝水是不利于身体健康的。饮水方式应是少量多次，分配在一天中的任何时间，每次适宜饮水量为 200ml 左右（大约为 1 杯水）。

4. 温度适宜　最佳的水温为 18～45℃。温开水不但利于吸收，还能更快止渴。温开水对人刺激小而且有利于提高酶的活性。冬天以喝温热的水为宜。老年人和小孩最好是饮用温开水。

5. 每天喝水的时机要合适　早晨起床后可空腹喝一杯水，因为睡眠时的隐性出汗和尿液分泌会导致水分的丢失，起床后虽然没有口渴的感觉，但体内的血液仍会因为缺水而黏稠度增大。睡觉前也可喝一杯水，有利于预防夜间血液黏稠度增大。其他日常时间饮水量应均匀分布。运动时由于机体水分丢失加快，如果不及时补充可引起饮水不足，运动后，应根据需要及时补充足量的饮水。

（成　果）

第二节　平衡膳食及其基本要求

一、概　　述

平衡膳食（balanced diet）是指选择多种食物，经过适当搭配制作出的膳食，这种膳食中能量和各种营养素含量充足，种类齐全，比例适当，既能满足机体的生理需要，又能避免膳食构成的比例失调和某些营养素过量或不足而引起机体近期或远期的代谢紊乱。因此，平衡膳食要有足够的能量维持身体内外的活动；要有适量的蛋白质供生长发育、身体组织的修复更新、维持正常的生理功能；要有充足的矿物质参与构成身体组织和调节生理功能；要有丰富的维生素以保证身体的健康、维持身体的正常生长发育，并增强身体的抵抗力；要有适量的膳食纤维，用以维持正常的排泄及预防某些肠道疾病；要有充足的水分以维持体内各种生理程序的正常进行。

二、平衡膳食的基本要求

（一）食物要多样化

现代营养学认为，合理膳食的食物构成，在每天膳食中应含有五类基本食物。

1. 谷薯类　谷类包括米、面、杂粮，薯类包括马铃薯、甘薯、木薯等，主要提供碳水化合物、蛋白质、矿物质、膳食纤维及 B 族维生素，是能量的主要来源。每天的摄入量与机体能量需求、生活、劳动强度有关，也受副食供给量的影响，一般从事轻体力劳动的成年人，每天需要谷薯类 250～400g。

2. 动物性食物　包括肉、禽、鱼、奶、蛋等，主要提供蛋白质、脂肪、矿物质、维生素 A 和 B 族维生素。

3. 大豆类和坚果类 包括大豆及其他干豆类，主要提供蛋白质、脂肪、膳食纤维、矿物质和B族维生素。

4. 蔬菜水果类 包括鲜豆、根茎、叶菜、茄果、菌藻等蔬菜以及鲜果、干果等水果，主要提供膳食纤维、矿物质、维生素C和胡萝卜素。在一个平衡膳食里，蔬菜是必不可少的，否则就不能满足身体对某些维生素和矿物质的需要，膳食纤维也会不足。成人每天最好能吃到300~500g蔬菜，200~350g新鲜水果。

5. 纯能量食物 包括动植物油、淀粉、食用糖和酒类，主要提供能量。其中植物油不但能增加食物的香味，还可提供维生素E和必需脂肪酸，并促进脂溶性维生素的吸收。

关于各类食物所占比例，有人调查研究了营养与慢性病之间的关系，认为不仅营养不足会影响人体健康，营养过剩也可以引起某些疾病的发生，从而提出平衡膳食以谷类60%、肉鱼乳蛋类17%、油脂8%、其他15%的构成较为适宜。

（二）满足能量和营养素的需要量及合理比例

首先，要保证能量供给充足以及三大营养素的比例合理，即碳水化合物所产能量应占总能量50%~65%，蛋白质占10%~15%，脂肪占20%~30%；其次，碳水化合物应主要由谷类、薯类、淀粉食物供给，控制酒类、食糖及其制品的摄入。因为酒精和食糖属纯能量食物，长期食用会造成其他营养素的缺乏；第三，脂肪要以植物油为主，减少动物脂肪的摄入，脂肪中的饱和脂肪酸、单不饱和脂肪酸、多不饱和脂肪酸之间的比例为1∶1∶1；第四，蛋白质供给的能量，成年人应占膳食总能量的10%~12%，儿童和青少年为13%~15%，以保证儿童生长发育的需要，其中优质蛋白质应占蛋白质总量的30%~50%；第五，维生素要按供给量标准配膳；第六，注意矿物质之间的平衡，如钙、磷比例要适当，儿童为2∶1或1∶1，成年人为1∶1或1∶2，另外，锌摄入过高会影响铁的吸收，所以，补锌治疗时应注意补充铁，以免出现铁缺乏。

（三）合理烹调加工，减少营养素的损失

食物烹调加工的目的是使食物更容易被消化吸收，具有良好的感官性状，并杀灭其中可能存在的有害微生物。食物在烹调加工过程中会发生一系列的理化变化，也可能发生某些营养素的损失破坏。如果烹调加工方法不合理，食物中的营养素就会损失增多，甚至不能被人体利用，可以造成营养素缺乏。所以应提倡低温烹调，少用高温烹调，尽量减少营养素的损失。

（四）要有合理的膳食制度

膳食制度是指把全天食物按照一定的数量、质量、次数、时间分配到各餐次的一种制度。在日常生活中，工作、学习和劳动都有一定的安排，而且常有一定的规律，所以进餐也应有一定的规律，以便使进餐与日常生活制度和生理状况相适应，并使进食与消化吸收过程协调一致。膳食制度安排的适当，可以协助提高劳动和工作效率。按照我国居民的生活习惯，正常情况下，一般每日三餐比较合理，两餐的间隔以4~6小时为宜。各餐数量的分配要适合劳动需要和生理状况，较适宜的分配为：早餐占全天总能量的25%~30%，午餐占全天总能量的40%，晚餐占全天总能量的30%~35%。定时进餐，可以建立时间条件反射，到进餐时间，就会产生饥饿感和食欲，分泌消化液，为进食后的消化吸收做好准备。定量也很重要，吃饭不宜过饱，更不要暴饮暴食。

就餐的环境应整洁、优美、舒适，适当远离工作环境，同时餐厅要有良好的采光和充足的照明，以便使进食者能看清食物的外观，轻松愉快地专心进食。良好进食环境还可使进食者

保持大脑皮质兴奋,有愉快的心情,有利于食物的消化吸收。

(五)食物应感官性状良好,多样化,并能满足饱腹感

食物的色、香、味、形等感官性状是食物对人体的条件刺激因素,可促使人体形成条件反射,并决定摄食中枢的兴奋或抑制过程,故应该要求饭菜色彩调和,香气扑鼻,滋味鲜美,同时也应不断调换食物品种和烹调方法,尽量做到多样化。这样就可以保持大脑皮质的适度兴奋,促进食欲,有利于食物的消化和吸收。饭菜容积以使人恰好有饱的感觉为度,食物容积过大会增加消化负担,过小则会产生饥饿感。

(六)食物对人体无毒无害,保证安全

食物不应含有对人体造成危害的各种有害物质,食物中的有害微生物、化学物质、农药残留、食品添加剂等应符合国家食品卫生标准的规定。

三、各类食物主要营养特点

(一)谷类

谷类包括大米、小麦、玉米、小米、高粱、莜麦、荞麦等。谷类是人体能量的主要来源,我国人民膳食中,约66%的能量、58%的蛋白质来自谷类。此外,谷类食物还可供给较多的B族维生素和矿物质,故谷类在我国居民膳食中占有重要地位。其主要营养成分及组成特点是:

1. 蛋白质　谷类的蛋白质含量一般为7%~12%,其中稻谷中的蛋白质含量低于小麦粉,小麦胚粉中含量最高,每100g可达36.4g,莜麦面中含量也较高。谷类蛋白质氨基酸组成中赖氨酸含量相对较低,因此,谷类蛋白质生物学价值不及动物性蛋白质。

2. 脂类　谷类中脂肪含量多数在0.4%~7.2%,以小麦胚粉中最高,其次为莜麦面、玉米和小米,小麦粉较低,稻米类最低。谷类脂肪组成主要为不饱和脂肪酸,质量较好。从玉米和小麦胚芽中提取的胚芽油中,80%为不饱和脂肪酸,其中亚油酸为60%,具有降低血清胆固醇,防止动脉粥样硬化的作用。

3. 碳水化合物　谷类碳水化合物含量最为丰富,主要集中在胚乳中,多数含量在70%以上。稻米中的含量较高,小麦粉中的含量次之,玉米中含量较低;在稻米中,籼米中的含量较高,粳米中较低。碳水化合物存在的主要形式为淀粉,以支链淀粉为主。

4. 矿物质　谷类含矿物质1.5%~3%,包括钙、磷、钾、钠、镁及一些微量元素,其中小麦胚粉中除铁含量较低外,其他矿物质含量普遍较高;在莜麦粉、荞麦、高粱、小米和大麦中铁的含量较为丰富;在大麦中,锌和硒的含量较高。谷类矿物质主要分布在谷皮和糊粉层中。

5. 维生素　谷类中的维生素主要以B族维生素为主,如维生素B_1、维生素B_2、烟酸、泛酸、吡哆醇等,其中维生素B_1和烟酸含量较多,是我国居民膳食维生素B_1和烟酸的主要来源,在黄色玉米和小米中还含有较多的胡萝卜素,在小麦胚粉中含有丰富的维生素E。谷类维生素主要分布在糊粉层和谷胚中,因此,谷类加工越细,上述维生素损失就越多。玉米含烟酸较多,但主要为结合型,不易被人体吸收利用,所以,以玉米为主食的地区居民容易发生烟酸缺乏病(癞皮病)。

(二)畜禽肉类

畜禽肉包括畜肉和禽肉,前者指猪、牛、羊等的肌肉、内脏及其制品,后者包括鸡、鸭、鹅等的肌肉及其制品。畜禽肉的营养价值较高,饱腹作用强,可加工烹制成各种美味佳肴,是一种食用价值很高的食物。其主要营养成分及组成特点是:

1. 蛋白质 畜禽肉中的蛋白质含量一般为10%~20%,因动物的种类、年龄、肥瘦程度以及部位而异。在畜肉中,猪肉的蛋白质含量平均在13.2%左右;牛肉、羊肉、兔肉、马肉、鹿肉和骆驼肉可达20%左右;狗肉的蛋白质含量约为17%。在禽肉中,鸡肉、鹌鹑肉的蛋白质含量较高,约为20%;鸭肉约为16%;鹅肉约为18%。一般来说,心、肝、肾等内脏器官的蛋白质含量较高,而脂肪含量较少。

2. 脂类 脂肪含量因动物的品种、年龄、肥瘦程度、部位等不同有较大差异,低者的脂肪含量仅为2%,高者可达89%。在畜肉中,猪肉的脂肪含量最高,羊肉次之,牛肉最低,兔肉为2.2%。在禽肉中,火鸡和鹌鹑的脂肪含量较低,在3%左右;鸡和鸽子在9%~14%之间;鸭和鹅在20%左右。畜禽肉内脏脂肪的含量在2%~10%之间,脑最高,在10%左右;猪肾、鸭肝、羊心和猪心居中,在5%~8%之间,其他在4%以下。

动物脂肪所含有的必需脂肪酸明显低于植物油脂,因此,其营养价值低于植物油脂。禽类脂肪所含必需脂肪酸的量高于家畜脂肪,营养价值也高于畜类脂肪。

3. 碳水化合物 畜禽肉中碳水化合物含量为0~9%,多数在1.5%左右,主要以糖原的形式存在于肌肉和肝脏中。动物在宰前过度疲劳,糖原含量下降;宰后放置时间过长,也可因酶的作用,使糖原含量降低,乳酸相应增多,pH值下降。

4. 矿物质 含量一般为0.8%~1.2%,瘦肉中含量高于肥肉,内脏高于瘦肉。铁的含量为5mg/100g左右,以猪肝最丰富。畜禽肉中的铁主要以血红素形式存在,消化吸收率较高。在内脏中含有丰富的锌和硒。畜禽肉还含有较多的硫、磷、钾、钠、铜等。禽类的肝脏中富含多种矿物质,且平均水平高于禽肉。肝脏和动物血中铁的含量十分丰富,高达10mg/100g以上,是铁的最佳膳食来源。

5. 维生素 畜禽肉可提供多种维生素,主要以B族维生素和维生素A为主。内脏含量比肌肉中多,其中肝脏特别富含维生素A和维生素B_2,维生素A的含量以牛肝和羊肝为最高,维生素B_2含量则以猪肝中最丰富。在禽肉中还含有较多的维生素E。

(三)鱼类

按照鱼类生活的环境,可以把鱼分为海水鱼(如鲱鱼、鳕鱼等)和淡水鱼(如鲤鱼、鲑鱼等);根据生活的海水深度,海水鱼又可以分为深水鱼和浅水鱼。其主要营养成分及组成特点是:

1. 蛋白质 鱼类蛋白质含量为15%~22%,平均为18%左右,其中鲨鱼、青鱼等含量较高,在20%以上。鱼类蛋白质的氨基酸组成较平衡,与人体需要接近,利用率较高,生物价可达85%~90%,其中多数鱼类缬氨酸含量偏低。除了蛋白质外,鱼还含有较多的其他含氮化合物,主要有游离氨基酸、肽、胺类、胍、季铵类化合物、嘌呤类和脲等。

2. 脂类 鱼类脂肪含量为1%~10%,平均5%左右,呈不均匀分布,主要存在于皮下和脏器周围,肌肉组织中含量甚少。不同鱼种含脂肪量有较大差异,如鳕鱼含脂肪在1%以下,而河鳗脂肪含量高达10.8%。鱼类脂肪多由不饱和脂肪酸组成,一般占60%以上,多为ω-3系列。

3. 碳水化合物 鱼类碳水化合物含量较低,约为1.5%。有些鱼不含碳水化合物,如鲳鱼、鲢鱼、银鱼等。碳水化合物的主要存在形式为糖原。鱼类肌肉中的糖原含量与其致死方式有关。除了糖原以外,鱼体内还含有黏多糖类。这些黏多糖类按有无硫酸基分为硫酸化多糖和非硫酸化多糖,前者如硫酸软骨素、硫酸乙酰肝素、硫酸角质素,后者如透明质酸、软骨素等。

4. 矿物质　鱼类矿物质含量为1%~2%,其中硒和锌的含量丰富,此外,钙、钠、氯、钾、镁等含量也较多。海水鱼类富含碘,有的海水鱼含碘50~100μg/100g,而淡水鱼含碘仅为5~40μg/100g。

5. 维生素　鱼肉含有一定数量的维生素A和维生素D,维生素B_2、烟酸等的含量也较高,而维生素C含量则很低。一些生鱼制品中含有硫胺素酶和催化维生素B_1降解的蛋白质,因此大量食用生鱼可能造成维生素B_1的缺乏。鱼肝油是维生素A和维生素D的重要来源,也是维生素E的来源。

（四）蛋类

蛋类包括鸡蛋、鸭蛋、鹅蛋、鹌鹑蛋、鸽蛋、鸵鸟蛋、火鸡蛋、海鸥蛋及其加工制成的咸蛋、松花蛋等。蛋类的营养素含量不仅丰富,而且质量也很好,是一类营养价值较高的食物。主要营养成分及组成特点是:

1. 蛋白质　全鸡蛋蛋白质的含量为12%左右,蛋清中略低,蛋黄中较高。鸭蛋、鹅蛋和鹌鹑蛋的蛋白质含量与鸡蛋类似。其蛋白质氨基酸组成与人体需要最接近,因此生物价也最高,达94%。蛋白质中赖氨酸和蛋氨酸含量较高,将谷类和豆类食物混合食用,可弥补其赖氨酸或蛋氨酸的不足。蛋类蛋白质中还富含半胱氨酸,加热过度使半胱氨酸部分分解产生硫化氢,与蛋黄中的铁结合可形成黑色的硫化铁。煮蛋中蛋黄表面的青黑色和鹌鹑蛋罐头的黑色物质即来源于此。

2. 脂类　蛋清中含脂肪极少,98%的脂肪存在于蛋黄中。蛋黄中的脂肪几乎全部以与蛋白质结合的良好乳化形式存在,因而消化吸收率高。鸡蛋黄中脂肪含量为28%~33%,其中中性脂肪含量占62%~65%,磷脂占30%~33%,固醇占4%~5%。蛋黄中性脂肪的脂肪酸中,以单不饱和脂肪酸油酸含量最为丰富,占50%左右,亚油酸约占10%,其余主要是硬脂酸、棕榈酸和棕榈油酸,含微量的花生四烯酸。

蛋中胆固醇含量极高,主要集中在蛋黄,其中鹅蛋黄含量最高,每100g达1696mg,其次是鸭蛋黄,鸡蛋黄略低,但每100g也达1510mg;全蛋含量为500~700mg/100g,其中鹌鹑蛋最低;将蛋加工成咸蛋或松花蛋后,其胆固醇含量无明显变化;蛋清中不含胆固醇。

蛋黄是磷脂的极好来源,所含卵磷脂具有降低胆固醇的效果,并能促进脂溶性维生素的吸收。鸡蛋黄中的磷脂主要是卵磷脂和脑磷脂。

3. 碳水化合物　含量极低,约为1%,蛋黄略高于蛋清。

4. 矿物质　蛋中的矿物质主要存在于蛋黄部分,蛋清部分含量较低。蛋黄中含矿物质为1.0%~1.5%,其中钙、磷、铁、锌、硒等含量丰富。蛋中铁含量较高,但由于铁会与蛋黄中的卵黄磷蛋白结合而对铁的吸收具有干扰作用,故蛋黄中铁的生物利用率较低,仅为3%左右。

5. 维生素　蛋中维生素含量十分丰富,且品种较为完全,包括维生素A、维生素D、维生素E、维生素K、所有的B族维生素和微量维生素C。其中绝大部分的维生素A、维生素D、维生素E和大部分维生素B_1都存在于蛋黄中。蛋中维生素含量受到禽的品种、季节和饲料中含量的影响。鸭蛋和鹅蛋的维生素含量总体高于鸡蛋。

（五）乳类

乳类是指哺乳动物的乳汁,经常食用的是牛奶和羊奶。乳类经浓缩、发酵等工艺可制成奶制品,如奶粉、酸奶、炼乳等。乳类及其制品几乎含有人体需要的所有营养素,除维生素C含量较低外,其他营养素含量都比较丰富。其主要营养成分及组成特点是:

1. 蛋白质　牛乳中的蛋白质含量比较恒定，在3.0%左右；羊乳中的蛋白质含量为1.5%，低于牛乳；人乳中蛋白质含量为1.3%，低于牛乳和羊乳。传统上将牛乳蛋白质划分为酪蛋白和乳清蛋白两类。酪蛋白约占牛乳蛋白质的80%，乳清蛋白约占20%。乳类蛋白质为优质蛋白质，生物价为85%，容易被人体消化吸收。

2. 脂类　牛乳含脂肪2.8%~4.0%。乳中磷脂含量约为20~50mg/100ml，胆固醇含量约为13mg/100ml。水牛乳脂肪含量在各种乳类当中最高，为9.5%~12.5%。随饲料的不同、季节的变化，乳中脂类成分略有变化。

3. 碳水化合物　乳类碳水化合物的含量为3.4%~7.4%，人乳中含量最高，羊乳居中，牛乳最少。碳水化合物存在的主要形式为乳糖。由于乳糖可促进钙等矿物质的吸收，也为婴儿肠道内双歧杆菌的生长所必需，对于幼小动物的生长发育具有特殊的意义。但对于部分不经常饮奶的成年人来说，体内乳糖酶活性过低，大量食用乳及其制品可能引起乳糖不耐受的发生。用固定化乳糖酶将乳糖水解为半乳糖和葡萄糖可以解决乳糖不耐受问题，同时可提高产品的甜度。

4. 矿物质　牛乳中的矿物质主要包括钠、钾、钙、镁、氯、磷、硫、铜、铁等，大部分与有机酸结合形成盐类，少部分与蛋白质结合，吸附在脂肪球膜上。其中成碱性元素略多，因而牛乳为弱碱性食品。乳中的矿物质含量因品种、饲料、泌乳期等因素而有所差异，初乳中含量最高，常乳中含量略有下降。发酵乳中钙含量高并具有较高的生物利用率，为膳食中最好的天然钙来源。牛乳中钠、钾和氯离子基本上完全存在于溶液中，而钙和磷分布在溶液和胶体两相中。

5. 维生素　牛乳中含有几乎所有种类的维生素，包括维生素A、维生素D、维生素E、维生素K、各种B族维生素和微量的维生素C，但这些维生素含量差异较大。总的来说，牛奶是B族维生素的良好来源，特别是维生素B_2。

（六）豆类

豆类可分为大豆类和除此之外的其他豆类。大豆类按种皮的颜色可分为黄、青、黑、褐和双色大豆五种。其他豆类包括蚕豆、豌豆、绿豆、小豆等。豆制品是由大豆（或绿豆）等原料制作的半成品食物，包括豆浆、豆腐、豆腐干等。主要营养成分及组成特点是：

1. 蛋白质　豆类是蛋白质含量较高的食物，蛋白质含量为20%~36%，其中大豆类最高，蛋白质含量在30%以上；其他豆类，如绿豆、赤小豆、扁豆、豌豆等的蛋白质含量在20%~25%；豆制品蛋白质含量差别较大，高者可达16%~20%，如烤麸、素鸡、豆腐干，低者只有2%左右，如豆浆、豆腐脑。

豆类蛋白质中含有人体需要的全部氨基酸，属完全蛋白，虽然赖氨酸含量较多，但蛋氨酸含量较少，故蛋白质的利用率相对较低，可与谷类同食发挥蛋白质互补作用，以提高蛋白质的利用率。

2. 脂类　豆类脂肪含量以大豆类为高，在15%以上；其他豆类较低，在1%左右，其中绿豆、赤小豆、扁豆在1%以下；豆制品脂肪含量差别较大，豆腐、豆腐干等较高，豆浆、烤麸等较低。脂肪组成以不饱和脂肪酸居多，其中油酸占32%~36%，亚油酸占51.7%~57.0%，亚麻酸占2%~10%，此外，尚有1.64%左右的磷脂。由于大豆富含不饱和脂肪酸，所以是高血压、动脉粥样硬化等疾病患者的理想食物。

3. 碳水化合物　豆类中的碳水化合物含量以除大豆类以外的其他豆类为最高，多数含量在55%以上，其中如绿豆、豌豆、赤小豆等，碳水化合物含量在65%左右；大豆类含量中等，在34%左右；豆制品含量普遍较低，高者为10%左右，如豆腐干、烤麸等，低者在5%以下，豆浆中仅含1%。

大豆类碳水化合物组成比较复杂，多为纤维素和可溶性糖，几乎完全不含淀粉或含量极微，在体内较难消化，其中有些在大肠内成为细菌的营养素来源。细菌在肠道内生长繁殖过程中能产生过多的气体而引起肠胀气；其他豆类碳水化合物主要以淀粉形式存在，含有少量的糖类，如赤小豆，故食有甜味。

4. 矿物质　豆类矿物质含量在2%~4%，包括钾、钠、钙、镁、铁、锌、硒等。大豆中的矿物质含量略高于其他豆类，在4%左右，其他豆类在2%~3%，豆制品多数在2%以下。与谷类比较，豆类钙、钾、钠等的含量较高，但豆类微量元素含量略低于谷类。大豆类中铁的含量较为丰富，每100g可达7~8mg，而谷类中多在3mg左右。此外，豆类含有丰富的膳食纤维，每100g可达10~15g，其中黄豆中含量较高，为15.5%，其次为黑豆和青豆，豆制品含量较少，多数不到1%。

5. 维生素　豆类含有胡萝卜素、维生素B_1、维生素B_2、烟酸、维生素E等，相对于谷类而言，豆类胡萝卜素含量和维生素E较高，但维生素B_1的含量较低，烟酸含量差别不大。种皮颜色较深的豆类，胡萝卜素的含量较高，如黄豆、黑豆、青豆、绿豆等，青豆中胡萝卜素的含量可达790μg/100g。干豆类几乎不含维生素C，但经发芽做成豆芽后，其含量明显提高，如黄豆芽，每100g含有8mg维生素C。

（七）蔬菜类

蔬菜按其结构及可食部分不同，可分为叶菜类、根茎类、瓜茄类、鲜豆类和菌藻类，所含的营养成分因其种类不同，差异较大。其主要营养成分及组成特点是：

1. 叶菜类　主要包括白菜、菠菜、油菜、韭菜、苋菜等。蛋白质含量较低，一般为1%~2%，脂肪含量不足1%，碳水化合物含量为2%~4%，膳食纤维含量约为15%。叶菜类是胡萝卜素、维生素B_2、维生素C、矿物质及膳食纤维的良好来源。绿叶蔬菜和橙色蔬菜维生素含量较为丰富，特别是胡萝卜素的含量较高，维生素B_2含量虽不是很丰富，但在我国居民膳食中仍是维生素B_2的主要来源。维生素C的含量多在35mg/100g左右，其中菜花、西兰花、芥蓝等含量较高，每100g在50mg以上；维生素B_1、烟酸和维生素E的含量普遍较谷类和豆类低，与其水分含量高有关。矿物质的含量在1%左右，种类较多，包括钾、构、钙、镁、铁、锌、硒、铜、锰等，是膳食矿物质的主要来源。

2. 根茎类　主要包括萝卜、胡萝卜、藕、山药、芋头、马铃薯、甘薯、葱、蒜、竹笋等。根茎类蛋白质含量为1%~2%，脂肪含量不足0.5%，碳水化合物含量相差较大，低者为3%左右，高者可达20%以上。膳食纤维的含量较叶菜类低，约为1%。胡萝卜中含胡萝卜素最高，每100g中可达4130μg。硒的含量以大蒜、芋头、洋葱、马铃薯等为较高。

3. 瓜茄类　主要包括冬瓜、南瓜、丝瓜、黄瓜、茄子、番茄、辣椒等。瓜茄类因水分含量高，营养素含量相对较低。蛋白质含量为0.4%~1.3%，脂肪微量，碳水化合物含量为0.5%~9.0%，膳食纤维含量在1%左右。胡萝卜素含量以南瓜、番茄和辣椒为较高，维生素C含量以辣椒、苦瓜较高。番茄中的维生素C含量虽然不很高，但受有机酸保护，损失很少，且食入量较多，是人体维生素C的良好来源。辣椒中还含有丰富的硒、铁和锌，是一种营养价值较高的食物。

4. 鲜豆类　主要包括毛豆、豇豆、四季豆、扁豆、豌豆等。与其他蔬菜相比，营养素含量相对较高。蛋白质含量为2%~14%，平均4%左右，其中毛豆和上海出产的发芽豆可达12%

以上。脂肪含量不高，除毛豆外，均在0.5%以下；碳水化合物的含量为4%左右，膳食纤维的含量为1%~3%。胡萝卜素含量普遍较高，每100g中的含量大多在200μg左右。此外，鲜豆类还含有丰富的钾、钙、铁、锌、硒等矿物质。铁的含量以发芽豆、刀豆、蚕豆、毛豆较高，每100g中含量在3mg以上；锌的含量以蚕豆、豌豆和芸豆较高，每100g中含量均超过1mg；硒的含量以龙豆、毛豆、豆角和蚕豆较高，每100g中的含量在2μg以上。鲜豆类食物中维生素B_2含量与绿叶蔬菜相似。

5. 菌藻类　主要包括食用菌和藻类食物。食用菌是指供人类食用的真菌，有500多个品种，常见的有蘑菇、香菇、银耳、木耳等品种。藻类是无胚、自养、以孢子进行繁殖的低等植物，供人类食用的有海带、紫菜、发菜等。菌藻类食物富含蛋白质、膳食纤维、碳水化合物、维生素和微量元素。蛋白质含量以发菜、香菇和蘑菇最为丰富，在20%以上；蛋白质氨基酸组成比较均衡，必需氨基酸含量占蛋白质总量的60%以上。脂肪含量低，约为1.0%。碳水化合物含量差别较大，干品在50%以上，如蘑菇、香菇、银耳、木耳等；鲜品较低，如金针菇、海带等，不足7%。胡萝卜素含量差别较大，在紫菜和蘑菇中含量丰富，其他菌藻中较低。维生素B_1和维生素B_2含量也比较高。微量元素含量丰富，尤其是铁、锌和硒，其含量约是其他食物的数倍甚至10余倍。在海产植物中，如海带、紫菜等中还含有丰富的碘，每100g海带(干)中碘含量可达36mg。

（八）水果类

水果类可分为鲜果、干果和坚果。水果与蔬菜一样，主要提供维生素和矿物质。主要营养成分及组成特点是：

1. 鲜果　种类很多，主要有苹果、橘子、桃、梨、杏、葡萄、香蕉和菠萝等。新鲜水果的水分含量较高，营养素含量相对较低。蛋白质、脂肪含量一般均不超过1%，碳水化合物含量差异较大，低者为5%如白兰瓜，高者可达30%如鲜枣、芭蕉。维生素B_1和维生素B_2含量不高，胡萝卜素和维生素C含量因品种不同而异，其中含胡萝卜素较高的水果为柑、橘、杏和鲜枣；含维生素C丰富的水果为鲜枣、草莓、橙、柑、柿等。矿物质含量除个别水果外，相差不大，如枣中铁的含量丰富，白果中硒的含量较高。

2. 干果　是新鲜水果经过加工晒干制成，如葡萄干、杏干、蜜枣和柿饼等。由于加工的影响，维生素损失较多，尤其是维生素C。但干果便于储运，并别具风味，有一定的食用价值。干果中的碳水化合物主要以双糖或单糖形式存在，所以食之甘甜。除个别干果外，大部分干果的矿物质含量相差不大。

3. 坚果　是以种仁为食用部分，因外覆木质或革质硬壳，故称坚果。按照脂肪含量的不同，坚果可以分为油脂类坚果和淀粉类坚果，前者富含油脂，包括核桃、榛子、杏仁、松子、香榧、腰果、花生、葵花子、西瓜子、南瓜子等；后者淀粉含量高而脂肪很少，包括栗子、银杏、莲子、芡实等。大多数坚果可以不经烹调直接食用，但花生、瓜子等一般经炒熟后食用。坚果仁常制成煎炸、焙烤食品，作为日常零食食用，也是制造糖果和糕点的原料，并用于各种烹调食品的加香。

坚果中蛋白质含量多在12%~22%之间，其中有些蛋白质含量更高，如西瓜子和南瓜子中的蛋白质含量达30%以上。脂肪含量较高，多在40%左右，其中松子、杏仁、榛子、葵花子等达50%以上，坚果类中的脂肪多为不饱和脂肪酸，富含必需脂肪酸，是优质的植物性脂肪来源。碳水化合物的含量较少，多在15%以下，但栗子、莲子中的含量较高，在40%以上。坚果类是维生素E和B族维生素的良好来源，包括维生素B_1、维生素B_2、烟酸和叶酸，黑芝麻中维生素 E 含量可多达 50.4mg/100g，在栗子和莲子中含有少量维生素 C。坚果富含钾、镁、磷、钙、铁、锌、硒、铜等矿物质，铁的含量以黑芝麻为最高，硒的含量以腰果为最高，榛子中含有丰富的锰；坚果中锌的含量普遍较高。

（九）调味品

1. 食用油脂　根据来源可分为植物油和动物油。常见的植物油包括豆油、花生油、菜籽油、芝麻油、玉米油等；常见的动物油包括猪油、牛油、羊油、鱼油等。油脂是甘油和不同脂肪酸组成的酯。植物油含不饱和脂肪酸多，熔点低，常温下呈液态，消化吸收率高；动物油以饱和脂肪酸为主，熔点较高，常温下一般呈固态，消化吸收率不如植物油高。植物油脂肪含量通常在 99%以上，此外含有丰富的维生素 E，少量的钾、钠、钙和微量元素。动物油的脂肪含量在未提炼前一般为 90%左右，提炼后，也可达 99%以上。动物油所含的维生素 E 不如植物油高，但含有少量维生素 A，其他营养成分与植物油相似。

2. 盐　咸味是食物中最基本的味道，而膳食中咸味的来源主要是食盐，也就是氯化钠。钠离子可以提供纯正的咸味，而氯离子为助味剂。钾盐、铵盐、锂盐等也具有咸味，但咸味不正且具有一定苦味。健康人群每日摄入 6g 食盐即可完全满足机体对钠的需要。摄入食盐过量，与高血压病的发生具有相关性。咸味和甜味可以相互抵消，酸味则可以强化咸味。

3. 糖　日常使用的食糖主要成分为蔗糖，是食品中甜味的主要来源。蔗糖可以提供纯正愉悦的甜味，也具有调和百味的作用，为菜肴带来醇厚的味觉，在炖烧菜肴中还具有促进美拉德反应而增色增香的作用。食用蔗糖主要分为白糖、红糖两类，其中白糖又分为白砂糖和绵白糖两类。白砂糖纯度最高，达 99%以上，绵白糖纯度仅为 96%左右，此外含有少量还原糖类，其吸湿性较强，容易结块。红糖含蔗糖 84%~87%，其中含水分 2%~7%，有少量果糖和葡萄糖，以及较多的矿物质，其褐色来自羰氨反应和酶促褐变所产生的类黑素。

（刘晓军）

第三节　中国居民膳食指南

一、概　述

膳食指南（dietary guidelines，DG）是根据营养学原则，结合国情，教育人民群众采用平衡膳食，以达到合理营养促进健康目的的指导性意见。膳食指南并非营养学或公共卫生的新事物，作为卫生政策的一部分已有近百年的历史，它是由早期的食物目标，历经膳食供给量、膳食阶段目标演变而来的。1918 年，英国推荐儿童膳食必须包含一定量的牛乳。20 世纪 30 年代，国际联盟向大众推荐膳食应包含保健的食品——牛乳、叶菜、鱼、肉、蛋等。1968 年，瑞典出版了第一部膳食目标。美国 1977 年也提出了膳食目标，1980 年改为膳食指南，由政府颁布，每 5 年修订一次，至 1995 年出版第 4 版，2005 年 4 月又修订出版，将体力活动以突出的形象表现加入膳食指南，予以强调。其他国家也纷纷于 20 世纪七八十年代提出了各自的膳食指南，加拿大于 1976 年，法国、瑞典、挪威于 1981 年，新西兰于 1982 年，丹麦、英国于 1983 年，日本于 1984 年，德国于 1985 年，韩国、芬兰于 1987 年，匈牙利、印度于 1988 年，新加坡于 1989 年第一次制定自己国家的膳食指南。随后一些发展中国家也提出了各自的膳食指南，有些国家增加了预防缺乏病和食品卫生方面的内容，以后又陆续增加了各类人群的膳食指南。

中国营养学会于1989年制定了我国第一部膳食指南，共有以下8条内容：①食物要多样；②饥饱要适当；③油脂要适量；④粗细要搭配；⑤食盐要限量；⑥甜食要少吃；⑦饮酒要节制；⑧三餐要合理。该指南自发布后，在指导、教育人民群众采用平衡膳食、增强体质方面发挥了积极作用。

1997年，中国营养学会根据1992年全国营养调查和有关卫生统计资料结果，针对我国经济发展和居民膳食结构的不断变化，重新修订和颁布了新的《中国居民膳食指南》，包括以下8条内容：①食物多样、谷类为主；②多吃蔬菜、水果和薯类；③常吃奶类、豆类或其制品；④经常吃适量鱼、禽、蛋和瘦肉，少吃肥肉和荤油；⑤食量与体力活动要平衡，保持适宜体重；⑥吃清淡少盐的膳食；⑦如饮酒应限量；⑧吃清洁卫生、不变质的食物。中国居民膳食指南是通用型的，适用于健康成人及2岁以上儿童。但不同生理状态的人群有其特定的营养需要，为保证特定人群对膳食营养的特殊需要，在第2版膳食指南中，制定了婴儿、幼儿及学龄前儿童、学龄儿童、青少年、孕妇、乳母、老年人7种不同人群的膳食指南。为了帮助群众把膳食指南的原则具体应用于日常膳食实践，中国营养学会专家委员会又研究了中国居民各类食物消费量的有关问题。在学习外国经验及参考我国有关研究工作的基础上，提出了中国居民的"平衡膳食宝塔"。平衡膳食宝塔提出了一个营养上比较理想的膳食模式。宝塔是膳食指南的量化和形象化的表达，也是人们在日常生活中贯彻膳食指南的方便工具。

2007年中国营养学会结合2002年全国营养调查结果及我国经济和居民膳食结构出现的新的发展变化，完善、修订并颁布了第3版《中国居民膳食指南》，一般人群的膳食指南适合于6岁以上的正常人群，共有10条内容：①食物多样、谷类为主，粗细搭配；②多吃蔬菜、水果和薯类；③每天吃奶类、大豆或其制品；④经常吃适量鱼、禽、蛋和瘦肉；⑤减少烹调油用量，吃清淡少盐的膳食；⑥食不过量，天天运动，保持健康体重；⑦三餐分配要合理，零食要适当；⑧每天足量饮水，合理选择饮料；⑨如饮酒应限量；⑩吃新鲜卫生的食物。同时制定了特定人群的膳食指南，包括孕妇、乳母、婴幼儿、学龄前儿童、儿童青少年和老年人群。

随着时代发展，我国居民膳食消费和营养状况发生了变化，为了更加契合百姓健康需要和生活实际，受国家卫生和计划生育委员会委托，2014年中国营养学会组织了《中国居民膳食指南》修订专家委员会，依据近期我国居民膳食营养问题和膳食模式分析以及食物与健康科学证据报告，参考国际组织和其他国家膳食指南修订的经验，对我国第3版《中国居民膳食指南(2007)》进行修订，并于2016年颁布实施。《中国居民膳食指南(2016)》由一般人群膳食指南、特定人群膳食指南和中国居民平衡膳食模式及实践组成。

二、一般人群膳食指南

一般人群膳食指南适用于2岁以上健康人群，共有6条核心推荐条目。

（一）食物多样，谷类为主

平衡膳食模式是最大程度上保障人体营养和健康的基础，食物多样是平衡膳食模式的基本原则。食物可分为五大类，包括谷薯类、蔬菜水果类、畜禽鱼蛋奶类、大豆坚果类和油脂类。不同食物中的营养素及有益膳食成分的种类和含量不同。除供6月龄内婴儿的母乳外，没有任何一种天然食物可以满足人体所需的能量及全部营养素。平衡膳食必须由多种食物组成，才能满足人体各种营养需要，达到合理营养、促进健康的目的。建议我国居民的平衡膳食应做到食物多样，平均每天摄入12种以上食物，每周25种以上食物。平衡膳食模式能最大程度地满足人体正常生长发育及各种生理活动的需要，并且可降低包括高血压、心血管疾病等多种疾病的发病风险。

谷类为主是指谷薯类食物所提供的能量应占膳食总能量的一半以上，也是中国人平衡膳食模式的重要特征。谷类食物含有丰富的碳水化合物，是提供人体所需能量的最经济和最重要的食物来源，也是提供B族维生素、矿物质、膳食纤维和蛋白质的重要食物来源，在保障儿童青少年生长发育，维持人体健康方面发挥着重要作用。建议一般成年人每天摄入谷薯类食物250~400g，其中全谷物和杂豆类50~150g，薯类50~100g。

（二）吃动平衡，健康体重

食物摄入量与身体活动量是保持能量平衡、维持健康体重的两个主要因素。如果进食量过大而活动量不足，多余的能量就会在体内以脂肪形式积存下来，体重增加，造成超重或肥胖；相反，若食量不足，劳动或运动量过大，可由于能量摄入不足或能量消耗过多引起体重过低或消瘦，造成劳动能力下降。体重过高或过低都是不健康的表现，易患多种疾病，缩短寿命。成人健康体重的体质指数（BMI）应在18.5~23.9kg/m^2之间。

体重是评价人体营养和健康状况的重要指标，吃和动是保持健康体重的关键。经常运动还会增强心血管和呼吸系统的功能，保持良好的生理状态、提高工作效率、调节食欲、强壮骨骼、预防骨质疏松。2岁以上各个年龄段人群都应该坚持天天运动、维持能量平衡、保持健康体重。推荐成人积极参加日常活动和运动，每周应至少进行5天中等强度身体活动，累计150分钟以上，平均每天主动身体活动6000步。尽量减少久坐时间，每小时起来动一动，动则有益。

（三）多吃蔬果、奶类、大豆

新鲜蔬菜、水果、奶类、大豆及豆制品是平衡膳食的重要组成部分，坚果是膳食的有益补充。蔬菜和水果是维生素、矿物质、膳食纤维和植物化学物的重要来源，对提高膳食微量营养素和植物化学物的摄入量起到重要作用。循证研究发现，提高蔬菜水果摄入量可维持机体健康，有效降低心血管疾病、肺癌和糖尿病等慢性疾病的发病风险。蔬菜的种类繁多，包括植物的叶、茎、花苔、茄果、鲜豆、食用菌藻等，不同品种所含营养成分不尽相同，甚至差别悬殊，红、黄、绿等深色蔬菜中维生素含量超过浅色蔬菜和一般水果，它们是胡萝卜素、维生素B_2、维生素C和叶酸、矿物质（钙、磷、钾、镁、铁）、膳食纤维和天然抗氧化物的主要或重要来源。有些水果中维生素及一些微量元素的含量不如新鲜蔬菜，但水果含有的葡萄糖、果糖、柠檬酸、苹果酸、果胶等物质又比蔬菜丰富。奶类富含钙，是优质蛋白质和B族维生素的良好来源，增加奶类摄入有利于儿童青少年生长发育，促进成人骨骼健康。大豆富含优质蛋白质、必需脂肪酸、维生素E，并含有大豆异黄酮、植物固醇等多种植物化学物。多吃大豆及其制品可以降低乳腺癌和骨质疏松症的发病风险。坚果富含脂类和多不饱和脂肪酸、蛋白质等营养素，适量食用有助于预防心血管疾病。推荐每天摄入蔬菜300~500g，其中深色蔬菜应占1/2；水果200~350g；每天饮奶300g或食用相当量的奶制品；平均每天摄入大豆15~25g，坚果10g。提倡餐餐有蔬菜，天天有水果，适量吃坚果，把牛奶、大豆当作膳食重要组成部分。

（四）适量吃鱼、禽、蛋、瘦肉

鱼、禽、蛋和瘦肉均属于动物性食物，富含优质蛋白质、脂类、脂溶性维生素、B族维生素和矿物质等，是平衡膳食的重要组成部分。此类食物蛋白质的含量普遍较高，其氨基酸组成更适合人体需要，利用率高，但其能量和脂肪含量高，有些更是含有较多的饱和脂肪酸和胆固醇，摄入过多可增加肥胖和心血管疾病等的发病风险，应适量摄入。

水产品类脂肪含量相对较低,且含有较多的不饱和脂肪酸,对预防血脂异常和心血管疾病等有一定作用,可首选。禽类脂肪含量也相对较低,其脂肪酸组成优于畜类脂肪,选择应先于畜肉。蛋类各种营养成分比较齐全,营养价值高,但胆固醇含量也高,摄入量不宜过多。畜肉类脂肪含量较高,但瘦肉中脂肪含量较低,因此吃畜肉应当选择瘦肉。烟熏和腌制肉类在加工过程中易受一些致癌物污染,过多食用可增加肿瘤发生的风险,应当少吃或不吃。推荐成人每天平均摄入水产类40~75g,畜禽肉4~75g,蛋类40~50g,平均每天摄入总量120~200g。

(五)少盐少油,控糖限酒

食盐是食物烹饪或加工食品的主要调味品。我国居民的饮食习惯中食盐摄入量过高,而过多的食盐摄入与高血压、胃癌和脑卒中有关,因此,要降低食盐摄入量,培养清淡口味,逐渐做到量化用盐,推荐每天食盐摄入量不超过6g。

烹调油包括植物油和动物油,是人体必需脂肪酸和维生素E的重要来源。目前我国居民烹调油摄入量过多。过多的油脂和动物脂肪摄入会使能量摄入过多,引起肥胖。故应减少烹调油和动物脂肪用量,每天烹调油用量为25~30g。对于成年人每天脂肪提供的能量应占总能量的30%以下。

添加糖是纯能量食物,过多摄入可增加罹患龋齿和发生超重肥胖的风险。建议每天摄入的添加糖提供的能量不超过总能量的10%,最好不超过总能量的5%。对于儿童青少年来说,含糖饮料是添加糖的主要来源,建议不喝或少喝含糖饮料和食用高糖食品。

过量饮酒与多种疾病相关,会增加肝损伤、痛风、心血管疾病和某些癌症发生的风险,因此应避免过量饮酒。若饮酒应限量,成年男性一天饮用的酒精量不超过25g,成年女性不超过15g,儿童少年、孕妇、乳母等特殊人群不应饮酒。

水是膳食的重要组成部分,在生命活动中发挥重要作用,应当足量饮水。推荐饮用白开水或茶水,成年人每天饮用量1500~1700ml(7~8杯)。

(六)杜绝浪费,兴新食尚

食物是人类获取营养、赖以生存和发展的物质基础。勤俭节约是中华民族的传统美德。食物资源宝贵、来之不易,应尊重劳动,珍惜食物,杜绝浪费。

优良饮食文化是实施平衡膳食的保障。新食尚鼓励优良饮食文化的传承和发扬。家庭应按需选购食物,适量备餐;在外点餐应根据人数确定数量,集体用餐时采用分餐制和简餐,文明用餐,反对铺张浪费。倡导在家吃饭,与家人一起分享食物和享受亲情。

食物在生产、加工、运输、储存等过程中如果遭受致病性微生物、寄生虫和有毒有害等物质的污染,可导致食源性疾病,威胁人体健康。因此,应选择新鲜卫生的食物、当地当季的食物;学会阅读食品标签、合理选择食品;合理储藏食物,采用适宜的烹调方式,提高食品卫生水平。

基于我国人口众多,且食物浪费问题比较突出、食源性疾病状况不容乐观。减少食物浪费、注重饮食卫生、兴饮食文明新风,对我国社会可持续发展、保障公共健康具有重要意义。

三、孕妇、乳母膳食指南

(一)备孕妇女膳食指南

备孕是指育龄妇女有计划地怀孕,并为优孕做必要的前期准备,是优孕与优生优育的重要前提。备孕妇女的营养状况直接关系着孕育和哺育新生命的质量,并对妇女及其下一代的健康产生长期影响。为保证成功妊娠、提高生育质量、预防不良妊娠结局,夫妻双方都应做好充分的孕前准备。

健康的身体状况、合理膳食、均衡营养是孕育新生命必需的物质基础。准备怀孕的妇女应接受健康体检及膳食和生活方式指导，使健康与营养状况尽可能达到最佳后再怀孕。健康体检要特别关注感染性疾病（如牙周病）以及血红蛋白、血浆叶酸、尿碘等反映营养状况指标的检测，目的是避免相关炎症及营养素缺乏对受孕成功和妊娠结局的不良影响。备孕妇女膳食指南在一般人群膳食指南基础上特别补充了以下 3 条关键推荐：①调整孕前体重至适宜水平；②常吃含铁丰富的食物，选用碘盐，孕前 3 个月开始补充叶酸；③禁烟酒，保持健康生活方式。

1. 调整孕前体重至适宜水平　孕前体重与新生儿出生体重、婴儿死亡率以及孕期并发症等不良妊娠结局有密切关系。肥胖或低体重的育龄妇女是发生不良妊娠结局的高危人群，备孕妇女宜通过平衡膳食和适量运动来调整体重，使 BMI 达到 $18.5 \sim 23.9 kg/m^2$ 范围。

2. 常吃含铁丰富的食物，选用碘盐，孕前 3 个月开始补充叶酸　育龄妇女是铁缺乏和缺铁性贫血患病率较高的人群，怀孕前如果缺铁，可导致早产、胎儿生长受限、新生儿低出生体重以及妊娠期缺铁性贫血。因此，备孕妇女应经常摄入含铁丰富、利用率高的动物性食物，铁缺乏和缺铁性贫血者应纠正贫血后再怀孕。碘是合成甲状腺素不可缺少的微量元素，为避免孕期碘缺乏对胎儿智力和体格发育产生不良影响，备孕妇女除选用碘盐外，还应每周摄入 1 次富含碘的海产品。叶酸缺乏可影响胚胎细胞增殖、分化，增加神经管畸形及流产的风险，备孕妇女应从准备怀孕前 3 个月开始每天补充 400μg 叶酸，并持续整个孕期。

3. 禁烟酒，保持健康生活方式　①计划怀孕前 6 个月夫妻双方应戒烟、禁酒，并远离吸烟环境；②夫妻双方均应遵循平衡膳食原则，纠正可能的营养缺乏和不良饮食习惯；③保持良好的卫生习惯，避免感染和炎症；④有条件时进行全身健康体检，积极治疗相关炎症疾病（如牙周病），避免带病怀孕；⑤保证每天至少 30 分钟中等强度的运动；⑥规律生活，避免熬夜，保证充足睡眠，保持愉悦心情。

（二）孕期妇女膳食指南

妊娠期是生命早期 1000 天机遇窗口的起始阶段，营养作为最重要的环境因素，对母子双方的近期和远期健康都将产生至关重要的影响。孕期胎儿的生长发育、母体乳腺和子宫等生殖器官的发育以及为分娩后乳汁分泌进行必要的营养储备，都需要额外的营养。因此，妊娠各期妇女膳食应在非孕妇女的基础上，根据胎儿生长速率及母体生理和代谢的变化进行适当的调整。孕早期胎儿生长发育速度相对缓慢，所需营养与孕前无太大差别。孕中期开始，胎儿生长发育逐渐加速，母体生殖器官的发育也相应加快，对营养的需要增大，应合理增加食物的摄入量。孕期妇女的膳食仍应是由多样化食物组成的营养均衡的膳食，除保证孕期的营养需要外，还潜移默化地影响较大婴儿对辅食的接受和后续多样化膳食结构的建立。孕期妇女膳食指南应在一般人群膳食指南的基础上补充以下 5 条关键推荐：:①补充叶酸，常吃含铁丰富的食物，选用碘盐；②孕吐严重者，可少量多餐，保证摄入含必要量碳水化合物的食物；③孕中晚期适量增加奶、鱼、禽、蛋、瘦肉的摄入；④适量身体活动，维持孕期适宜增重；⑤禁烟酒，愉快孕育新生命，积极准备母乳喂养。

1. 补充叶酸，常吃含铁丰富的食物，选用碘盐　叶酸对预防神经管畸形和高同型半胱氨酸血症、促进红细胞成熟和血红蛋白合成极为重要。孕期叶酸每天应达 600μg，除常吃含叶酸丰富的食物外，每天还应补充叶酸 400μg。为预防早产、流产，满足孕期血红蛋白合成增加和胎儿铁储备的需要，孕期应常吃含铁丰富的食物，铁缺乏严重者可在医生指导下适量补铁。碘是合成甲状腺素的原料,是调节新陈代谢和促进蛋白质合成的必需微量元素,除选用碘盐外,每周还应摄入1~2次含碘丰富的海产品。

2. 孕吐严重者,可少量多餐,保证摄入含必要量碳水化合物的食物 ①孕早期无明显早孕反应者应继续保持孕前平衡膳食;②孕吐较明显或食欲不佳的孕妇不必过分强调平衡膳食;③孕吐严重者,孕期每天必需摄取至少130g碳水化合物,首选易消化的粮谷类食物;④进食少或孕吐严重者需寻求医师帮助。

3. 孕中晚期适量增加奶、鱼、禽、蛋、瘦肉的摄入 自孕中期开始,胎儿生长速率加快,应在孕前膳食的基础上,增加奶类200g/d,动物性食物(鱼、禽、蛋、瘦肉)增加50g/d,孕晚期增加125g/d,以满足对优质蛋白质、维生素A、钙、铁等营养素和能量增加的需要。建议每周食用2~3次深海鱼类,以提供对胎儿脑发育有重要作用的ω-3长链多不饱和脂肪酸。

4. 适量身体活动,维持孕期适宜增重 体重增长是反映孕妇营养状况的最实用的直观指标,与胎儿出生体重、妊娠并发症等妊娠结局密切相关。为保证胎儿正常生长发育,应使孕期体重增长保持在适宜的范围。身体活动还有利于愉悦心情和自然分娩。健康的孕妇中、晚期每天应进行不少于30分钟的中等强度身体活动。

5. 禁烟酒,愉快孕育新生命,积极准备母乳喂养 烟草、酒精对胚胎发育的各个阶段都有明显的毒性作用,容易引起流产、早产和胎儿畸形。有吸烟饮酒习惯的妇女必须戒烟禁酒,远离吸烟环境,避免二手烟。

(三)哺乳期妇女膳食指南

哺乳期是母体用乳汁哺育新生子代使其获得最佳生长发育并奠定一生健康基础的特殊生理阶段。哺乳期妇女(乳母)既要分泌乳汁、哺育婴儿,还需要逐步补偿妊娠、分娩时的营养素损耗并促进各器官、系统功能的恢复,因此比非哺乳妇女需要更多的营养。哺乳期妇女的膳食仍是由多样化食物组成的营养均衡的膳食,除保证哺乳期的营养需要外,还会通过乳汁的口感和气味,潜移默化地影响较大婴儿对辅食的接受和后续多样化膳食结构的建立。

基于母乳喂养对母亲和子代诸多的益处,世界卫生组织建议婴儿6个月内应纯母乳喂养,并在添加辅食的基础上持续母乳喂养到2岁甚至更长时间。乳母的营养状况是泌乳的基础,如果哺乳期营养不足,将会减少乳汁分泌量,降低乳汁质量,并影响母体健康。此外,产后情绪、心理、睡眠等也会影响乳汁分泌。有鉴于此,哺乳期妇女膳食指南在一般人群膳食指南基础上增加以下5条内容:

1. 增加富含优质蛋白质及维生素A的动物性食物和海产品,选用碘盐 乳母的营养是泌乳的基础,尤其蛋白质营养状况对泌乳有明显影响。动物性食物如鱼、禽、蛋、瘦肉等可提供丰富的优质蛋白质和一些重要的矿物质和维生素,乳母每天应比孕前增加约80g的鱼、禽、蛋、瘦肉。如条件限制,可用富含优质蛋白质的大豆及其制品替代。为保证乳汁中碘、ω-3长链多不饱和脂肪酸(如DHA)和维生素A的含量,乳母应选用碘盐烹调食物,适当摄入海带、紫菜、鱼、贝类等含碘或DHA的海产品,适量增加富含维生素A的动物性食物,如动物肝脏、蛋黄等的摄入。奶类是钙的最好食物来源,乳母每天应增加200ml的牛奶,使总奶量达到400~500ml,以满足其对钙的需求。

2. 产褥期食物多样不过量,重视整个哺乳期营养 "坐月子"是中国的传统习俗,期间常过量摄入动物性食物,致使能量和宏量营养素摄入过剩。重视整个哺乳阶段的营养,食不过量且营养充足,以保证乳汁的质与量以持续地进行母乳喂养。

3. 愉悦心情,充足睡眠,促进乳汁分泌 乳母的心理及精神状态也可影响乳汁分泌,保持愉悦心情,以确保母乳喂养的成功。

4. 坚持哺乳,适度运动,逐步恢复适宜体重 孕期体重过度增加及产后体重滞留,是女性肥胖发生的重要原因之一。坚持哺乳、科学活动和锻炼,有利于机体复原和体重恢复。

5. 忌烟酒,避免浓茶和咖啡 烟草中的尼古丁和酒精也可通过乳汁进入婴儿体内,影响婴儿睡眠及精神运动发育。此外,茶和咖啡中的咖啡因有可能造成婴儿兴奋,乳母应避免饮用浓茶和大量咖啡。

四、婴幼儿喂养指南

中国婴幼儿喂养指南是与一般人群膳食指南并行的喂养指导。出生后至满 2 周岁阶段,构成生命早期 1000 天关键窗口期 2/3 的时长,该阶段的良好营养和科学喂养是儿童近期和远期健康最重要的保障。生命早期的营养和喂养对体格生长、智力发育、免疫功能等近期及后续健康持续产生至关重要的影响。

(一) 6 月龄内婴儿母乳喂养指南

本指南适用于出生至 180 天内的婴儿。6 月龄内是婴儿自出生后一生中生长发育的第一个高峰期,对能量和营养素的需要高于其他任何时期。但婴儿消化器官和排泄器官发育尚未成熟,功能不健全,对食物的消化吸收能力及代谢废物的排泄能力仍较低。母乳既可提供优质、全面、充足和结构适宜的营养素,满足婴儿生长发育的需要,又能完美地适应其尚未成熟的消化能力,并促进其器官发育和功能成熟。此外,6 月龄内婴儿需要完成从宫内依赖母体营养到宫外依赖食物营养的过渡,来自母体的乳汁是完成这一过渡最好的食物,任何其他食物的喂养方式都不能与母乳喂养相媲美。母乳喂养能满足 6 月龄内婴儿全部液体、能量和营养素的需要,母乳中的营养素和多种生物活性物质构成一个特殊的生物系统,为婴儿提供全方位呵护,助其在离开母体子宫的保护后,仍能顺利地适应大自然的生态环境,健康成长。

6 月龄内婴儿处于 1000 天机遇窗口期的第二个阶段,营养作为最主要的环境因素对其生长发育和后续健康持续产生至关重要的影响。母乳中适宜水平的营养既能提供婴儿充足而适量的能量,又能避免过度喂养,使婴儿获得最佳的、健康的生长速率,为一生的健康奠定基础。因此,对 6 月龄内的婴儿应给予纯母乳喂养。

针对我国 6 月龄内婴儿的喂养需求和可能出现的问题,基于目前已有的科学证据,同时参考世界卫生组织(WHO)、联合国儿童基金会(UNICEF)和其他国际组织的相关建议,提出 6 月龄内婴儿母乳喂养指南,有 6 条核心推荐:

1. 产后尽早开奶,坚持新生儿第一口食物是母乳 初乳富含营养和免疫活性物质,有助于肠道功能发展,并提供免疫保护。母亲分娩后,应尽早开奶,让婴儿开始吸吮乳头,获得初乳并进一步刺激泌乳,增加乳汁分泌。婴儿出生后第一口食物应是母乳,有利于预防婴儿过敏,并减轻新生儿黄疸、体重下降和低血糖的发生。此外,让婴儿尽早反复吸吮乳头,是确保纯母乳喂养成功的关键。婴儿出生时,体内具有一定的能量储备,可满足至少 3 天的代谢需求。开奶过程中不用担心新生儿饥饿,可密切关注婴儿体重,体重下降只要不超过出生体重的 7%就应坚持纯母乳喂养。温馨环境、愉悦心情、精神鼓励、乳腺按摩等辅助因素,有助于顺利成功开奶。准备母乳喂养应从孕期开始。

关键推荐:①分娩后尽早开始让婴儿反复吸吮乳头;②婴儿出生后的第一口食物应该是母乳;③生后体重下降只要不超过出生体重的 7%就应坚持纯母乳喂养;④婴儿吸吮前不需

过分擦拭或消毒乳头；⑤温馨环境、愉悦心情、精神鼓励、乳腺按摩等辅助因素，有助于顺利成功开奶。

2. 坚持6月龄内纯母乳喂养　母乳是婴儿最理想的食物，纯母乳喂养能满足婴儿6月龄以内所需要的全部液体、能量和营养素。此外，母乳有利于肠道健康微生态环境建立和肠道功能成熟，降低感染性疾病和过敏发生的风险。母乳喂养营造母子情感交流的环境，给婴儿最大的安全感，有利于婴儿心理行为和情感发展；母乳是最佳的营养支持，母乳喂养的婴儿最聪明。母乳喂养经济、安全又方便，同时有利于避免母体产后体质量滞留，并降低母体乳腺癌、卵巢癌和2型糖尿病的风险。应坚持纯母乳喂养6个月。母乳喂养需要全社会的努力，专业人员的技术指导，家庭、社区和工作单位应积极支持。充分利用政策和法律保护母乳喂养。

关键推荐：①纯母乳喂养能满足婴儿6月龄以内所需要的全部液体、能量和营养素，应坚持纯母乳喂养6个月；②按需喂奶，两侧乳房交替喂养；每天喂奶6~8次或更多；③坚持让婴儿直接吸吮母乳，尽可能不使用奶瓶间接喂哺人工挤出的母乳；④特殊情况需要在满6月龄前添加辅食者，应咨询医师或其他专业人员后谨慎做出决定。

3. 顺应喂养，建立良好的生活规律　母乳喂养应顺应婴儿胃肠道成熟和生长发育过程，从按需喂养模式到规律喂养模式递进。婴儿饥饿是按需喂养的基础，饥饿引起哭闹时应及时喂哺，不要强求喂奶次数和时间，特别是3月龄以前的婴儿。婴儿生后2~4周就基本建立了自己的进食规律，家属应明确感知其进食规律的时间信息。随着月龄增加，婴儿胃容量逐渐增加，单次摄乳量也随之增加，哺喂间隔则会相应延长，喂奶次数减少，逐渐建立起规律哺喂的良好饮食习惯。如果婴儿哭闹明显不符合平日进食规律，应该首先排除非饥饿原因，如胃肠不适等。非饥饿原因哭闹时，增加哺喂次数只能缓解婴儿的焦躁心理，并不能解决根本问题，应及时就医。

关键推荐：①母乳喂养应从按需喂养模式到规律喂养模式递进；②饥饿引起哭闹时应及时喂哺，不要强求喂奶次数和时间，但一般每天喂奶的次数可能在8次以上，生后最初会在10次以上；③随着婴儿月龄增加，逐渐减少喂奶次数，建立规律哺喂的良好饮食习惯；④婴儿异常哭闹时，应考虑非饥饿原因，应积极就医。

4. 生后数日开始补充维生素D，不需补钙　人乳中维生素D含量低，母乳喂养儿不能通过母乳获得足量的维生素D。适宜的阳光照射会促进皮肤中维生素D的合成，但鉴于养育方式的限制，阳光照射可能不是6月龄内婴儿获得维生素D的最方便途径。婴儿出生后数日就应开始每日补充维生素D 10μg（400IU）。纯母乳喂养能满足婴儿骨骼生长对钙的需求，不需额外补钙。推荐新生儿出生后补充维生素K，特别是剖宫产的新生儿。

关键推荐：①婴儿生后数日开始每日补充维生素D_3 10μg（400IU）；②纯母乳喂养的婴儿不需要补钙；③新生儿出生后应肌内注射维生素K_1 1mg。

5. 婴儿配方奶是不能纯母乳喂养时的无奈选择　由于婴儿患有某些代谢性疾病、乳母患有某些传染性或精神性疾病、乳汁分泌不足或无乳汁分泌等原因，不能用纯母乳喂养婴儿时，建议首选适合6月龄内婴儿的配方奶喂养，不宜直接用普通液态奶、成人奶粉、蛋白粉、豆奶粉等喂养婴儿。任何婴儿配方奶都不能与母乳相媲美，只能作为纯母乳喂养失败后无奈的选择，或者6月龄后对母乳的补充。6月龄前放弃母乳喂养而选择婴儿配方奶，对婴儿的健康不利。

关键推荐：①任何婴儿配方奶都不能与母乳相媲美，只能作为母乳喂养失败后的无奈选择，或母乳不足时对母乳的补充；②以下情况很可能不宜母乳喂养或常规方法的母乳喂养，需要采用适当的配方奶喂养，具体患病情况、母乳喂养禁忌和适用的喂养方案，请咨询营养师或医生，如婴儿患病，母亲患病，母亲因各种原因摄入药物，经专业人员指导和各种努力后，乳汁分泌仍不足等；③不宜直接用普通液态奶、成人奶粉、蛋白粉、豆奶粉等喂养6月龄内婴儿。

6. 监测体格指标，保持健康生长 身长和体重是反映婴儿喂养和营养状况的直观指标。疾病或喂养不当、营养不足会使婴儿生长缓慢或停滞。6月龄前婴儿应每半月测一次身长和体重，病后恢复期可增加测量次数，并选用世界卫生组织的《儿童生长曲线》判断婴儿是否得到正确、合理喂养。婴儿生长有自身规律，过快、过慢生长都不利于儿童远期健康。婴儿生长存在个体差异，也有阶段性波动，不必相互攀比生长指标。母乳喂养儿体重增长可能低于配方奶喂养儿，只要处于正常的生长曲线轨迹，即是健康的生长状态。

关键推荐：①身长和体重是反映婴儿喂养和营养状况的直观指标；②6月龄前婴儿每半月测量一次身长和体重，病后恢复期可增加测量次数；③选用世界卫生组织的《儿童生长曲线》判断生长状况；④出生体重正常婴儿的最佳生长模式是基本维持其出生时在群体中的分布水平；⑤婴儿生长有自身规律，不宜追求参考值上限。

（二）7~24月龄婴幼儿喂养指南

本指南所称7~24月龄婴幼儿是指满6月龄（出生180天后）至2周岁内（24月龄内）的婴幼儿。

对于7~24月龄婴幼儿，母乳仍然是重要的营养来源，但单一的母乳喂养已经不能完全满足其对能量以及营养素的需求，必须引入其他营养丰富的食物。与此同时，7~24月龄婴幼儿胃肠道等消化器官的发育、感知觉以及认知行为能力的发展，也需要其有机会通过接触、感受和尝试，逐步体验和适应多样化的食物，从被动接受喂养转变到自主进食。这一过程从婴儿7月龄开始，到24月龄时完成。这一年龄段婴幼儿的特殊性还在于父母及喂养者的喂养行为对其营养和饮食行为有显著的影响。顺应婴幼儿需求的喂养，有助于健康饮食习惯的形成，并具有长期而深远的影响。

7~24月龄婴幼儿处于1000天机遇窗口期的第三个阶段，适宜的营养和喂养不仅关系到近期的生长发育，也关系到长期的健康。针对我国7~24月龄婴幼儿营养和喂养的需求，以及可能出现的问题，基于目前已有的证据，同时参考WHO等的相关建议，提出7~24月龄婴幼儿的喂养指南，有6条核心推荐：

1. 继续母乳喂养，满6月龄起添加辅食 母乳仍然可以为满6月龄后婴幼儿提供部分能量，优质蛋白质、钙等重要营养素，以及各种免疫保护因子等。继续母乳喂养也仍然有助于促进母子间的亲密连接，促进婴幼儿发育。因此7~24月龄婴幼儿应继续母乳喂养。不能母乳喂养或母乳不足时，需要以配方奶作为母乳的补充。

婴儿满6月龄时，胃肠道等消化器官已相对发育完善，可消化母乳以外的多样化食物。同时，婴儿的口腔运动功能，味觉、嗅觉、触觉等感知觉，以及心理、认知和行为能力也已准备好接受新的食物。此时开始添加辅食，不仅能满足婴儿的营养需求，也能满足其心理需求，并促进其感知觉、心理及认知和行为能力的发展。

关键推荐：①婴儿满6月龄后仍需继续母乳喂养，并逐渐引入各种食物；②辅食是指除母乳和（或）配方奶以外的其他各种性状的食物；③有特殊需要时须在医生的指导下调整辅食添加时间；④不能母乳喂养或母乳不足的婴幼儿，应选择配方奶作为母乳的补充。

2. 从富含铁的泥糊状食物开始，逐步添加达到食物多样 7~12月龄婴儿所需能量约1/3~1/2来自辅食，13~24月龄幼儿约1/2~2/3的能量来自辅食，而婴幼儿来自辅食的铁更高达99%。因而婴儿最先添加的辅食应该是富铁的高能量食物，如强化铁的婴儿米粉、肉泥等。在此基础上逐渐引入其他不同种类的食物以提供不同的营养素。

辅食添加的原则：每次只添加一种新食物，由少到多、由稀到稠、由细到粗，循序渐进。从一种富铁泥糊状食物开始，如强化铁的婴儿米粉、肉泥等，逐渐增加食物种类，逐渐过渡到半固体或固体食物，如烂面、肉末、碎菜、水果粒等。每引入一种新的食物应适应2~3天，密切观察是否出现呕吐、腹泻、皮疹等不良反应，适应一种食物后再添加其他新的食物。

关键推荐：①随母乳量减少，逐渐增加辅食量；②首先添加强化铁的婴儿米粉、肉泥等富铁的泥糊状食物；③每次只引入一种新的食物，逐步达到食物多样化；④从泥糊状食物开始，逐渐过渡到固体食物；⑤辅食应适量添加植物油。

3. 提倡顺应喂养，鼓励但不强迫进食 随着婴幼儿生长发育，父母及喂养者应根据其营养需求的变化，感知觉，以及认知、行为和运动能力的发展，顺应婴幼儿的需要进行喂养，帮助婴幼儿逐步达到与家人一致的规律进餐模式，并学会自主进食，遵守必要的进餐礼仪。

父母及喂养者有责任为婴幼儿提供多样化，且与其发育水平相适应的食物，在喂养过程中应及时感知婴幼儿所发出的饥饿或饱足的信号，并作出恰当的回应。尊重婴幼儿对食物的选择，耐心鼓励和协助婴幼儿进食，但绝不强迫进食。

父母及喂养者还有责任为婴幼儿营造良好的进餐环境，保持进餐环境安静、愉悦，避免电视、玩具等对婴幼儿注意力的干扰。控制每餐时间不超过20分钟。父母及喂养者也应该是婴幼儿进食的好榜样。

关键推荐：①耐心喂养，鼓励进食，但决不强迫喂养；②鼓励并协助婴幼儿自己进食，培养进餐兴趣；③进餐时不看电视、玩玩具，每次进餐时间不超过20分钟；④进餐时喂养者与婴幼儿应有充分的交流，不以食物作为奖励或惩罚；⑤父母应保持自身良好的进食习惯，成为婴幼儿的榜样。

4. 辅食不加调味品，尽量减少糖和盐的摄入 辅食应保持原味，不加盐、糖以及刺激性调味品，保持淡口味。淡口味食物有利于提高婴幼儿对不同天然食物口味的接受度，减少偏食挑食的风险。淡口味食物也可减少婴幼儿盐和糖的摄入量，降低儿童期及成人期肥胖、糖尿病、高血压、心血管疾病的风险。

强调婴幼儿辅食不额外添加盐、糖及刺激性调味品，也是为了提醒父母在准备家庭食物时也应保持淡口味，即为适应婴幼儿需要，也为保护全家人健康。

关键推荐：①婴幼儿辅食应单独制作；②保持食物原味，不需要额外加糖、盐及各种调味品；③1岁以后逐渐尝试淡口味的家庭膳食。

5. 注重饮食卫生和进食安全 选择新鲜、优质、无污染的食物和清洁水制作辅食。制作辅食前须先洗手。制作辅食的餐具、场所应保持清洁。辅食应煮熟、煮透。制作的辅食应及时食用或妥善保存。进餐前洗手，保持餐具和进餐环境清洁、安全。

婴幼儿进食时一定要有成人看护，以防进食意外。整粒花生、坚果、果冻等食物不适合婴幼儿食用。

关键推荐：①选择安全、优质、新鲜的食材；②制作过程始终保持清洁卫生，生熟分开；③不吃剩饭，妥善保存和处理剩余食物；④饭前洗手，进食时应有成人看护，并注意进食环境安全。

6. 定期监测体格指标，追求健康生长　适度、平稳生长是最佳的生长模式。每3个月进行一次定期监测并评估7~24月龄婴幼儿的体格生长指标有助于判断其营养状况，并可根据体格生长指标的变化，及时调整营养和喂养。对于生长不良、超重肥胖，以及处于急慢性疾病期间的婴幼儿应增加监测次数，达到健康生长的需要。

关键推荐：①体重、身长是反映婴幼儿营养状况的直观指标；②每3个月一次，定期测量身长、体重、头围等体格生长指标；③平稳生长是最佳的生长模式。

五、儿童少年膳食指南

本指南适用于满2周岁至不满18岁的未成年人（简称为2~17岁儿童），分为2~5岁学龄前儿童和6~17岁儿童少年两个阶段。该指南是一般人群膳食指南基础上的补充说明和指导。

（一）学龄前儿童膳食指南

2~5岁是儿童生长发育的关键时期，也是良好饮食习惯培养的关键时期。足量食物，平衡膳食，规律进餐，不偏食不挑食，每天饮奶多饮水，避免含糖饮料是学龄前儿童获得全面营养、健康生长、构建良好饮食行为的保障。

家长要有意识地培养孩子规律就餐，自主进食不挑食的饮食习惯，鼓励每天饮奶，选择健康有营养的零食，避免含糖饮料和高脂肪的油炸食物。为适应学龄前儿童的心理发育，鼓励儿童参加家庭食物选择或制作过程，增加儿童对食物的认识和喜爱。

此外，户外活动有利于学龄前儿童身心发育和人际交往能力，应特别鼓励。

本指南适用于2周岁后至满6周岁前的儿童（也称为学龄前儿童），基于2~5岁儿童生理和营养特点，在一般人群膳食指南基础上增加了5条关键推荐。

1. 规律就餐，自主进食不挑食，培养良好饮食习惯　足量食物，平衡膳食，规律就餐是2~5岁儿童获得全面营养和良好消化吸收的保障。因此，要注意引导儿童自主、有规律地进餐，保证每天不少于三次正餐和两次加餐，不随意改变进餐时间、环境和进食量；纠正挑食、偏食等不良饮食行为；培养儿童摄入多样化食物的良好饮食习惯。

2. 每天饮奶，足量饮水，正确选择零食　目前，我国儿童钙摄入量普遍偏低，对于快速生长发育的儿童，应鼓励多饮奶，建议每天饮奶300~400ml或相当量的奶制品。儿童新陈代谢旺盛，活动量大，水分需要量相对较多，建议每天水的总摄入量（即饮水和膳食中汤水、牛奶等总和）为1300~1600ml，除奶类和其他食物中摄入的水外，建议学龄前儿童每天饮水600~800ml，以白开水为主，少量多次饮用。零食对学龄前儿童是必要的，对补充所需营养有帮助。零食应尽可能与加餐相结合，以不影响正餐为前提，多选用营养密度高的食物如乳制品、水果、蛋类及坚果类等，不宜选用能量密度高的食品如油炸食品、膨化食品。

3. 食物应合理烹调，易于消化，少调料、少油炸　从小培养儿童清淡口味，有助于形成终生的健康饮食习惯。建议多采用蒸、煮、炖、煨等方式烹制儿童膳食，从小培养儿童清淡口味，少放调料，少用油炸。

4. 参与食物选择与制作，增进对食物的认知与喜爱　学龄前儿童生活能力逐渐提高，对食物选择有一定的自主性，开始表现出对食物的喜好。鼓励儿童体验和认识各种食物的天然味道和质地，了解食物特性，增加对食物的喜爱。同时应鼓励儿童参与家庭食物选择和制作过程，以吸引儿童对各种食物的兴趣，享受烹饪食物过程中的乐趣和成就。

5. 经常户外活动，保障健康生长　鼓励儿童经常参加户外游戏与活动，实现对其体能、智能的锻炼培养，维持能量平衡，促进皮肤中维生素 D 的合成和钙的吸收利用。此外，增加户外活动时间，可有效减少儿童近视眼的发生。学龄前儿童生长发育速度较快，身高、体重可反映儿童膳食营养摄入状况，家长可通过定期监测儿童的身高、体重，及时调整其膳食和身体活动，以保证正常的健康生长。

（二）学龄儿童膳食指南

学龄儿童是指从 6 岁到不满 18 岁的未成年人。学龄儿童正处于在校学习阶段，生长发育迅速，对能量和营养素的需要量相对高于成年人。充足的营养是学龄儿童智力和体格正常发育乃至一生健康的物质保障，因此，更需要强调合理膳食、均衡营养。

本指南适用于学龄儿童，在一般人群膳食指南基础上增加了 5 条关键推荐。

1. 认识食物，学习烹饪，提高营养科学素养　学龄儿童期是学习营养健康知识、养成健康行为、提高营养健康素养的关键时期。了解和认识食物及食物在维护健康、预防疾病中的作用，学会选择食物、烹调和合理饮食的生活技能，传承我国优秀饮食文化和礼仪，对于儿童青少年自身健康和我国优良饮食文化传承具有重要意义。

2. 三餐合理，规律进餐，培养健康饮食行为　学龄儿童的消化系统结构和功能还处于发育阶段，一日三餐的合理和规律是培养健康饮食行为的基本。应清淡饮食，少在外就餐，少吃含能量、脂肪或糖高的快餐。

3. 合理选择零食，足量喝水，不喝含糖饮料　足量饮水可以促进学龄儿童健康成长，还能提高学习能力，而经常大量饮用含糖饮料会增加发生龋齿和超重肥胖的风险。要合理选择零食，每天饮水 800~1400ml，首选白开水，不喝或少喝含糖饮料，禁止饮酒。

4. 不偏食节食，不暴饮暴食，保持适宜体重增长　学龄儿童的营养应均衡，以保持适宜的体重增长。偏食挑食和过度节食会影响儿童青少年健康，容易出现营养不良。暴饮暴食在短时间内会摄入过多的食物，加重消化系统的负担，增加发生超重肥胖的风险。超重肥胖不仅影响学龄儿童的健康，更容易延续到成年期，增加慢性病的风险。

5. 保证每天至少活动 60 分钟，增加户外活动时间　充足、规律和多样化的身体活动可强健骨骼和肌肉、提高心肺功能、降低慢性病的发病风险，要尽可能减少久坐少动和视屏时间，开展多样化的身体活动，保证每天至少活动 60 分钟，其中每周至少 3 次高强度的身体活动、3 次抗阻力运动和骨质增强型运动；增加户外活动时间，有助于维生素 D 体内合成，还可以有效减缓近视的发生和发展。

六、老年人膳食指南

老年人和高龄老人分别指 65 岁和 80 岁以上的成年人。由于年龄增加，老年人器官功能出现不同程度的衰退，如消化吸收能力下降、心脑功能衰退、视觉和听觉及味觉等感官反应迟钝、肌肉萎缩、瘦体组织量减少等。这些变化可明显影响老年人摄取、消化、吸收食物的能力，使老年人容易出现营养不良、贫血、骨质疏松、体重异常和肌肉衰减等问题，也极大地增加了慢性疾病发生的风险。因此，老年人在膳食及运动方面需要特别关注。

本指南所指老年人为 65 岁以上的人群，是在一般膳食指南基础上对老年人膳食指导的补充说明和指导，增加了 4 条关键推荐。

1. 少量多餐细软，预防营养缺乏　考虑到不少老年人牙齿缺损，消化液分泌和胃肠蠕动减弱，容易出现食欲下降和早饱现象，造成食物摄入量不足和营养缺乏，因此，老年人膳食更应注意合理设计、精准营养。食物制作要细软，并做到少量多餐。老年人每天应至少摄入

12 种及以上的食物。采用多种方法增加食欲和进食量，吃好三餐。早餐宜有 1～2 种以上主食、1 个鸡蛋、1 杯奶，另有蔬菜或水果。中餐、晚餐宜有 2 种以上主食，1～2 个荤菜、1～2 种蔬菜、1 个豆制品。饭菜应色香味美、温度适宜。食量小的老年人，餐前和餐时少喝汤水，少吃汤泡饭。对于有吞咽障碍和高龄老人，可选择软食、半流质、糊状食物，进食中要细嚼慢咽，预防呛咳和误吸；对于贫血、钙和维生素 D、维生素 A 等缺乏的老年人，建议在营养师和医生的指导下，选择适合自己的营养强化食品和肠内营养制剂。

2. 主动足量饮水，积极户外活动　老年人身体对缺水的耐受性下降。饮水不足可对老年人的健康造成明显影响，因此要足量饮水。老年人要主动少量多次饮水，每次 50～100ml。清晨一杯温开水，睡前 1～2 小时饮用 1 杯水。每天的饮水量应不少于 1200ml，以 1500～1700ml 为宜。首选温热的白开水，也可选择淡茶水和包装饮用水。户外活动能够更好地接受紫外线照射，有利于体内维生素 D 合成，延缓骨质疏松和肌肉衰减的发展，因此，老年人应积极进行户外活动。

3. 延缓肌肉衰减，维持适宜体重　骨骼肌是身体的重要组成部分，延缓肌肉衰减对维持老年人活动能力和健康状况极为重要。延缓肌肉衰减的有效方法是吃动结合，一方面，要增加摄入富含优质蛋白质的瘦肉、海鱼、豆类等食物，另一方面，要进行有氧运动和适当的抗阻运动。老年人体重应维持在正常稳定水平，不应过度苛求减重，体重过高或过低都会影响健康。从降低营养不良风险和死亡风险的角度考虑，老年人的体质指数应最好不低于 $20kg/m^2$，最高不超过 $26.9kg/m^2$，鼓励通过营养师的个性化评价来指导和改善。

4. 摄入充足食物，鼓励陪伴进餐　老年人应积极主动与人交流，多参与家庭和社会活动，鼓励与家人一起进餐，主动参与烹饪；对于孤寡、独居老年人，建议多结交朋友，去集体用餐点或多与亲朋一起用餐和活动，以便于摄入更多更丰富的食物，保障食物摄入和充足的营养。

七、素食人群膳食指南

素食人群是指以不食肉、家禽、海鲜等动物性食物为饮食方式的人群。按照所戒食物种类不同，可分为全素、蛋素、奶素、蛋奶素人群等。完全戒食动物性食物及其产品的为全素人群；不戒食蛋奶类及其相关产品的为蛋奶素人群。

素食是一种饮食习惯或饮食文化，实践这种饮食文化的人称为素食主义者。目前我国素食人群的数量约 5000 万人左右。为了满足营养的需要，素食人群需要认真对待和设计膳食。如果膳食组成不合理，将会增加蛋白质、维生素 B_{12}、ω-3 多不饱和脂肪酸、铁、锌等营养素缺乏的风险。因此对素食人群的膳食提出科学指导是很有必要的。

基于信仰而采用素食者我们应给予尊重；对自由选择者，不主张婴幼儿、儿童、孕妇选择全素膳食。婴幼儿和儿童处于生长发育期，需要充足的各种营养素保障其生长发育；对于基于信仰已选择了全素膳食的儿童、孕妇，需定期进行营养状况监测，以尽早发现其潜在的营养问题，从而及时调整饮食结构。

素食人群膳食除动物性食物外，其他食物的种类与一般人群膳食类似，因此，除了动物性食物，一般人群膳食指南的建议均适用于素食人群，共有 5 条关键推荐。

1. 谷类为主，食物多样，适量增加全谷物　谷物食物含有丰富的碳水化合物等多种营养成分，是提供人体能量、B 族维生素和矿物质、膳食纤维等的重要来源。为了弥补因动物性食物缺失带来的某些营养素不足，素食人群应食物多样，每天摄入的食物种类至少为 12

种，而每周至少为25种，并适量增加谷物食物摄入量。全谷物保留了天然谷物的全部成分，提倡多吃建议全素人群（成人）每天摄入谷物250~400g，其中全谷物为120~200g；蛋奶素人群（成人）为225~350g，其中全谷物为100~150g。

2. 增加大豆及其制品的摄入，每天50~80g，选用发酵豆制品　大豆含有丰富的优质蛋白质、不饱和脂肪酸和B族维生素以及其他多种有益健康的物质，如大豆异黄酮、大豆甾醇以及大豆卵磷脂等；发酵豆制品中含有一定量的维生素B_{12}。因此，素食人群应该增加大豆及其制品的摄入，并适当选用发酵豆制品。建议全素人群（成人）每天摄入大豆50~80g或等量的豆制品，其中包括5~10g发酵豆制品；蛋奶素人群（成人）每天摄入大豆25~60g或等量的豆制品。

3. 常吃坚果、海藻和菌菇　坚果富含蛋白质、不饱和脂肪酸、维生素和矿物质等，常吃坚果有助于心脏的健康；海藻含有20碳和22碳ω-3多不饱和脂肪酸及多种矿物质；菌菇富含矿物质和真菌多糖类；因此，素食人群应常吃坚果、海藻和菌菇。建议全素人群（成人）每天摄入坚果20~30g，藻类或菌菇5~10g；蛋奶素人群（成人）每天摄入坚果15~25g。

4. 蔬菜、水果应充足　蔬菜、水果摄入应充足，食用量与一般人群一致。建议每天摄入蔬菜300~500g，其中深色蔬菜应占1/2；水果200~350g。

5. 合理选择烹调油　应食用各种植物油，满足必需脂肪酸的需要；α-亚麻酸在亚麻籽油和紫苏油含量最为丰富，是素食人群膳食ω-3多不饱和脂肪酸的主要来源。因此，应多选择亚麻籽油和紫苏油。

（刘晓军）

第四节　膳食营养素参考摄入量

一、概　　述

为了维持健康状态，人体所需要的各种营养素都需要从一日的饮食中获取，因此，怎样科学合理地安排每餐膳食以提供数量、比例及质量适宜的营养素变得尤为重要。营养素长期供应不均衡就会导致营养不良或营养过剩的发生，为了保证人体合理摄入营养素，避免不良危害的出现，营养学家根据营养素需要量相关循证医学证据，提出了适用于不同年龄、性别及劳动强度、生理状态下人群的膳食营养素参考摄入量，并详细指出了在日常工作中应该如何正确使用这些参考值来评价膳食质量和制订膳食计划。

膳食营养素参考摄入量（dietary reference intakes，DRIs）是在推荐的每日膳食营养素摄入量基础上发展起来的一组每日平均膳食营养素摄入量的参考值。它为各种营养素提供了一个安全的摄入范围，包括一个上限值和一个下限值。可耐受最高参考摄入量是一种营养素每日摄入量的安全上限值，即一个健康人群中几乎所有个体达到这一上限值均不会产生毒副作用的最高摄入量。在大多数情况下，可耐受最高参考摄入量包括膳食、强化食物和添加剂等各种来源的营养素之和；而平均需要量则是一个最低值，如果个体在膳食中获得的一种营养素达到这个值，则很可能有50%的人会发生营养素缺乏。

1. 推荐膳食营养素摄入量的发展　1941年提出并制定了第一个推荐膳食营养素摄入量（recommended dietary allowance，RDA），人们根据当时的认识以预防营养缺乏病为目标而提出的人体需要每日膳食中能量和营养素的种类与数量。直到第二次世界大战，其提出的主要目的还是为了预防营养缺乏病的发生。随着科技的发展进步与知识的不断更新，科学工作者对 RDA 进行了多次修订，1989 年美国第 10 版 RDA 的发表成为指导美国人群营养素需要方面的权威性文件，同时，它也对其他国家产生了重要的影响。

2. DRIs 的发展背景　近年来，由于经济的快速发展和人类膳食模式的改变，相关营养慢性疾病，如糖尿病、高血压、心血管疾病等患病率呈逐年上升趋势，成为威胁人类健康的主要问题之一，人体必不可少的每日需要摄入的营养素来源于各类食物，其也影响着上述慢性非传染性疾病的发生和发展，对营养素的摄入标准提出新的要求刻不容缓。DRIs 便是在这一背景下根据 RDA 的制定发展起来的，与后者相比，DRIs 不仅考虑到防止营养不足的需要，同时考虑到降低慢性疾病风险的需要。

3. DRIs 与 RDA 的关系　DRIs 是在 RDA 基础上发展起来的。DRIs 中一些营养素的摄入量的值与原来的 RDA 相比虽然没有太大的变化，但是对这些参考摄入量的解释有了一些新的认识及解释，一些营养素的摄入量较原来有所增加或相应地降低，这些调整是根据近些年来的营养工作者以及专家们在营养调查和营养学研究工作来制定的，都是有科学依据的。另外，在提供膳食营养素参考摄入量的同时，营养学家还提供了这些营养素丰富的膳食来源，更加深刻地为合理营养提供实践依据。

4. DRIs 的内容变革　随着营养学研究的不断深入，DRIs 的内容逐渐丰富，为营养工作者在实际工作中提出了更多的数值，尽可能多地涵盖了必需营养素和有益于健康的其他膳食成分的摄入量的研究资料。初期主要包括四个指标：平均需要量、推荐摄入量、适宜摄入量、可耐受最高摄入量。《中国居民膳食营养素参考摄入量(2013 版)》增加了与非传染性慢性病有关的三个指标：宏量营养素可接受范围、预防非传染性慢性病的建议摄入量和特定建议值。

二、DRIs 的应用

DRIs 的主要用途是为营养专业人员在实际工作中对不同人群或个体进行膳食评价和膳食计划时提供依据，同时它也可以应用于国家相关营养政策和标准的制定，以及营养食品研发领域的应用，具体应用如下：

1. 在膳食评价工作中的应用　DRIs 可以作为一个尺度，用来衡量人们实际摄入营养素的量是否合理；在膳食计划制订工作中，用 DRIs 作为适宜的营养状况参考值，建议人们应该如何合理摄取不同食物以达到这个目标。

2. 在制定营养政策中的应用　制定营养政策的目的是为了更好地保证居民对营养的需求，使不同人群尽可能达到营养素参考摄入量的需求，保持人体健康体魄。因此，制定营养政策时都会直接或间接地应用《中国居民膳食营养素参考摄入量》。我国国务院先后于 1990 年、2000 年和 2014 年制定发布了《中国食物与营养发展纲要》，对中国农业生产、食品加工和消费起到了很重要的引领作用。这些纲要的起草都是依据《中国居民膳食营养素参考摄入量》中有关数据，结合我国居民目前食物消费的模式，推算出粮食、肉类、乳品、蔬菜等各种食物的需求量，以便指导食物生产和加工的合理发展。

3. 在制定《中国居民膳食指南》中的应用　《中国居民膳食指南》是根据营养科学原则和中国老百姓健康需要，结合不同地区食物的生产、加工、供应及生活实践，给出的不同食物的选择和身体活动的指导意见。它是以食物为基础制定的文件，其中包括了具有中国特色的“平衡膳食宝塔”以及“中国居民平衡膳食餐盘”。在“平衡膳食宝塔”中将食物分为五类分别置于由下到上的五层内，而且为每类食物列出了推荐的摄入量。这些食物的摄入量是根据DRIs推荐的营养素摄入量计算而来。因此，可以说《中国居民膳食指南》和“平衡膳食宝塔”就是《中国居民膳食营养素参考摄入量》在食物消费领域的体现，指导老百姓在日常生活中能科学、规范的使用营养科学知识。

4. 在制定食品营养标准中的应用 一个国家食品营养标准的确立，标志着营养科学的落地。许多国家食品标准涉及人体每日需要摄入的营养素，例如《食品安全国家标准 婴儿配方食品》(GB 10765-2010)、《食品安全国家标准 婴幼儿罐装辅助食品》(GB 10770-2010)、《食品安全国家标准 食品营养强化剂使用标准》(GB 14880-2012)、《食品安全国家标准 预包装食品营养标签通则》(GB 28050-2011)以及刚刚指定的《食品安全国家标准 特殊医学用途配方食品通则》(GB 29922-2013)等。这些标准要求各种营养素的含量既能满足人体对营养需求，又不能超过可耐受最高摄入量，在制定中均以《中国居民膳食营养素参考摄入量》作为科学依据。

5. 在临床营养中的应用 DRIs的使用对象主要是健康的个体以及以健康人为主构成的人群。另外，也适用于一些患有轻度高血压、高脂血症、高尿酸血症、糖尿病等慢性疾病的患者，该类患者能正常生活，需要科学的膳食指导。其中宏量营养素可接受范围、建议摄入量和特定建议值对于某些疾病危险人群的膳食指导尤为重要。

6. 在研发和评审营养食品中的应用 我国食品研发企业对其生产的产品营养性能投入了越来越多的关注，满足不同人群的营养素需要成为各个食品企业在研发、生产、销售过程中的重要目标，因此，《中国居民膳食营养素参考摄入量》也成为食品企业的研发依据，以及国家有关部门对营养食品研发成果进行审批的依据，是营养标签、营养素参考值(NRV)制定的依据。

三、平均需要量

1. 定义 平均需要量(estimated average requirement，EAR)是指某一特定性别、年龄及生理状况群体中的所有个体对某种营养素需要量的平均值。按照EAR水平摄入营养素，根据某些指标判断可以满足该群体中50%个体对某种营养素的需要，但不能满足另外50%个体对该营养素的需要。

2. 应用 EAR是制定推荐摄入量的基础，主要用于评价人群的营养素适宜摄入量和为群体计划膳食摄入量，或判断个体某营养素摄入量不足的风险。针对群体而言，EAR可以用于评估群体中摄入不足的发生率；针对个体，可以检查其摄入不足的可能性。但是，EAR不是计划个体膳食的目标及推荐摄入量，当用EAR评价个体摄入量时，如某个体的摄入量远高于平均需要量，则此个体的摄入量有可能是充足的；如果某个体的摄入量远低于平均需要量，则此个体的摄入量很可能为不足。

当EAR用于评估某一年龄性别组营养素摄入量的适宜情况时，可以通过该组中通常摄入量低于推荐摄入量的个体所占的百分比来估计。推荐摄入量也可以作为为自由生活的这部分人群计划或制定适合他们推荐摄入量的基础。由于某些营养素的研究尚缺乏足够的人体需要量资料，因此并非所有营养素均制定出了相应的EAR。

四、推荐摄入量

1. 定义 推荐摄入量(recommended nutrient intake，RNI)是指可以满足某一特定性别、年龄及生理状况群体中绝大多数个体(97%~98%)需要量的某种营养素摄入水平。如果长期摄入的营养素能常达到RNI水平,那么可以满足机体对该营养素的需要,使机体组织中有适当的营养素储备和保持机体健康。RNI相当于传统意义上的RDA。

2. 应用 RNI的主要用途是作为一个健康个体每日摄入该营养素的目标量,但是由于个体摄入量的变化较大,因此其不作为制定群体膳食计划的依据。值得注意的一点是,RNI是根据某一特定年龄和性别以及生理状态制定,只能用于健康人;其次,RNI在应用中是用一个单独绝对值RNI来表示,与身高和体重不相连。在评价个体适宜营养素摄入量方面的用处是有限的,例如,某一个体的平均摄入量达到或超过了RNI,则可以认为该个体没有摄入不足的危险,但是如果某个体的日常营养素摄入量低于其RNI时,并不一定代表该个体未达到适宜营养状态,只是提示该个体具有摄入不足的危险。摄入量经常低于RNI可能提示需要进一步用生化检验或临床检查来评价其营养状况。

3. RNI的计算 如果已知某种营养素EAR的标准差(s),则其RNI值为EAR加两个标准差,即RNI=EAR+2s;如果资料不充分,不能计算某营养素EAR的标准差时,一般设定EAR的变异系数为10%,RNI定为EAR加20%,即RNI=EAR×1.2。

4. RNI制定的条件 RNI是根据某一特定人群中体重处于正常范围内的个体需要量而制定的。对个别身高、体重超过此参考范围较多的个体,可能需要按照实际的每千克体重的需要量调整其RNI。

5. 能量需要量的RNI 能量需要量(estimated energy requirement,EER)是指能长期保持良好的健康状态、维持良好的体型和机体构成以及理想活动水平的个体或群体,达到能量平衡时所需要的膳食能量摄入量。

群体的能量推荐摄入量直接等同于该群体的能量EAR,而不是像蛋白质等其他营养素那样等于EAR加2倍标准差。所以,能量的推荐摄入量不用RNI表示,而直接使用EER来描述。另外,EER的制定还需考虑性别、年龄、身高和体力活动的不同。一般将成人EER的定义为:在一定年龄、性别、体重、身高和身体活动水平的健康群体中,维持能量平衡所需要摄入的膳食能量;儿童EER的定义为:一定年龄、体重、身高、性别(3岁以上儿童)的个体,维持能量平衡和正常生长发育所需要的膳食能量摄入量;将胎儿组织增长所需要的能量加入到孕妇的EER计算中;在计算乳母的EER时还需要加上泌乳的能量需要量。

五、适宜摄入量

1. 定义 适宜摄入量(adequate intake,AI)是通过观察或实验获得的健康群体某种营养素的摄入量。一般情况下,只有在能够获得足够人群资料的情况下,才能得到营养素的EAR,并通过计算得到营养素的RNI值。当某种营养素的个体需要量研究资料不足,无法通过计算得出EAR,从而无法推算RNI时,则可通过AI来代替RNI提出这种营养素的摄入量目标。例如纯母乳喂养的足月产健康婴儿,从出生到6个月,他们的营养素全部来自母乳,婴儿所摄入的母乳中的营养数量就是该婴儿所需各种营养素的AI。

AI是某个健康人群能够维持良好营养状态的平均营养素摄入量。它是通过群体而非个体的观察或实验研究得到的数据。AI与真正的平均需要量之间的关系不能肯定,只能为营养素摄入量的评价提供一种不精确的参考值。

2. 作用 AI主要作为个体的营养素摄入目标,当然它也可以用来评价群体营养素的平均摄入量水平。当某个群体的营养素平均摄入量达到或超过AI水平时,则说明该群体中摄入营养素不足者的比例很低；当某个体的日常摄入量达到或超过 AI 水平，则可以认为该个体摄入营养素不足的概率很小。AI 也可以作为限制营养素摄入过多的参考。

3. AI 和 RNI 的比较 AI 和 RNI 的相似之处在于两者都可以作为群体中个体营养素摄入量的目标，可以满足该群体中几乎所有个体（97%～98%）的需要。但值得注意的是，AI 的准确性远不如 RNI，且可能高于 RNI，长期摄入超过 AI 值时，则可能产生毒副作用。因此，在使用 AI 作为推荐标准时要比使用 RNI 更加谨慎。

六、可耐受最高摄入量

1. 定义 可耐受最高摄入量（tolerable upper intake level，UL）是营养素或食物成分的每日摄入量的安全上限值，即一个健康人群中几乎所有个体都不会产生毒副作用的最高摄入水平。对一般群体来说，摄入量达到 UL 水平对几乎所有个体均不致产生危害，但并不表示达到此摄入水平对人体健康是有益的。对大多数营养素而言，健康个体的摄入量超过 RNI 或 AI 水平并不会产生益处，因此，UL 并不是一个推荐的摄入水平。在制订个体和群体膳食时，应该使所使用的营养素摄入量低于 UL，以避免营养素摄入过量可能对机体产生的危害。目前有些营养素还没有足够的资料来制定 UL，并不意味着过多摄入这些营养素没有潜在的危险。

2. 作用 UL 的主要作用是检查个体摄入量是否存在过高的可能，避免中毒的发生。在大多数情况下，由于 UL 包括膳食、强化剂和添加剂等各种来源的营养素之和，则 UL 的制定需要依据这些来源来制定。

综上所述，人体每天都需要从膳食中获得一定量的各种必需营养素。如果人体长期摄入某种营养素不足就有发生该营养素缺乏的危险（图 2-1）。当日常摄入营养素的量为 0 时，摄入不足的概率为 1.0；当摄入量达到 ERA 水平时，发生营养素缺乏的概率为 0.5，即有 50%的机会会出现该营养素缺乏；当摄入量达到 RNI 水平时，摄入不足的概率变得很小，也就是绝大多数的个体（97%～98%）都不会伴有营养素缺乏的危险；当营养素摄入量达到 UL 水平后，如果再继续增加营养素的量就可能开始出现毒副作用，人体出现中毒。因此，RNI 和 UL 之间是一个营养素的“安全摄入范围”，在这个“安全摄入范围”内摄入营养素，可以降低不良影响的发生。

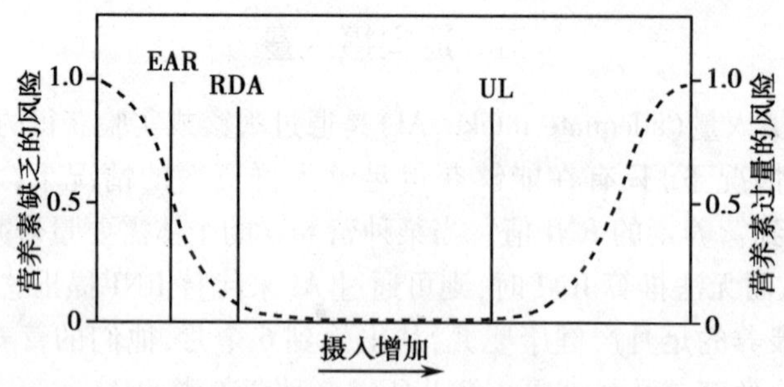

图 2-1 DRIs 各种指标的相互关系

七、预防非传染性慢性病的建议摄入量

预防非传染性慢性病的建议摄入量（proposed intakes for preventing non-communicable disease，PI-NCD），简称建议摄入量 PI，是根据膳食模式的改变，以及疾病对人体的危害提出

的，是 2013 版《中国居民膳食营养素参考摄入量》中新添加的一个摄入量。

膳食营养素摄入量过高或过低会导致一些慢性疾病的发生和发展，例如，肥胖、糖尿病、高血压、血脂异常、脑卒中、心肌梗死以及某些癌症。PI-NCD 是以非传染性慢性病（NCD）的一级预防为目标，提出的必需营养素的每日摄入量。当 NCD 易感人群某些营养素的摄入量接近或达到 PI 时，可以降低他们发生 NCD 的风险。

PI 的主要用途是非传染性慢性病的一级预防，对于 NCD 的高危人群而言，某些营养素的摄入量应该超过身体的基本需要量，即 PI 应该高于 RNI 或 AI，例如糖尿病患者应该摄入足够的维生素 C 等；而另一些营养素则需要限制其摄入量，使其低于目前居民的平均摄入水平，例如钠的摄入。由于人们对植物化学物的不断认识和利用，营养学家们制定了特定建议值（SPL），它的提出主要考虑了植物化学物的生物学作用，而当 NCD 易感人群通过膳食途径摄入的植物化学物接近或达到 SPL 时，有利于维护健康、降低某些 NCD 的发生概率。

需要指出的是，把 DRIs 应用到非传染性慢性病的预防时，应当把计划当作是几年或更长时间实施的工作。而且，不应该局限于以一种营养素或膳食成分的计划实现慢性病的预防，而要充分考虑与此慢性病相关联的其他危险因素，从综合角度制定预防措施。DRIs 在健康个体及群体中的应用见表 2-13。

表 2-13 DRIs 在健康个体及群体中的应用

用途	针对个体	针对群体
评价膳食[a]	ERA：用以估计日常摄入量不足的概率	ERA：用以估计一个群体中摄入量不足的个体所占的比例
	RNI/AI：日常摄入量≥RNI/AI，则摄入不足的概率很低	RNI/AI：平均摄入量≥RNI/AI，则该人群摄入不足的概率很低
	AMDR：宏量营养素日常摄入量在范围内，则摄入不足的可能性很小，引起 NCD 的风险也减小	AMDR：宏量营养素日常摄入量在范围内，则摄入不足的人群比例很小，而且易感人群发生 NCD 的概率降低
	UL：日常摄入量>UL 可能面临健康风险	UL：用以估计人群中由于摄入量过量而存在健康风险的个体所占的比例
计划膳食	RNI/AI：计划膳食的目标，达到这一水平，摄入不足的概率降低	RNI/AI：计划膳食的目标，达到这一水平，摄入不足的概率降低
	PI：计划易感个体的摄入量接近或达到这一水平，NCD 的发生风险降低	EAR：作为摄入不足的切点，计划群体膳食，降低摄入不足者的比例
	AMDR：计划宏量营养素日常摄入量在范围内，以降低摄入不足的可能性及 NCD 的风险	PI：用以计划摄入量，使 NCD 易感人群摄入量接近或达到 PI，降低 NCD 的发生风险
	UL：计划日常摄入量低于此水平以避免摄入量可能造成的危害	AMDR：用以计划宏量营养素日常摄入量增加 AMDR 范围的人群比例
		UL：用作计划指标，使人群中有摄入过量风险的比例降低

注：[a] 需要统计学上可靠的日常摄入量估算值；

AMDR（acceptable macronutrient distribution ranges）：宏量营养素可接受范围

八、中国居民膳食营养素参考摄入量(2013 版)

《中国居民膳食营养素参考摄入量(2013 版)》尽可能多地涵盖了必需营养素和有益于健康的其他膳食成分的摄入量研究资料。有关能量和营养素的 DRIs 数值制定情况见表 2-14。

表 2-14 能量和营养素的 DRIs 数值一览表

分类	EAR/RNI	AI	PI/AMDR	UL
能量与宏量营养素	能量(EER)、蛋白质、碳水化合物	脂肪(婴幼儿)、亚油酸、α-亚麻酸、DHA+EPA(婴幼儿、孕妇等)	碳水化合物、脂肪、饱和脂肪酸、ω-6 PUFA、ω-3 PUFA	反式脂肪酸[a]
维生素	维生素 A、维生素 D、维生素 B_1、维生素 B_2、维生素 B_6、维生素 B_{12}、维生素 C、叶酸、烟酸、	维生素 E、维生素 K、泛酸、生物素、胆碱	维生素 C	维生素 A、维生素 D、维生素 E、维生素 B_6、叶酸、烟酸/烟酰胺胆碱、维生素 C
矿物质	钙、磷、镁、铁、碘、锌、硒、铜、钼	钾、钠、氯、氟、锰、铬	钾、钠	钙、磷、铁、碘、锌、硒、铜、氟、锰、钼

注:①《中国居民膳食营养素参考摄入量 DRIs》提出的婴幼儿营养素参考摄入量,除了 7~12 月龄婴儿的蛋白质、铁和锌制定 RNI 以外,其余均为 AI;②[a] 由脂肪酸在食品加工过程中形成的有害物质

表 2-15 列出了水和几种植物化学物相关摄入量的数值一览表。除了这些成分之外,《中国居民膳食营养素参考摄入量(2013 版)》还系统介绍了十余种植物化学物及其他成分的结构和性质、吸收代谢、生物学作用等方面的新近研究进展,包括酚类(儿茶素、原花青素、槲皮素、花色苷、大豆异黄酮、姜黄素、绿原酸、白藜芦醇)、萜类(番茄红素、叶黄素、植物甾醇),含硫化合物(α-异硫氰酸盐、硫辛酸、大蒜素),其他(低聚果糖、氨基葡萄糖、γ-氨基丁酸、L-肉碱)。

表 2-15 水和其他膳食成分的有关摄入量数值一览表

AI	SPL	UL
水、膳食纤维	大豆异黄酮、叶黄素、番茄红素、植物甾醇、氨基葡萄糖、花色苷	叶黄素、番茄红素、原花青素、大豆异黄酮、植物甾醇、姜黄素

(一) 能量

能量维持着自身的生命活动和体力活动,人体需要从食物中摄取能量,能量在做功的同时也有热的释放以维持体温。人体所需要的能量主要来源于食物中的碳水化合物类、脂类和蛋白质这三大产能营养素,如果人体摄入的能量不足,机体会动用自身的能量储备甚至自身的组织以满足生命活动能量的需要,人体长期处于饥饿状态则将导致生长发育迟缓、消瘦、甲状腺激素分泌降低、免疫力低下甚至生命活动停止而导致最终的死亡。相反,如果能量摄入过多,就会在体内不断储存,长此以往就会给人体带来不利的影响,导致慢性非传染性疾病的发生。碳水化合物是人体最直接的能量来源,在体内的储备少,而能量的主要储存

方式是脂肪。长期摄入过量能量，会使人体发生异常的脂肪堆积，引起肥胖和造成机体的负担，成为心血管疾病、部分癌症、糖尿病等易发危险因素。因此，能量的摄入要与机体的需要保持平衡。

能量的推荐摄入量（RNI）与其他各类营养素 RNI 不同，是以人群的平均需要量（EAR）为依据，不必增加安全量，下表列出了关于不同年龄和不同劳动强度下的能量需要，见表 2-16。

（二）蛋白质

蛋白质是机体细胞、组织和器官的重要组成结构，是功能因子和调控因子的重要组成成分，是一切生命的物质基础。蛋白质主要由 20 种基本氨基酸组成，其中有 9 种氨基酸是体内不能自主合成，这些氨基酸称为必需氨基酸。人体所需的 9 种必需氨基酸分别是组氨酸、异亮氨酸、亮氨酸、赖氨酸、甲硫氨酸、苯丙氨酸、苏氨酸、色氨酸及缬氨酸，是构成蛋白质的基本单位。

如果从生命活动过程来衡量，那么蛋白质加上核酸，是人类生命存在的主要形式。人体是由无数细胞构成的，蛋白质是构成这些细胞的主要部分，故蛋白质不仅是人类机体的主要构成物质，而且也构成人体内的各类重要生命活性物质，其中包括人类赖以生存的无数酶类，多种作用于生理活动的激素类，用于抵御疾病侵袭的各种免疫物质，以及各种微量营养素的载体，都主要由蛋白质构成；蛋白质参与组成人体的神经递质以及调节人体正常的渗透压等。

如果机体缺乏蛋白质就可能会危及生命健康。蛋白质约占体重的 16%，例如，1 个 60kg 体重的成人，体内约有 10~11kg 的蛋白质。人体丢失体内蛋白质的 20%以上，生命活动就会被迫停止运行，这种情况见于长期处于疾病状态的恶病质患者。蛋白质缺乏的表现有人体对疾病抵抗力减退，参与机体功能的重要酶类缺乏，免疫功能下降。蛋白质的缺乏往往又与能量的缺乏共同存在，儿童能量缺乏的表现为生长发育迟缓、体重下降、淡漠、易激怒、贫血或水肿，并因此易感染而继发其他疾病。《中国居民膳食营养素参考摄入量》中对蛋白质的参考摄入量规定见表 2-17。

（三）碳水化合物和脂类

1. 碳水化合物　碳水化合物是人类获取能量最经济和最重要的来源，人类膳食中约 40%~80%的能量来源于碳水化合物。碳水化合物分为单糖、双糖、寡糖和多糖。按照生理学消化吸收的概念区分其特有吸收方式，包括小肠消化、吸收和大肠发酵。碳水化合物是人类机体最全面的和主要的能量来源，也是构成机体组织和神经系统的重要物质，对维持机体功能活动具有重要的作用。碳水化合物还参与细胞的多种活动和蛋白质、脂肪的代谢，具有节约蛋白质作用和抗生酮作用。当肝糖原不足时，机体对酒精、砷等有害物质的解毒作用显著下降。但是当摄入含碳水化合物过多的食物，可以增加胃的饱腹感，不同的碳水化合物及其数量都影响胃肠道充盈的程度。一些非淀粉多糖如纤维素、果胶、抗性淀粉、功能性低聚糖等抗消化糖类，这些碳水化合物虽不能在小肠得到消化和吸收，但它们都可以刺激肠管蠕动，在结肠发酵产生的短链脂肪酸使肠管有益菌群增加，有助于正常消化和增加排便量，对于不能摄入过多碳水化合物的患者，这些非淀粉多糖的摄入有利于机体的代谢。

碳水化合物可通过影响生理和代谢过程而直接影响人类健康，因而减少疾病或疾病进程中危险因素。碳水化合物对疾病的间接影响，可通过取代其他营养素或帮助提高其他营养物质的摄入量来实现，表 2-18 列举了不同阶段的人体所需摄入碳水化合物的值。

表 2-16 中国居民膳食能量需要量(EER)

人群	能量(MJ/d)						能量(kcal/d)					
	身体活动水平(轻)		身体活动水平(中)		身体活动水平(重)		身体活动水平(轻)		身体活动水平(中)		身体活动水平(重)	
	男	女	男	女	男	女	男	女	男	女	男	女
0 岁~	–	–	0.38MJ/(kg·d)	0.38MJ/(kg·d)	–	–	–	–	90kcal/(kg·d)	90kcal/(kg·d)	–	–
0.5 岁~	–	–	0.33MJ/(kg·d)	0.33MJ/(kg·d)	–	–	–	–	80kcal/(kg·d)	80kcal/(kg·d)	–	–
1 岁~	–	–	3.77	3.35	–	–	–	–	900	800	–	–
2 岁~	–	–	4.60	4.18	–	–	–	–	1100	1000	–	–
3 岁~	–	–	5.23	5.02	–	–	–	–	1250	1200	–	–
4 岁~	–	–	5.44	5.23	–	–	–	–	1300	1250	–	–
5 岁~	–	–	5.86	5.44	–	–	–	–	1400	1300	–	–
6 岁~	5.86	5.23	6.69	6.07	7.53	6.90	1400	1250	1600	1450	1800	1650
7 岁~	6.28	5.65	7.11	6.49	7.95	7.32	1500	1350	1700	1550	1900	1750
8 岁~	6.90	6.07	7.74	7.11	8.79	7.95	1650	1450	1850	1700	2100	1900
9 岁~	7.32	6.49	8.37	7.53	9.41	8.37	1750	1550	2000	1800	2250	2000
10 岁~	7.53	6.90	8.58	7.95	9.62	9.00	1800	1650	2050	1900	2300	2150
11 岁~	8.58	7.53	9.83	8.58	10.88	9.62	2050	1800	2350	2050	2600	2300
14 岁~	10.46	8.37	11.92	9.62	13.39	10.67	2500	2000	2850	2300	3200	2550
18 岁~	9.41	7.53	10.88	8.79	12.55	10.04	2250	1800	2600	2100	3000	2400
50 岁~	8.79	7.32	10.25	8.58	11.72	9.83	2100	1750	2450	2050	2800	2350
65 岁~	8.58	7.11	9.83	8.16	–	–	2050	1700	2350	1950	–	–
80 岁~	7.95	6.28	9.20	7.32	–	–	1900	1500	2200	1750	–	–
孕妇(早)	–	+0	–	+0	–	+0	–	+0	–	+0	–	+0
孕妇(中)	–	+1.26	–	+1.26	–	+1.26	–	+300	–	+300	–	+300
孕妇(晚)	–	+1.88	–	+1.88	–	+1.88	–	+450	–	+450	–	+450
乳母	–	+2.09	–	+2.09	–	+2.09	–	+500	–	+500	–	+500

注:①“–”表示未制定参考值者;②“+”表示在同龄人群参考值基础上额外增加量

表 2-17　中国居民膳食蛋白质参考摄入量(DRIs)

人群	EAR(g/d)		RNI(g/d)	
	男	女	男	女
0 岁～	-	-	9(AI)	9(AI)
0.5 岁～	15	15	20	20
1 岁～	20	20	25	25
2 岁～	20	20	25	25
3 岁～	25	25	30	30
4 岁～	25	25	30	30
5 岁～	25	25	30	30
6 岁～	25	25	35	35
7 岁～	30	30	40	40
8 岁～	30	30	40	40
9 岁～	40	40	45	45
10 岁～	40	40	50	50
11 岁～	50	45	60	55
14 岁～	60	50	75	60
18 岁～	60	50	65	55
50 岁～	60	50	65	55
65 岁～	60	50	65	55
80 岁～	60	50	65	55
孕妇(早)	-	+0	-	+0
孕妇(中)	-	+10	-	+15
孕妇(晚)	-	+25	-	+30
乳母	-	+20	-	+25

注:①“-”表示未制定参考值者;②“+”表示在同龄人群参考值基础上额外增加量

2. 脂类　脂类是脂肪、胆固醇和磷脂的总称,是人体需要的重要营养素之一,它与蛋白质、碳水化合物是三大产能营养素,在供给人体能量方面起着重要作用。脂类也是构成人体细胞的主要成分,如细胞膜、神经髓鞘,故脂类在人类膳食中也同样占有重要作用。

构成脂肪的脂肪酸可以分为饱和脂肪酸、单不饱和脂肪酸(含 1 个不饱和键)和多不饱和脂肪酸(含 2 个或 2 个以上不饱和键)。在不饱和脂肪酸中,有几种多不饱和脂肪酸人体自身不能合成,必须由食物供给,这种不饱和脂肪酸称为必需脂肪酸。目前认为必需脂肪酸有亚油酸(十八碳二烯酸,C18:2)和亚麻酸(十八碳三烯酸,C18:3),植物能合成亚油酸,故植物油中亚油酸含量最高。亚油酸是 ω-6 系脂肪酸,可由其衍生出多种 ω-6 不饱和脂肪酸,花生四烯酸即为其中之一。花生四烯酸是合成前列腺素等的主要物质,参与机体重要的生理功能,故亚油酸必须通过食物供给,花生四烯酸供给充足,也可以节约亚油酸。

亚麻酸分为α-亚麻酸和γ-亚麻酸，α-亚麻酸为ω-3系脂肪酸(也称ω-3脂肪酸)，是不能由人体合成的，α-亚麻酸可以衍生系列ω-3系不饱和脂肪酸，包括具有重要生理作用的二十碳五烯酸(EPA，C20：5)和二十二碳六烯酸(DHA，C22：6)都是由α-亚麻酸衍生而来。EPA、DHA可能可降低冠心病死亡风险。我国居民膳食脂肪酸的参考摄入量如表2-18所示。

表2-18 中国居民膳食碳水化合物、脂肪酸参考摄入量(DRIs)

人群	碳水化合物(g/d)	亚油酸(%E[b])	α-亚麻酸(%E)	EPA+DHA(g/d)
	EAR	AI	AI	AI
0岁~	60(AI)	7.3(0.15g[c])	0.87	0.10[d]
0.5岁~	85(AI)	6.0	0.66	0.10[d]
1岁~	120	4.0	0.60	0.10[d]
4岁~	120	4.0	0.60	–
7岁~	120	4.0	0.60	–
11岁~	150	4.0	0.60	–
14岁~	150	4.0	0.60	–
18岁~	120	4.0	0.60	–
50岁~	120	4.0	0.60	–
65岁~	–[a]	4.0	0.60	–
80岁~	–	4.0	0.60	–
孕妇(早)	130	4.0	0.60	0.25(0.20[d])
孕妇(中)	130	4.0	0.60	0.25(0.20[d])
孕妇(晚)	130	4.0	0.60	0.25(0.20[d])
乳母	160	4.0	0.60	0.25(0.20[d])

注：①[a]表示未制定参考值者；②[b]为占能量的百分比；③[c]为花生四烯酸；④[d]为DHA

(四) 常量元素

人体内含有60多种元素中，是维持机体正常生物功能所必需的元素，成为生命必需元素，有20多种，碳、氢、氧、氮主要以有机形式存在，其余为无机的矿物质，也称为微量营养素。在人体的含量大于体重的0.01%的各种元素，称为常量元素，有钙、磷、镁、钾、钠、氯和硫7种。常量元素的主要生理功能有：构成人体组织的重要成分，如骨骼和牙齿等硬组织大部分由钙、磷和镁组成，而软组织含钾较多；在细胞内、外液中，调节细胞膜的通透性、维持机体的渗透压和酸碱平衡，维持神经肌肉兴奋性；构成酶的成分或激活酶的活性，参与物质代谢。由于各种常量元素在人体新陈代谢过程中，每天都有一定量随各种途径，如粪、尿、汗、头发、指甲、皮肤及黏膜的脱落排出体外，因此，需要每日通过膳食补充。我国居民膳食常量元素参考摄入量详见表2-19。

表 2-19　中国居民膳食常量元素参考摄入量(DRIs)

人群	钙(mg/d)			磷(mg/d)			钾(mg/d)		钠(mg/d)		镁(mg/d)		氯(mg/d)
	EAR	RNI	UL	EAR	RNI	UL[c]	AI	PI	AI	PI	EAR	RNI	AI
0 岁~	–[a]	200(AI)	1000	–	100(AI)	–	350	–	170	–	–	20(AI)	260
0.5 岁~	–	250(AI)	1500	–	180(AI)	–	550	–	350	–	–	65(AI)	550
1 岁~	500	600	1500	250	300	–	900	–	700	–	110	140	1100
4 岁~	650	800	2000	290	350	–	1200	2100	900	1200	130	160	14000
7 岁~	800	1000	2000	400	470	–	1500	2800	1200	1500	180	220	1900
11 岁~	1000	1200	2000	540	640	–	1900	3400	1400	1900	250	300	2200
14 岁~	800	1000	2000	590	710	–	2200	3900	1600	2200	270	320	2500
18 岁~	650	800	2000	600	720	3500	2000	3600	1500	2000	280	330	2300
50 岁~	800	1000	2000	600	720	3500	2000	3600	1400	1900	280	330	2200
65 岁~	800	1000	2000	590	700	3000	2000	3600	1400	1800	270	320	2200
80 岁~	800	1000	2000	560	670	3000	2000	3600	1300	1700	260	310	2000
孕妇(早)	+0[b]	+0	2000	+0	+0	3500	+0	3600	+0	2000	+30	+40	+0
孕妇(中)	+160	+200	2000	+0	+0	3500	+0	3600	+0	2000	+30	+40	+0
孕妇(晚)	+160	+200	2000	+0	+0	3500	+0	3600	+0	2000	+30	+40	+0
乳母	+160	+200	2000	+0	+0	3500	+400	3600	+0	2000	+0	+0	+0

注:①[a] 表示未制定参考值;②[b] 表示在同龄人群参考值基础上额外增加量;③有些营养素未制定可耐受最高摄入量,主要是因为研究资料不充分,并不表示过量摄入没有健康风险

（五）微量元素

某些化学元素在人体的数量极少，甚至仅有微痕量，但是具有一定生理功能，且必须通过食物摄入，称为必需微量元素。人体必需微量元素的主要生理功能是体内构成酶和维生素的组成成分或活性因子；构成某些激素或参与激素的释放和与靶器官的结合作用；参与核酸代谢；参与体内物质的输送，许多元素参与三大营养物质的代谢。

必需微量元素主要来源于食物和水，缺乏和过量都会对人体产生有害影响，并可成为某些疾病的重要病因。微量元素还能影响人体生长、发育、生死和寿命，在保健和预防方面有重要作用。

1973 年，WHO 专家委员会认为必需微量元素共有铁、锌、硒、碘、铜、锰、铬、氟、钼、钴、镍、锡、硅、钒等 14 种。我国居民膳食微量元素参考摄入量详见表 2-20。

（六）维生素

维生素是维持人体生命过程所必需的一类有机化合物，存在于食物中，人体几乎不能合成维生素，需要量甚微。不同维生素各有其特殊的生理功能，但是它们既不能参与机体组成，也不能提供能量。

营养学上通常按照维生素的溶解性将其分为脂溶性和水溶性两类。脂溶性维生素包括维生素 A、维生素 D、维生素 E、维生素 K。其共同的特点是：能溶于脂肪及脂肪溶剂，而不溶于水；在食物中常常与脂类共同存在；在肠管吸收时随淋巴系统吸收，而从胆汁少量排出；摄入后大部分储存在脂肪组织中；缺乏症状出现的速度缓慢；营养状况不能用尿中含量进行评价；有的维生素大剂量摄入时会导致中毒。其参考摄入量见表 2-21。

水溶性维生素包括维生素 B_1、维生素 B_2、维生素 B_6、维生素 B_{12}、维生素 C、叶酸、泛酸、维生素 PP、胆碱、生物素等。其特点：溶于水而不溶于脂肪及脂肪溶剂；在满足组织需要后，多余的将由尿排出，在体内仅有少量储存，因此不易产生中毒现象。绝大多数以辅酶或辅基形式参加体内各种酶系统，在营养物质的代谢中发挥重要作用；缺乏症状出现较快；毒性很小。其参考摄入量见表 2-22。

表 2-20　中国居民膳食微量元素参考摄入量(DRIs)

人群	铁 RNI(mg)		碘 RNI (mg)	锌 RNI(mg)		硒 RNI (mg)	铜 RNI (mg)	氟 AI (mg)	铬 AI (mg)	锰 AI (mg)	钼 RNI (mg)
	男	女		男	女						
0 岁~	0.3(AI)		85(AI)	2.0(AI)		15(AI)	0.3(AI)	0.01	0.2	0.01	2(AI)
0.5 岁~	10		115(AI)	3.5		20(AI)	0.3(AI)	0.23	4.0	0.7	15(AI)
1 岁~	9		90	4.0		25	0.3	0.6	15	1.5	40
4 岁~	10		90	5.5		30	0.4	0.7	20	2.0	50
7 岁~	13		90	7.0		40	0.5	1.0	25	3.0	65
11 岁~	15	18	110	10.0	9.0	55	0.7	1.3	30	4.0	90
14 岁~	16	18	120	11.5	8.5	60	0.8	1.5	35	4.5	100
18 岁~	12	20	120	12.5	7.5	60	0.8	1.5	30	4.5	100
50 岁~	12	12	120	12.5	7.5	60	0.8	1.5	30	4.5	100
65 岁~	12	12	120	12.5	7.5	60	0.8	1.5	30	4.5	100
80 岁~	12	12	120	12.5	7.5	60	0.8	1.5	30	4.5	100
孕妇(早)	-[a]	+0[b]	+110	-	+2.0	+5	+0.1	+0	+1.0	+0.4	+10
孕妇(中)	-	+4	+110	-	+2.0	+5	+0.1	+0	+4.0	+0.4	+10
孕妇(晚)	-	+9	+110	-	+2.0	+5	+0.1	+0	+6.0	+0.4	+10
乳母	-	+4	+120	-	+2.0	+18	+0.6	+0	+7.0	+0.3	+3

注:①[a] 表示未制定参考值;②[b] 表示在同龄人群参考值基础上额外增加量

表 2-21 中国居民脂溶性维生素参考摄入量(DRIs)

人群	维生素 A(μgRAE/d)[c]					维生素 D(μg/d)			维生素 E(mgα-TE/d)[d]		维生素 K(μg/d)
	EAR		RNI								
	男	女	男	女	UL[f]	EAR	RNI	UL	AI	UL[e]	AI
0 岁~	[a]		300(AI)		600	–	10(AI)	20	3	–	2
0.5 岁~	–		350(AI)		600	–	10(AI)	20	4	–	10
1 岁~	220		310		700	8	10	20	6	150	30
4 岁~	260		360		900	8	10	30	7	200	40
7 岁~	360		500		1500	8	10	45	9	350	50
11 岁~	480	450	670	630	2100	8	10	50	13	500	70
14 岁~	590	450	820	630	2700	8	10	50	14	600	75
18 岁~	560	480	800	700	3000	8	10	50	14	700	80
50 岁~	560	480	800	700	3000	8	10	50	14	700	80
65 岁~	560	480	800	700	3000	8	15	50	14	700	80
80 岁~	560	480	800	700	3000	8	15	50	14	700	80
孕妇(早)	–	+0[b]	–	+0	3000	+0	+0	50	+0	700	+0
孕妇(中)	–	+50	–	+70	3000	+0	+0	50	+0	700	+0
孕妇(晚)	–	+50	–	+70	3000	+0	+0	50	+0	700	+0
乳母	–	+400	–	+600	3000	+0	+0	50	+3	700	+5

注:①[a] 表示未制定参考值;②[b] 表示在同龄人群参考值基础上额外增加量;③[c] 视黄醇活性当量(RAE,μg)= 膳食或补充剂来源全反式视黄醇(μg)+1/2 补充剂纯品全反式;④[d]α-生育酚当量(α-TE/d,mg),膳食中总 α-TE 当量(mg)= 1×α-生育酚(mg)+0.5×β-生育酚(mg)β-胡萝卜素(μg)+1/24 其他膳食维生素 A 原类胡萝卜素(μg);⑤[e]有些营养素未制定可耐受最高摄入量,主要是因为研究资料不充分,并不表示过量摄入没有健康风险;⑥[f]不包括来自膳食维生素 A 原类胡萝卜素的 RAE

表 2-22 中国居民水溶性维生素参考摄入量(DRIs)

人群	维生素 B_1(mg/d)				维生素 B_2(mg/d)				维生素 B_6(mg/d)			维生素 B_{12}(μg/d)	
	EAR		RNI		EAR		RNI		EAR	RNI	UL[f]	EAR	RNI
	男	女	男	女	男	女	男	女					
0 岁~	–[a]		0.1(AI)		–		0.4(AI)		–	0.2(AI)	–	–	0.3(AI)
0.5 岁~	–		0.3(AI)		–		0.5(AI)		–	0.4(AI)	–	–	0.6(AI)
1 岁~	0.5		0.6		0.5		0.6		0.5	0.6	20	0.8	1.0
4 岁~	0.6		0.8		0.6		0.7		0.6	0.7	25	1.0	1.2
7 岁~	0.8		1.0		0.8		1.0		0.8	1.0	35	1.3	1.6
11 岁~	1.1	1.0	1.3	1.1	1.1	0.9	1.3	1.1	1.1	1.3	45	1.8	2.1
14 岁~	1.3	1.1	1.6	1.3	1.3	1.0	1.5	1.2	1.2	1.4	55	2.0	2.4
18 岁~	1.2	1.0	1.4	1.2	1.2	1.0	1.4	1.2	1.2	1.4	60	2.0	2.4
50 岁~	1.2	1.0	1.4	1.2	1.2	1.0	1.4	1.2	1.3	1.6	60	2.0	2.4
65 岁~	1.2	1.0	1.4	1.2	1.2	1.0	1.4	1.2	1.3	1.6	60	2.0	2.4
80 岁~	1.2	1.0	1.4	1.2	1.2	1.0	1.4	1.2	1.3	1.6	60	2.0	2.4
孕妇(早)	–	+0[b]	–	+0	–	+0	–	+0	+0.7	+0.8	60	+0.4	+0.5
孕妇(中)	–	+0.1	–	+0.2	–	+0.1	–	+0.2	+0.7	+0.8	60	+0.4	+0.5
孕妇(晚)	–	+0.2	–	+0.3	–	+0.2	–	+0.3	+0.7	+0.8	60	+0.4	+0.5
乳母	–	+0.2	–	+0.3	–	+0.2	–	+0.3	+0.2	+0.3	60	+0.6	+0.8

表 2-22 中国居民水溶性维生素参考摄入量(DRIs)(续表)

人群	烟酸(mg/d)[d]				叶酸(μgDFE/d)[c]		维生素 C(mg/d)			泛酸(mg/d)	生物素(μg/d)
	EAR		RNI		EAR	RNI	EAR	RNI	PI	AI	AI
	男	女	男	女							
0 岁~	–[a]		2(AI)		–	65(AI)	–	40(AI)	–	1.7	5
0.5 岁~	–		3(AI)		–	100(AI)	–	40(AI)	–	1.9	9
1 岁~	5	5	6	6	130	160	35	40	–	2.1	17
4 岁~	7	6	8	8	150	190	40	50	–	2.5	20
7 岁~	9	8	11	10	210	250	55	65	–	3.5	25
11 岁~	11	10	14	12	290	350	75	90	–	4.5	35
14 岁~	14	11	16	13	320	400	85	100	–	5.0	40
18 岁~	12	10	15	12	320	400	85	100	200	5.0	40
50 岁~	12	10	14	12	320	400	85	100	200	5.0	40
65 岁~	11	9	14	11	320	400	85	100	200	5.0	40
80 岁~	11	8	13	10	320	400	85	100	200	5.0	40
孕妇(早)	–[a]	+0[b]	–	+0	+200	+200	+0	+0	200	+1.0	+0
孕妇(中)	–	+0	–	+0	+200	+200	+10	+15	200	+1.0	+0
孕妇(晚)	–	+0	–	+0	+200	+200	+10	+15	200	+1.0	+0
乳母	–	+2	–	+3	+130	+150	+40	+50	200	+1.0	+10

注:①[a]表示未制定参考值;②[b]表示在同龄人群参考值基础上额外增加量;③[c]膳食叶酸当量(DFE,μg)= 天然食物来源叶酸(μg)+1.7×合成叶酸(μg);④[d]烟酸当量(NE,mg)= 烟酸(mg)+1/60 色氨酸

(孙 萍)

第三章

营养筛查与评估

第一节　膳食调查

一、概　　述

居民营养状况调查，简称为营养调查（nutritional survey），系指运用各种手段准确地了解某类人群或特定个体各种营养素的摄入水平，以判断其当前的营养和健康状况，是公共营养的基本方法和内容。

我国曾于1959年、1982年、1992年和2002年分别开展了四次大型的营养调查，全面分析和了解我国居民的膳食营养状况，通过大型的营养调查来发现广大居民在膳食营养中存在的具体问题，根据调查结果分析人群膳食结构和营养状况的变化趋势，向政府提供相关的数据和建议，也为食物生产、加工及政策干预和对群众的消费引导提供了依据。

（一）营养调查的目的

营养调查的根本目的是为了了解机体在不同的生理状况、生活环境、劳动条件下各种人群的营养摄入情况，并针对具体情况对个人（包括各种疾病患者）、家庭和集体按照合理营养要求，提出改善营养的措施以确保人群健康。营养调查有以下目的：

1. 了解不同地区、年龄和性别人群的能量和营养素摄取现况　将膳食营养素摄入量与膳食营养素参考摄入量比较，了解两者之间是否一致，及时采取干预措施。

2. 了解与能量和营养素摄入不足、过剩有关营养问题的分布和严重程度　发现营养不平衡的人群，为营养监测和营养干预提供资料和实施依据。

3. 探索营养相关疾病的病因和干预策略　分析所调查的结果，发现与营养相关疾病的因素，提出合理的营养干预策略。如某些地方病的专题研究，需要综合性的调查居民的营养代谢状况、生化生理代谢等指标。单独的膳食调查结果可以作为调查者进行营养咨询指导的依据。

4. 预测膳食结构变迁及其发展趋势　根据营养调查，判断目前的膳食结构，比较不同时间（中国为每十年）的调查结果，对膳食结构的发展进行预测。

5. 提供权威性营养与健康状况数据　为研究合理化改善居民营养与膳食的政策和措施提供依据及为膳食营养素参考摄入量的制定和修订提供科学依据。

6. 为国家或地区制定营养政策提供相关信息　国家根据大型的营养调查，发现全国居民的饮食状况以及饮食习惯，制定相关的改进政策，增强国民的营养素养，改善人们的生活质量和营养状况。

（二）营养调查的内容

营养调查的内容主要包括膳食调查、人体测量及评价、营养风险筛查及营养不良评估、生化检测四部分。

膳食调查是营养调查的基础，是指为了了解调查对象每人每日主副食摄入量，然后利用食物成分表（或特定的计算机软件）计算出每人每日所摄入的能量和各种营养素，然后与中国营养学会制定的《中国居民膳食营养素参考摄入量（2013版）》进行比较，以此来评定个体正常营养需要的满足程度。

1. 膳食调查的内容　主要包括调查期间每人每日摄入的食物种类、数量、比例、质量，进而来判断所摄入营养素的数量、比例是否合理；是否达到营养的合理搭配以及膳食均衡；能量的摄入是否能满足机体能量的需要及三大产能营养素占总能量的比例。了解不同的烹调方法对营养素的影响，饮食制度和餐次分配是否合理，了解被调查者既往的膳食史包括饮食情况、饮食习惯等，根据被调查者的具体情况制订合理的膳食计划。

2. 膳食调查的方法　常用的膳食调查方法有记账法、称重法、询问法、膳食史法和化学分析法等。在进行膳食调查时，选择合适的膳食调查方法至关重要，不同的膳食调查方法适用的范围是不相同的，在进行调查过程中应该选择一个能正确反映个体或群体的调查方法，如果必要时可以同时应用两种膳食调查方法。调查时间通常持续5~7天，不包括节假日，但是如果调查对象有星期日食物较为丰富的习惯，时间则应包括节假日在内的7天调查，也可随饮食管理方法和调查方法而定。如在包伙制并且具有详细的食物记录的单位可用记账法进行调查，时间可长达1~6个月，询问观察法可对儿童30天内的饮食情况作出比较精确的估计。如对癌症患者进行饮食与不同部位肿瘤关系的研究，则调查时间可长达数年之久。

二、称　重　法

称重食物记录法，简称为称重法或称量法，是运用日常的各种测量工具对食物量进行称重，了解被调查家庭当前食物消耗的情况；通常由调查对象或看护者（如母亲为孩子作记录）在一定时间内完成。此法可以用于集体食堂、家庭和个人的饮食调查。调查期间除了记录被调查对象在食堂或家庭的饮食还应该包括各种零食等，这些都应该进行详细记录，进行精确计算。称重法较为准确，可调查每日膳食的变动情况以及三餐食物的分配情况，但是此种方法比较耗费时间和人力，因此不适合应用在大规模的个体调查中，如癌症的流行病学调查。称重法是通过称量每餐各种食物的量，计算出每人每天各种营养素的平均摄入量。调查时间以一周为好，若逐日饮食组成变动不大者可酌情缩短，但是最短时间不得少于3天。如调查全年营养情况，应每季度进行一次。尽量争取被调查者的配合：培训调查对象，掌握方法，记录详细程度和食物消耗量，对所研究的营养素不要过多解释，以避免被调查对象应答的偏倚。记录表可参考表3-1。

称重时要掌握两个方面的资料：一是厨房中每餐所用各种食物的生重和烹饪后熟重，食物在加工前后的重量是不一致的，因此，要根据生重和熟重来得出该食物的生熟重量比值；二是称重个人所摄入熟食的重量，按照生熟比值计算每人每日摄入各种生食物的重量。目前，由于我国的食物成分表以食物原料为基础，因而在称重记录时调查多数食物要利用生熟比值换算成原料量，以便计算各种营养素摄入量。故应注意一是厨房中每餐所用各种食物的生重，即烹调前每种食物原料可食部的重量和烹调后熟食的重量，得出各种食物的生熟比值；二是称量个人摄入熟食重量，然后按上述生熟比值算出所摄入各种食物原料的生重，再通过食物成分表计算摄入的各种营养素。应了解被调查地区的食物供应情况，食物的生重、熟重、体积等之间的关系，如一斤大米煮成多少米饭、生熟之间的比值等，要根据当地煮饭习惯作好调查。应了解当地市售食品的重量（如一块饼干、一块蛋糕、一个面包的重量和街头食品、油饼、包子、面条等熟食）及所用的原料重量。但 2002 年版中国食物成分表也分析了一些熟食成品的食物成分含量。如馒头、面条、米饭、糕点及包装食品等，这类食物可直接利用熟食的重量进行调查和分析。

表 3-1　食物重量调查登记表

<table>
<tr><th rowspan="2">餐次</th><th rowspan="2">饭菜名称</th><th rowspan="2">原料名称</th><th rowspan="2">原料生重(g)</th><th rowspan="2">饭菜熟重(g)</th><th rowspan="2">生熟比</th><th rowspan="2">熟食余重(g)</th><th colspan="2">实际消耗量</th><th rowspan="2">备注</th></tr>
<tr><th>熟食(g)</th><th>生重(g)</th></tr>
<tr><td>早餐</td><td></td><td></td><td></td><td></td><td></td><td></td><td></td><td></td><td></td></tr>
<tr><td>中餐</td><td></td><td></td><td></td><td></td><td></td><td></td><td></td><td></td><td></td></tr>
<tr><td>晚餐</td><td></td><td></td><td></td><td></td><td></td><td></td><td></td><td></td><td></td></tr>
<tr><td>其他</td><td></td><td></td><td></td><td></td><td></td><td></td><td></td><td></td><td></td></tr>
<tr><td>调味品量</td><td colspan="2">油(g)</td><td colspan="2">酱油(g)</td><td colspan="2">醋(g)</td><td colspan="2">糖(g)</td><td>盐(g)</td></tr>
<tr><td>原始量</td><td colspan="2"></td><td colspan="2"></td><td colspan="2"></td><td colspan="2"></td><td></td></tr>
<tr><td>剩余量</td><td colspan="2"></td><td colspan="2"></td><td colspan="2"></td><td colspan="2"></td><td></td></tr>
<tr><td>实际用量</td><td colspan="2"></td><td colspan="2"></td><td colspan="2"></td><td colspan="2"></td><td></td></tr>
</table>

生熟重量比值=生食物重量/熟食物重量，例如：130kg 的粳米烧熟后重量为 351kg，其生熟重量比值为 130/351=0.37，即食用 100g 米饭相当于食用生的粳米 37g。

（一）具体方法

在实际操作中，分称量与计算两步进行。

1. 称量　逐日逐餐称出所食用的各种主、副食品的 5 个重量：

（1）食物总量：即米在淘洗前，面粉发面或压面条前，蔬菜、鱼类、肉类等未经清洗去除不可食部分前的重量。

（2）可食重：米、面等主食的生食物总重，应不包括不可食部分；副食是指去除不可食部分后的重量。

（3）熟食重：指主、副食经过烹调加工后的重量。

（4）剩余重：指各种主、副食品的剩余重量，包括厨房剩余量与个人分食所剩余量。

（5）残渣重：指食后的残渣，如肉骨、鱼刺等不可食部分。上述称量结果均以 kg 为单位，分别记录于表 3-2 中。

称重注意事项：主副食品先称后做；各种食物的名称，应按食物成分表中的分类名称正确登记；如“富强粉”、“标准粉”等，不可笼统写成“面粉”；各种调味品餐前、后各称 1 次，差额为食用量；准确记录进餐人数，男女分别登记。

表 3-2 各餐摄入食物重量调查登记表

餐别	饭菜名称	食物名称	食物总重(kg)	可食总重(kg)	熟食重(kg)	熟食余重(kg)	残渣重(kg)	净食重(kg)	人数(人)		平均每人净食重(g)	备注
									女	男		
晚餐												

2. 计算

(1)净食重:净食重指实际摄取的“可食重”。

(2)平均每人净食重。

(3)平均每人每日净食重:可按下列计算:平均每人每天净食重(g)=同种食物平均每人净食重(g)之和÷调查天数,计算结果按食物类别和食物名称填在表 3-3 中。食物类别按食物成分表划分,如“谷类”、“肉类”等。

(4)平均每人每日各种营养素摄取量:平均净食重乘以食物成分表中单位重量中各种营养素含量,即得每种食物中各种营养素含量。如 301.1g 富强粉中蛋白质、脂肪和糖的含量计算。查食物成分表中富强粉(江苏)得知 100g 中含蛋白质 9.1g、含脂肪 0.9g、含糖类 75.6g。则:

蛋白质摄入量=301.1×9.1÷100=27.4g

脂肪摄入量=301.1×0.9÷100=2.7g

糖类摄入量=301.1×75.6÷100=227.6g

依次算出各种营养素摄取量。再将各种食物的同种营养素相加,即得出平均每人每日各种营养素摄取量。

表 3-3 平均每人每日营养素摄取量计算表

类别	食物名称	重量(g)	蛋白质(g)	脂肪(g)	碳水化合物(g)	能量 MJ(kcal)	钙(mg)	磷(mg)	铁(mg)	维生素 A(μg)	维生素 B_1(mg)	维生素 B_2(mg)	维生素 C(mg)
谷类	富强粉	301.1	27.4	2.7	227.6	4.4 (1045)	72	208	19.6	-	0.39	0.45	-

(5)计算生热营养素能量分配:能量分配(%)=[营养素摄取量(g)×卡价÷总能量(MJ)]×100%

(6)计算蛋白质来源分配:蛋白质来源分配(%)=[各类蛋白质摄取量(g)÷蛋白质总摄取量(g)]×100%

(7)标准人日计算:由于调查对象的年龄、性别和劳动强度有很大的差别,所以无法用营养素的平均摄入量进行相互间的比较。因此,一般将各个人群都折合成标准人群进行比较。折合的方法是以体重 60kg 成年男子从事轻体力劳动者为标准人,以其能量供给量 2250kcal 作为 1,其他各类人员按其能量推荐量与 2250kcal 之比得出各类人的折合系数。然后将一个群体各类人的折合系数乘以其人日数之和,再被其总人数除即得出该人群折合标准人的系数(混合系数)。标准人日计算公式为:

标准人日=标准人系数×人日数

总标准人日数为全家或集体每个人标准人日数之和。

人均食物或营养素摄入量除以混合系数即可得出该人群标准人的食物和营养素摄入量。计算出人群标准人的食物和营养素摄入量后，就能够在不同年龄、性别和劳动强度的人群之间进行比较。

标准人的平均每日某营养素摄入量=平均每人每日某营养素摄入量/混合系数

（二）注意事项

1. 称重法中要注意需称量各种食物的可食部分 如果调查的某种食物为市品重（毛重），食物的营养成分应该按照市品的情况进行计算，根据需要也可以按《食物成分表》中各种食物的可食百分比转换成可食部数量。

2. 在调查期间，不要疏忽各种杂粮以及零食的登记 如红豆、奶类、饼干等，否则在调查期间如果额外摄入这些食物，将很容易被漏掉。调查要特别注意油、盐、酱、醋等调味品重量。

3. 人日数和总人日数的计算 人日数是代表调查对象用餐的天数，在现场调查中，不一定能收集到整个调查期间调查的全部进餐次数，应根据餐次比（早、中、晚 3 餐所摄入的食物量和能量占全天摄入量的百分比）来折算，一个人吃早、中、晚 3 餐就为 1 个人日。既可以计算家庭中某一个个体的调查期间总人日数，也可以计算一个集体中成员的总人日数。

三、记 账 法

记账法是以具体的账目为依据，根据记录得到调查对象的膳食情况来进行营养评价的一种膳食调查方法，它是最早、最常用的膳食调查方法，常和膳食称重法联合应用。在某一有详细的膳食账目及进餐人数登记的集体单位中可应用记账法进行该单位的膳食调查，可以根据该单位每日购买食物的发票和账目、就餐人数为依据，得到在一定期限内的各种食物使用总量和就餐者的人日数，从而计算出该单位平均每人每日的食物消耗量，再按照食物成分计算出这些食物所供给的能量和营养素数量。

记账法的优点是操作相对简单，费用低，所需人力少，与称重法相比适用于大样本膳食调查，且膳食管理人员容易掌握并使用该方法，调查单位可以根据情况定期地自行进行调查计算，并以此作为改进膳食质量的参考。该法不仅适用于家庭调查，也适合于幼儿园、学校或部队的调查。记账法时间长短根据研究项目的需求而定，可以调查较长时期的膳食，如 1 个月或更长。有些研究为了了解慢性病与饮食的关系，可采用长达一年的膳食记录方法。在记录精确和每餐用餐人数统计确实的情况下，能够得到较准确的结果。与其他方法相比较，不但可以调查长时期的膳食，而且适合于进行全年不同季节的调查。缺点是调查结果只能得到全家或集体中人均的膳食摄入量，难以分析个体膳食摄入情况。具体调查内容见表 3-4 和表 3-5。

膳食账目是记账法的基础，所以要求被调查单位的伙食账目要完善，数据可靠。对于家庭，可以在调查开始前登记该家庭所有储存的以及新购进的食物种类和数量，并且登记调查期间购入的食物，在调查结束时再次称量全部剩余食物的重量，然后计算出调查期间消费的食品总量。由于家庭成员年龄、性别等相差较大，因此，人数也需要按混合系数计算其营养素摄入量。

表 3-4　膳食调查(记账法)食物摄入量登记表

编号	调查对象	日期
食物名称		
结存数量(g)		
每日购入量	月　日	
	月　日	
	月　日	
	……	
	月　日	
总量(g)		
剩余总量(g)		
实际消耗量(g)		
折合成年男子每天消耗量(g)		

总人日数：　　　　折合成年男子总人日数：

折合成年男子的混合系数：　　　　调查人：

表 3-5　进餐人数登记表(某一年龄段)

编号		调查对象			日期			
年龄								
性别								
劳动强度								
餐次		早餐	午餐	晚餐	加餐	早餐	午餐	晚餐	加餐
每日购入量	月　日								
	……								
	月　日								
折合总人日数									
折合成年男子系数									
折合成年男子人日数									

调查人：

(一) 操作步骤

以某一单位为例,具体的操作如下：

1. 对该单位的饮食管理人员进行相关说明　如调查现在到将来一段时间的膳食情况,可以先向该单位的工作人员介绍调查过程和膳食账目与进餐人员记录的要求,使其能够按照要求详细记录每日购入的食物种类、数量和进餐人数,同时登记从调查开始时存余食物和到调查结束时的剩余食物。

2. 了解食物结存　了解食物的结存情况,分类别称重或询问并估计所有剩余的食物。

3. 了解进餐人数　对进餐人数应按年龄、性别和工种、生理状态等详细情况进行登记,如果调查对象个体之间差异不大,如儿童膳食调查,因食物供给量不分性别、劳动强度,进餐人数登记表设计时可以简化。

4. 了解食物购进数量　对调查期间购进的各种食物的量进行记录。

5. 食物的消费量计算和记录　食物的消费量统计需逐日分类准确记录。

6. 计算总人日数　人日数是代表调查对象用餐的天数，一个人吃早、中、晚餐为 1 个人日。例如，调查某幼儿园的膳食情况，如果该幼儿园三餐的能量分配为早餐 30%，午餐 30%～40%，晚餐 30%～40%，某日三餐各有 20 名、30 名、20 名儿童用餐，那么该日的总人日数为 20×30%+30×40%+20×30%=24 人日。调查期间总人日数等于调查各天人日数总和。

如果被调查单位用餐人员在年龄、劳动强度等方面参差不齐，则应该按照表 3-6 进行登记。

表 3-6　调查期间总人日数登记表

年龄	体力活动水平	男			女			平均每日总人日数
		早	中	晚	早	中	晚	
成人	轻							
	中							
	重							
60 岁以上	轻							
	中							
	重							

7. 核对记录结果　核对编号、项目，检查无误后，填写记录人和核对人。

8. 编号与归档　按照序号整理调查表，用档案袋装好，写好项目号、名称、单位、日期、保存人等封存待用。

（二）注意事项

1. 如果食物消费量随着季节的变化较大时，则应该在不同的季节开展多次短期调查，这样的结果会比较可靠。

2. 如果被调查单位人员的劳动强度、性别、年龄等组成不同，不能以人群的平均值作为每人每日营养素摄入水平，必须用混合系数的折算方法算出“标准人”的每人每日营养素摄入量，再做比较与评价。

3. 在调查过程中，要注意摄入自制的食品时也要分别登记原料、产品及其食用数量。

4. 记账法中注意要称量各种食物的可食部，如果调查的某种食物为市品重（毛重），计算食物营养成分应按市品计算。根据需要也可以按《食物成分表》中各种食物可食的百分比转换成可食部数量。

5. 在调查期间，不要疏忽各种小杂粮和零食的登记，如绿豆、蛋类、糖果等，否则调查期间若摄入了这类食物，易被漏掉。

6. 单纯记账法一般不能调查调味品包括油、盐、味精等的摄入量，通常可结合食物称重法来调查这些调味品的消费种类和量。

四、化学分析法

对于许多的疾病，研究者主要关注食物中的一些具有生物活性的成分，如类胡萝卜素、多酚、类黄酮、植物源雌激素等,我们需要的是关于食物中这些活性成分含量的数据,但这些生物活性成分往往在食物成分表中找不到,需要精心的设计并利用化学分析法来测定,因此,对食物中这些活性成分的测定是十分有价值的。

化学分析法是收集调查对象一日膳食中所摄入的全部主副食品,通过实验室化学分析方法来测定其营养素的含量。根据样品的收集方法不同分为双份饭法和双份原料法两种,其中最准确、利用较多的是双份饭法,即制作出两份完全相同的饭菜,一份供食用,另一份作为分析样品。要求收集样品在数量和质量上一定与实际食用的食物一致。此法对测试对象要求较高,要密切配合,即烹调人员必须记住每餐额外加大一倍的烹调饭菜数量。受试者吃多少,同样的实物量应放进预先准备好的试验饭盒中。在现场操作时,常常缺乏适宜的冷藏工具,为了解决这些困难,也可以采用收集相同成分的方法,收集整个研究期间消耗的各种未加工的食物或从当地市场上购买相同食物作为样品,这种方法的优点在于容易收集样品,其缺点是在质量和数量上,收集的样品与食用的不完全一致,分析结果仅能得出未烹调食物的营养素含量。

化学分析法由于需要的仪器设备复杂,对技术人员要求较高,往往仅适用于小规模的调查,如营养代谢实验,了解某种或几种营养素的体内吸收及代谢状况等;也可用双份饭法评估膳食营养素和污染物摄入量。优点是能够最可靠地得出食物中各种营养素的实际摄入量。缺点是操作复杂,特殊需要时精确测定,目前已很少单独使用,常与其他收集食物消耗量的方法(如称重法)联合使用。

五、膳食回顾法

当客观条件限制而不能进行记账法或称重法时,可以采用询问法对个体的食物消耗量进行初步的了解。如医护想要了解患者的膳食情况对患者或孕妇可询问最近 3 天或 7 天内每日所吃食物的种类,并评估所吃食物的重量,同时详细地了解患者及家庭的饮食史、饮食习惯及饮食禁忌、偏食等情况,根据调查的情况了解患者在膳食方面存在的问题,是营养状况评估重要的一部分工作。此法包括以下两种方法,即 24 小时膳食回顾法和膳食史法,最有效的方法是两者结合使用。24 小时膳食回顾法要求调查对象能回忆出特定时间,如 24 小时内所吃的所有食物种类及数量,按食物成分表或特定的计算机软件计算和分析个体的营养素摄入量。此法常用于医院的门诊或住院患者的饮食调查,也可用于集体单位当时食物消耗量的估计,这样个体逐日的饮食与日常饮食的差异可能相互抵消。因机体的生长发育受到长期的饮食习惯影响,则可以通过询问膳食史获得调查对象经常的膳食结构或膳食模式。

(一) 24 小时膳食回顾法

1. 工作原理　24 小时膳食回顾法采用询问的方法,使被调查对象回顾和描述在调查时刻以前 24 小时内摄入的所有食物的数量和种类,借助食物模型、家用量具或食物图谱对其食物摄入进行计算和评价。

2. 优缺点　24 小时膳食回顾法的主要优点是所用的时间较短、操作简单、对调查对象的文化水平要求低,能得到个体的膳食营养素摄入状况,便于与其他相关因素进行分析比较,这种膳食调查结果对于人群营养状况的原因分析也是非常有价值的。缺点是调查对象的回顾依赖于短期记忆,对调查者要严格培训,调查人员要根据被调查者的描述,判断其在 24 小时内摄入的食物量,需要进行专业培训。

3. 操作要点　24 小时膳食回顾法可用于家庭中个体的食物消耗状况调查,也适用于描述不同人群个体的食物摄入情况，包括一些散居式特殊人群调查。询问获得信息的方式有很多种，例如可以进行面对面的询问，使用一些开放式的表格或者是事先编制好的调查表，可以使用电话、录音机等形式进行询问，其中最典型的方法是使用开放式调查表进行面对面的询问。

24 小时膳食回顾法一般要求在 15~40 分钟内完成，24 小时一般是指从最后一餐吃东西开始向前推 24 小时。食物量通常参照家用量具、食物模型或食物图谱进行估计，面对面进行调查的应答率较高；并且可以对被调查者所摄入的食物进行量化评估；在一年中可以进行多次回顾，来提高个体日常食物的消耗情况准确性，便于结合个体健康状况、职业、教育水平来进行分析。在调查过程中对于回忆不清楚的老人和儿童，可以询问其子女或者是父母。在调查中，可以通过调查家庭主妇和其他家庭成员，这样可以帮助准确了解每个人摄入的食物种类和实际食物的消费量。24 小时膳食回顾法可以用来评价全人群的膳食摄入量，也适合描述不同组个体的膳食平均摄入量。

在实际工作中，一般与膳食史结合，或者采用 3 天连续调查方法（每天入户回顾 24 小时进餐情况，连续进行 3 天）。有研究显示，连续 3 天 24 小时回顾调查所得膳食摄入量的结果与食物称重法调查的结果相比较，两者之间的差别无差异。做好质量控制，应用连续 3 天 24 小时膳食回顾法调查的食物摄入量能基本接近被调查者的实际的摄入量。

24 小时膳食回顾法要求每个调查对象回顾和描述 24 小时内摄入的所有食物的种类和数量。

4. 操作步骤

（1）工作准备：在调查前根据调查目的和调查对象设计好调查用的调查表、记录表、食物模型、图谱、各种标准容器（例如标准的碗、盘、杯子和瓶子等）、熟悉调查对象家中常用的（或地区常用的）容器和食物分量、接受严格的培训及操作训练。

（2）调查和记录：调查者按照 24 小时内进餐顺序分别询问食用的食物（包括饮料、但不包括调味品）的种类和数量，在外（餐馆、单位或学校食堂等）用餐的种类和数量以及零食，可使用实物、食物模型、图谱帮助准确判断食物的量。将结果登记在表 3-7 中。对于每一餐次，调查者可按照食物的几大类如谷物（主食）、蔬菜、肉、蛋、奶、豆类、水果、糖、油脂、纯能量食物等帮助每个家庭成员完善回忆内容，避免遗漏。

表 3-7 24 小时膳食回顾调查样表

姓名：		**性别：**	**年龄：**	**联系方式：**	
食物名称	原料名称	原料编码 D1	原料重量（g）D2	进餐时间 D3	进餐地点 D4

注：D3：1. 早餐；2. 上午小吃；3. 午餐；4. 下午小吃；5. 晚餐；6. 晚上小吃

D4：1. 在家；2. 单位/学校；3. 饭馆/摊点；4. 亲戚/朋友家；5. 幼儿园；6. 节日/庆典

（3）弥补调查不足：调查结束时，再称量各种调味品的消耗量，以求核实。如果同时进行称重法调查，此步骤可以省略。

（4）资料核查：在调查完成后要及时对调查表的内容进行检查与复核。调查资料可以用 Excel 或营养计算软件统一录入，每份数据进行双录入，确保数据的真实性，对建立的数据库要进行核查、查错及清理。

（5）计算个人人日数：以下列一家为例，见表 3-8。

表 3-8 家庭成员每人每日用餐情况登记表

家庭编号________ 省/区(T1)________ 市/县(T2)________

区/乡(T3)________ 居委会/村(T4)________ 调查户(T5)________

姓名(A1)		李密			方丽			王曦			刘宏			刘海峰	
序号*(A2)		01			02			03			04			05	
性别		男			女			女			男			男	
年龄(岁)(V26)		66			55			26			20			17	
职业		离休			家务			职员			大学生			高中生	
劳动强度(V27)		1			3			2			3			3	
生理状况(V28)		0			0			0			0			0	
时间	早	中	晚	早	中	晚	早	中	晚	早	中	晚	早	中	晚
第一天			1			1			1			1			1
第二天	1	–	1	1	1	1	0	1	1	1	1	1	0	0	0
第三天	1	–	1	1	1	1	0	0	1	1	0	0	0	0	0
第四天	1	–		1	1		0	1	1	1	1		0	0	
用餐人次总数(V29)	3	0	3	3	3	3	0	2	3	3	2	2	0	0	1
餐次比(V30)	0.5	0	0.5	0.2	0.4	0.4	0.2	0.4	0.4	0.2	0.4	0.4	0.2	0.4	0.4
折合人日数(V31)	3.0			3.0			3.0			3.0			3.0		
总人日数(V32)	10.6														

注:劳动强度:1. 极轻体力劳动;2. 轻体力劳动;3. 中等体力劳动;4. 重体力劳动;5. 极重体力劳动;6. 其他

生理状况:0. 正常;1. 孕妇;2. 乳母

用餐情况:1. 在家用餐;0. 未在家用餐

表中,李密的个人人日数=3×0.5+3×0.5=3.0 即折合人日数=∑(用餐人数×餐次比);方丽的个人人日数=3×0.2+3×0.4+3×0.4=3.0 无论在家还是在外就餐,只要是吃了该餐,就要计算在内。

(二)注意事项

1. 调查者一般从询问调查对象前一天摄入饮食的第一种食物开始,按时间向前推进。通常采用这种按时间顺序调查某一天食物摄入量的方法,并简单易行。但是,如果调查对象很难回忆起前一天吃的是什么时,可以从现在开始回忆,再顺序往后回忆过去的24小时。

2. 用于估计食物量的工具要有代表性,使其能够代表被调查对象所居住社区中通常使用的测量用具。

3. 由于主要依靠调查对象的记忆能力来回忆和描述他们的膳食种类和摄入量,因此不适合于年龄在7岁以下的儿童和年龄在75岁及以上的老人。

4. 传统的24小时膳食回顾法中包括调味品的摄入量统计。但由于对调味品的回顾误差较大,我国于1992年进行第三次全国营养调查时对24小时膳食回顾法进行了改进,调味品的资料采用了称重法获得调味品的数据,即采用称重法修正的24小时膳食回顾法。由于在膳食调查中采用多种调查方法相结合,故目前的24小时膳食回顾法实行修正的调查方法。

5. 3天24小时回顾法的调查时间原则上是从周一到周日随机抽选三天,但是在实际生活中,工作日和休息日的膳食可能存在较大的差异。因此,为了使调查结果能更好地反映调查对象的一般膳食情况,三天24小时膳食回顾法通常选择两个工作日和一个休息日进行。

6. 24小时膳食回顾法多用于家庭中个体的食物消耗状况调查,对调查者的要求比较高,需要掌握一定的调查技巧,并加上认真的工作态度,良好的沟通能力,熟练掌握食物的生熟比,知晓烹饪技术,营养专业的技术,才能获得准确的食物消费信息。

(三)膳食史法

膳食史法(dietary history method)可用来评估每个个体每日总的食物摄入量与在不同时期通常的膳食模式。在理论上,该膳食史可能覆盖过去的任何时期,但通常是指覆盖过去的1个月、6个月或一年。膳食史方法技术最初由Burke建立,是为了在人群生长与发育的纵向研究中获得一段时期内的膳食习惯和通常的饮食等方面的信息。膳食史方法由三部分组成:第一部分是询问,用一些家用量具特指的量为单位,询问被调查对象通常的每日膳食摄入模式;第二部分是反复核对,用一份包含各种食物的详细食物清单来反复核对,以确证、阐明其总的饮食模式;最后一部分是被调查者用家用测量方法,记录三天的食物摄入量。目前,膳食史已被广泛运用。不过,对膳食史法而言,膳食模式与食物核对表是最关键的,而3天的食物记录常被忽略省掉。

膳食史法与24小时回顾法相比,是一种抽象的方法,因此,对于非营养专家进行这样的调查是十分困难的。该法也对被调查者提出了更高的要求,因为该法要得到一个习惯性膳食模式,这就需要更为负责任的在社会上比较认可的答案,而对那些被调查者他们的饮食中每天都有较大变异的个体是不适宜的。通常不能从儿童、严重肥胖问题的人、有精神障碍的人得到令人满意的膳食史。

膳食史法可以得到一般食物的摄取频率和数量,并且常常与定量的食物频率法相类似。膳食史法已被广泛用于营养流行病学调查研究中。当食物消耗种类多,随季节变化大时,采用膳食史法可更全面了解居民膳食摄入状况。对于许多慢性疾病(如心血管疾病,糖尿病和肿瘤及慢性营养不良等)，研究过去的膳食状况比现在更有意义。它与膳食回顾法的不同之处在于不只是询问昨天或前几天的食物消耗情况，而是询问一般的膳食方式，长时期(一个月、几个月甚至一年以上或更长)的膳食习惯。如果膳食有系统性的季节变化，可以分别询问，这样就可以获得包括季节变化在内的长期膳食的数据。一些研究者在评价膳食史方法的有效性时发现，覆盖一年的膳食史调查所得出的摄入量估计值比食物记录法高。同样，在与用电话调查的一系列对 24 小时食物回顾的平均值比较时，用膳食史法得到营养素摄入量的估计值较高。

膳食史可以用来评价通常的膳食模式和食物摄入的详细情况。得到的数据可以用来根据个体食物与营养素摄入量对个体特征进行描述，并按照摄入量进行分类，还可以用来评价不同群组人们的相对平均摄入量，或组内摄入量的分布情况。对于调查员管理实施的膳食史而言，对应答者的文化没有要求。与其他方法相比，膳食史法的优点是可以进行具有代表性的膳食模式方面的调查，并且样本量大费用低，使用人力少，一般不影响被调查者的膳食习惯和进餐方式。在慢性病的流行病学调查中通常膳食情况的评价具有价值。

要求应答者对通常食物摄入和这些食物的量自己作出许多判断，回顾的时间难以有准确概念：有调查表明时间越长，此法容易高估食物摄入量。需要应答者有一个比较规律的膳食模式，且要有较好的记忆力，这些都可能妨碍我们要得到一个具有代表性的人群样本。调查需要有很好社会经验与工作技巧的营养专家。

24 小时回顾性膳食调查和膳食史结合使用，可以更好地了解被调查者的摄入食物的状况。

中国营养学会对我国“每日膳食中营养素供给量(RDA)”进行修订，制定了“中国居民膳食营养素参考摄入量(DRIs)”。它是一系列评价膳食质量的参考值，包括：平均需要量(EAR)、推荐摄入量(RNI)、适宜摄入量(AI)和可耐受最高摄入量(UL)4 项内容。能量的推荐摄入量等于其平均需要量，蛋白质和其他营养素的推荐摄入量等于平均需要量加 2 倍标准差。没有制定推荐摄入量的营养素有时可以用适宜摄入量代替推荐摄入量，但它的准确性低于推荐摄入量。膳食营养素的参考摄入量是为正常人群设计的，是保证正常人体或人群的良好营养状态和健康的日常摄入量，可以用来计划和评价健康个体或群体的膳食。膳食营养素参考摄入量不是一成不变的，随着科学的进步，对客观认识的加深及食物构成的不断变化，DRIs 要不断地进行修订。对个体膳食评价的核心是比较个体的日常摄入量和需要量。在任何情况下，一个人的真正需要量和日常摄入量只能是一个估算结果，因此，对个体膳食适宜性评价都是不精确的。正确描述摄入量资料和恰当选择参考值对评价有重要意义。对结果进行解释需要谨慎，必要时应当结合该个体其他方面的材料，如体格测量或生化测定结果进行综合评价，以确定某营养素的摄入量是否足够。

对群体的评价主要是评估人群中摄入不足或摄入过多的流行情况，以及亚人群间摄入量的差别；方法是比较日常营养素摄入量与需要量来评估摄入不足。对于有 EAR 的营养素，摄入量低于 EAR 者在群体中占的百分数即为摄入不足的比例数。对于有 AI 的营养素只能比较群体平均摄入量或中位摄入量和 AI 的关系。但当平均摄入量低于 AI 时，没有办法判断摄入不足的比例。日常摄入量超过 UL 者所占的百分数就是人群中有过量摄入风险的比例。

任何一个人群的营养素摄入量和需要量都处于某种分布状态，只能通过进行合理的比较得到摄入不足或摄入过多的概率。

与膳食宝塔比较,可以进行膳食模式分析。中国居民膳食指南与平衡膳食宝塔,是中国营养学会与中国预防医学科学院营养与食品卫生研究所制定的,于 1997 年正式公布,2016 年新版修订。中国居民平衡膳食宝塔是根据中国居民膳食指南结合中国居民的膳食结构特点设计的,它提出了一个营养上比较理想的膳食模式,可以根据该膳食模式数据对人群的膳食模式进行评价。

通过 24 小时回顾性膳食调查,得出每种食物每日的摄入量,与中国居民膳食宝塔的膳食模式进行比较,判断患者营养素的种类及摄入量的情况。

六、食物频率法

食物频率法/食物频数法是估计被调查者在指定的一段时间内吃某些食物频率的一种方法。这些食物类型指在各种食物都比较充裕的条件下,以问卷的形式进行膳食调查,以调查个体经常性的食物摄入种类,经常在膳食与健康关系的流行病学研究调查中使用。根据每日、每周、每月甚至每年所食各种食物的次数或食物的种类来评价膳食营养状况。从 20 世纪 50 年代起,营养学家经过 30 多年的研究发展了食物频率法。在实际使用中,可分为定性、定量和半定量的食物频率法。近年来被应用于了解一定时间内的平均摄入量,以研究既往膳食习惯和某些慢性病的关系。

在过去几十年里,食物频率法得到了营养工作者的广泛应用。在流行病学研究膳食与慢性病关系时,可以用食物频率法得到数据结果,根据被调查者特定食物摄入情况,对个体进行分级或分组。与膳食史法相比较,食物频率法对调查人员的要求相对减小,因此,调查人员与应答者的负担较小,工作量也减少。因为食物频率法调查表是标准化的,这大大减小了不同调查员之间调查的偏倚。可以采用邮寄食物频率法调查表附带填写说明书进行膳食调查。

食物频率法问卷随着所列食物的不同、参考时间的长短、指定频率间隔的不同、食物频率法的管理方式的不同而有所差别。该方法操作程序差别很大,在不同人群中实行也有很大不同,因此,有必要研究该法在特定条件和特殊人群中应用的有效性。

食物频率法的问卷应该包括两方面:一是食物的名单;二是食物的使用频率,即在一定时间内所食某种食物的次数。食物名单的确定要根据调查目的,选择被调查者经常食用的食物、含有所要研究营养成分的食物或被调查者之间摄入状况差异较大的食物。如要进行综合性膳食摄入状况评价,则采用被调查对象的常用食物;研究与营养有关的几种食物或含有特殊营养素的食物。

食物频率法又可以分为定性法和定量法。定性的食物频率法调查,通常是指得到每种食物在特定时期内(例如过去 1 个月)所吃的次数,而不记录食物量、份额大小的资料。调查期的长短可以短到几天、1 周、1 个月或是 3 个月到 1 年以上。回答者可回答从 1 周到 1 年内的各种食物摄入次数,从每月吃 1 次到每天 1 次、每周 6 次或更多。食物频率调查表可由调查员填写,或是有一定文化水平的被调查者填写。

定量食物频率法,可以得到不同人群各种食物和营养素的摄入量,并分析膳食因素与疾病的关系。食物频率调查的食物种类,取决于调查的目的,定量方法要求受试者提供所吃食物的数量。采用半定量方法时,研究者常常提供标准(或准确)的食物份额大小的参考样品,供受试者在应答时作为估计食物量的参考。如果一个调查是为了了解某些营养素的摄入量,就要调查富含这种营养的食物,如富含维生素 D 的动物内脏、富含维生素 C 的水果等。

为了计算这些营养素的摄入量,需要列出含这些营养素丰富的食物。应用估计平均食物份额大小来计算摄入量。

食物频率法提示了一个个体通常各种食物的摄入情况。该法可以由调查员进行或由被调查对象自己进行。由被调查对象自己进行的调查表可能几乎不需要花时间来完善、编码等。花费时间少,应答者负担轻,因此应答率高。该法调查容易实现自动化,而且费用低。

食物频率法的优点是能够迅速得到被调查者平时食物摄入的种类、频率及每次摄取的平均估计量,反映了长期营养素的摄取模式,调查方法简单且费用低,在流行病学研究中可以用来研究膳食与疾病之间的关系;缺点是需要对过去的食物进行回忆,应答者的负担取决于所列食物的数量、复杂性以及量化不准确。另外,编制、验证食物表会需要一定时间和精力;该法不能提供每天之间的变异信息;具有特定文化习俗地区人群的食物具有特殊性,在所列食物表中没有,因此,对人群不同亚群组该法的适用性是有疑问的;较长的食物调查表、较长的回顾时间经常会导致摄入量偏高;而且对回答有关食物频率问题的认识过程可能十分复杂。也发现当前的食物模式可能影响过去的膳食回顾,从而产生偏倚,准确性差。调查表格可参考表 3-9。

表 3-9 个体食物频率调查表

食物名称	平均每次食用量	进食次数				
		每天	每周	每月	每年	不吃(填0)
1. 大米						
2. 小麦面粉						
3. 杂粮(小米/高粱/玉米等)						
4. 薯类(红薯/山药/芋头/马铃薯等)						
5. 油炸食品(油条/油饼等)						
6. 猪肉						
7. 牛肉、羊肉						
8. 禽肉						
9. 内脏类						
10. 水产品						
11. 鲜乳						
12. 乳粉						
13. 乳酪						
14. 乳酸						
15. 蛋类						
16. 豆腐						
17. 豆腐丝/千张/豆腐干						
18. 豆浆						
19. 干豆类						

续表

食物名称	平均每次食用量	进食次数				
		每天	每周	每月	每年	不吃(填0)
20. 新鲜蔬菜						
21. 干菜						
22. 咸菜						
23. 泡菜						
24. 糕点						
25. 新鲜水果						
26. 坚果						

调查日期:__________年______月______日
调查员签字:
审核员签字:

在估计膳食摄入量时四种膳食调查方法产生误差的主要来源,见表3-10。

表3-10 四种膳食调查方法在估计膳食摄入量时的误差来源

误差来源	食物称重记录法	24小时回顾法	膳食史法	食物频率法
随时间增加的变异	+	+	-	-
应答误差				
遗漏食物	+	+	+	
增多食物	-	+	+	+
估计食物量	-	+	+	+
估计食物消耗频率	NA	NA	+	+
改变真实膳食	+	+/-	-	-
向营养素转化时产生的误差				
食物成分表	+	+	+	+
编码	+	+	+	-

注:①"+"提示可能产生误差;②"-"提示不可能产生误差;③NA表示不可用(not applicable)

七、膳食调查结果计算

1. 就餐人日数　人日数是代表被调查者用餐的天数。一个人吃早、中、晚3餐为1个人日。在现场调查中,不一定能收集到整个调查期间被调查者的全部进餐次数,应根据餐次比(早、中、晚三餐所摄入的食物量和能量占全天摄入量的百分比)来折算。若规定餐次比是早餐占20%,午餐、晚餐各占40%,如家庭中某一成员仅询问到早午两餐,其当日人日数为1×20%+1×40%=0.2+0.4=0.6人日。

在做集体膳食调查时,例如在某托儿所调查,如果三餐能量比各占1/3,早餐有20名儿童进餐,午餐30名,晚餐有25名:总人日数=(20+30+25)×1/3=25人日;若该托儿所3餐能量分配比例为早餐30%，午餐40%，晚餐30%：人日数计算为(20×0.3+30×0.4+25×0.3)=25.5人日。

2. 平均每日食物摄入量的计算　由于被调查的不同人群的年龄、性别和劳动强度有很大差别，所以无法用营养素的平均摄入量进行相互间的比较。为此，一般将各个人群都折合成标准人进行比较。

折合系数：折合方法是以体重60kg成年男子从事轻体力劳动者为标准人，以其能量供给量10.03MJ(2400kcal)作为1，其他各类人员按其能量推荐摄入量与10.03MJ之比得出各类人的折合系数。

标准人的系数(混合系数)=(折合系数1×人日数1+…+折合系数n×人日数n)/总人日数。

人群折合成标准人的食物和营养素摄入量=人均食物或营养素摄入量/混合系数。

混合系数=(0.75×4+0.79×4+0.96×2.4+1×2.6)/13=11.064/13=0.851，人群折合成标准人的米摄入量=1900/13/0.851=171.7(g)。

(孙萍　吴孟)

第二节　人体测量与评价

一、概　　述

人体测量与评价是营养筛查与评估的重要组成部分，从人体测量的数据中可较好地反应个体和群体的营养状况。无论临床生化的检验指标如何先进，人体测量都是不可代替的检查评估方法，而且在任何的营养筛查与评估量表都纳入了1~2个人体测量指标，这表明人体测量指标在反映机体的营养状况时具有很好的敏感性和特异性。

人体测量主要是测量人体的重量、高度(长度)和各种围度，并计算这些指标之间的比值。通过人体测量可以初步反映人体的营养状况。比如在婴幼儿、儿童中，简单的体重、身高(身长)、头围就能评价其生长发育程度。成人的腰臀比可以预测心血管疾病的风险。

人体测量的优势在于对工具的要求比较低。常用人体测量指标非常简单，一个工具就可以实现，例如腰围测量只需要一根测量尺就可以得到，而体重仅需体重秤。这在基层社区开展营养检测和评估是非常简便、快速的方法。社区居民在家中也可以进行自我监测。

人体测量的内容包括体脂和瘦体组织。近年来，日常功能对健康的作用也越来越受到重视，因此，在人体测量中也包括了这部分内容。反映人体总体指标有身高(身长)、体重、腰臀比；体脂的指标有腰围、皮褶厚度；瘦体组织的指标有上臂围、握力；反映功能的指标有6米步速和简易体能状况量表。

人体测量在使用时需要注意以下几点，以确保测量的准确：①测量使用的仪器要经过校正，型号最好统一；②测量人员需要经过培训，以保证测量的解剖位置准确，测量方法准确；③每次测量至少测量2次，取平均值，数值取小数点后1位；④需要结合膳食、临床生化等及其他评价指标综合考虑。

二、人体测量的方法

(一)身长/身高

1. 身长 身长测量常用于3岁以下的婴幼儿,身长与相应月龄身长的平均值比较,可以判断其生长发育情况。测量身长使用的仪器是身长测量床。测量床由底板、顶板和足板构成,顶板和足板与底板垂直,足板可以移动并与顶板平行,底板上有精度至0.1cm的刻度标识。测量的方法是:①将婴幼儿的外衣、鞋帽脱去,仰卧位在身长测量床的中线上;②固定婴幼儿的头部,使其接触顶板;③将婴幼儿双膝伸直固定,避免移动;④用足板滑动轻轻接触至婴幼儿的足跟,读取底板上的刻度至小数点后1位。

2. 身高 身高是人体测量中重要的指标之一,准确的身高测量是得出BMI的第一步。老年人由于脊椎压缩、骨质疏松等原因,身高比年轻时降低5cm左右,因此,老年人体检时需要重新测量身高,而不能以以往的身高代替。身高测量的仪器有身高尺,以及身高仪。身高尺有简单的测量尺和红外线感应的无线测量尺,身高仪目前也有手动或红外线。测量方法:①仪器校对准确,请测试者脱去鞋帽,站立在身高仪上,或者靠墙站立。②测试者双眼平视前方,上臂自然下垂,足跟并拢,足尖分开成60°,使得足跟,骶部、肩部与墙壁或者立柱接触。没有立柱的需要身体站直,成立正姿势。③测试人员站立于被测试者右侧,用水平压板轻轻接触被测试者的头顶部。需要自己读刻度的,测试者的双眼需与刻度水平。有的仪器可以自动读出数字。最终身高数字精确到小数点后1位。需要注意的是,被测试者如有发辫,需要松开或不要将头发扎得过高,如有头顶的发饰要取下。

3. 身高的代替指标 身高是非常容易获得的体格测量指标,但在部分老年人中却是最困难的体格测量指标之一。究其原因是随着年龄的增加,椎间盘的萎缩、疾病等因素,老年人身高每年都有不同程度下降,再加上老年人行动受限、骨骼关节疾病,神经系统疾病,使得有部分老年人无法直立,从而难以获得准确身高。针对这些老年人,可以用一些身高的代替指标。代替身高的指标有很多,至于哪种比较好则没有比较,在实际运用中可以根据具体的情况。

(1)坐高:采用身高坐高仪测量。测量方法:①被测试者坐在坐板上,躯干挺直,双手自然下垂,不能支撑。双腿并拢,双脚踩在地面或踏板上。②测试者在右侧,将压板轻轻接触被测试者的头顶部后读取数据,结果精确到小数点后1位。

(2)两臂伸展长度:通常来说两臂伸展长度与身高成正比,因此可以用此标准来代替身高。测量的方法是两臂伸展与地面水平,沿手臂、肩膀,测量左侧中指到右侧中指的长度,结果精确到小数点后1位。

(3)膝高:老年人中由于各种原因卧床的比例较高,因此需要利用身体其他的测量数据来代替身高。膝高不受被测试者是否能站立的影响,因此可以代替身高。膝高的测量方法是测量一侧脚胫骨平台上缘至胫骨内踝下缘之间的垂直距离。测量的时候膝关节和踝关节弯曲90°,脱去测量侧的鞋袜,并将裤脚卷高露出膝盖。美国开发了用膝高和年龄预测身高的方程式,但是在我国还没有这方面的研究数据。

(二)体重

体重是营养状况评价中最重要的指标,反映身体的能量-蛋白质情况,在各种营养评价中都必不可少。体重测量比较简单,只需一个体重仪就可以测得。但要获得准确的体重,尤其是老年人中却不是那么容易。这是因为老年人常有卧床、无法站立的情况,随着季节变化,老年人衣服穿着比较多,所以,给老年人测量体重尤其是需要注意测量时的三个相同:同一时间、同一衣着、同一体重仪。对于无法测量体重的老年人,目前也有代替的指标比如小腿围等。

体重与年龄密切相关,一个人的体重通常在婴幼儿和青春期增长最快,在中年时约50岁左右达到高峰,步入老年人时逐渐下降。标准体重的计算是由身高推导出来。标准体重(kg)=身高(cm)-105,标准体重的±10%被认为是正常体重。监测体重变化,可以了解身体的健康状况。任何年龄,如果短期内有体重的减轻,就提示身体健康可能出现问题,需要进行干预。在老年人或住院患者中,体重减轻也可以预示不良的临床结局。

体重测量时首先应当使用校正过的体重仪(秤),其次测量时体重仪(秤)应当放置在水平地面。同一人每次测量的时间最好一致,比如都是空腹排空大小便后,或者睡前排空小便后。每次测量穿着的衣服应当同样多,如果衣服有增减则需要在最后计算体重时减去增减的衣服重量。测量时,被测试者在体重仪(秤)显示为0.00kg或指针在0kg时,脱去鞋子站立于体重仪(秤)中央,稍等片刻后,待读数和指针稳定不动后读取数值,数值精确到小数点后1位。需要注意的是测试前被测试者不得进行体育活动和体力劳动。

(三)围度

体格测量中,各种围度测量比如上臂围、小腿围、腰围、臀围等与体重密切相关,常用于评估人体肌肉和脂肪含量的重要指标。但由于技术标准和中国参考值的有限,因此不建议单独使用围度指标评价人体的肌肉和脂肪,应当结合体重和其他的评价指标。

1. 上臂围和上臂肌围

(1)上臂围(mid-arm circumference,MAC):理论上应当是先测定上臂紧张围,再测定上臂松弛围,将两者数值之间求差值,差值越大表明肌肉的发育状况越好,差值越小表明脂肪发育情况越好。但在实际工作中通常是测上臂的最大围度。测量的方法是,以被测试者优势手的肩峰到鹰嘴连线的中点作为标志,用测量尺绕标志一周所得到的数值就是上臂围。上臂围可反映肌肉蛋白贮存和消耗情况,与体重密切相关,也可以反映机体的能量代谢。我国男性上臂围平均27.5cm,女性是25.8cm。

(2)上臂肌围(mid-arm muscle circumference,MMAC):用于评价人体肌肉蛋白质变化的指标,也可以反映机体蛋白质储备状况。在临床上,上臂肌围与血清白蛋白成正相关。上臂肌围(cm)=上臂围(cm)-3.14×三头肌皮褶厚度(cm)。我国男性上臂肌围平均24.8cm,女性23.2cm。

2. 腰围 腰围是人体测量中比较重要的指标,它与心血管疾病的发病密切相关。随着年龄增加,腹部皮下脂肪堆积,腰围都有不同程度增加,反映了腹部皮下脂肪的厚度和堆积情况。腰围测量准确性受到呼吸,测量位置以及皮肤松弛程度影响,是实际测量中最容易产生偏差的指标。因而需要准确定位测量位置,保证每次测量位置都相同。具体的测量方法是:①被测试者暴露腹部,自然站立,双眼平视前方;②测量的位置是两边胸廓下缘和髂前上棘最高处连线的中点为标志,将卷尺绕标志一周,在被测试者呼气末、吸气未开始时读数,数值精确到小数点后1位。需要注意的是卷尺应当与躯干垂直,另外不能贪图省事就隔着衣服测量,或者绕脐一周,同时要告知被测试者自然呼吸,切不可过重呼吸,或收腹挺胸。

3. 小腿围 在长期卧床和虚弱的人中,无法准确获得体重指标,因此,近年来有学者开始寻找体重的代替指标。其中小腿围被认为是反映机体营养状况的较好指标,它与体重有密切的相关,且能够反映机体肌肉的储备情况。测量小腿围的方法是被测量者取坐位,双足着地,膝盖弯曲成90°,暴露小腿鱼际肌。用卷尺绕小腿最粗的部位一周,读取卷尺上刻度,测定2次取平均值,数值精确到小数点后1位。如果被测者是卧床,可以嘱其足底踏着床

(请人协助),膝盖弯曲测量。小腿围≥31cm 时为正常,<31cm 则表明存在肌肉缺乏。

(四)皮褶厚度

皮褶厚度是用于测量人体脂肪含量的简便测量工具,通过测量不同部位的皮褶厚度可以了解机体的脂肪含量,评价营养状况。研究显示,皮褶厚度与全身的脂肪数量有正相关,临床上通过测量皮褶厚度可粗略估计脂肪消耗。常用的皮褶厚度测量部位是三头肌、肱二头肌、肩胛下角、髂嵴上,其中三头肌的皮褶厚度是最常用的测量部位。由于皮褶厚度受到年龄、肌肉量和测试人员手法影响,相对来说误差比较大。除了需要掌握测试技巧以外,每个部位需要测试 3 次,取平均值。下面以三头肌的皮褶厚度测试作为示例讲解测试过程:①找到测试的部位——右侧肩峰到尺骨鹰嘴连线的中点;②左手将被测部位皮肤和皮下组织夹提起来;③用右手在该皮褶提起点的下方用皮褶计测量其厚度。注意在提起皮肤时的时候不能连同肌肉一起夹住,数值精确到小数点后 1 位。我国目前没有群体调查的参考值,可以在治疗前后以患者自身对照比较。肱二头肌测量的标志是肩峰与鹰嘴连线中点上 1cm,基本与乳头水平。肩胛下测量的位置是右肩胛下角下方 1cm 处。髂嵴上部的测量位置是腋前线向下延伸与髂嵴上相交处。

(五)握力

握力是个体在抓握物体时产生的最大静息力量,主要是反映前臂和手部肌肉的力量,由于抓握物体需要前臂和手部多种肌肉的协调,因此握力也是肌肉总体力量的评价指标。近年研究发现握力与死亡和心血管风险密切相关,当握力每下降 5kg 时,早死的风险增加 16%,心脏病相关的死亡风险增加 17%。所以通过握力不仅可以评估肌肉状况,还可以评估身体的营养状况。握力测定的仪器是握力计。测定的方法是:①首先根据手部的大小调整抓握的位置,不要太松或者太紧,使得示指的第二关节接近垂直后进行测量。②身体自然站立,两腿分开,双臂自然下垂。握力器不要触碰身体的任何部位,包括衣物。测试时不要来回摆动握力计。③先测定优势手,然后测定非优势手,每只手测定 2 次,例如以右-左-右-左的顺序进行测量,取两次测量的平均值,数值精确到小数点后 1 位。在肌肉衰减综合征中,握力的标准是男性>26kg,女性>18kg。

(六)6 米步速

步速的测定是反映老年人肌肉功能,尤其是下肢肌肉功能的重要指标。维持正常的步速需要身体各个器官功能的协调运作,包括循环、神经、消化和内分泌等,因此步速可以反映出身体综合功能状态,与健康状态密切相关。老年人如果随着年龄增加,步速没有减慢则表示其健康状态良好。步速的测量比较简便,因此在可以成为社区评估老年人健康状态的良好指标。测量方法是:①划出 6 米的直线距离的起点和终点;②告知被测试者用平常步行速度走完 6 米的距离,不要过快或过慢;③让被测试者离起点 50cm 处开始步行,到达起点标识时用秒表进行计时;④让被测试者走到终点后继续行走 50cm 左右停止,到达终点时停止秒表计时;⑤计算步速=6 米/所测的时间。国际上一般采用人群步速四分位(25%上限)所对应的值作为标准。在肌肉衰减综合征的判断中步速大于 0. 8m/s,为正常。测定时需要注意的就是,不能让患者从 6 米起始处开始行走,也不能在 6 米终点处突然结束,从而避免短距离内的启动与停止对步速测定的影响(图 3-1)。

(七)简易体能状况量表

简易体能状况量表(short physical performance battery,SPPB)最早由 1994 Gurainik 在 3 个社区,超过 5000 名 71 岁以上老年人中用于评估下肢功能,通过评估平衡、步态、力量三个

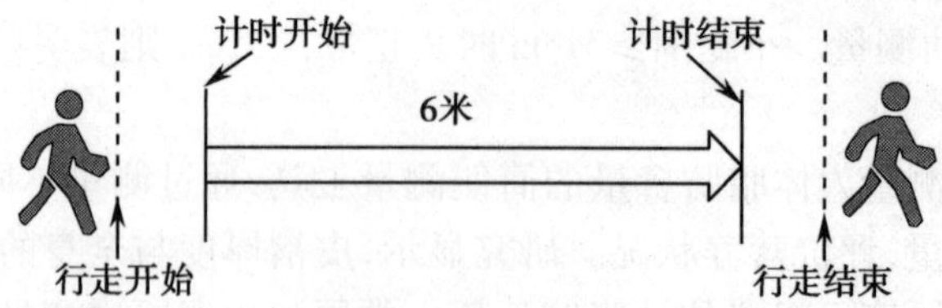

图 3-1 6 米步速测定方法示意图

方面了解老年人的下肢能力。在随后的各种针对老年人的功能研究中,SPPB 都广泛用于评估老年人的整体功能。SPPB 的测试量表分成 3 个部分,包括平衡测试、4 米步速测试、椅子站起测试(图 3-2),评分方法见表 3-11。

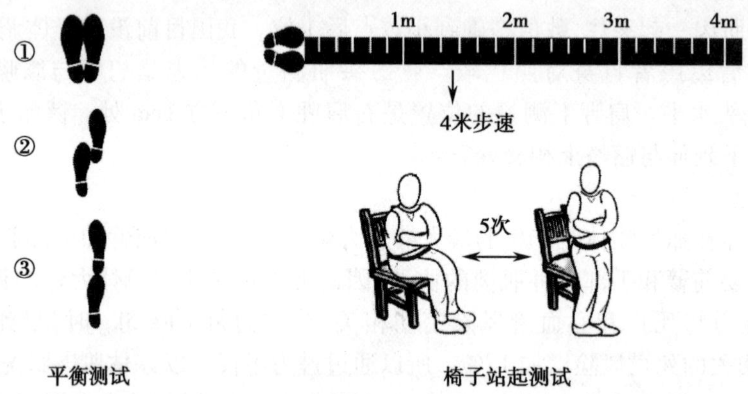

图 3-2 简易体能状况量表 SPPB 测定方法示意图

表 3-11 简易体能状况量表 SPPB 测定方法评分表

项目	时间	评分
平衡测试	坚持 10s	2 分
	坚持 3~9. 99s	1 分
	坚持<3s	0 分
4 米步速	<4. 82s	4 分
	4. 82~6. 20s	3 分
	6. 21~8. 70s	2 分
	>8. 7s	1 分
	无法完成	0 分
椅子站起测试	≤11. 19s	4 分
	11. 20~13. 69s	3 分
	13. 70~16. 69s	2 分
	>16. 7s	1 分
	大于 60s 或无法完成	0 分

首先进行的是平衡测试，方法为：①被测试者并脚站立即双脚并排站立10秒，如果无法完成则进行4米步速测定；②半前后脚站立即一足跟对准另一足部大脚趾侧面站立10秒钟，如果无法完成则进行4米步速测定；③ 前后脚站立即一足跟对准另一足尖站立10秒。接着进行4米步速测定，方法和6米步速测定一样。

最后进行椅子站起测试，方法为：①测试前准备，请患者坐半个有靠背的椅子，胸前交叉双臂并尝试站起；②请被测试者用尽可能快的速度用①的姿势从椅子上站起坐下5次；③记录5次完成的总时间。

（八）人体测量评价

上述各项人体测量的指标中都需要有参考值来表示营养状况的正常、不足和过剩。尤其是儿童，单一的身高或体重的意义不大。需要按照年龄的身高，或者按照身高的体重进行比较。儿童的和身高别体重正常数据都可以查阅得到。根据常用的中位数百分比法可以判断儿童的生长发育是否正常。参考标准体重中位数的90%~119%为正常，80%~89%为轻度营养不良，70%~79%为中度营养不良，60%~69%为重度营养不良，≥120%为肥胖。

18岁以上的成人则通过体质指数（body mass index，BMI）来判断营养状况。BMI=体重(kg)/身高(m^2)。BMI是目前为止比较广泛应用于判断人体营养状况的指标，不仅能够反应机体的胖瘦程度，还与各种围度测量值有关，能够反映机体的能量-蛋白质情况。我国的BMI值与WHO的标准有些差异，这与我国人民的体格有关。我国的标准是BMI<18.5kg/m^2是体重过低，表明有营养不良，18.5~23.9kg/m^2是体重正常，24.0~27.9kg/m^2为体重超重，≥28kg/m^2为肥胖。

肥胖类型不同，其对心血管健康的风险也各不相同。向心性肥胖的心血管风险要大，是代谢综合征的危险因素。通过腰围和臀围的比值，也就是腰臀比（waist to hip ratio，WHR）可以区分是否为向心性肥胖。腰臀比=腰围(cm)/臀围(cm)。正常成人男性的WHR<0.9，女性<0.85，超过这个数值说明有向心性肥胖，提示内脏脂肪量比较多。

三、人体成分分析

（一）概述

人体由水分、蛋白质、脂肪、碳水化合物和矿物质组成各个器官和组织。在不同疾病和营养状态下，组织器官的水分、蛋白质、脂肪和矿物质都会有相应改变。上述人体测量的各个指标都不能很好地反映这些成分的变化。因此，需要用检测人体成分的方法来准确地反映人体各种成分的变化，评价个体和人群的营养状况。

测量人体成分的方法有很多，有同位素标记的双标水法，MRI/CT，双能X线吸收法（DEXA）和生物电阻抗法。同位素标记的双标水法是测定能量消耗的金标准，也可以用于人体成分测定，但是由于测定繁琐又涉及需要同位素，所以不适合临床和社区。MRI/CT扫描是利用影像学的技术获得人体各个断面的图像，能够显示骨骼、皮下脂肪、内脏脂肪等结构，运用软件计算出脂肪和肌肉的含量和分布，对于内脏脂肪的测算比较准确。但是MRI/CT扫描需要的机器在社区没有，而且如果做筛查成本比较高，也比较费时，同时被测试者还需要暴露于X射线中，因此也不常用于人体成分测量分析。双能X线吸收法（DEXA）常用于骨密度的测定，近年来，由于测定技术和软件的进展，目前也是测定肌肉含量的金标准。与MRI/CT扫描类似，DEXA也需要较昂贵的机器和X线的暴露，使得在社区运用中受到一定的限制。表3-12总结比较了各种方法的优缺点。

表 3-12 各种人体成分检查方法的优缺点

方法		优点	缺点
局部测量法	皮褶厚度法	操作简单、无损伤、仪器轻便易携带	受测试者影响较大,误差大,精度较差
	计算机断层扫描法(CT)	评价脂肪区域性分布最准确方法之一	成本过高,射线暴露
	核磁共振法(MRI)	"金标准",测 量局部与总体身体成分的可靠测量方法	价格昂贵、耗时长、受试者易产生幽闭恐惧症
	超声检测法	无创、价廉、简便	产后女性、青少年、腹水患者测量精确性低
全身测量法	人体测量法	简便、廉价、无创	准确性有限
	生物电阻抗法(BIA)	操作简便、安全无 创、与DEXA 有很好的相关性	易受体液变化,如饮水、膳食、腹泻及运动等影响。
	双能 X 线吸收法(DEXA)	准确、简便	设备昂贵,对工作人员的技术要求高
	同位素双标水法	准确、快速、无创测出人体脂肪含量	技术难度高

(二)生物电阻抗法

1. 生物电阻抗法(bioelectrical impedance analysis,BIA) 是目前运用比较广泛的人体成分测定方法。BIA 的原理是利用生物组织和器官的电学特性,简单来说,就是利用组织中的脂肪和肌肉对于电流的阻力不同来获得生理学信息的无创的方法。测试时给予人体微弱的电流,由于肌肉和电解质的阻力能够被测得,因而获得其相应组织器官的电阻变化,然后根据有人体的阻抗值来获得人体成分的信息。这种技术使用方便、无创、精确度高和重复性好等优点,更易为病人所接受。BIA 最早是 Thomasset 提出用于人体成分分析,他建立了人体阻抗作为人体成分的一个指标,随后的研究者建立了人体阻抗与人体总水分之间的方程关系式,开始将运用生物电阻抗进行人体成分测定。随着近几十年的运用,这项技术已经非常成熟。测定的方法也从单一频率(50kz)电流输入发展到多个频率(1kz,5kz,50kz,250kz,500kz)、4 个电极(双手和双脚)分段测试,使得所得到的人体各个组分更加精确,包括四肢骨骼肌肉量、细胞内外水分、脂肪比例。这些详细的结果也为 BIA 准确评估被测试者的疾病和营养状态提供了可靠的数据。在肌肉衰减综合征的诊断中推荐使用 BIA 来诊断。

2. 临床运用

(1)BIA 首先是运用于体重管理:因为 BIA 可以直接计算出肌肉含量,内脏脂肪的百分比。研究显示,营养不良者的细胞内液(inter cell water,ICW)在全身水量(total body water,TBW)中的比例明显低于健康志愿者,而细胞外液(extra cell water,ECW)在 TBW 中的比例却明显高于健康志愿者。营养不良患者进行 BIA 测定的时候,肌肉量也常常低于正常值,显示蛋白质-能量不足。当营养状况改善时,则细胞内外液的情况就会改善,并往往先于血清蛋白变化，随后肌肉量也会增加。

(2)BIA运用于营养不良的检测：疾病是导致营养不良的主要原因之一，肾衰竭时长期透析的患者、癌症患者、慢性肝病患者都存在不同程度的营养不良，可用BIA长期监测这些疾病中营养不良患者的人体组成。恶性肿瘤患者通常处于高代谢状态，肌肉消耗大大增加。BIA可以直接测出人体的瘦组织，反映肿瘤患者的营养状况，及时进行营养干预。累及到小肠病变的疾病比如克罗恩病，肠道淋巴瘤都会导致营养不良，反映在BIA上就是体重减轻、脂肪组织和肌肉组织的减少。如果使用糖皮质激素，通常体重不会变化甚至还会增加，但BIA上骨骼肌减少显著，就能更准确反映机体营养状态。糖尿病患者的肌肉含量下降，而肌肉的减少则不利于血糖的控制。

(3)BIA运用于慢性肾脏疾病患者身体的水分检测：在做肾脏透析的患者，身体内水分如何是评估透析是否完全的重要指标。传统的就是每次透析前后进行体重的称量。而BIA直接可以计算出细胞外液与总水量的比例(ECW/TCW)，肾脏病人的BCW/TCW在未透析之前较正常人高，如果透析后测定ECW/TCW接近正常范围内，则表明透析后人体水分达到均衡状态。如果透析后ECW/TCW比值仍然比较高，则需要重新调节过滤量，并重设干体重。目前在国外已经使用ECW/TCW比值来判断干体重，这比传统的方法更加快捷简便。

肝硬化失代偿期的患者常常会有水钠潴留，如腹水，下肢水肿等。多频节段电阻抗测定人体组成，能克服因水肿、腹水而造成的体重对人体组成结果的影响，通过测量ECW和ICW，判断水肿时水分分布的情况，腹水越严重，则细胞外液比例就越高，检测细胞外液可以作为肝硬化严重程度的监测指标，同时有助于客观地评价机体的营养状况和能量消耗。

除了上述常见的应用范围以外，BIA越来越广泛用于临床各种疾病的营养监测，①评估严重烧伤后病人的营养代谢，评估大面积烧伤病人的瘦体组织确定早期的营养不良。②用于分析病人颅内压升高代偿期的变化。因颅内的各种病变会引起病变区域的电阻率发生变化。同时，由于颅内容积代偿作用，病变体积的变化会使颅内容物相对体积发生改变。这两种因素都将引起颅内区域阻抗改变。③用于慢性阻塞性肺疾病(COPD)的人体成分分析，COPD患者人体瘦体组织与血清白蛋白、前白蛋白等具有很好的相关性。④其他有的研究用于评估胃动力学、检测乳腺癌以及进展性小细胞肺癌分期预后指标等研究，但临床上的应用价值尚不明确。

3. 测试方法　现在人体成分分析采用的检测方法是直接节段多频率生物电阻抗测试法，通过多个不同的频率，测定四肢和躯干的电阻，接触的电极有8个。测试中的注意点和方法会影响到结果的准确性，因此操作时需要注意。

(1)测试前准备：①空腹检查，如果不能空腹则需要进食后至少2小时进行测试；②检查前排空小便；③检查前不能进行运动或其他的体力活动；④检查前仅穿着内衣裤，并脱去鞋袜；⑤足部干燥的人可以涂抹少许润肤露。

(2)测试时：①开机预热完成，等待仪器画面成测试状态。②双足接触足部电极片，确保足跟，前脚掌在电极片上。③双手握住手部电极片把手，确保大拇指、手掌接触电极片，注意不要用指甲按压电极片。④双手自然下垂，外展15°，双眼平视前方，躯干直立，自然呼吸。⑤测试者在确保被测试者姿势准确性后，输入被测试者ID、体重、身高、年龄和性别，按下仪器的开始键，进行测试。等待屏幕显示测试完成后即可让被测试者下机器。其中体重可以直接测得，身高配合身高仪连接可以直接读取，否则需要手动输入。⑥无法站立的患者，可以使用能够仰卧测试的人体成分测量仪。⑦心脏有起搏器患者不能进行人体成分测试。

4. 结果分析 完整的人体成分检查结果包括被测试者信息(ID、体重、身高、年龄和性别)、身体成分分析、肌肉脂肪分析、肥胖分析、肌肉均衡、水肿、内脏脂肪面积等几个部分。

(1)身体成分分析:身体成分分析中直接测得的数据是:细胞内液、细胞外液、蛋白质、无机盐和人体脂肪。身体水分含量=细胞内液+细胞外液;去脂体重=细胞内液+细胞外液+蛋白质+无机盐;肌肉量=去脂体重-骨内含量,体重=去脂体重+体脂肪。

(2)肌肉脂肪分析:将体重、骨骼肌和体脂肪的情况进行综合分析,可以判断体型及肌肉和脂肪储备情况。体重正常范围按照设定 BMI 的标准值(>18 岁的成年男性 $22kg/m^2$,成年女性 $21kg/m^2$)计算得出:标准体重 = BMI×身高^2,体重的标准范围是标准体重的 85%~115%,相对应 BMI 为 18.5~$23kg/m^2$。如果是小于 18 岁。骨骼肌质量由四肢肌肉量计算得到,其标准值是标准体重的 47%(男)、42%(女),标准范围为标准值的 90%~110%。

(3)肥胖分析:通过肌肉脂肪的数据可以获得 BMI(kg/m^2)、体脂百分数(%)和腰臀脂肪比率三个参数。如果 BMI 相同的两个人,体脂含量越高,表明其肥胖程度越大。腰臀比越高,则表明其腹部脂肪含量越高,因而内脏脂肪越多。

(4)四肢肌肉均衡性:按照左、右上肢,躯干,左、右下肢的肌肉含量,与理想体重下理想肌肉含量进行比较,借以判断身体肌肉分布的均匀性。

(5)水肿情况:人体成分测定可以直接得到细胞内液和细胞外液的数据,因此可以分析四肢和躯干的水肿情况。ECW/TBW,的比值正常范围是 0.36~0.40。通常 ECW 增加时水肿指数也增加。老年人和营养不良患者肌肉含量减少,组织间隙被水充满,从而导致 ECW 增加。

(6)内脏脂肪面积(Visceral fat area VFA):在体成分测试结果报告的中还可以得到内脏脂肪面积(VFA),如果 VFA>$100cm^2$,表明内脏脂肪增加,VFA>$150cm^2$,表明内脏脂肪显著增加。

(谢 华 孙建琴)

第三节 营养筛查与评估量表

营养筛查、营养评估、营养支持是整个营养治疗中密不可分的三个部分。对于任何一个患者,应当首先经过营养筛查,确定是否有营养风险,如果存在营养风险,那么就进行详细的营养评估,然后确定营养支持方案。这是因为循证研究发现,给予有营养风险的患者进行营养支持,患者可以获得包括减少感染、缩短住院天数等良好的临床结局,而如果营养筛查是正常的患者,给予营养支持则是浪费资源,又不能获得改善的临床结局。所以从卫生经济学角度来看,营养筛查和评估非常重要。

这里需要解释一下关于"营养风险"的定义。"营养风险"和通常说的营养不良的含义不同,根据欧洲肠外肠内营养学会(ESPEN)营养筛查指南 2002 版和中华医学会肠外肠内营养学分会(CSPEN)《肠外肠内营养指南(2008)》、《肠外肠内营养操作规范(2008)》中所叙述,所谓营养风险(nutritional risk)是指现有的或潜在的与营养有关的因素导致患者不利临床结局的风险,而不是指"发生营养不良的风险"。因此营养风险的概念有两方面内涵:①有营养风险的患者发生不良临床结局的可能性大;②有营养风险的患者更可能从营养治疗中受益。营养风险指向的是临床结局,而这是一切临床治疗的最终目的。国外和国内有随机对照研究表明，有营养风险的患者可通过营养支持改善临床结局。营养筛查所采用的工具应当简便、快速，以确定患者是否需要营养评估和营养支持。

至今营养筛查和评估量表并没有统一，有的用于筛查，有的筛查和评估均可以使用。这也是由于营养筛查和评估量表的目标人群和适应疾病不同。下面介绍几种目前指南推荐常用的营养筛查和评估量表。在运用的时候需要根据患者的具体情况选择合适的量表，这样才能保证筛查出营养风险的患者，达到筛查的目的。

一、营养风险筛查

(一) 概述

营养风险筛查(nutrional risk screening 2002，NRS 2002)是目前在临床上运用最广泛的营养风险筛查量表。这主要是由于其循证医学的证据力度。2002 年丹麦学者 Kondrup 团队通过 128 个随机对照研究，发现经 NRS 2002 筛查存在营养风险的患者，给予营养支持后其临床结局优于无营养风险的患者，因此提出可使用 NRS 2002 的营养风险筛查系统对住院患者进行营养风险的筛查。随后其他研究者证实采用 NRS 2002 筛查出来有营养风险的患者进行营养支持能缩短患者住院时间，并且对于住院患者的适用性可以达到 93.5%和 99%。NRS 2002 的特异度和敏感度也较别的营养筛查方法要高。NRS 2002 在我国的使用开始于 2004 年，由中华医学会肠外肠内营养学会牵头进行了 NRS 2002 营养风险筛查在中国的应用研究。该研究结合中国人 BMI 正常值对全国 10 个大城市 11 家三级甲等医院的 12014 例住院患者进行调查和研究。研究的患者类型涉及普外科、胸外科、呼吸内科、消化内科、肾内科和神经内科 6 个临床专科，结果显示 6 个专科平均住院病人的营养不良发生率为 12.6%，存在重度营养风险的患者占 33.9%，研究表明，结合中国人 BMI 正常值以及白蛋白正常值应用 NRS 2002 方法来评定营养不良和筛选营养风险者方法是可行的。随后在中国许多医院及不同的科室陆续开展了 NRS 2002 的营养风险筛查，结果都表明其具有快速、简便和较好预测临床结局和营养支持效果的优势。基于这些证据和优势，CSPEN 推荐 NRS 2002 作为住院患者营养风险筛查的工具。现在已经有医院将 NRS 2002 营养风险筛查整合至医院的 HIS 系统，方便医护人员及时有效地完成患者的营养风险筛查。

(二) NRS 2002 营养风险筛查

NRS 2002 营养风险筛查分成两步完成：即初筛和正式筛查。初筛(表 3-13)中的 4 个问题只要有 1 个问题回答“是”就进入正式筛查。如果所有的问题都回答“否”，则应每周重复筛查 1 次。患者如果是计划接受腹部大手术，可以进行预防性营养支持以减少营养风险。初筛的表格中考虑到中国人 BMI 值对于营养不良的界定值是 18.5kg/m^2，故用 18.5kg/m^2 作为标准。临床上有时就对所有患者都进行正式筛查而不进行初筛也是可以的。

表 3-13 NRS 2002 初筛表格

		是	否
1	BMI<20.5kg/m^2(国内用 18.5kg/m^2)		
2	患者在过去 3 个月内有体重下降吗?		
3	患者在过去的 1 周内有摄食减少吗?		
4	患者有严重疾病吗(如 ICU 治疗)?		

正式筛查是NRS 2002营养风险筛查的核心内容。正式筛查由三部分构成:营养状态受损评分、疾病严重程度评分、年龄评分,见表3-14。

表3-14 NRS 2002营养风险筛查表

营养状态受损评分:	
无(0分)	正常营养状态
轻度(1分)	a. 3个月内体重丢失>5%;b. 食物摄入为正常需要量的50%~75%
中度(2分)	a. 2个月内体重丢失>5%;b. 食物摄入为正常需要量的25%~50%;c. BMI<20.5
重度(3分)	a. 1个月内体重丢失>5%;b. 前一周食物摄入为正常需要量的25%以下;c. BMI<18.5
疾病严重程度评分:	
无(0分)	正常营养需要量
轻度(1分)	a. 髋骨骨折;b. 慢性疾病有并发症;c. COPD*;d. 血液透析;e. 肝硬化*;f. 糖尿病;g. 一般恶性肿瘤
中度(2分)	a. 腹部大手术*;b. 脑卒中*;c. 重度肺炎;d. 血液恶性肿瘤
重度(3分)	a. 颅脑损伤*;b. 骨髓移植;c. APACHE大于10分的ICU患者
年龄评分:	
0分	年龄<70
1分	年龄≥70
总分	

关于如何评分建议是:

1. 营养状态受损的评分　有正常(0分),轻度(1分),中度(2分)和重度(3分)。在每个分数栏目中有并列1条或者2条及以上。例如中度(2分)有a. 2个月内体重丢失>5%;b. 食物摄入为正常需要量的25%~50%;c. BMI<20.5,这三条只要符合其中1条就可以评2分,而不是三条都需要符合才给2分。评分时可以首先确定患者的BMI,然后询问食欲变化情况,最后询问体重变化情况,3项哪一项所在的分值高,那么营养状态受损的评分就是所在项的最高分值。

2. 疾病严重程度评分　NRS 2002对于疾病严重程度的定义为:1分:慢性疾病患者因出现并发症而住院治疗。病人虚弱但不需卧床。蛋白质需要量略有增加,但可以通过口服补充来弥补;2分:患者需要卧床,如腹部大手术后,蛋白质需要量相应增加,但大多数人仍可以通过人工营养得到恢复;3分:患者在加强病房中靠机械通气支持,蛋白质需要量增加而且不能被人工营养支持所弥补,但是通过人工营养可以使蛋白质分解和氮丢失明显减少。临床上已本次入院就诊的第一疾病诊断进行疾病严重程度评分。表中有"*"的疾病表示是经过循证证据支持的疾病。入院进行腹部大手术的患者,通常建议给予2分,因为预计腹部手术会影响到营养状态。临床上有几万种疾病,NRS 2002中并没有囊括所有的疾病,遇到筛查表中没有的疾病,可以尽量寻找比较接近的疾病进行评分。比如因"炎症性肠病"入院的,在疾病严重程度评分时就可以"慢性疾病有并发症"评1分。如果是非腹部大手术,那么可以根据临床经验判断。比如甲状腺手术、乳腺手术等手术后即可以进食，则可以评定 1 分的“正常营养需要量”。

NRS 2002 的总分是营养状态受损评分+疾病严重程度评分+年龄评分。总分<3 分表明目前没有营养风险，无需进行营养干预，但一周后应对患者再进行筛查。总分≥3 分表明患者有营养风险，需要结合临床制定营养支持计划。评分项目中包括：1）严重营养状态受损（≥3 分）；2）严重疾病（≥3 分）；3）中度营养状态受损+轻度疾病（2+1 分）；4）轻度营养状态受损+中度疾病（1+2）。说明患者存在重度的营养风险，必须给予营养支持干预。

NRS 2002 简便、快速、易用，但是还是存在不足之处。首先，NRS2002 营养筛查是以住院患者作为观察对象建立起来的，对于门诊患者是否合适还不明确，需要进一步确定。其次，NRS 2002 中营养状态受损评分需要 BMI 数据，对于无法测量身高和体重的患者就没有办法获得 BMI 进行评分。各种原因导致的腹水、水肿也会影响体重测量的准确性。接着，在疾病严重程度评分中涉及的疾病较少，有些疾病的分类太过笼统。比如仅将血液恶性肿瘤分出，而消化道中严重影响患者营养状态的食管癌、胃癌、胰腺癌没有列出，如果将这些仅仅归于轻度（1 分）这一栏，就有欠缺。另外对于腹部大手术、慢性疾病等定义和范围还需要进一步明确。虽然 NRS2002 有这些不足，这也是目前各种营养筛查和评分的共同问题，但仍是推荐使用的筛查工具。实施过程中可以根据临床具体情况进行选择。

二、主观全面评定

主观全面评定（subjective global assessment，SGA）也称之为全面临床评定（global clinical assessment，GCA）。由 Detsky 等于 1987 年提出的营养评价工具，也是目前临床上使用最久可以筛查和评估同时进行的营养评价方法。该评价的方法以详细的病史与临床检查为基础，不需要人体测量和生化检查。ASPEN 目前推荐其作为临床营养状况评估的工具。SGA 在营养评估中信度和效度已经经过检验，大量的文献表明 SGA 评估可以发现营养不良患者，并且对其是否有并发症等临床结局具有很好的预测性。应用 SGA 对维持性血液透析患者进行营养评估，显示其与体格检查的指标包括体重、三头肌皮褶厚度、上臂围等具有良好的相关性。

SGA 评价的内容包括身体组成变化、进食变化，消化吸收功能变化，肌肉的消耗，身体功能及活动能力的变化（表 3-15）。根据表格评价的步骤是：①询问患者的体重情况，主要是过去 2 周内的体重变化。如果近 3~6 个月体重有减少，但是这两周体重稳定了，则判定为体重没有变化。②饮食的改变主要是近 1 周的变化，低热量流食一般指米汤，藕粉类，口服肠内营养补充剂如果没有达到 800kcal/d，也属于低热量流食。询问的时候直接问患者进食有没有变化，而不要用引导词“增加”或“减少”。③活动能力和应激反应可以根据病史，以及询问时观察患者的情况。大面积烧伤、高烧或大量出血属于高应激反应，长期发热、慢性腹泻属于中应激反应，长期低烧和肿瘤属于低应激反应。④三头肌皮褶厚度测定方法见体格检查，标准是正常>8mm，中度 6.5~8mm，轻度<6.5mm。⑤踝部水肿轻度是脚背凹陷性水肿，重度为累及脚踝及以上。肌肉消耗则根据目测判断。

SGA 作为营养风险筛查工具有一定局限性，它没有循证证据，更多的是作为评价的工具；能很好地筛查出中重度营养不良，而对于轻度的营养不良则不易区分；能鉴别长期慢性的营养不良，但对于急性期营养不良则不易区分；需要专业培训，比如三头肌皮褶厚度、体重改变、饮食改变、肌肉消耗等判断。因此，有学者认为 SGA 更适合专业人员的使用，作为筛查工具并不简便和快速。

虽然SGA有上述的不足之处，但这并不妨碍其成为临床营养评估的量表。

表3-15 主观全面评定(SGA)量表

主观	近期(2周)体重改变	A=无/升高	B=减少<5%	C=减少>5%
评价	饮食改变(近1周)	A=无	B=减少	C=不进食/低热量流食
(SGA)	胃肠道症状(持续2周)	A=无/食欲不振	B=轻微恶心、呕吐	C=严重恶心、呕吐
	活动能力改变	A=无/减退	B=能下床走动	C=卧床
	应激反应	A=无/低度	B=中度	C=高度
	肌肉消耗	A=无	B=轻度	C=重度
	三头肌皮褶厚度	A=正常	B=轻度减少	C=重度减少
	踝部水肿	A=无	B=轻度	C=重度
	总评	A( )	B( )	C( )

注：上述8项中，至少5项属于C或B级者，可被定为重或中度营养不良

三、微型营养评定

SGA、NRS 2002是适合成人的营养风险筛查与评价。老年人由于各个器官和功能的减退，其生理状况与别的人群还是有很大的差别。比如，无法测量体重和身高的人较其他年龄多，心理、经济、社会的因素对老年人营养状况影响更大。日常活动能力也影响老年人对食物的购买和摄入，从而影响机体的营养状况。因此需要专门针对老年人群的营养风险筛查。MNA就是专门针对社区老年人的营养筛查和评价工具。

微型营养评定(mini nutrition assessment，MNA)是由Guigoz、Vallas和Garry于1994年提出的专门针对老年人的营养筛查及评价方法，包含18项内容，由人体测量、整体评价、饮食问卷和主观评定4部分组成，各项评分相加即得MNA总分。MNA评分分级标准：①MNA≥24表示营养状况良好；②17≤MNA≤23.5表示存在营养不良的危险；③MNA<17表示营养不良。由于年龄和营养不良均为手术的危险因素，故在国外MNA评分已被应用于老年患者术前的营养评估。具体见表3-16。

MNA比较简单、易操作，整个问卷10分钟就能够完成，在考虑饮食、体重的因素外，与NRS 2002、SGA最大的区别在于添加了精神、药物和生活活动能力评价，因此主要用于社区老年病人的营养评估。目前已有研究证明，该工具既可用于有营养不良风险的病人，也可用于已发生营养不良的住院病人。此外，还可用于预测健康结局、社会功能、病死率、就诊次数和住院费用等。但其与临床结局的关系还没有明确结论。

表3-16 微型营养评定表(MNA)

第一步 营养筛查

A. 由于食欲减退、消化问题、咀嚼或吞咽困难而使过去3个月摄入量减少：

0=食欲严重减退 1=食欲中度减退 2=食欲正常

B. 过去1个月体重丢失：

0=体重丢失大于3kg 1=不知道 2=体重丢失1~3kg 3=无体重丢失

C. 活动性：

0=卧床或只能坐起 1=能起床或站立但不能外出 2=能外出

续表

D. 过去 3 个月有心理应激或急性疾病：
0=有　　2=无
E. 神经与精神疾病：
0=严重痴呆或抑郁症　　1=轻度痴呆　　2=无精神问题
F. 体重指数(BMI)kg/m^2：
0=BMI < 19　　1=BMI 19~21　　2= BMI 21~23　　3=BMI >23
G. 营养筛查平分(小计最大分 14 分)：
12 分以上：正常或无危险性不需要完全评价
11 分以下：可能存在营养不良，继续评价
第二步
营养评价
H. 生活能否自理(不住院或在家被护理)：
0=不能　　1=能
I. 每天服药超过 3 种药 ：
0=是　　1=不是
J. 皮肤压疮或溃疡 ：
0=有　　1=无
K. 每天进餐次数：
0=1 餐　　1=2 餐　　2=3 餐
L. 选择(蛋白质类摄入情况)：
每天至少一次奶制品(牛奶、乳酪、酸乳酪)：　是　不是
每周至少两次或更多的豆荚类或蛋类：　是　不是
每天有肉、鱼或禽类 ：　是　不是
0=选择答案为是的有 0 或 1 个　　0.5=选择答案为是的有 2 个　　1=选择 3 个是
M. 每天两次或更多次的水果或蔬菜：
0=不是　　1=是
N. 每天饮水量(水、果汁、咖啡、茶、牛奶等)：
0=不到 3 杯　　0.5=3~5 杯　　1=5 杯以上
O. 进食方式：
0=不能自己进食需帮助　　1=能自己进食但有些困难　　2=能自己进食无困难
P. 自己对营养状况的观点：
0=自己认为有营养不良　1=不清楚是否有营养不良　　2=认为自己没有营养问题
Q. 与同龄人比较认为自己的健康状况怎样：
0=不好　　0.5=不知道　　1=还好　　2=比较好
R. 上臂围(MAC)cm ：
0=MAC 不到 21cm　　0.5= MAC 21~22cm　　1= MAC 大于 22cm
S. 小腿围(CC)cm：
0=CC 小于 31cm　　1=CC 大于 31cm
营养评价(满分为 16 分)
营养筛选分(G 项)
营养评价和营养筛选分(G 项)合计作为总评价(满分为 30 分)

四、微型营养评估短表

微型营养评估短表(mini nutrition assessment-short form,MNA-SF)是基于原始的 MNA 基础上,开发出来的简单的问卷,在保留对营养筛查评估最敏感的体重和进食上,筛选了 4 个对老年人营养状况营养比较大的 4 个指标活动、心理应激、神经心理问题,同时添加了小腿围作为不能测量 BMI 的代替指标。详见表 3-17。

MNA-SF 最初是用于老年急诊患者,现在研究表明其可以用于社区≥65 岁老年人营养不良的筛查。由于只需填写 6 个项目,快速、方便、有效。有标准化的询问指导,简单培训后就可以实施筛查。具体问卷操作为:①问题 A:在过去 3 个月,你吃的比正常少吗?如果"不是",计 2 分;如果"是",继续询问:是因为食欲不振、消化不良、无法咀嚼或吞咽困难吗?如果"是",继续询问:你比以前吃的只少一点还是远远少于以前?如果"只少一点",计 1 分,如果"远远少于",计 0 分。②问题 B:可以这样问"你有没有在过去 3 个月努力的减肥?""你的裤腰变得宽松了吗?""你认为你已经失去了多少重量?""多于或少于 3 千克?",虽然超重的老人减肥可能是适当的,但体重降低也可能是由于营养不良。③问题 C:"是否需要别人的协助才能从床或椅子离开,或坐在轮椅上?如果"需要",计 0 分。是否能够离开床或椅子,但不能离家外出?如果"是",计 1 分;是否能够离家外出?如果"能",计 2 分。实际操作中,你可以观察患者入院情况进行判断。④问题 D:"你最近觉得压力大吗?"或"你最近得了严重的疾病吗?"。我国并不重视患者心理的应激,在这个问题的时候可以询问些具体的事情"近期家里有什么变故吗?""最近心情如何?"。⑤问题 E:通常根据护理人员,护士或医疗记录可以提供,一般不用直接问患者。⑥问题 F:首先能够测定 BMI 还是用 BMI 的数据,当无法获得 BMI 时才使用小腿围。

表 3-17 微型营养评估短表(MNA-SF)

项目	评分
A. 过去 3 个月进食减少程度	0 分=严重减少　1 分=中等减少　2 分=没有减少
B. 过去 3 个月体重丢失情况	0 分=减轻大于 3kg　1 分=不知道　2 分=减轻 1~3kg　3=没有减轻
C. 活动情况	0 分=卧床或只坐在椅子上　1 分=能够下床/或椅子,但不能走动 2 分=能够走动
D. 心理应激或急性疾病	0 分=是　2 分=否
E. 神经心理问题	0 分=严重的痴呆或抑郁　1 分=轻度痴呆　2 分=无神经心理问题
F1. 体质指数(kg/m^2)	0 分=<19　1 分=19~21　2 分=21.1~23
F2. 小腿围(cm)	0 分=<31　3 分=≥31cm
总评	营养不良:　0~7 分(　) 有营养不良风险:8~11 分(　) 正常营养状况:　12~14 分(　)

五、患者提供的主观整体营养状况评价

(一) 概述

肿瘤患者是营养风险的高危人群,根据肿瘤的部位,疾病的分期、治疗反应,肿瘤患者的

营养不良发生率在40%~80%不等。NRS 2002中对与肿瘤的营养风险筛查比较粗略，仅将肿瘤分成一般肿瘤和血液恶性肿瘤。对营养状况影响比较大的消化道肿瘤，比如胃癌、食管癌、胰腺癌没有明确的分类。这使得NRS2002在肿瘤患者使用中有一定的局限性。患者提供的主观整体营养状况评价（patient-generated subjective global assessment，PG-SGA）是在SGA的基础上发展起来的，是专门针对肿瘤患者设计的营养状况评估方法。临床研究提示，PG-SGA是一种有效的肿瘤患者特异性营养状况评估工具，因而得到美国营养师协会（American Dietetic Association，ADA）等推广与应用。研究表明PG-SGA能预测肿瘤患者的住院时间。我国学者将PG-SGA与临床各个营养指标进行比较发现，PG-SGA与BMI、血清蛋白具有很好的一致性。PG-SGA评估出的营养不良程度越严重的胃肠肿瘤患者，其放疗后不良反应越重，营养良好者的耐受程度明显优于营养不良者。

PG-SGA由患者自我评估部分及医务人员评估部分两部分组成，具体内容包括体重、摄食情况、症状、活动和身体功能、疾病与营养需求的关系、代谢方面的需要、体格检查等7个方面，前4个方面由患者自己评估，后3个方面由医务人员评估，总体评估包括定性评估及定量评估两种。患者评估的时候尽可能让患者自己估计和填写。目前，我国肿瘤专业治疗委员会也推荐PG-SGA作为肿瘤患者营养筛查工具。中国抗癌协会肿瘤营养与支持治疗专业委员会推荐的肿瘤患者入院后应当经过营养筛查和评估。如果营养状况良好者，无需营养支持，可以直接进行抗肿瘤治疗（包括手术、放疗、化疗等）；如果患者通过评估存在轻-中度营养不良，应当同时进行营养治疗；如果患者存在重度营养不良，应当先进行营养治疗1~2周，然后进行抗肿瘤治疗，同时继续实施营养治疗。委员会推荐无论有无营养不良，所有患者在完成一个疗程的抗肿瘤治疗后，应该重新进行营养评估，再确定进一步营养治疗的方案。

PG-SGA是针对肿瘤患者较好的营养筛查评估量表，但也存在着不足影响其推广。主要原因是PG-SGA量表询问的时间比较长，如果患者无法自行回答则会影响自评得分。另外，涉及项目中的代谢评分和体格检查评分，需经专业培训后才能避免操作误差。

（二）PG-SGA评分表

1. 病人自评表　内容包括体重、摄食情况、症状、活动和身体功能4个方面。详见表3-18~表3-21。

表3-18　病人自评表1

1. 体重（工作表1）
目前我的体重约为　kg
目前我的身高约为　cm
1个月前我的体重约为　kg
6个月前我的体重约为　kg
在过去的2周，我的体重　（表3-23判断） 减轻(1)　没变化(0)　增加(0)
本项计分

表 3-19 病人自评表 2

2. 进食情况
在过去的 1 个月里，我的进食情况与平时情况相比： 没变化(0) 比以往多(0) 比以往少(1) 我目前进食： 正常饮食，但比正常情况少(1) 软饭(2) 流食(3) 只能进食营养制剂(3) 几乎吃不下什么(4) 只能通过管饲进食或静脉营养(0)
本项计分

表 3-20 病人自评表 3

3. 症状	
近 2 周来，我有以下的问题，影响我摄入足够的饮食：	
吃饭没有问题(0)	没有食欲，不想吃(3)
恶心(1)	呕吐(3)
便秘(1)	腹泻(3)
口腔溃疡(2)	口干(1)
感觉食品没味，变味(1)	食品气味不好(1)
吞咽困难(2)	一会儿就饱胀了(1)
疼痛______(部位______)(3)	
其他______(如抑郁，经济问题，牙齿问题)(1)	
本项计分	

注：本项症状为近 2 周内经常出现的症状，偶尔一次出现的症状不能作为选择，本项为多选，累计记分

表 3-21 病人自评表 4

4. 活动和身体功能
在过去的 1 个月，我的活动： 正常，无限制(0) 不像往常，但是还能够起床进行轻微的活动(1) 多数时候不想起床活动，但卧床或坐椅时间不超过半天(2) 几乎干不了什么，一天大多数时候都卧床或在椅子上(3) 几乎完全卧床，无法起床(3)
本项计分

注：本项为单选，取最符合的一项作为本项记分

2. 医务人员评估表 第二部分为医务人员评估表，由疾病与营养需求的关系、代谢方面的需求和体格检查三项组成。每项均有相应的工作表评价得分，详见表 3-22～表 3-26。

表 3-22 医务人员评估表 1

5. 疾病与营养需求的关系(表 3-24)
相关诊断(特定)
原发疾病的分期 Ⅰ Ⅱ Ⅲ Ⅳ;其他
年龄__________岁
本项计分
6. 代谢方面的需求(表 3-25)
无应激 轻度应激 中度应激 高度应激
本项计分
7. 体格检查(表 3-26)
本项计分

表 3-23 工作表 1:体重变化

1 个月内体重下降	评分	6 个月内体重下降
≥10%	4	≥20%
5%~9.9%	3	10%~19.9%
3%~4.9%	2	6%~9.9%
2%~2.9%	1	2%~5.9%
0~1.9%	0	0~1.9%
2 周内体重下降	1	
总分		

注:①患者目前体重为实测体重。患者卧床不能自行测量时,可抱起患者一起测量,再测量并减去抱起人的重量。②1个月前的体重和6个月前的体重患者可能记不清,可采取在目前体重的基础上逐渐加量询问或减量询问,比如患者目前体重 50kg,询问患者 1 个月前大约有 51、52、53、54、55kg,或 49、48、47、46、45kg,根据患者本人选定的近似值填写。③体重下降百分比是指下降体重占原体重的百分率。比如 1 个月前体重 50kg,目前体重 46kg,1 个月内下降 4kg,则下降百分比为(50-46)/50=8%。④工作表 1 以 1 个月内的体重变化情况评分,没有 1 个月体重变化资料时,则以 6 个月体重变化情况评分。2 周内体重下降需另记 1 分,无下降为 0 分。两者相加为体重总分。⑤无法准确了解具体体重时,可根据体重下降"无\轻\中\重\极重"的程度自我评估得分"0\1\2\3\4 分"

表 3-24 工作表 2:疾病与营养需求的关系

疾病	评分
癌症	1
AIDS	1
呼吸或心脏病恶病质	1
存在开放性伤口或肠瘘或压疮	1
创伤	1
年龄超过 65 岁	1
总分	

注:按工作表 2 做单项或多项选择,累计积分。如果患者存在工作表 2 中没有列举出来的疾病,不予记分

表 3-25 工作表 3:代谢方面的需求(应激评分)

应激	无(0分)	轻(1分)	中(2分)	重(3分)
发热	无	37.2~38.3℃	38.3~38.8℃	>38.8℃
发热持续时间	无	<72h	72h	>72h
是否用激素(泼尼松)	无	低剂量 <10mg 泼尼松或相当剂量的其他激素/d	中剂量 10-30mg 泼尼松或相当剂量的其他激素/d	大剂量 >30mg 泼尼松或相当剂量的其他激素/d
总分				

注:①患者体温为评估当时实测体温。这里的发热定义为本次调查时刻的体温升高,而不是看病历体温单,如果调查时体温升高,需了解此刻前 3 天的体温及激素使用情况。如果调查时刻体温不高,即记录为无发热。②发热持续时间为本次发热已经持续的时间。③激素使用是指因为发热而使用的激素,如果连续多日使用激素,取最大的一日剂量。其他原因如结缔组织病使用激素,不作评估。④<10mg 泼尼松或相当剂量的其他激素/d 为低剂量,10~30mg 泼尼松或相当剂量的其他激素/d 为中剂量,>30mg 泼尼松或相当剂量的其他激素/d 为大剂量;⑤工作表 3 为累计评分

表 3-26 工作表 4:体格检查表

	项目	正常 0	轻度 1	中度 2	严重 3
脂肪储备					
	眼眶脂肪垫				
	三头肌皮褶厚度				
	下肋脂肪厚度				
	总体脂肪缺乏程度				
肌肉状况					
	颞部(颞肌)				
	锁骨部位(胸部三角肌)				
	肩部(三角肌)				
	手背骨间肌				
	肩胛部(背阔肌、斜方肌、三角肌)				
	大腿(四头肌)				
	小腿(腓肠肌)				
	总体肌肉消耗评分				

续表

项目		正常 0	轻度 1	中度 2	严重 3
液体状况					
	踝水肿				
	骶部水肿				
	腹水				
	总体水肿程度评分				
本项总分					

注:①体格检查由脂肪、肌肉和水肿 3 部分组成,检查时每个部分挑选最明显的部位进行检查,取最高分,同项之间分数不进行累加。②患者脂肪、肌肉及液体情况的评价为主观性评价,没有一个客观标准。脂肪、肌肉及水肿情况大致标准分别见表 3-27~表 3-29。在检查患者前,希望调查人员多多调查健康成年人的脂肪、肌肉及水肿情况,与自己本人的情况做比较,再检查患者。③按多数部位情况确定患者脂肪、肌肉及液体项目得分,如多数部位脂肪为轻度减少,则脂肪丢失的最终得分即为轻度,记 1 分;如多数肌肉部位为中度消耗,则肌肉消耗的最终得分为 2 分

表 3-27 脂肪丢失情况评价

脂肪	检查要旨	0 分	1 分	2 分	3 分
眼眶脂肪	检查眼眶有无凹陷、眉弓是否突出	眼眶无凹陷,眉弓不突出	眼眶轻微凹陷,眉弓轻度突出	介于两者之间	眼窝凹陷明显,皮肤松弛,眉弓突出
三头肌皮褶厚度	臂弯曲,不要捏起肌肉	大量脂肪组织	感觉与正常人相差无几,略少	介于两者之间	两指间间隙很少,甚至紧贴
下肋脂肪厚度	先捏自己肋缘下脂肪,再与患者比较。观察背部下肋骨轮廓	两指间很厚,看不到肋骨	感觉与正常人相差无几,可以看到肋骨轮廓	介于两者之间	两指间间隙很少,甚至紧贴,下肋骨明显突出
脂肪丢失分数					

表 3-28 肌肉丢失情况评价

肌肉	检查要旨	0 分	1 分	2 分	3 分
颞部(颞肌)	直接观察,让患者头转向一边	看不到明显的凹陷	轻度凹陷	凹陷	显著凹陷
锁骨部位(胸部三角肌)	看锁骨是否凸出	男性看不到锁骨,女性看到但不凸出	部分凸出	凸出	明显凸出
肩部(三角肌)	看肩部是否凸出,形状,手下垂	圆形	肩峰轻度凸出	介于两者之间	肩锁关节方形,骨骼凸出

续表

肌肉	检查要旨	0分	1分	2分	3分
肩胛骨(背阔肌、斜方肌、三角肌)	患者双手前推,看肩胛骨是否凸出	肩胛骨不凸出,肩胛骨内侧不凹陷	肩胛骨轻度凸出,肋、肩胛、肩、脊柱间轻度凹陷	肩胛骨凸出,肋、肩胛、肩、脊柱间凹陷	肩胛骨明显凸出,肋、肩胛、肩、脊柱间显著凹陷
骨间肌	观察手背,拇指和示指对捏,观察虎口处是否凹陷	拇指和示指对捏时肌肉凸出,女性可平坦	平坦	平坦和凹陷	明显凹陷
大腿(股四头肌)	不如上肢敏感	圆润,张力明显	轻度消瘦,肌力较弱	介于两者之间	大腿明显消瘦,几乎无肌张力
小腿(腓肠肌)		肌肉发达	消瘦,有肌肉轮廓	消瘦,肌肉轮廓模糊	消瘦,无肌肉轮廓,肌肉松垮无力
肌肉消耗得分					

表3-29 水肿情况评价

水肿	操作要点	0分	1分	2分	3分
踝水肿	患者仰卧,按压5秒	无凹陷	轻微的凹陷	介于两者之间	凹陷非常明显,不能回弹
骶部水肿	患者侧卧,按压5秒	无凹陷	轻微的凹陷	介于两者之间	凹陷非常明显,不能回弹
腹水	检查有无移动性浊音、振水音、腹围是否增大	无移动性浊音、无振水音、腹围无增大	左右侧卧时有移动性浊音	患者平卧时有振水音	患者感到腹胀明显,腹围增大
水肿评分					

(三)综合评价

1. 定量评价　患者的4项评分为A评分,医护人员的3项评分为B、C、D评分,总评分=A+B+C+D。每一项分数为项目内的最高分。例如患者自评的4项中体重评分为1分,进食情况评分为3分,症状为评分为2分,活动和身体功能为1分,那么以进食状况自评分3分作为A评分。评分结果判断如下:

(1)0~1分:此时不需要干预措施,治疗期间保持常规随诊及评价。

(2)2~3分:由营养师、护师或医生进行患者或患者家庭教育,并可根据患者存在的症状和实验室检查的结果,进行药物干预。

(3)4~8分:由营养师进行干预,并可根据症状的严重程度,与医生和护师联合进行营养干预。

(4)9分:急需进行症状改善和(或)同时进行营养干预。

2. 定性评价(表3-30)

表3-30 工作表5:PG-SGA定性评价

分类	A(营养良好)	B(可疑或中度营养不良)	C(重度营养不良)
体重	无丢失或无水肿或近期明显改善	1个月内丢失不超过5%或6个月丢失不超过10%或体重持续下降	1个月内体重丢失超过5%(或6个月丢失超过10%)或体重持续下降
营养摄入	无缺乏或近来显著改善	摄入明显减少	摄入重度降低
营养相关症状	没有或近期显著改善	存在相关症状(工作表3)	存在明显的症状(工作表3)
功能	无缺陷或近期明显改善	中度功能缺陷或近期加重	重度缺陷或显著的进行性加重
体格检查	无缺陷或慢性缺陷但近期有临床改善	轻到中度的体脂/肌肉丢失	显著的营养不良指征,包括水肿
总评价			

3. 定性评价与定量评价的关系 PG-SGA定性评价与定量评价的关系密切,见表3-31。

表3-31 PG-SGA定性评价与定量评价的关系

等级	定性评价	定量评价
PG-SGA A	营养良好	0~1分
PG-SGA B	可疑或中度营养不良	2-8分
PG-SGA C	重度营养不良	≥9分

六、孕妇营养评价

孕期营养不仅对孕妇,而且对胎儿的生长发育及其重要。孕期由于生理代谢发生改变,对宏量营养素和微量营养素的需求也发生改变。孕期的营养评价中,临床生化的评价是比较直接和常用的指标,包括血糖、肝功能、肾功能、血常规、甲状腺功能、血清铁,等等。其次是孕期的体重增加情况。由于目前还没有建立孕妇营养评价表,故本篇仅就孕妇体重监测进行讨论。

孕期体重由胎儿及其附属物,孕妇本身组织生长构成。在妊娠早期,体重增加不明显,尤其是有的孕妇存在妊娠反应,体重反而会有减少。妊娠中后期开始,体重就会有显著增加。孕妇体重增长过低可能会导致胎儿宫内发育不良,而体重增长过快则会有巨大儿风险。合适的孕期体重增加评价有两种:①按孕前BMI推荐孕期体重增加;②按孕期体重、受孕年龄、是否哺乳或双胎推荐孕期体重增加。

(一)按孕前BMI推荐孕期体重增加

孕妇怀孕前的BMI的不同,孕妇应当增加对的体重也不相同,这有助于避免低体重,和巨大儿出现。具体推荐标准参考表3-32。

表 3-32 按孕前 BMI 推荐孕期体重增加

BMI(kg/m^2)	推荐体重增长范围(kg)	孕中晚期每周体重增长值(kg)	
		均数	范围
<18.5	12.5~18.0	0.51	0.44~0.58
18.5~24.9	11.5~16.0	0.42	0.35~0.50
≥25	7.0~11.5	0.28	0.23~0.33

(二)按孕前体重

孕妇的孕前体重不同,孕期应当增加对的体重也不相同。具体推荐标准参考表 3-33。

表 3-33 按孕前体重推荐孕期体重增加

孕前体重	孕期体重增长范围(kg)	孕后 20 周体重增加(g/周)
标准体重 120%	7~8	<300
体重正常,不准备哺乳	10	350
体重正常,准备哺乳	12	400
青春期或低于标准体重 10%	14~15	500
双胎妊娠	18	650

七、婴幼儿、青少年营养评价

婴幼儿和青少年是生长发育速度最快的两个阶段,这两个阶段的营养状况与健康密切相关。婴幼儿和青少年的营养评价可以了解个体和群体的营养水平,及时发现营养不良。中国儿科肠内肠外营养支持临床应用指南(中华医学会肠外肠内营养学分会儿科协作组)指出儿科病人的营养状况与疾病的进展与预后有着极其密切的相关性,营养不良对儿童生长发育的损害涉及各个系统,评估患儿的营养状态是营养治疗的第一步。因此,常规开展入院时营养筛查,能够及时发现营养不良和营养不良风险。当营养筛查发现可能存在营养问题时,需要进行营养评估。

这两个时期的营养评价方法中体格检查是最重要的部分,尤其是目前还没有适合婴幼儿和青少年的营养筛查方法。世界卫生组织的儿童成长监测软件 WHO ANTHRO3.0,是由世界卫生组织发布,以调查了全球 8000 个以不同方式喂养的 0~5 岁幼童的生长发育情况而得出的数据编写的,具有一定代表性。本章介绍儿童评价的体格检查,以及目前常用的儿童营养不良筛查方法。

(一)体格检查

1. 身高(身长)和体重 身高(身长)和体重是评价婴幼儿和青少年生长发育的最常用指标。目前,身高(身长)和体重的标准所用的是 1985 年我国进行的 9 市儿童的体格测量表。每个月龄和年龄的儿童可以参考该表进行评价。

2. 身高(身长)和体重的变化 儿童的身高(身长)和体重的变化,也是反映儿童营养状况,生长发育的良好指标。常用的有按身高的体重(weight-for- height)、按年龄的体重(weight-for-age)、按年龄的身高(height-for-age)。按身高的体重的标准是依据 9 城市儿童的体格调查结果。按年龄的体重和按年龄的身高是根据世界卫生组织推荐的参考值。其中按

0~24 个月是按年龄的卧位身长。按身高的体重表分成 49~103cm 和 55~138cm 两个表格。这 3 个指标的意义是：

(1)按身高的体重：即身高的标准体重，其优点是不依赖于年龄。身高的体重<-2*s* 提示营养低下即消瘦，可能是急性饥饿或长期摄入不足造成的。

(2)按年龄的体重：反映近、远期营养状况的敏感指标。年龄的体重<-2*s* 提示能量和营养素供给不足。

(3)按年龄的身高：身高增长缓慢或停滞反映有较长时间的营养亏空存在。年龄的身高<-2*s* 提示生长落后或身材矮小。

3. 标准差评分(Z 评分) 标准差评分又称为 Z 评分，按照调查数据与相应性别及年龄组的儿童的参考标准的中位数的差值，其公式为 Z 评分=(儿童测量数据-参考标准的中位数)/参考标准的标准差。Z 值分值可以分成 6 个范围：<-2 为极差，<-1 为差，<0 为中偏下，>0 为中偏上，>1 为良，>2 为优。因此，Z 评分值可以直接进行判断。

(二) 营养评价

成人的营养评价量表未被证实对儿童的适用性，有研究采用 NRS 2002 评价，但并未有一致认可。儿童的营养评价还需要进一步研究，目前，有文献报道的儿童营养评价方法有主观全面营养评价工具(pediatric subjective global nutritional assessment，SGNA)，约克郡儿科营养不良评分(pediatric Yorkhill malnutrition score，PYMS)、简易儿科营养风险评估(simple pediatric nutritional risk score，PNRS)、儿科营养不良筛查工具(screening tool for the assessment of malnutrition in pediatrics，STAMP)、营养状况和生长风险筛查工具(screening tool for risk of impaired nutritional status and growth，STRONGkids)等，各有优缺点，其适用性都无法覆盖所有儿童患者。目前，儿童营养评价方法虽均有不足，但也为儿童营养评价提供了可用的工具。可根据不同筛查及评估工具的适用范围和优缺点，按照实际工作需求选择适合的方法，本章着重介绍 STAMP 和 STRONGkids 两个工具的使用。

1. 主观全面营养评价方法(subjective global nutritional assessment，SGNA) 这是一个在成人患者主观整体评估的基础上改进而形成的营养评估方法，广泛用于术前患者营养评估的有效工具。它包含营养相关病史与体格检查，被认为是住院患儿营养风险筛查的“金标准”。营养相关病史包括生长曲线、体重/身高比值、体重改变、进食频次、胃肠道症状、功能受损情况、代谢应激，体格检查主要包括皮下脂肪、肌肉消耗和水肿情况等。

最终评定患儿的营养状态为正常或营养良好、轻度营养不良和严重营养不良。同时将营养状态与临床结局相联系，临床特异度较高。但是它使用起来费时较多、也较为复杂，不适宜用于急性病程的营养评估，不能作为简单、快速的筛查工具。

2. 儿科约克郡营养不良评分(paediatric Yorkhill malnutrition score，PYMS) PYMS 评分是在 ESPEN 的营养风险筛查基础上发展起来的儿童营养不良的评分工具。评分系统有 4 部分组成：①BMI(< -2*s*，参考 1990 年 UK 的生长表)；②体重丢失的情况；③过去一周营养摄入的变化；④预计药物对营养状况摄入影响。每项的分数由 0~2 分，计算总分确定营养风险。0 分，无营养风险；1 分，中度营养风险；≥2 分，高度营养风险。

3. 儿童营养不良筛查工具(the screening tool for the assessment of malnutrition in paediatrics，STAMP) 儿童营养不良筛查工具(STAMP)由 McCarthy 于 2008 年建立起来针对住院患者的营养风险筛查工具。STAMP 评价分为 3 个部分：临床诊断(表 3-34)、营养摄入(表 3-35)，人体测量指标(表 3-36)。评分标准 0~1 分是低营养风险；2~3 分是中度营养风险；≥4

分是高度营养风险。其中临床诊断评分标准可参考表 3-37。

表 3-34 STAMP 营养筛查第一步临床诊断

疾病是否影响营养	评分	第一次筛查	第二次筛查	第三次筛查
肯定影响营养	3			
可能影响营养	2			
不影响营养	0			

表 3-35 STAMP 营养筛查第二步营养摄入情况

营养摄入情况	评分	第一次筛查	第二次筛查	第三次筛查
无摄入	3			
近期摄入减少或很差	2			
饮食无变化且摄入良好	0			

表 3-36 STAMP 营养筛查第三步人体测量指标

根据儿童生长曲线图或百分位数快速参考表来评价儿童人体测量指标	评分	第一次筛查 Wt： Ht：	第二次筛查 Wt： Ht：	第三次筛查 Wt： Ht：
> 3 个百分位数/栏(或体重<第 2 百分位)	3			
>2 个百分位数/栏	1			
0~1 个百分位数/栏	0			

注：Wt，体重；Ht，身高

表 3-37 STAMP 营养筛查临床疾病评分标准

营养不良情况	疾病诊断
肯定存在营养不良	肠功能衰竭、顽固性腹泻、烧伤及重大创伤、克罗恩病、囊性纤维化、吞咽困难、肝脏疾病、重大手术、多种食物过敏/不耐受、肿瘤治疗期、肾脏疾病/肾衰竭、先天性代谢缺陷
可能存在营养不良	饮食行为问题、心脏病、脑瘫、唇腭裂、乳糜泻、糖尿病、胃食管反流、小手术、神经肌肉疾病、精神疾病、呼吸道合胞病毒(RSV)、单一食物过敏/不耐受
无营养不良	日间手术、营养调查

当前 3 部分评价完成后，可汇总其得分并进行营养不良的总风险评价，详见表 3-38。

表 3-38 STAMP 营养筛查第四步营养不良的总风险

营养不良的总风险	评分	第一次筛查	第二次筛查	第三次筛查
高风险	大于等于 4 分			
中等风险	2~3 分			
低风险	0~1 分			

上述营养筛查结束后，可按照其营养风险情况，给予对应的处理，详见表 3-39。

表 3-39　STAMP 营养筛查第五步营养干预方案

	营养干预方案
高风险	制定营养方案；联系营养师、营养支持团队或营养顾问；严格按营养方案进行营养治疗及监测
中等风险	指导儿童营养摄入 3 天；3 天后再次行 STAMP 筛查；根据需要修改营养方案
低风险	继续常规临床诊疗；若为住院儿童，需每周进行一次 STAMP 筛查；根据需要修改营养方案

4. 儿童营养风险筛查 STRONGkids　儿童营养风险筛查 STRONGkids 是近年来开发出的住院儿童营养风险筛查工具。2009 年 Hulst 通过在丹麦 44 个医院，共 424 名患儿的应用研究中提出，并表明 STRONGkids 适合 98%的儿童。研究显示 STRONGkids 的"高风险"得分与身高别体重的低 Z 评分、住院时间延长均有关系，即存在高风险的儿童比无营养风险者的身高别体重 Z 评分更低，且住院时间延长。患儿可以在入院时就进行评估，并且不需要太多的人力就可以马上进行风险评估。STRONG(kids)适用于 98%的儿童，目前，此工具尚无其信效度的研究报告，也还没有关于 PICU 患儿适用性的调查研究。

STRONGkids 评分为高风险的患者，其住院时间更长，按身高的体重小于 $-2s$。STRONGkids 有 4 部分组成(表 3-40)：①主观营养评估(SGA)评分；②高风险疾病(具体评分体系见表 3-41)；③营养的摄取和丢失；④体重减轻或体重增长过缓。①②两项由护士评分，③④两项由护士和父母讨论后评价，如果有不清楚的问题，一律回答"否"。

4 项总分相加进行判断：①0 分，低风险，无需营养干预，定期称体重，出院时重新评估；②1～3 分，中等风险。医生需全面评估，并进行营养宣教，一周 2 次称体重，出院时重新评估；③4～5 分高风险。需医生和营养师全面诊断，个体化营养建议和随访，开始小口喂养直至进一步诊断。

表 3-40　STRONGkids 评分体系

项目	判断	得分
主观营养评估(SGA)	是否有皮下脂肪、肌肉减少，脸型消瘦	是 2 分，否 0 分
高风险疾病	是否有潜在的营养不良或预期大手术的风险(有表中疾病)	是 1 分，否 0 分
营养的摄取和丢失	是否存在下列一项 ● 最近几天存在过度腹泻(5 次/天)和(或)呕吐(>3 次/天) ● 入院前几天食物摄入减少(不包括手术的选择性禁食) ●已有饮食建议的营养干预 ●由于疼痛而无法摄取足够食物	是 1 分，否 0 分
体重减轻或体重增长过缓	过去几周/几个月是否有体重减轻或没有体重增加(婴儿<1 年)	是 1 分，否 0 分
总分		

表 3-41 STRONGkids 中高风险疾病

疾病	评分	
	有	无
神经性厌食	2分	0分
烧伤	2分	0分
支气管肺发育不良(最大不超过2岁)	2分	0分
乳糜泻	2分	0分
囊性纤维化	2分	0分
未成熟儿或早产儿(纠正年龄到6个月)	2分	0分
慢性心脏疾病	2分	0分
感染性疾病(AIDS)	2分	0分
炎症性肠病	2分	0分
肿瘤	2分	0分
慢性肝脏疾病	2分	0分
慢性肾脏疾病	2分	0分
胰腺炎	2分	0分
肌肉疾病	2分	0分
代谢性疾病	2分	0分
外伤	2分	0分
心理障碍/精神发育落后	2分	0分
择期大手术	2分	0分
未规定的(由医生区分)	2分	0分

(谢 华)

第四节 营养相关实验室检验

一、血液检验指标

(一) 血常规

1. 白细胞计数(white blood cell count, WBC)

(1)正常值参考范围:成人为 $4.0\times10^9\sim10.0\times10^9$/L,儿童为 $5.0\times10^9\sim12.0\times10^9$/L,新生儿为 $15.0\times10^9\sim20.0\times10^9$/L。

(2)单位换算:1×10^9/L=1000/μl。

(3)主要功能:各类白细胞功能不同,主要是通过变形、趋化、吞噬、免疫应答等过程以防御感染。

(4)临床意义:白细胞计数增高见于各种感染、中毒、严重的组织坏死、创伤、急性溶血反应、大出血、白血病及各种恶性肿瘤等。白细胞计数降低主要见于流行性感冒、麻疹等病毒感染、伤寒、疟疾、布氏杆菌病、再生障碍性贫血、粒细胞缺乏症、风湿病、脾功能亢进等。此外，药物过敏、长期化疗、应用磺胺制剂、解热镇痛剂等药物均可引起白细胞减少。仅以白细胞计数判定其临床意义有一定局限性，应结合白细胞分类计数较为可靠。

2. 红细胞计数(red blood cell count，RBC)

(1)正常值参考范围：成年男性为 $4.09 \times 10^{12} \sim 5.74 \times 10^{12}/L$，成年女性为 $3.68 \times 10^{12} \sim 5.13 \times 10^{12}/L$，新生儿为 $5.2 \times 10^{12} \sim 6.4 \times 10^{12}/L$，婴儿为 $4.0 \times 10^{12} \sim 4.3 \times 10^{12}/L$，儿童为 $4.0 \times 10^{12} \sim 4.5 \times 10^{12}/L$。

(2)单位换算：$1 \times 10^{12}/L = 100$ 万/μl。

(3)主要功能：红细胞的主要功能是通过血红蛋白运输氧气和二氧化碳；此外，还有维持酸碱平衡及免疫黏附作用。

(4)临床应用

1)红细胞计数降低见于以下原因：①原料不足导致合成减少，如慢性胃肠道疾病、酗酒、不合理膳食等导致铁、叶酸、维生素 B_{12}、蛋白质、铜、维生素 C 等营养素的缺乏均可引起贫血；②骨髓造血功能低下，如再生障碍性贫血、白血病、癌症骨髓转移等疾病；③红细胞破坏或丢失过多，如溶血性贫血、各种原因导致的失血等；④遗传缺陷，如镰刀型红细胞性贫血、遗传性球形红细胞增多症等；⑤继发于其他疾病，如慢性肾功能不全、铅中毒、慢性炎症等。

2)红细胞计数增高主要见于：①相对或暂时增多。由于血浆中水分的大量丢失，如严重腹泻、呕吐、排汗过多、大面积烧伤等原因引起的血液浓缩，使血液中有形成分相对增多，但绝对数量并未增加。②继发于其他疾病，如肺气肿、肺心病、高山病、法洛四联症等。③真性红细胞增多症。

3. 红细胞压积(packed cell volume，PCV)

(1)正常值参考范围：男性为 0.380~0.508，女性为 0.335~0.450。

(2)临床意义：红细胞压积又称红细胞比容(hematocrit，Hct)，为红细胞在全血中所占容积的百分比，主要与红细胞的数量及大小有关，常用来诊断贫血并判断其严重程度。

(3)临床意义

1)红细胞压积增高：主要见于大面积烧伤、严重脱水等原因引起的血液浓缩、各种原发或继发的红细胞增多症。

2)红细胞压积降低：见于各种贫血。

4. 红细胞平均体积(mean corpuscular volume，MCV)

(1)正常值参考范围：80~100fl

(2)单位换算：$1fl = 1\mu m^3$。

(3)临床意义：由红细胞压积和红细胞计数计算得出($MCV = PCV \times 10^{15}/RBC$)，可用于贫血的形态学分类和鉴别诊断。

1)红细胞平均体积增大：见于大细胞性贫血，如维生素 B_{12}、叶酸缺乏引起的巨幼红细胞性贫血。

2)红细胞平均体积减小：见于小细胞性贫血，如尿毒症、慢性炎症引起的单纯小细胞性贫血，慢性失血、缺铁引起的小细胞低色素性贫血。

5. 红细胞平均血红蛋白含量(mean corpuscular hemoglobin，MCH)

(1)正常值参考范围：27~31pg。

(2)临床意义:由血红蛋白测定结果和红细胞计数计算得出($MCH=Hb \times 10^{12}/RBC$),可用于贫血的形态学分类和鉴别诊断。

1)红细胞平均血红蛋白含量增多:见于大细胞性贫血,如维生素 B_{12}、叶酸缺乏引起的巨幼红细胞性贫血。

2)红细胞平均血红蛋白含量减少:见于小细胞性贫血,如尿毒症、慢性炎症引起的单纯小细胞性贫血,慢性失血、缺铁引起的小细胞低色素性贫血。

6. 红细胞平均血红蛋白浓度(mean corpuscular hemoglobin concentration,MCHC)

(1)正常值参考范围:320~360g/L。

(2)临床意义:由血红蛋白测定结果和红细胞压积计算得出($MCHC=Hb/PCV$),可用于贫血的形态学分类和鉴别诊断。

1)红细胞平均血红蛋白浓度增大:见于大细胞性贫血,如维生素 B_{12}、叶酸缺乏引起的巨幼红细胞性贫血。

2)红细胞平均血红蛋白浓度减小:见于小细胞性贫血,如尿毒症、慢性炎症引起的单纯小细胞性贫血,慢性失血、缺铁引起的小细胞低色素性贫血。

7. 红细胞体积分布宽度(red blood cell volume distribution width,RDW)

(1)正常值参考范围:6%~15%。

(2)临床意义:红细胞体积分布宽度是反映红细胞体积变异大小的参数,通常由自动血液分析仪获得,可用于缺铁性贫血或其他类型贫血的鉴别诊断。

红细胞体积分布宽度增大:多见于缺铁性贫血,若同时有红细胞平均体积(MCV)增大则多见于巨幼红细胞性贫血。

8. 淋巴细胞总数(lymphocytes,L 或 Lym)

(1)正常值参考范围:成人为 $2.5 \times 10^9 \sim 3.0 \times 10^9/L$。

(2)单位换算:$1 \times 10^9/L=1000/\mu l$。

(3)主要功能:淋巴细胞在免疫应答中起核心作用,以维持机体正常细胞免疫功能。

(4)临床意义

1)淋巴细胞总数增多主要见于:①某些传染病,如百日咳、结核病、水痘、麻疹、风疹、流行性腮腺炎、流行性感冒、病毒性肝炎、艾滋病、梅毒、鼠疫、传染性单核细胞增多症等。②淋巴细胞性白血病、器官移植术后等。

2)淋巴细胞总数减少主要见于:放射病、营养不良、应用激素等。

9. 血红蛋白(hemoglobin,Hb)

(1)正常值参考范围:成人男性为 120~160g/L,女性为 110~150g/L,新生儿为 170~200g/L。

(2)单位换算:1g/L=0.1g/dl。

(3)主要功能:血红蛋白可与血液中的氧结合形成氧合血红蛋白,起到运输氧和二氧化碳的作用。

(4)临床应用:血红蛋白增减的临床意义基本同红细胞计数,且能更好地反映贫血程度。

(二)酶

1. 丙氨酸氨基转移酶(alanine transaminase,ALT,GPT)

(1)正常值参考范围:采用 IFCC 酶联-紫外连续监测法 37℃的结果。

1)成人:男性为 10~50U/L,女性为 10~35U/L。

2）儿童及未成年人：1～30 天龄为 1～25U/L，2～12 月龄为 4～35U/L，1～3 岁龄为 5～30U/L，4～9 岁龄为 5～25U/L，10～18 岁为 5～30U/L。

（2）主要功能：氨基转移酶（简称转氨酶）是一组催化氨基酸与 α-酮酸间氨基转移反应的酶类，ALT 是最重要的氨基转移酶之一，它催化 L-丙氨酸与 α-酮戊二酸间的氨基转移反应，生成丙酮酸和 L-谷氨酸，磷酸吡哆醛及磷酸吡哆胺是其辅酶，生成的 L-谷氨酸可在线粒体内受 L-谷氨酸脱氢酶催化脱去氨基，并重新生成 α-酮戊二酸，这种由细胞液中转氨酶催化的转氨作用和线粒体内的谷氨酸脱氢酶催化的脱氨作用是体内大多数氨基酸分解的共同途径。

（3）临床意义：ALT 活力升高常见于：

1）肝胆疾病：如传染性肝炎、中毒性肝炎、肝癌、肝硬化活动期、肝脓肿、脂肪肝、梗阻性黄疸、肝内胆汁瘀滞、胆管炎、胆囊炎等。

2）心血管疾病：如急性心肌梗死、心肌炎、心力衰竭时的肝脏淤血等。

3）其他疾病：如骨骼肌疾病、传染性单核细胞增多症、胰腺炎、外伤、严重烧伤、休克等。

4）其他因素：某些对肝脏等组织有毒性的药物和毒物亦可导致 ALT 活力上升。

2. 天冬氨酸氨基转移酶（aspartate transaminase，AST，GOT）

（1）正常值参考范围：采用 IFCC 酶联-紫外连续监测法 37℃的结果。

1）成人：男性为 10～50U/L，女性为 10～35U/L。

2）儿童：1～3 岁龄为 10～50U/L，4～6 岁龄为 10～45U/L，7～12 岁龄为 10～40U/L，13～18 岁龄为 10～35U/L。

（2）主要功能：AST 催化 L-门冬氨酸与 α-酮戊二酸间的氨基转移反应，生成草酰乙酸和 L-谷氨酸，磷酸吡哆醛及磷酸吡哆胺是其辅酶。AST 主要存在于心肌、肝、骨骼肌、肾、胰腺、脾、肺、红细胞等组织细胞中，同时也存在于正常人血浆、胆汁、脑脊液及唾液中，但在无肾脏损害的尿液中，AST 不能检出。

（3）临床意义：AST 活力升高常见于：

1）肝脏疾病：转氨酶是肝细胞损伤的最敏感指标，几乎 100%的病例均有升高，ALT 的敏感性高于 AST。

2）心肌梗死：AST 对 AMI 诊断的敏感性约 94%，特异性约 93%，发病 6～8 小时开始升高，峰值在 24～48 小时，可高于正常上限 2～20 倍或以上，3～5 天恢复正常。

3）骨骼肌疾病：创伤、手术、进行性肌营养不良、先天性肌营养不良、肌炎或多肌炎、皮肌炎、横纹肌融解症、旋毛虫病、坏疽。

4）其他疾病：如胰腺炎、肾梗死、休克、败血症、肺炎、伤寒、传染性单核细胞增多症、慢性阻塞性肺疾病、黏液性水肿、甲状腺功能亢进症、溶血症、急性淋巴细胞白血病、肿瘤坏死、CO 中毒、缺氧等，均可见 AST 轻至中度升高。

5）其他因素：如氯丙嗪、异烟肼、苯妥英、水杨酸盐、对乙酰氨基酚（扑热息痛）、阿司匹林、噻氯匹定、头孢菌素类、红霉素、青霉胺、黄体酮、蛋白合成激素、甲基多巴，肝素、双香豆素、华法林等抗凝剂，HMG-CoA 还原酶抑制剂他汀类，贝特类降脂药，氟烷等麻醉药，均可致轻度、中度乃至重度升高。

3. 碱性磷酸酶（alkaline phosphotase，ALP）

（1）正常值参考范围：采用 ALP-AMP 法 37℃检测，成年男性为 40～120IU/L，成年女性为 40～110IU/L。采用 ALP-OPT 法 37℃检测，成年男性为 80～270IU/L，成年女性为 80～

240IU/L，儿童为 180～1200IU/L。

（2）主要功能：对肝胆阻塞性或占位性病变、成骨性疾病可提供虽非特异但非常有价值的信息，可作为肝胆肿瘤标志物。对肝胆阻塞性和占位性病变诊断的敏感性优于转氨酶。

（3）临床意义：

1）ALP 活力升高常见于：①肝内外胆系梗阻性或淤胆性疾病，如胰头癌、胆总管癌或结石、淤胆性胆管炎、胆管癌，可升高 10 倍；无结石的胆囊炎、胆管炎或伴有胆管扩张的胆囊炎、胆石症可正常或轻度升高。②原发性胆汁性肝硬化可增高 5 倍以上，急性或慢性病毒性肝炎、药物性肝炎、肝硬化可轻度升高，重症肝炎病情好转时升高，提示肝细胞再生；肝内占位性病变如肝细胞癌或肝转移癌可轻度增高；肝浸润性病变如结核、结节病、脓肿、淀粉样变性、Wilson 病，可见升高；脂肪肝可轻度升高。③畸形性骨炎（Paget 骨病）中度或明显升高，成骨细胞肉瘤、骨髓瘤、骨转移癌、白血病、骨髓纤维化、肢端肥大症、甲状腺功能亢进性骨病、甲状旁腺功能亢进症、假性甲状旁腺功能亢进症可见升高，升高的 ALP 来源于骨；甲亢性骨病认为是 T_3 通过成骨细胞核受体介导，刺激骨 ALP 活性增高。单纯性骨吸收或骨破坏性骨病不增高；伴有骨形成时如骨折愈合期、佝偻病、骨软化症维生素 D 使用，或继发性甲状旁腺功能亢进时升高。④胰腺炎、胰腺肿瘤、肺或肾梗死、慢性肾功能不全、充血性心力衰竭（CHF）、消化性溃疡或糜烂、肠绞窄或梗阻、脂肪泻或吸收不良综合征（继发性维生素 D 缺乏）、伴有胆管周围炎的溃疡性结肠炎、肾上腺样瘤如嗜铬细胞瘤、异位内分泌瘤、Fanconi 综合征、家族性高 ALP 血症、特发性高 ALP 血症。⑤败血症、某些病毒感染如 E-B 病毒（EBV）、巨细胞病毒（CMV）感染。⑥静脉输注白蛋白、胃肠外高营养、红霉素、头孢菌素类、大剂量雄激素、甲睾酮、口服降糖剂、酚噻嗪类药物使用，药物和化学品过敏或中毒。慢性酒精中毒可正常或升高，但常有 AST 和（或）胆红素，特别是 GGT 和平均红细胞容积（MCV）增高和增大。⑦O 血型或 B 血型者高脂肪餐后来源于小肠的 ALP 增高，可达正常的 1.5 倍，妊娠 30 周后来源于胎盘的 ALP 增高，可达孕前的 2～3 倍。

2）ALP 活力降低见于：先天性低 ALP 血症，重症在新生儿期死亡；维生素 D 抵抗性疾病，轻度无症状见于成人。

4. γ-谷氨酰基转移酶（gamma-glutamyl transferase，GGT）

（1）正常值参考范围：成年男性为 8～50IU/L，成年女性为 4～35IU/L，新生儿为 50～150IU/L，儿童和青年为 0～20IU/L。

（2）主要功能：用于肝胆占位性或阻塞性疾病、慢性酒精中毒和酒精性肝硬化的辅助诊断。

（3）临床意义

1）GGT 增高见于：①胆汁淤积性或肝占位性病变，以胆管细胞癌、肝转移癌、肝细胞癌、肝胆良性肿瘤、胰腺癌最显著。上升的机制不仅与胆汁淤积有关，而且也与肝内局灶性损害有关。②酒精性或药物性肝损害，血清酶显著升高，但升高程度与肝损害不一致；嗜酒者在转氨酶升高之前即可见升高，多大于 50IU/L；作为酒精性肝损害的判断值以大于 100IU/L 为宜，长期服用药物也可见升高但不如酒精显著，而且个体差异较大。③急性肝炎、慢性活动性肝炎、胆汁性肝硬化、SLE、传染性单核细胞增多症、甲状腺功能亢进症也可见升高，但对肝炎的敏感性不如转氨酶，轻度升高无特异性。

2）GGT 减低主要见于甲状腺功能减退症。

5. 乳酸脱氢酶（lactate dehydrogenase，LDH）

(1)正常值参考范围:成人的LDH(L)为70~200IU/L,LDH(P)为180~350U/L。

(2)主要功能:LDH为非器官特异性酶,多种病理情况均可见增高,以肿瘤性疾病为最多见,其次是结缔组织病、溶血性疾病、心肌或骨骼肌损伤,除急性肝炎外肝病升高不明显。对组织损伤的诊断和恶性肿瘤的筛查有其重要意义。

(3)临床意义

1)LDH增高见于:①组织坏死,任何组织坏死均可见升高。心肌梗死在发病8~12小时开始升高,48~72小时达高峰,可高于正常1~10数倍,诊断敏感性和特异性均约为92%,1~2周恢复正常,升高与恢复的时间均晚于肌酸激酶(CK)和AST;②颅脑及骨骼肌损伤,手术、创伤,肌营养不良、多肌炎、皮肌炎;③血液病,如溶血性贫血、巨幼细胞性贫血、白血病;④恶性肿瘤,尤其伴有ALP升高而AST、ALT正常者;⑤其他病理情况,如低氧性心肺疾患、感染症、炎症、甲状腺功能减退症、肺泡蛋白沉着症、尿毒症、急性胰腺炎等。

2)LDH减低主要见于:H亚单位基因缺损、先天性H亚单位缺乏症、免疫抑制剂治疗或器官移植环胞素使用等。

6. 单胺氧化酶(monoamine oxidase,MAO)

(1)正常值参考范围:采用比色法检测结果为0.3~1.1IU/L。

(2)主要功能:主要用于脏器纤维化的辅助诊断。

(3)临床应用

1)MAO增高见于:①肝硬化、重型肝炎;②肺纤维化、活动性系统性硬化症、心功能不全;③糖尿病、肢端肥大症、甲状腺功能亢进症。

2)MAO减低见于:灼伤、恶性肿瘤,多种药物如异烟肼、青霉胺、苯肼、左旋多巴、口服避孕药等。

7. 腺苷脱氨酶(adenosine deaminase,ADA)

(1)正常值参考范围:血清检测结果为5.3~17.8IU/L,红细胞检测结果为26.8±3.6nmol/(h·mg)(以蛋白质计),淋巴细胞检测结果为4.7±1.0nmol/(h·mg)(以蛋白质计),胸水检测结果为17.7±11.5IU/L(非结核性积液)。

(2)主要功能:同时测定血清ADA与血清ALT、GGT活性有助于慢性肝与慢迁肝的鉴别,因慢活肝患者血清ADA活性多升高,ALT、GGT活性多正常,而慢迁肝患者血清ADA多正常,ALT、GGT多升高。同时测定血清ADA及胸水ADA活性并计算其比值是鉴别结核性胸水与癌性或心力衰竭性胸水的有效指标,因结核性胸水ADA活性明显高于其他两类胸水。

(3)临床意义

ADA活性升高见于:①肝胆疾病,如肝硬化患者血清ADA活性升高的阳性率为70%~88.8%,升高幅度为正常对照的2~2.6倍。慢性肝炎患者血清ADA活性升高的阳性率为64.7%~77.8%,升高幅度为对照组的1.6~2.6倍。慢性迁延性肝炎血清ADA活性基本正常。急性黄疸型肝炎血清ADA活性升高的阳性率为56.4%~85.1%,急性无黄疸型肝炎与此相似。肝细胞性黄疸时血清ADA活性多升高,而梗阻性黄疸时血清ADA多为正常。②其他疾病,如传染性单核细胞增多症、粟粒性结核、风湿热、溶血性贫血、白血病及部分肿瘤患者血清ADA有不同程度上升,尤以传染性单核细胞增多症最为突出。

8. 肌酸激酶(creatinekinase,CK)

(1)正常值参考范围:男性为50~200IU/L,女性为40~160IU/L,新生儿较高,6~10周龄时降至成人水平。

(2)主要功能:CK 为肌肉组织能量代谢酶,用于骨骼肌、心肌、脑、平滑肌疾病的辅助诊断。

(3)临床应用

1)CK 增高见于:①骨骼肌病变和损伤,最高可达正常上限的 20~200 倍或以上。②心肌损伤,急性心肌梗死发病 4~8 小时开始增高,12~24 小时达高峰,峰值为参考范围上限的 10~50 倍以上,敏感性 98%,特异性 94%,3~5 天恢复正常水平;急性心肌炎、心包炎也见升高。③脑及神经性疾病,如颅脑创伤急性期、脑血管障碍急性期、脑脊髓膜炎、肌萎缩侧索硬化症、脑病内脏脂肪变性综合征(Reye 综合征)、遗传性家族性肌萎缩综合征(Kugelberg Welander 综合征)、神经性进行性肌萎缩综合征(Charcot-Marie-Tooth 综合征)。④内分泌疾病,如黏液性水肿(可增高 10~20 倍)、甲状旁腺功能减退症、假性甲状旁腺功能减退症、肢端肥大症、糖尿病酮症酸中毒。⑤其他疾病,如肺炎、肺梗死、混合性结缔组织病、类风湿性关节炎伴高滴度 RF 时、新生儿围产期窒息状态、急性溶血性疾病、膀胱癌。⑥药物或化学品中毒,如催眠剂、茶碱、卡托普利、氯喹、他汀类和贝特类降脂药、受体阻滞剂、雄激素、氟烷、琥珀酰胆碱、酒精中毒、CO 中毒。

2)CK 减低见于:甲状腺功能亢进症、SLE、类风湿性关节炎(RA)、干燥综合征、皮质类固醇治疗、化疗、长期卧床、高碱性磷酸酶血症、高胆红素血症。

9. 淀粉酶(amylase,AMY)

(1)正常值参考范围

1)对硝基酚法(37℃):①总淀粉酶血清:60~200IU/L,随时尿<1000IU/L,定时尿<900IU/24h;②胰淀粉酶血清:17~115IU/L,随时尿<800IU/L。

2)麦芽四糖法(37℃):总淀粉酶血清:12.5~62.5IU/L(25~125U/L),随时尿 0.5~8.5IU/L。

3)新生儿几乎测不出,到 10 岁时达成人水平。

(2)主要功能:用于急性胰腺炎的诊断和腹痛、腹肌紧张、恶心、呕吐等急腹症表现的鉴别诊断。α-淀粉酶在体内的主要作用是水解淀粉,它随机地作用于淀粉内的 α-1,4-糖苷键生成葡萄糖、麦芽糖、寡糖及糊精。

(3)临床意义:血清 α-AMY 活性测定主要用于急性胰腺炎的诊断,急性胰腺炎发病后 2~12 小时,血清 AMY 即开始升高,12~72 小时时达高峰,3~4 天后恢复正常。血清 AMY 升高还见于急性腮腺炎、胰腺脓肿、胰腺损伤、胰腺肿瘤引起的胰腺导管阻塞、肾功能不全、肺癌、卵巢癌、腮腺损伤、胆囊炎、消化性溃疡穿孔、肠梗阻、腹膜炎、急性阑尾炎、异位妊娠破裂、创伤性休克、大手术后、酮症酸中毒、肾移植后、肺炎、急性酒精中毒。

10. 脂肪酶(lipase,LPS)

(1)正常值参考范围:采用滴定法为 60~890U/L,采用自动滴定法(Tietz 法)为 30~235U/L 或 33~258U/L,采用比浊法(Neumann 法)为 30~190U/L。

(2)主要功能:用于急性胰腺炎诊断和急腹症鉴别诊断。脂肪酶是糖蛋白,可水解长链脂肪酸的甘油酯,但它只能作用于甘油三酯的 α 位(即第一或第三位碳)的酯键,而不能水解 β 位的酯键,只有当其自发异构成 α-甘油一酯时才能被脂肪酶水解,胆盐及辅脂酶对维持脂肪酶的最大催化活性及特异性是必需的。

(3)临床意义

LPS 活力升高见于：①急性胰腺炎，发病后 4~8 小时患者血清 LPS 即开始上升，24 小时达峰值，8~14 天开始下降。LPS 可升高至正常参考值上限 2~50 倍，LPS 变化通常与 AMY 平行，但 LPS 升高更早，下降更晚，且升高幅度更大，因此 LPS 对急性胰腺炎诊断的敏感性比 AMY 高。另外，除急性胰腺炎外，其他急腹症如胃或十二指肠溃疡穿孔、肠梗阻、肠系膜血管梗阻等也有血淀粉酶升高，而 LPS 只在急性胰腺炎时升高，其他疾病较少升高，故 LPS 对急性胰腺炎诊断的特异性也比 AMY 高。②慢性胰腺炎及胰腺癌或结石能致胰腺管阻塞而使 LPS 升高。慢性胰腺炎时 LPS 可升高，但疾病后期因腺泡组织的严重破坏使进入血循环中的 LPS 量减少，血清中 LPS 活力反而下降。结石或癌肿所致的胰腺管阻塞也可有血清 LPS 升高，但取决于阻塞的部位及剩余的有功能的胰腺组织的量。③其他可见于急慢性肾脏疾病、内窥镜逆行胰腺造影术及鸦片类药物治疗后也可导致 LPS 升高。

11. 超氧化物歧化酶（superoxide，SOD）

（1）正常值参考范围：8160±469U/L。

（2）主要功能：SOD 是机体内清除氧自由基的重要抗氧化酶之一，它属金属酶，按金属辅基成分的不同可分为铜锌超氧化物歧化酶（CuZn-SOD）、锰超氧化物歧化酶（Mn-SOD）及铁超氧化物歧化酶，它们的活力及含量反映了机体清除氧自由基的能力。

（3）临床意义：SOD 活力减低见于白血病、冠心病、肾病综合征、脑梗死、胶质细胞瘤、脑瘫、急慢性肝炎、肝硬化及各类肿瘤患者均有血清 SOD 活力下降。

（三）糖及其代谢产物

1. 血糖（plasma/serum glucose，PG/GLU）

（1）正常值参考范围

1）空腹血浆或血清葡萄糖（fasting plasma/serum glucose，FPG/FSG）：新生儿为 2.2~3.3mmol/L（40~60mg/dl），儿童及成人为 3.3~5.6mmol/L（60~100mg/dl），60 岁以上为 3.9~6.1mmol/L（70~110mg/dl），50 岁后每增 10 岁约升高 0.28mmol/L（5mg/dl）。

2）餐后血浆或血清葡萄糖（postprandial plasma/serum glucose，PPG/PPG）：儿童及成人 1 小时为 PG<7.8mmol/L（140mg/dl），2 小时为 PG<6.7mmol/L（120mg/dl）；60 岁以上 1 小时为 PG<8.9mmol/L（160mg/dl），2 小时为 PG<7.8mmol/L（140mg/dl），3 小时为 PG 基本恢复到空腹水平。

（2）单位换算：1mmol/L＝18mg/dl。

（3）主要功能：血浆或血清葡萄糖是糖尿病诊断的主要依据，昏迷鉴别诊断的必要检验，也用于糖代谢研究。

（4）临床意义

1）增高见于：①糖尿病，如 1 型糖尿病、2 型糖尿病，妊娠期糖尿病，伴有糖尿病的各种遗传综合征，如伴有 β 细胞功能异常或伴有胰岛素传递机构异常的基因异常综合征；②胰腺疾病，如急性或慢性胰腺炎、胰腺肿瘤、血色沉着症、胰腺纤维化、胰腺结石、胰腺外科切除；③内分泌病，如肢端肥大症、甲状腺功能亢进症、皮质醇增多症、嗜铬细胞瘤、胰岛 α 细胞瘤、生长抑素瘤、醛固酮瘤等；④中枢神经系统疾病，如脑出血、脑外伤、脑肿瘤、脑膜炎、肌萎缩侧索硬化症；⑤代谢性因素，如肥胖、老年、低碳水化合物膳食或饥饿后摄食高糖食物、低钾血症、氨基酸尿症、酸中毒、尿毒症；⑥消化系疾病，如肝功能障碍、胃切除后综合征；⑦其他情况，如心肌梗死后综合征、狂躁型精神病、癫痫惊厥、先天性风疹综合征、巨细胞病毒感染症等；⑧药物，如皮质类固醇激素、噻嗪类利尿剂、β 受体激动剂、烟酸、苯妥英、口服避孕药等使用。

2)减低见于:①药物性低血糖,如注射胰岛素或口服降糖药过量,或合并使用水杨酸制剂,抗组胺药物、单胺氧化酶抑制剂、普萘洛尔、保泰松、酚妥拉明,或酒精中毒等。②内分泌性低血糖,胰岛β细胞高功能状态如增生、腺瘤、癌,亮氨酸高敏症,胰岛细胞低功能状态;垂体功能减低(Simmonds-Sheehan 综合征)、肾上腺皮质功能减退(Addison 病)、黏液性水肿。③自发性低血糖,如早产未成熟儿酶系发育不全、糖尿病母亲新生儿(一时性),胃、肠、肺、卵巢、肾等异源性内分泌肿瘤,恶性淋巴瘤,糖原贮积症(Ⅰ、Ⅲ、Ⅵ型),肝病、败血症、充血性心力衰竭(CHF)。④反应性低血糖,如高能量输液、高胰岛素血症、胰岛素分泌延迟(进餐 5 小时内发生)、迷走神经功能亢进症、特发性低血糖等。

2. 酮体(ketone bodies,KB)

(1)正常值参考范围:空腹为 50~98μmol/L,餐后 26~120μmol/L。

(2)主要功能:当糖代谢发生障碍时,脂肪酸分解代谢增加,一旦酮体产生超过肝外组织利用速度,即可引起血中酮体堆积,称为酮血症。过多的酮体从尿中排出称为酮尿。酮体的升高不是由于利用的减少,而是由于生成过多超过了利用。因而酮体水平升高是脂肪分解代谢亢进的标志,提示碳水化合物供应不足或利用障碍,或脂肪摄取过多。

(3)临床意义

升高主要见于:①碳水化合物供应不足,如绝食、厌食、饥饿、摄食障碍的各种原因、剧烈呕吐或腹泻;②碳水化合物利用障碍,胰岛素分泌不足或缺乏,或作用不足,或胰岛素拮抗激素增多,如 1 型糖尿病,长期失于控制的 2 型糖尿病,或 2 型糖尿病合并感染、发热、应激时;③糖代谢异常,除糖尿病外还见于糖原贮积病、小儿酮性低血糖症;④内分泌性疾病,如甲状腺功能亢进症、肢端肥大症、嗜铬细胞瘤、胰高糖素瘤等,由于分泌拮抗胰岛素的激素增多;⑤高脂肪餐或长时间的剧烈运动,由于碳水化合物不足或过度消耗,导致脂肪分解亢进;⑥肥胖症低热量饮食减肥(低于 3.344MJ/d,800kcal/d)可产生酮体,提示脂肪消耗,减肥有效。

3. 乳酸(lactic acid,LA)

(1)正常值参考范围:成人静脉血浆为 0.5~2.2mmol/L(4.5~19.8mg/dl),成人动脉血浆为 0.5~1.6mmol/L(4.5~14.4mg/dl),儿童较成人约高 0.3mmol/L(2.7mg/dl),早晨最低,从早到晚逐渐升高。

(2)单位换算:1mmol/L=9mg/dl。

(3)主要功能:主要用于乳酸性酸中毒诊断。

(4)临床意义

1)LA 增高见于:①缺氧型,弥漫性或局限性组织低灌注是乳酸性酸中毒的最常见原因,见于休克、充血性心力衰竭(CHF)、急性左心力衰竭、急性心肌梗死(AMI)、低氧血症、严重贫血、大量失血、肺梗死、呼吸功能不全、骨骼肌痉挛等;②代谢型,主要由于产生增多或代谢障碍,常见于代谢性或呼吸性酸中毒、糖尿病酮症或非酮症性酸中毒、急性白血病、淋巴瘤以及其他恶性肿瘤、维生素 B_1 缺乏症、某些手术后状态、某些肌病、肝功能衰竭、剧烈运动后、感染、炎症、糖原贮积症Ⅰ型;药物如双胍类口服降糖剂、甲醇或乙醇中毒、水杨酸制剂、山梨醇或果糖输液、肾上腺素或胰高糖素使用;酶缺乏,如 6-磷酸葡萄糖酶(糖原贮积症Ⅰ型)、1,6-二磷酸果糖酶、丙酮酸羧化酶、丙酮酸脱羧酶缺乏(乳酸生成增多)或三羧酸循环酶系异常(乳酸利用障碍)。

2)LA 减低见于:糖原贮积症Ⅱ、Ⅴ、Ⅶ型(乳酸生成障碍),乳酸脱氢酶(LDH)缺乏症、磷酸甘油酸激酶缺乏症。

4. 丙酮酸(pyruvic acid,PA)

(1)正常值参考范围:0.03~0.10mmol/L(0.3~0.9mg/dl)。

(2)单位换算:1mmol/L=8.8mg/dl。

(3)主要功能:主要用于低氧血症、酸中毒、糖酵解酶系异常评价。

(4)临床意义

1)PA 增高见于:①循环功能不全、组织缺氧,丙酮酸氧化障碍,如休克、心力衰竭;②肝功障碍如肝硬化、肝昏迷,肝处理能力降低;③糖尿病使用双胍类药物,丙酮酸和乳酸产生增多;④先天性代谢酶系缺乏,如丙酮酸脱羧酶缺乏或丙酮酸脱氢酶缺乏,丙酮酸代谢障碍丙酮酸和乳酸增多,乳酸性酸中毒,发育迟缓,痉挛发作,肌张力降低,重症早期死亡。1,6-二磷酸果糖酶缺乏,糖异生障碍,乳酸、甘油、丙酮酸增多。糖原贮积症Ⅰ型,因微粒体6-磷酸葡萄糖酶缺乏,过多的 G-6-P 进如糖酵解流,丙酮酸产生增多,利用障碍,空腹丙酮酸和乳酸增多,糖负荷后降低。

2)PA 减低见于:肌糖原病。

5. 口服糖耐量试验(oral glucose tolerance test,OGTT)

(1)正常值参考范围见表 3-42。

表 3-42 口服糖耐量试验正常值参考范围

项目	血糖值范围		备注
	按 mmol/L 计	按 mg/dl 计	
FPG	3.3~6.1	60~110	60 岁以上不超过 6.7mmol/L(120mg/dl)
0.5h PG	<10	<180	50 岁以下小于 9.4mmol/L(170mg/dl)
1h PG	<8.9	<160	50 岁以下小于 8.3mmol/L(150mg/dl)
2h PG	<7.8	<140	50 岁以下小于 7.2mmol/L(130mg/dl)
3h PG	<6.7	<120	或恢复到 6.1mmol/L(110mg/dl)及以下

(2)单位换算:1mmol/L=18mg/dl。

(3)主要功能:用于不能满足诊断条件而又高度怀疑糖尿病者的确诊。在服用一定量葡萄糖后在30~60分钟内血糖即升高,但正常人即将葡萄糖合成糖原进行储存,血糖值不超过肾糖阈值,且于2小时后恢复至空腹水平,如服用糖后长时间仍维持高血糖水平称为糖耐量减低,反之称耐量增加,空腹血糖增高明显者一般不做此试验。

(4)临床意义

1)糖尿病诊断标准:①具有糖尿病症状,且随机血糖≥11.1mmol/L(200mg/dl);或②空腹血糖≥7.0mmol/L(126mg/dl),(空腹指至少8小时未进食);或③OGTT 2小时血糖(2小时 PG)≥11.1mmol/L(200mg/dl)。

2)空腹血糖受损:FPG 5.6~6.1mmol/L(100~110mg/dl)及 2 小时 PG<6.7mmol/L(120mg/L)

3)糖耐量受损:FPF<6.1mmol/L(110mg/dl)及 2 小时 PG 6.7~10.0mmol/L(120~180mg/dl)

（四）脂类及其代谢产物

1. 总胆固醇(total cholesterol,TC)

(1)正常值参考范围:3.10~5.69mmol/L(120~220mg/dl)。

(2)单位换算:1mmol/L=38.67mg/dl。

(3)主要功能:胆固醇是细胞膜和细胞器的组成部分,是类固醇激素、维生素 D_3 和胆汁酸的前体。

(4)临床意义:了解体内脂代谢情况,对冠心病的诊断有意义。TC 水平取决于其组分 HDL-C 和非 HDL-C(LDL-C+VLDL-C),评价胆固醇的意义必须结合年龄、有关心脑血管疾病(CHD)和其他动脉粥样硬化(AS)危险因素具体分析。胆固醇增高,增加 CHD 和 AS 危险性,胆固醇降低则提示蛋白质热能营养不良,增加感染和肿瘤疾病的罹患率,所以胆固醇又可作为营养学评价指标。

1)血清胆固醇增高:即高胆固醇血症,见于①原发性增高包括家族性高胆固醇血症、家族性混合型高脂血症、家族性异常载脂蛋白 β 血症、原发性乳糜微粒(CM)血症、特发性高脂血症 V 型、原发性高 HDL-C 血症,此病主要由于胆固醇酯转运蛋白(CETP)或甘油三酯脂酶(H-TGL)缺陷所致,不具有抗 AS 作用;②继发性胆固醇增高见于糖尿病(DM)、甲状腺功能减退、垂体功能减退症、肢端肥大症、皮质醇增多症、肾病综合征、血液透析、原发性胆汁性肝硬化、痛风、肥胖以及药物的副作用;③高碳水化合物、高胆固醇、高饱和脂肪酸饮食,体力活动减少、代谢率降低、胰岛素抵抗等也可引起血清胆固醇升高。

2)血清胆固醇降低:即低胆固醇血症,见于①原发性降低见于先天性代谢疾病;②继发性降低见于蛋白质热能营养不良、甲亢、肝损伤、感染、恶性肿瘤等。

2. 甘油三酯(triglyceride,TG)

(1)正常值参考范围:0.56~1.70mmol/L 或不超过 2.26mmol/L(200mg/dl)。

(2)单位换算:1mmol/L=88.5mg/dl。

(3)主要功能

1)氧化供能,饥饿时可节省蛋白质。

2)构成组织细胞。

3)供给人体必需脂肪酸。

4)促进脂溶性维生素的吸收。

5)参与合成胆固醇等。

(4)临床应用

1)甘油三酯升高:TG>2.26mmol/L(200mg/dl),多见于:①原发性脂蛋白代谢异常疾病或是载脂蛋白或某些酶缺陷,HDL-C 缺乏造成血浆 TG 含量升高;②继发性脂蛋白代谢异常,常见于饥饿或纯肉膳食、高脂肪、高碳水化合物、高热能饮食,糖尿病、肥胖、动脉粥样硬化等代谢相关疾病,内分泌紊乱服用药物的副作用,肝脏疾患、肾病综合征、尿毒症等。

2)甘油三酯降低:TG<0.56mmol/L(50mg/dl),多见于:①原发性减低见于前 β 脂蛋白或 β 脂蛋白缺乏症;②继发性减低见于甲状腺功能亢进、肾上腺皮质功能减退症、垂体功能减退症、肝功能损害、心脏功能不全、营养不良以及药物副作用。

3. 高密度脂蛋白胆固醇(high density lipoprotein cholesterol,HDL-C)

(1)正常值参考范围:1.03~1.55mmol/L(40~60mg/dl),或 TC 增高时男性大于 1.16mmol/L(45mg/dl),女性大于 1.42mmol/L(55mg/dl)。

（2）单位换算：1mmol/L=38.5mg/dl。

（3）主要功能：HDL-C 是胆固醇从周围组织向肝脏的转运形式，可以从动脉壁清除胆固醇，对动脉粥样硬化的形成有拮抗作用。HDL-C 平均每增加 0.15mmol/L（5mg/dl），CHD 发病率约降低 10%。

（4）临床意义

1）低 HDL-C 血症：血清 HDL-C<1.03mmol/L（40mg/dl），多见于：①原发性 HDL-C 降低多见于载脂蛋白缺乏症以及家族性低 HDL 血症；②继发性 HDL-C 降低多见于高脂血症Ⅰ、Ⅱ、Ⅲ、Ⅳ、Ⅴ型，亦见于 AS、慢性肾功能不全、血液透析、DM、肥胖、甲亢、肝损害，体力活动减少以及药物引起的 HDL-C 下降，高糖、高饱和脂肪酸膳食等。

2）高 HDL-C 血症：血清 HDL-C>1.55mmol/L（60mg/dl），多见于：①原发性 HDL-C 增高见于先天性的蛋白、酶的缺陷，常大于 2.59mmol/L（100mg/dl）；②继发性增高见于慢阻肺、原发性胆汁性肝硬化，药物以及嗜酒。

4. 低密度脂蛋白胆固醇（low density lipoprotein cholesterol，LDL-C）

（1）正常值参考范围：我国成人血脂异常防治指南（2016）建议：LDL-C 合适水平为<3.4mmol/L（130mg/dl），边缘升高为 3.4～4.1mmol/L（130～160mg/dl），升高水平为≥4.1mmol/L（160mg/dl）。

（2）单位换算：1mmol/L=38.67mg/dl。

（3）主要功能：LDL 是运输胆固醇到肝外组织的主要工具。大量证据表明 LDL-C 浓度与 CHD 发病呈正相关，LDL 经内皮细胞进入动脉壁，与平滑肌细胞膜受体结合并被摄取，进一步代谢为游离胆固醇（FC），FC 可被与平滑肌细胞膜受体结合的 HDL 摄取并清除。但当 LDL 持续增高或 HDL 减少时动脉壁 FC 蓄积，吞噬细胞吞噬 FC 形成泡沫细胞，进一步形成动脉斑块。另一方面，LDL 增高引起凝血活性增强可引发 AS 形成。

（4）临床意义

1）LDL 增高见于：Ⅱa 型高脂血症（家族性高胆固醇血症）、Ⅱb 型高脂血症（家族性混合性高脂血症）、肾病综合征、AS 和甲状腺功能减退症等。

2）LDL 减低见于：家族性无 β 脂蛋白或低 β 脂蛋白血症、先天性胆固醇酯转运蛋白缺乏症、载脂蛋白异常和甲亢等。

5. 载脂蛋白 A1（apolipoprotein A1，Apo A1）

（1）正常值参考范围：男性为 1.08～1.76g/L，女性为 1.17～1.73g/L。

（2）主要功能：脂蛋白的蛋白部分称为载脂蛋白。载脂蛋白 A1 主要在肝脏和小肠合成，90%存在于 HDL 中，可清除肝外组织的胆固醇，在胆固醇和脂蛋白代谢中起主要作用。ApoA1 具有活化卵磷脂胆固醇酰基转移酶和 HDL 受体识别功能，使游离胆固醇酯化并从外周组织运输胆固醇到肝脏进行代谢，对 AS 形成起抵抗作用。

（3）临床意义：ApoA1 减少提示患 AS 风险增加，用 ApoA/ApoB 比值预测冠心病危险性有较高的特异性和敏感性。

1）ApoA1 增高：常见于高 HDL-C 血症。

2）ApoA1 降低：常见于蛋白质热能营养不良、吸收不良综合征、严重肝损伤、先天性 ApoA 缺乏症。

6. 载脂蛋白 B（apolipoprotein B，Apo B）

（1）正常值参考范围：男性为 0.59～1.43g/L，女性为 0.61～1.53g/L；ApoA/ApoB 比值

为男性≥1.0,女性≥1.3。

(2)临床意义

1)ApoB 增高:多见于高 LDL-C 血症,ApoB 增高预示患 AS 风险增加。

2)ApoB 减少:见于蛋白质热能营养不良,吸收不良综合征,严重肝损害,先天性 ApoB 缺乏症。

7. 血清脂蛋白 a[lipoprotein(a),Lp(a)]

(1)正常值参考范围:通常以 300mg/L 作为切点,>300mg/L 为 CHD 事件发生的危险水平。

(2)临床意义:为 AS 的独立危险因素,对冠心病的转归有预后价值。在急性心肌梗死患者中,其浓度变化与病程演化密切相关。LP(a)增高常可见于急性心肌梗死、脑血管疾病、家族性高胆固醇血症、肥胖、肾病综合征大量蛋白尿时、冠状动脉搭桥后再狭窄、大动脉瘤及某些癌症。

8. 载脂蛋白 E(apolipoprotein E,Apo E)

(1)正常值参考范围:男性为 44±17mg/L,女性为 51±18mg/L。

(2)临床意义:ApoE 升高常见于肝损害和淤胆性疾病。

(五)蛋白质及其代谢产物

1. 总蛋白(total protein,TP)

(1)正常值参考范围:采用双缩脲法检测时,成人为 64~83g/L,儿童为<4 周龄为 46~68g/L,2~12 月龄为 48~76g/L,12 月~12 岁龄为 60~80g/L。

(2)临床意义

1)总蛋白增高:主要见于:①血清水分减少,使总蛋白浓度相对增加,水不足时血清 Na、血红蛋白(HGB)、红细胞容积(HCT)均平行增高,A/G 比值在正常范围。如急性失水,肾上腺皮质功能减退等。②血清蛋白合成增加,如多发性骨髓瘤(主要是球蛋白的增加),如 Na、HGB、HCT 不增高,A/G 比值减小,球蛋白增多,则可判断为高血清蛋白血症。

2)总蛋白减低:主要见于:①血清水分增加,使总蛋白浓度相对减少。如水钠潴留或静脉应用过多低渗液等。②营养不良,如摄入不足或消化吸收不良。③消耗增加,如多种慢性消耗性疾病(严重结核、甲亢或恶性肿瘤等)。④合成障碍,主要是肝功能障碍。⑤蛋白丢失,如急性大出血,严重烧伤以及慢性肾脏病变等。

3)影响检测的因素:①激烈运动后数小时内血清总蛋白浓度可增高 4~8g/L;②卧位比直立时总蛋白浓度约低 3~5g/L;③溶血标本中的血红蛋白每存在 1g/L 可引起总蛋白测定值增加约 3%;④含脂类极多的乳糜标本需进行预处理,以消除测定干扰。

2. 白蛋白(albumin,ALB)

(1)正常值参考范围:采用色素结合法检测时,成年为 35~53g/L,新生儿为 38~42g/L。采用免疫比浊法检测时,成年为 35~50g/L。

(2)主要功能:①维持血浆胶体渗透压的平衡;②作为载体和代谢产物、金属离子、胆红素、游离脂肪酸、激素、药物等结合而被运输;③作为外周组织蛋白质合成的氨基酸库;④血浆中主要的抗氧化剂。

(3)临床意义

1)白蛋白降低:常见于:①营养不良,可能为摄入不足或消化吸收不良。持续的低白蛋白血症被认为是判断营养不良最可靠的指标之一,其评价标准为成年人下降至 28~34g/L

为轻度营养不良,21~28g/L 为中度营养不良,<21g/L 为重度营养不良。②消耗增加。如多种慢性消耗性疾病(严重结核,甲亢或恶性肿瘤)。③合成障碍,主要是肝功能障碍,若持续低于 30g/L,则提示可能为慢性肝炎或肝硬化。④蛋白丢失过多,如急性大出血,严重烧伤以及慢性肾脏病变等,短期内的低白蛋白血症是系统性炎症反应的主要表现。⑤妊娠尤其是妊娠晚期,血清白蛋白浓度可减少(但分娩后可迅速恢复正常)。⑥较罕见的先天性白蛋白缺乏症病例。

2)白蛋白增高:常见于:①严重失水导致的血浆浓缩;②水分不足,晨间空腹取血禁食如同时也禁水,常有水不足,一般情况约可增加 4%~5%(1.5~2.5g/L);③先天性免疫球蛋白缺乏症,白蛋白代偿性增多(约可增加 70%)。

3. 前白蛋白(prealbumin,PAL)

(1)正常值参考范围:采用免疫散射比浊法检测,成年人为 22~40mg/dl,婴幼儿为 15~25mg/dl,学龄儿为 15~30mg/dl,儿童约低于成人 5~10mg/dl(0.05~0.10g/L),16 岁达成人水平。

(2)单位换算:1g/L=0.1g/dl。

(3)主要功能:①结合并转运约 1/3 的内源性甲状腺激素;②反映营养支持病人早期内脏蛋白合成的指标。当病人在输注白蛋白时,使血清白蛋白升高,而不会影响前白蛋白的水平,故宜选择前白蛋白而非白蛋白作为营养状况的评价指标。

(4)临床意义

1)前白蛋白增高:常见于:①甲状腺功能亢进、肢端肥大症、同化激素治疗,系由于合成增多。肾病综合征 ALB、TRF、因漏出而明显减少,PAL 虽也漏出增多,但与生成比较,生成多于漏出,故血浓度增高。②脱水和慢性肾衰竭,由于前白蛋白清除的主要场所是肾脏,因此,肾衰病人可出现血清前白蛋白升高的假象。

2)前白蛋白减低:常见于:①蛋白质能量营养不良,作为营养监测指标较 ALB 敏感,可用于早期诊断,严重者可降到 0.08g/L 以下,中等者在 0.10~0.16g/L 之间,治疗后回升,是消化外科、慢性疾病和儿童营养评价的有用指标。②肝细胞损害早期和敏感的指标,较丙氨酸氨基转移酶(ALT)特异性高,比 ALB 敏感,多数肝病患者可下降 50%以上,重型肝炎可降至 0。急性肝炎持续降低提示有发展为重型肝炎的可能性。慢性肝炎活动降低明显,疾病稳定或恢复时回升,是判断慢性肝病活动的有用指标。③急性应激反应如感染、创伤、组织坏死,与急性期反应蛋白(ARP)升高相反,ALB、TRF、PAL 均降低,以 PAL 更为敏感,进行性降低提示预后不良。④分娩或其他严重疾病也见降低,幼儿的前白蛋白含量约为成人的一半,青春期迅速增加到成人水平。

4. 球蛋白(globulin)

(1)正常值参考范围:22~38g/L。

(2)单位换算:1g/L=0.1g/dl。

(3)主要功能:血清球蛋白是多种蛋白质的混合物。其中包括具有防御作用而且含量较多的免疫球蛋白和补体、多种球蛋白、金属结合蛋白、多种脂蛋白以及酶类。

(4)临床意义

1)球蛋白浓度增高:最高常以 γ 球蛋白增高为主,可见于①炎症或感染反应,如结核病,疟疾,黑热病,麻风病以及血吸虫病等;②自身免疫性疾病,如系统性红斑狼疮、风湿热、类风湿性关节炎及肝硬化等;③骨髓瘤和淋巴瘤。

2)球蛋白浓度降低:主要是合成减少,常见于:①生理性减少(出生后至3岁);②免疫功能抑制,如肾上腺皮质激素过多或应用免疫抑制;③低γ球蛋白血症。

5. 白蛋白/球蛋白(albumin/globulin,A/G)

(1)正常值参考范围:1.3~2.5。

(2)主要功能:临床主要用于分析总蛋白、白蛋白和球蛋白三者之间相对的关系。可提高白蛋白减少或球蛋白增多的各种情况评价的敏感性,用于慢性肝病的辅助诊断。

(3)临床意义

1)白蛋白/球蛋白比值增大:主要是由于球蛋白减少,而由于白蛋白增多的情况很少见。

2)白蛋白/球蛋白比值减小:①急性肝炎早期,白蛋白量可不变或稍低,γ球蛋白轻度增多,所以血清总蛋白量可以不变,此时白蛋白量仍高于球蛋白,因此A/G比值仍可正常;②慢性肝炎和肝硬化时,血清白蛋白量减少,总蛋白量视球蛋白量的改变而异,若球蛋白量正常,则总蛋白量减少,A/G比值正常或减小,若球蛋白增多,则总蛋白量可正常或增加,A/G比值正常或增加,A/G减小至低于1;③慢性感染、慢性炎症、结缔组织病、多发性骨髓瘤、原发性巨球蛋白血症、恶性淋巴瘤、黑热病等。

6. 转铁蛋白(transferrin,TRF)

(1)正常值参考范围:男性为190~300mg/dl(1.9~3.0g/L),女性为200~340mg/dl(2.0~3.4g/L)或220~400mg/dl(2.2~4.0g/L),新生儿期稍低,成人女性高于男性。

(2)主要功能;其主要功能是运输铁,调节体内铁的平衡,防止铁的毒性作用和提高机体免疫力。用于铁代谢评价、蛋白质能量营养不良监测和红细胞生成素(EPO)治疗监测。

(3)临床意义

1)转铁蛋白增高:常见于铁缺乏状态和缺铁性贫血、妊娠后期、蛋白同化激素、雌激素或口服避孕药使用。

2)转铁蛋白减低:常见于蛋白质能量营养不良和蛋白质丢失性疾病,如蛋白质摄取或吸收障碍、氨基酸缺乏、失蛋白性胃肠症、大面积烧伤、慢性肾炎、肾病综合征等;重症肝炎、肝硬化等严重肝病;急性感染、炎症和应激、胶原病、严重疾病状态、部分肿瘤;先天性转铁蛋白缺乏症。

7. 糖化血红蛋白(glucosylated hemoglobin,GHb)

(1)正常值参考范围:采用高效液相色谱法检测时,为4.1%~6.3%。

(2)主要功能:一般认为,测定糖化血红蛋白不用于糖尿病的诊断,主要是通过测定糖化血红蛋白来监测糖尿病患者血糖控制的程度。由于红细胞的平均寿命为3个月,因此,应每2~3个月测定一次糖化血红蛋白。HbA1c浓度改变2%就具有明显的临床意义。一般认为糖尿病患者的HbA1c浓度应控制在8%以下。

血红蛋白F的存在可造成假阳性。红细胞更新率增加、红血病、贫血时,糖化血红蛋白值降低。水杨酸、氨基甲酸酯和半乳糖可以改变β-链氨基末端,其产物干扰微柱法分析结果。

(3)临床意义:主要用于糖尿病长期控制评价,糖尿病长期良好控制可预防或延缓慢性并发症的发生和发展;也可用于糖尿病辅助诊断,对正在输注葡萄糖液的昏迷病人有鉴别诊断价值。

1)增高:显著增高应警惕酮症酸中毒等糖尿病急性并发症的发生。不适用于糖尿病筛查和流行病学研究。肾功能不全(氨甲酰血红蛋白增高)、酒精中毒、大剂量维生素C、阿司匹林、高胆红素血症、乳糜血症、HbF 显著增高、异常 Hb(如 HbM、HbN、HbJ、HbH)等,可致假阳性增高。

2)降低:红细胞寿命缩短如溶血性疾病、严重贫血、妊娠早期、异常 Hb(HbS、HbC、HbD)等可致假性减低。

8. 糖化血清蛋白(glucosylated serum protein,GSP)

(1)正常值参考范围:80~110U。

(2)主要功能:测定糖化白蛋白对糖尿病患者的血糖状态的监测很有意义,其意义与测定糖化血红蛋白相同,只是血清白蛋白的半衰期仅为 17 天,因此,测定此项指标仅仅反映前 2~3 周的血糖总水平。

(3)临床意义:为病人进行糖化白蛋白和糖化血红蛋白的一系列测定后,医生可以制定糖尿病的治疗方案,并定期监测这些数据,不断调整治疗方案,使病人的血糖持续维持在正常范围。

9. 氨(ammonia)

(1)正常值参考范围:采用直接比色法检测时,全血 22.3~67.6μmol/L(38~115μg/dl),随仪器品牌和方法而异。采用扩散法时,全血 23.5~82.2μmol/L(40~150μg/dl)。采用酶速率法时,全血 7.0~38.8μmol/L(12~66μg/dl)。新生儿为 52.9~88.2μmol/L(90~150μg/dl),小于 2 周龄为 46.5~75.8μmol/L(79~129μg/dl),儿童为 17.1~41.2μmol/L(29~70μg/dl)。

(2)主要功能:氨是对机体有毒的物质。正常血氨主要来自肠道细菌产氨(每日约 4g),其次为肾脏泌氨和肌肉产氨。解除氨毒的机制主要靠肝内尿素合成。当肝硬化功能严重不全时,肝清除氨的能力降低,加之门-腔静脉短路,使肠道吸收的氨不经肝脏,直接进入体循环可造成高氨血症,引起肝昏迷。此类患者可由于饮食中蛋白质过多,发生上消化道出血等,导致血氨来源增加,均可诱发肝昏迷的发生。

(3)临床意义:血氨增高主要见于以下情况:

1)生理性增高:常见于进食高蛋白或运动后,静脉血氨高于动脉血。

2)肝功能严重障碍:因门静脉血流受阻,消化道黏膜淤血、水肿,肠道氨可直接入血,肝功能障碍时鸟氨酸循环障碍,如重症肝炎,肝肿瘤,肝性脑病。

3)其他疾病:如上消化道出血,有机磷中毒,尿毒症,与鸟氨酸循环有关酶的先天性缺失,以及某些神经系统损害的疾病等。

4)胆汁分泌减少:食物消化吸收和排空障碍,肠道细菌活跃,氨生成增多。

10. 视醇结合蛋白(retinal binding protein,RBP)

(1)正常值参考范围:男性为 30~60μg/ml,女性 25~60μg/ml。

(2)主要功能:主要用于肾功能评价和蛋白质能量营养不良监测。

(3)临床意义

1)视黄醇结合蛋白增高:常见于:①肾功能不全(由于肾小球对 apo-RBP 滤过减少)、过营养脂肪肝;②维生素 A 缺乏时 RBP 在肝脏转运和分泌过程障碍,血清水平降低而肝内浓度升高,由于半衰期短转化快,在缺乏合成原料或肝功能障碍时的反应较长寿蛋白质敏感,肝硬化肝合成蛋白质功能降低,氨基酸失衡,支链氨基酸(BCAA)减少而芳香族氨基酸(AAA)增多;③正常时经肾小球滤过的 RBP,全部被肾小管吸收并进行分解代谢尿中不见 RBP,当肾小管遭受氨基糖苷抗生素或镉、汞盐损害时,重吸收减少,在尿中出现,故检测尿 RBP 可用于肾小管性蛋白尿的诊断;④retinol/RBP 摩尔比值,正常为 1∶1,肾功能不全时小于1,当血浆RBP升高怀疑有肾功能不全时,应同时测定血浆视黄醇。

2)视黄醇结合蛋白减低:常见于维生素A缺乏症、蛋白质能量营养不良、吸收不良综合征、肝病(过营养脂肪肝除外)、阻塞性黄疸、甲状腺功能亢进症、感染症、外伤。

11. C反应蛋白(C reactive protein test,CRP)

(1)正常值参考范围:高敏感方法小于0.3mg/dl(3mg/L),采用免疫比浊法小于1.0mg/dl(10mg/L)。

(2)主要功能:血中CRP升高的特异性不高,是一种急性反应的一般指标。CRP在病后数小时迅速升高,病变消退时又迅速降至正常水平。可作为临床诊断的参考指标。作为炎症和肿瘤非特异性标志物,主要用于感染的鉴别诊断、疾病的活动性或良恶性肿瘤进展的判断和疾病治疗的监测。

(3)临床意义

1)C反应蛋白升高:常见于:①急性感染,细菌性感染反应敏感,尤其伴有发热者,可增高参考值上限的30~2000倍,多大于300mg/L,而病毒感染如病毒性肺炎、病毒性心肌炎、无菌性脑膜炎,肝炎升高不明显,多小于200mg/L,有助于两类感染情况的鉴别。②急性组织坏死,如创伤、手术、骨折、烧伤、心肌梗死、肾梗死、坏死性胰腺炎等,AMI发病后4~8小时开始升高,手术后6~12小时开始升高,48小时达高峰,峰值可达参考值上限的100~1000倍,3~4天开始下降,7~10天恢复正常。如不下降或降而复升,提示发生合并症如栓塞或继发感染等。③急性炎症,如风湿性和自身免疫性疾病活动时,可作为SLE、风湿病、类风湿性关节炎、系统性硬化症、血管炎、Sjogren综合征(干燥综合征)、溃疡性结肠炎活动期标志。④恶性肿瘤,如恶性肿瘤尤其合并转移、坏死或感染时,治疗有效时下降,复发时升高,但骨髓瘤、白血病等造血系统肿瘤,异位内分泌肿瘤,前列腺肿瘤转移,不升高或反而降低。⑤器官移植排异反应。

2)C反应蛋白减低:常见于严重肝病如重型肝炎、肝硬化,因合成减低,由于CRP正常血浓度较低,乳胶凝集法试验为阴性反应,故减低无实际应用意义。

3)检测价值:CRP是急性期反应蛋白中最敏感、最重要的一种,感染、炎症、创伤、手术、组织坏死等应激状态时增高幅度显著,敏感性高于红细胞沉降率(ESR)。ESR加速的疾病如风湿病活动等CRP多呈阳性,而且较ESR反应快、恢复早,可用作停药指标;CRP是单一物质,影响因素少,ESR反映的是多种理化因素的总和,贫血、肾病综合征、多发性骨髓瘤等ESR中度或高度增速的情况,CRP改变多不明显;除新生儿可一时性升高,妊娠可见有升高外其他生理因素影响很小,此点也优于ESR。然而ESR成本低廉,简便快速,对健康体检、疾病筛查仍不失其使用价值。

12. 铁蛋白(ferritin,FER)

(1)正常值参考范围

1)放射免疫分析法:男性为33~236μg/L,女性40岁以下为11~122μg/L,45岁以上12~263μg/L。

2)酶联免疫法:男性为20~250μg/L;女性为10~200μg/L,绝经期后接近男性。

3)酶联免疫化学发光法:男性为24~336μg/L,女性45岁以下为11~307μg/L。

(2)主要功能

1)铁蛋白的主要生理功能:储存铁以备利用及防止高浓度游离铁蓄积中毒,最近还发现其参与对造血与免疫的调控。

2)用于铁储备评价:比骨髓检查更可靠,缺铁性贫血和潜在性缺铁性贫血的诊断和低色素性贫血的鉴别诊断,也用于某些肿瘤性疾病的辅助诊断。结合血清铁及血清总铁结合力测定可鉴别诊断贫血的类型,特别是上述三种低色素性贫血的鉴别诊断。

(3)临床意义

血清铁蛋白增高:主要见于①铁贮存增多,如血色病、含铁血黄色沉着症(铁负荷过多如经口或静脉补铁过量、再生障碍性贫血多次输血,FER 和 SI 均增高,FER 可超过 1000μg/L);除阵发性睡眠性血红蛋白尿症(PNH)以外的溶血性贫血、巨幼细胞性贫血,铁粒幼细胞性贫血、先天性无转铁蛋白血症(铁利用和运转障碍)。②恶性疾病,如急性或慢性白血病、恶性淋巴瘤,肝癌、肝转移癌、胃癌、结肠癌、胰腺癌、肺癌、甲状腺癌、乳腺癌、子宫癌等,从肿瘤坏死细胞释放增多,如合并癌胚抗原(CEA)阳性,恶性肿瘤的可能性增大。③其他情况,如急性或慢性肝炎、肝硬化、类风湿性关节炎、急性胰腺炎、肺炎、肺结核、急性心肌梗死、糖尿病、肾功能不全透析治疗等。

血清铁蛋白减低:主要见于①铁缺乏状态,缺铁性贫血和潜在性缺铁性贫血,FER 和 SI 均降低;②营养不良,摄取不足、吸收障碍;③丢失过多,月经、妊娠、慢性失血、阵发性睡眠性血红蛋白尿(PNH)、真性红细胞增多症放血治疗;④造血亢进,如处于生长发育期等;⑤生殖期女性血清铁蛋白低于男性,其原因为月经慢性丢失铁,恶性肿瘤血清中存在铁蛋白结合蛋白,与铁蛋白结合使结果减低,为假性减低。

(六)维生素及电解质

1. 维生素 B_6(Vitamin B_6)

(1)正常值参考范围:采用微生物法时,总维生素 B_6 为 39~190nmol/L,采用荧光法时,总维生素 B_6 为 29~185nmol/L,采用高效液相色谱法时磷酸吡哆醛(PLP)为 10~146nmol/L。

(2)单位换算:1nmol/L=0. 206ng/ml。

(3)主要功能:维生素 B_6 主要以 PLP 的形式作为许多酶(如转氨酶、脱羧酶、脱水酶、消旋酶、异构酶等)的辅酶参与体内多种反应和代谢过程,在蛋白质合成与分解、糖原异生、某些神经递质(如 5-羟色胺、肾上腺素、去甲肾上腺素、γ-氨基丁酸等)的合成、色氨酸转化为烟酸、神经鞘磷脂、类固醇、血红蛋白、核酸和一碳单位的代谢等过程中发挥重要作用,其中多数与氨基酸代谢有关。

(4)临床意义

1)血浆 PLP 含量降低:常见于维生素 B_6 摄入不足、机体消耗增多、蛋白质摄入量增加、碱性磷酸酶升高、某些药物(如异烟肼、环丝氨酸和青霉胺等)的应用、恶性肿瘤、严重肝肾疾病、慢性酒精中毒等情况,临床表现可有口炎、舌炎、口唇干裂、易激惹、抑郁以及人格改变、高同型半胱氨酸血症、黄尿酸尿症、免疫功能受损、慢性贫血,儿童可有烦躁、肌肉抽搐甚至惊厥。

2)血浆 PLP 含量增高:常见于长期大量摄入维生素 B_6,可表现为神经毒性和光敏感性反应。

2. 维生素 B_{12}(Vitamin B_{12})

(1)正常值参考范围:为 200~1000pg/L(148~738pmol/L),随年龄增高而减低,高龄者女性低于男性。

(2)单位换算:1pmol/L=1. 3554pg/ml。

(3)主要功能:维生素 B_{12}主要以甲基 B_{12}(甲基钴胺素)和辅酶 B_{12}(5-脱氧腺苷钴胺素)这两种辅酶的形式参与体内多种生化反应。其中甲基 B_{12}是蛋氨酸合成酶的辅酶,可从 5-甲基四氢叶酸转甲基给同型半胱氨酸以合成蛋氨酸,这对于细胞的核酸代谢、维持正常造血功能以及预防高同型半胱氨酸血症、保护心血管和神经系统是必需的。辅酶 B_{12}则参与甲基丙二酰辅酶 A 转变成琥珀酰辅酶 A 的反应。

(4)临床应用

1)血清维生素 B_{12}含量降低:主要见于老年人、胃切患者、萎缩性胃炎、回肠疾病等引起的维生素 B_{12}吸收不良、严重肝损伤、长期素食、女性妊娠期等,临床可出现恶性贫血、巨幼红细胞性贫血、抑郁、记忆力下降、四肢震颤等神经系统损害、高同型半胱氨酸血症。

2)血清维生素 B_{12}含量增高:临床意义尚不明确。

3. 叶酸(folic acid)

(1)正常值参考范围:血清为 4~13ng/ml,红细胞为 120~360ng/ml。

(2)主要功能:作为体内一碳单位转移酶系的辅酶,起着一碳单位传递体的作用,参与嘌呤和胸腺嘧啶的合成、氨基酸代谢、血红蛋白及甲基化合物的合成等过程。

(3)临床意义

1)血清叶酸含量降低:主要见于膳食中叶酸含量不足或烹调加工损失过多、先天性酶缺乏、某些拮抗药物(如抗惊厥药、避孕药、阿司匹林)的应用、甲亢、酒精中毒、慢性腹泻、白血病、肝病、维生素 B_{12}及维生素 C 缺乏等引起的叶酸吸收利用不良,临床可表现为巨幼红细胞性贫血、高同型半胱氨酸血症。孕妇对叶酸的需要量增加,如缺乏可出现先兆子痫、胎盘早剥、胎儿神经管畸形等情况。

2)血清叶酸含量增高:主要见于大剂量应用叶酸,可影响锌的吸收而出现锌缺乏症状,如胎儿发育迟缓、低出生体重儿等。

4. 维生素 C(Vitamin C)

(1)正常值参考范围:采用化学比色法时,血浆为 23~85mol/L。

(2)主要功能

1)作为酶的辅因子或活性成分参与多种重要的生物合成过程,如胶原蛋白、肉碱、某些神经介质和肽类激素的合成以及酪氨酸代谢等,从而发挥重要的生理功能。

2)作为抗氧化剂可清除体内多种自由基,在保护膜结构、DNA 和蛋白质免遭损伤方面起着重要作用。

3)在促进铁的吸收、叶酸的活化、胆固醇的转化、免疫球蛋白的合成等方面发挥重要作用。

(3)临床意义

1)血浆维生素 C 含量降低:主要见于维生素 C 严重摄入不足所致的抗坏血病,早期可表现为疲劳、倦怠、皮肤瘀点或瘀斑、毛囊过度角化、毛囊周围轮状出血,继而牙龈肿胀出血、球结膜出血、机体抵抗力下降、伤口愈合迟缓、关节疼痛及关节腔积液、轻度贫血以及多疑、抑郁等神经症状。

2)血浆维生素 C 含量增高:主要见于维生素 C 摄入过量,但其最高浓度不超过 85μmol/L。

5. 维生素 E(Vitamin E)

(1)正常值参考范围:采用化学比色法时为 116~464mol/L。

（2）主要功能

1）抗氧化作用：作为体内抗氧化系统的一部分，保护生物膜免受自由基损害。

2）促进蛋白质更新合成：促进人体正常新陈代谢，增强机体耐力，维持肌肉、血管、中枢神经系统及视网膜的正常结构和功能。

3）延缓衰老：减少脂褐质形成，改善皮肤弹性，减轻性腺萎缩，提高免疫力。

4）调节血小板的黏附力和聚集作用：可抑制磷脂酶 A2 的活性，减少血小板血栓素 A2 的释放，从而抑制血小板聚集，降低心梗及脑卒中的危险性。

（3）临床意义

1）血浆维生素 E 含量降低：主要见于长期缺乏维生素 E，可表现为红细胞膜受损、红细胞寿命缩短，出现溶血性贫血；此外，可能会增加动脉粥样硬化、癌、白内障等疾病的危险性。

2）血浆维生素 E 含量增高：主要见于摄入维生素 E 过量或中毒，可能会出现视觉模糊、头痛、极度疲乏等症状。

6. 钠（Sodium，Natrium，Na）

（1）正常值参考范围：135～145mmol/L（火焰发射光谱法、离子选择电极法、酶分光光度法）

（2）主要功能

1）维持细胞内外液的渗透压，调节体内水分：当钠量增高时，水量也增加；反之则减少。

2）维持酸碱平衡：钠在肾小管重吸收时，与 H^+ 交换，清除体内酸性代谢产物（如 CO_2）。

3）维持正常血压，增强神经肌肉兴奋性。

（3）临床意义

1）血清钠含量降低（低钠血症）：主要见于禁食、摄入钠过低、出汗过多、胃肠疾病、反复呕吐、腹泻而未及时补钠时，可出现恶心、呕吐、视力模糊、心率加速、脉搏细弱、血压下降、肌肉痉挛、疼痛，反射消失，以至于神志淡漠、昏迷、外周循环衰竭、休克、急性肾衰而死亡。

低钠血症在临床上可分为 3 种类型：

第一类是缺钠性低钠血症，由于某种原因使钠、水丢失，但丢钠多于丢水，表现为低渗性脱水的低容量性低钠血症。常见原因有：①消化液的丢失。由于严重腹泻、呕吐、胃肠引流、显性出汗、排放胸腔积液和腹水等致大量钠丢失，又未得到相应的补充，即可引起低钠血症。②大面积烧伤、炎症、创伤，由于含钠较多的液体渗出，引起细胞外液钠缺乏。③以肾小管损伤为主的肾炎，由于肾小管上皮细胞对醛固酮不敏感，酸化尿液能力下降，泌 H^+ 减少，H^+、Na^+ 交换减少，使钠由尿中排出增多。此外，肾小管性酸中毒、多囊肾、慢性肾盂肾炎等疾病由于保钠功能障碍，可致钠丢失，引起低钠血症。④肾上腺皮质功能减退、垂体功能低下等因醛固酮分泌减少，钠从尿中排出增多而致钠缺乏。⑤糖尿病酮症酸中毒由于肾小管腔内渗透压增高，影响了肾小管重吸收功能，使钠丢失增加。⑥应用大量呋塞米（速尿）、碳酸酐酶抑制剂、乙酰唑胺噻嗪类等促进钠排泄的利尿剂可使大量钠从尿中排出。

第二类是稀释性低钠血症。其特点是水入量或水潴留过多，使细胞外液量增加，引起血液稀释，导致血清钠浓度相对降低。常见原因有：①各种原因所致的抗利尿激素分泌失调综合征，最常见为应激状态，如手术、创伤、感染等，感染多见于脑炎、脑膜炎、肺结核、肺炎、肺脓肿等。②精神性烦渴，因大量饮水而致血液稀释。③特发性低钠血症时，由于下丘脑的压力感受器细胞的重新调整，降低了渗透水平，使血浆呈现低渗状态，出现低钠血症，常见于心力衰竭、肝硬化、肾病综合征等。④肾衰竭，由于肾小球滤过率降低，自由水清除减少，发生低钠血症。

第三类是假性低钠血症。是指血浆中某些固体物质增加，渗透压正常或增高、而血清钠相对降低的情况，常见原因有严重高脂血症、高蛋白血症、高血糖症等。

2)血清钠含量增高(高钠血症)：主要见于：①肾功能损害导致的钠潴留，可出现口渴、面部潮红、软弱无力、烦躁不安、精神恍惚、昏迷、血压下降，严重者可致死亡，此外如肾上腺皮质功能亢进、原发性醛固酮增多症、库欣综合征、垂体前叶肿瘤及长期应用肾上腺皮质激素治疗等，由于体内醛固酮增多，肾小管对钠的重吸收增加导致高钠血症。②过量摄入食盐引起的急性中毒、过多过快输入高钠液体，表现为水肿、血压上升、血浆胆固醇升高、脂肪清除率降低等，可因外周循环衰竭和呼吸抑制而死亡，尤其是婴儿和老年人、肾功能失常病人如摄入钠过多，更易发生高钠血症。③脑性高钠血症，如脑外伤、脑血管意外、脑肿瘤等使下丘脑神经束受损，致渴觉障碍，可发生高钠血症。④浓缩性高钠血症，失水多于失钠，见于腹泻、胃肠引流、大量出汗，因大量低渗液丢失，可发生高钠血症，水分丢失多见于中枢性(真性抗利尿激素缺乏)或肾性(肾小管上皮细胞对抗利尿激素反应性降低)尿崩症，脑炎、代谢性酸中毒等引起的呼吸过快及气管切开等不显性失水过多。⑤输入高渗液(如甘露醇、高渗葡萄糖等)致溶质性利尿。

7. 钾(Potassium，Kalium，K)

(1)正常值参考范围：3.6~4.8mmol/L(火焰发射光谱法、离子选择电极法、酶分光光度法)。

(2)主要功能

1)维持碳水化合物、蛋白质的正常代谢：葡萄糖和氨基酸经细胞膜进入细胞合成糖原和蛋白质时，必须有适量的钾离子参与。合成1g糖原约需24mg钾，合成蛋白质时每1g氮约需12mg钾，ATP的生成也需一定量的钾。

2)维持细胞内正常渗透压。

3)维持神经肌肉的应激性和正常功能：细胞内的钾离子和细胞外的钠离子联合作用，可激活 Na^+-K^+-ATP 酶，产生能量，维持细胞内外钾钠离子浓度梯度，发生膜电位，激活肌肉纤维收缩并引起突触释放神经递质。当血钾降低时，膜电位上升，应激性降低，发生松弛性瘫痪。当血钾过高时，可使膜电位降低，细胞不能复极化而丧失应激性，也会引发肌肉麻痹。

4)维持心肌的正常功能：心肌细胞内外的钾浓度对心肌的自律性、传导性和兴奋性有密切关系。钾缺乏时，心肌兴奋性增高；钾过高时又使心肌的自律性、传导性和兴奋性受抑制，两者均可引起心律失常。

5)维持细胞内外正常的酸碱平衡和电离子平衡：当细胞失钾时，细胞外液中钠与 H^+ 可进入细胞内，引起细胞内酸中毒和细胞外碱中毒；反之，细胞外钾离子内移，H^+ 外移，可引起细胞内碱中毒和细胞外酸中毒。

6)降低血压：补钾对高血压和血压正常者有降压作用，其机制可能与钾直接促进尿钠排出、抑制肾素血管紧张素系统和交感神经系统、改善压力感受器的功能以及直接影响外周血管阻力等因素有关。

(3)临床意义

1)血清钾含量降低(低钾血症)：主要见于①钾摄入不足，如长期低钾饮食、禁食、厌食等，治疗中又忽视补钾，而肾脏又不断排钾，此种情况若超过1周，即可发生低钾血症，严重者导致肌无力及瘫痪、心律失常、横纹肌肉裂解症及肾功能障碍，后者可表现为多尿、夜尿、口渴、多饮、低比重尿等。②钾丢失过多,如经肾脏丢失,见于肾衰竭多尿期、肾小管性酸中毒、肾上腺皮质功能亢进、醛固酮增多症、大量应用排钾利尿剂及肾上腺皮质激素、棉酚中毒等;经消化道丢失,严重呕吐、腹泻及胃肠引流均可致钾丢失过多而发生低钾血症,呕吐可致代谢性碱中毒,导致血钾向细胞内转移、尿排钾增多,使低血钾更为明显。③钾在细胞内外分布异常,由于钾从细胞外液转移到细胞内,血清钾虽低,但体内总钾含量并未明显减少,常见于碱中毒、应用胰岛素、周期性瘫痪、应用儿茶酚胺制剂、细胞生长过速、糖尿病重症病例等。

2)血清钾含量增高(高钾血症):主要见于①钾摄入过多,如口服量过大或静脉补钾过快、输入大量库存血时均可发生高钾血症,主要表现在神经肌肉(极度疲乏软弱,四肢无力,以下肢为重)和心血管(心率缓慢、心音减轻、心律失常)方面。②钾排出减少,主要见于肾衰竭,肾上腺皮质功能不全、双侧肾上腺切除、肾上腺危象及某些先天性疾病(如21-羟化酶缺乏症),远端小管上皮细胞分泌钾障碍,见于系统性红斑狼疮、镰状细胞性贫血、肾移植术后、假性低醛固酮血症、Ⅳ型肾小管性酸中毒及应用抑制肾小管上皮细胞分泌钾的药物(如螺内酯、氨苯蝶啶等)。③细胞内钾移出过多,主要见于酸中毒、组织细胞破坏、药物作用、高血钾性周期麻痹、血浆晶体渗透压升高等。

8. 氯(Chlorine,Cl)

(1)正常值参考范围:95~105mmol/L(库伦滴定法、离子选择电极法、硫氰酸汞比色法)。

(2)主要功能

1)维持细胞内外液的渗透压,调节体内水分。

2)维持酸碱平衡。

3)维持正常血压,增强神经肌肉兴奋性。

(3)临床意义

1)血清氯含量降低(低氯血症):主要见于①严重呕吐、腹泻、吸收不良或胃肠引流等致氯从消化道丢失;②慢性肾上腺皮质功能不全时,由于醛固酮分泌不足,氯随钠从尿中丢失增多;③慢性肾功能不全多尿期、糖尿病及应用某些利尿剂时,可致氯从尿中排出增多;④呼吸性酸中毒时,由于血中 HCO_3^- 代偿性增加,肾小管上皮细胞 H^+ 和 Na^+ 交换减少,随 Na^+ 重吸收的 Cl^- 减少;⑤代谢性碱中毒时,常伴有低氯血症,特别是失氯大于失钠时,一定有低氯血症。

2)血清氯含量增高(高氯血症):主要见于①氯摄入过多;②从尿中排出减少,见于急慢性肾功能不全少尿期、尿道或输尿管梗阻、心功能不全等;③呼吸性碱中毒,由于 CO_2 排出增多,血中 HCO_3^- 代偿性减少,肾小管上皮细胞 H^+ 和 Na^+ 交换增加,随 Na^+ 重吸收的 Cl^- 增加;④Ⅱ型肾小管性酸中毒,此病常呈慢性代谢性酸中毒,常伴血钾减低、血氯升高;⑤尿崩症,因肾脏排尿增多,而排钠量相对减少,引起高钠血症,常伴高氯血症。

9. 磷(Phosphorus,P)

(1)正常值参考范围:采用磷钼酸法、酶分光光度法时,成人为 0.97~1.61mmol/L,儿童/青少年为 1.29~1.94mmol/L。

(2)主要功能

1)构成骨骼、牙齿及软组织的重要成分。

2)调节能量释放,是细胞内化学能的主要来源。

3)构成生命物质核酸、蛋白质以及酶、细胞膜的重要成分。

4)参与碳水化合物、脂肪等物质代谢的磷酸化过程。

5)参与调节酸碱平衡。

(3)临床意义

1)血清磷含量降低(低磷血症):主要见于甲状旁腺功能减低、肾衰并发酸中毒、多发性骨髓瘤、骨折愈合期、慢性肾上腺皮质功能减退(Addison 病)、急性重型肝炎、粒细胞性白血病、甲亢等。

2)血清磷含量增高(高磷血症):主要见于甲状旁腺功能亢进、骨质软化症、溶骨疾病、特发性脂肪泻、重症糖尿病等。

10. 镁(Magnesium,Mg)

(1)正常值参考范围:血清/血浆中为 0.65~1.05mmol/L(原子吸收分光光度测定法、甲基麝香草酚蓝比色法)。

(2)主要功能

1)构成骨骼、牙齿的重要成分。

2)参与许多重要的酶促反应,如三羧酸循环中的氧化脱羧反应、磷酸基团的水解与转运、ATP、蛋白质的合成及葡萄糖的无氧酵解等。

3)维持神经肌肉细胞膜电位和冲动的传递。

(3)临床意义

1)血清镁含量降低(低镁血症):主要见于①摄入不足,如长期禁食、全静脉营养而忽视镁的供给,1 周后即可引起血镁降低,临床可表现为恶心、厌食、肌肉无力以及低钾、低钙血症;②丢失过多,主要见于肠道丢失过多如各种慢性腹泻、小肠大部切除术后、多种病因引起的严重吸收不良等均可导致低镁血症,肾脏丢失过多如在肾功能异常尤其是肾小管重吸收功能受影响时可有大量镁丢失,特发性肾镁丢失,系先天性肾小管镁吸收缺乏所致,在原因不明的低镁血症伴有尿镁排泄量增多时应考虑本症;③细胞外液的镁进入细胞内液使镁在体内重新分布异常,常见于饥饿综合征如甲状旁腺瘤切除术后,在骨病修复过程中,大量镁会沉积于骨质中,导致血清镁降低,蛋白质-热能营养不良,特别是在儿童,当给予足够的蛋白质和热量时,大量镁进入组织细胞而发生低镁血症,糖尿病酮症酸中毒、呼吸性碱中毒时,用胰岛素或碳酸氢钠治疗后,因 Mg^{2+} 进入细胞内而发生低镁血症,在急性坏死性胰腺炎时,产生的脂肪酸与 Mg^{2+} 结合形成镁皂,使血清镁降低。

2)血清镁含量增高(高镁血症):主要见于①镁摄入过多,长时间服用含镁药物或大量注射镁剂可发生高镁血症;②排出减少,如急性肾衰少尿期、慢性肾衰终末期由于镁吸收障碍可致高镁血症;③严重低钠血症时,镁在近曲小管重吸收增加而发生高镁血症;④未经治疗的糖尿病酮症酸中毒、呼吸性碱中毒、低血容量时,因镁从肾脏排出减少而发生高镁血症,甲状腺、甲状旁腺、肾上腺皮质功能低下时可致轻度高镁血症;⑤组织细胞大量破坏,细胞内镁含量远高于血浆,因此,在大面积烧伤、严重创伤、溶血等时,细胞内的镁大量释放到血液中,可发生严重的高镁血症,尤其是伴有肾功能障碍时更为严重。

11. 钙(Calcium,Ca)

(1)正常值参考范围:血清中为总钙 2.25~2.75mmol/L(原子吸收分光光度法、分光光度法),离子钙为 1.12~1.23mmol/L(离子选择电极法)。

(2)主要功能

1)构成骨骼和牙齿。

2)维持神经与肌肉活动,包括神经肌肉的兴奋及传导、心脏的正常搏动。

3)促进体内某些酶(如 ATP 酶、琥珀酸脱氢酶、脂肪酶以及某些蛋白质分解酶)活性。

4)参与血凝过程、激素分泌,维持体液酸碱平衡以及细胞内胶质稳定性。

(3)临床意义

1)血清钙含量降低(低钙血症):主要见于甲状旁腺功能减低、钙或维生素 D 摄入不足、骨质软化症、佝偻病、骨质疏松症等。

2)血清钙含量增高(高钙血症):主要见于甲状旁腺功能亢进、甲亢、多发性骨髓瘤、骨折愈合期、大量维生素 D 的应用、恶性骨肿瘤或肿瘤骨转移等。

12. 铁(Iron,Ferrum,Fe)

(1)正常值参考范围:采用原子吸收分光光度法检测时,各人群正常值范围见表 3-43。

表 3-43　各人群血清铁正常值范围

	年龄	Fe(μmol/L)
儿童	2 周	110~360
	6 个月	50~240
	12 个月	60~280
	2~12 岁	40~240
非孕妇	25 岁	66~295
	40 岁	41~240
	60 岁	70~267
孕妇	12 孕周	76~316
	足孕	45~245
	产后 6 周	29~269
男性	25 岁	72~277
	40 岁	63~301
	60 岁	72~215

(2)主要功能

1)作为血红蛋白、肌红蛋白、细胞色素 A 以及某些呼吸酶的成分参与体内氧与二氧化碳的转运、交换和细胞内呼吸过程。

2)促进 β-胡萝卜素转化为维生素 A、嘌呤与胶原的合成、抗体的产生、脂类在血液中的转运以及药物在肝脏的解毒等。

(3)临床意义

1)血清铁含量降低:主要见于①铁缺乏或缺铁性贫血,多发生于婴幼儿、孕妇及乳母,在儿童可表现为易烦躁、精力不集中、学习能力和抗感染能力下降,在成人则为工作效率降低、冷漠呆板、心慌、气短、头晕、眼花等;②急慢性感染、恶性肿瘤等。

2)血清铁含量增高:主要见于溶血性贫血、再生障碍性贫血、巨幼红细胞性贫血等。

13. 总铁结合力(total iron-binding capacity,TIBC)

(1)正常值参考范围:采用碳酸镁吸附法、铬天青 B 直接测定法时,成年男性为 50~70μmol/L,女性为 54~77μmol/L。

(2)临床意义

1)总铁结合力(TIBC)是指血清中的运铁蛋白全部与铁饱和后所含铁的总量。在正常情况下,血清中的铁是以与运铁蛋白结合成复合物的形式存在,而运铁蛋白只有1/3左右被铁所饱和,尚有2/3未与铁结合,而当其能全部与铁结合时,铁的含量即称为总铁结合力。它同血清铁一起,共同维持铁的平衡。

2)血清总铁结合力降低:主要见于肝硬化、肾病、尿毒症、血色素沉着症等。

3)血清总铁结合力增高:主要见于铁缺乏或缺铁性贫血、急性肝炎等。

14. 不饱和铁结合力(unsaturated iron-binding capacity,UIBC)

(1)正常值参考范围:31~51μmol/L。

(2)单位换算:1μmol/L=5.6μg/dl。

(3)临床意义

1)不饱和铁结合力(UIBC):是指血清中未与铁结合的运铁蛋白所能结合的铁的含量。在正常情况下,血清中的运铁蛋白只有1/3左右被铁所饱和,尚有2/3未与铁结合,而后者所能结合的铁量即称为不饱和铁结合力,即不饱和铁结合力=总铁结合力-血清铁。

2)血清不饱和铁结合力降低:主要见于溶血性贫血、低蛋白血症、感染、原发性含铁血黄素沉着症、网状内皮细胞铁负荷过重等。

3)血清不饱和铁结合力增高:主要见于铁缺乏或缺铁性贫血。

15. 铜(Copper,Cu)

(1)正常值参考范围:采用原子吸收分光光度法/化学比色法、选择性离子电极法时,成年男性为10.99~21.89μmol/L,女性为12.56~23.55μmol/L。

(2)主要功能:铜在体内作为多种氧化酶(如铜蓝蛋白、细胞色素氧化酶、超氧化物歧化酶、多巴胺-β-羟化酶、酪氨酸酶、赖氨酰氧化酶)的成分发挥重要作用:

1)参与铁代谢:铜蓝蛋白催化Fe^{2+}氧化为Fe^{3+},对于形成运铁蛋白有重要作用,故当铜缺乏时,铁的吸收、转运与贮存常减少。铜蓝蛋白还可能与细胞色素氧化酶一起参与促进血红蛋白的合成,当膳食中缺铜时,血红蛋白合成减少,且影响红细胞膜功能、缩短红细胞寿命。

2)参与弹性蛋白与胶原蛋白的交联:该过程依赖于赖氨酰氧化酶的作用而形成的醛赖氨酸。当铜缺乏时,交联难于形成,影响胶原结构,导致骨骼、皮肤、血管结构的改变,易于造成骨骼脆性增加、血管张力减低和皮肤弹性减弱。

3)作为超氧化物歧化酶(SOD)的成分参与超氧化物转化,催化超氧阴离子成为氧和过氧化氢,从而保护细胞免受毒性很强的超氧阴离子的损害。

4)多巴胺-β-羟化酶、酪氨酸酶等含铜酶与儿茶酚胺的生物合成、维持中枢神经系统功能、酪氨酸转化为多巴以及黑色素的形成等有关。

(3)临床意义

1)血清铜含量降低:主要见于①长期全肠外营养、消化系统功能失调(腹泻、小肠吸收不良等)、早产儿(特别是人工喂养者)等,主要表现为皮肤毛发脱色、精神性运动障碍、血管张力减退、骨质疏松及不同程度的贫血等。②肝豆状核变性(Wilson病),是一种常染色体隐性遗传性疾病,主要特征是铜代谢障碍所引起的肝硬化和脑变性疾病,临床表现为进行性加剧的肢体震颤、肌强直、语言和智力障碍、消化系统症状(消化不良、嗳气、食欲不振、脾肿大、黄疸、肝功能异常、坏死性肝硬化)、精神症状(性格异常、忧郁、癔症样发作等)、肾脏损害及角膜色素环。③Menke病,是一种罕见的X性连锁隐性遗传性疾病,特征性表现为严重的精神发育迟缓、稀少卷发、喂养困难、生长不良、体温不升、肌张力低下、全身性痉挛等,患儿一般在3岁以内死亡。

2）血清铜含量增高：主要见于①急性或慢性白血病、霍奇金病、支气管肺癌、肝癌、血色病、类风湿性关节炎、风湿病、胆汁淤积、肝硬化、癫痫、精神病、甲亢、急慢性传染病、心肌梗死、癞皮病、妊娠、使用雌激素、避孕药等。②误服大量铜盐、食用与铜容器长时间接触的饮食等引起的急性中毒，可引起恶心、呕吐、上腹疼痛、腹泻以及头痛、头晕等，严重者可致昏迷。

16. 锌（Zinc，Zn）

（1）正常值参考范围：采用原子吸收分光光度法、化学比色法时，为7.65～22.95μmol/L。

（2）主要功能

1）作为酶的组成成分或激活剂参与代谢。

2）促进生长发育与组织再生：锌是调节DNA复制、转译和转录的DNA聚合酶所必需，与蛋白质和核酸的合成、细胞生长、分裂和分化等过程都有关。锌对于胎儿的生长发育、性器官的成熟和正常的性功能都是必需的。

3）促进食欲：锌可能通过参加唾液蛋白（一种含锌蛋白）的构成来维持正常的味觉和食欲。

4）促进维生素A的代谢和生理作用：锌在体内可促进视黄醛的合成和构型转化；参与肝中维生素A的动员，以维持血浆维生素A浓度的恒定、正常的暗适应能力和皮肤健康。

5）参与免疫功能：锌能直接影响胸腺细胞的增殖，使胸腺素分泌正常，以维持完整的细胞免疫功能。

（3）临床意义

1）血清锌含量降低：主要见于①急慢性肝炎、肝硬化、肾功能不全、肾病综合征、尿毒症、肾移植、急性传染性或感染性疾病、组织损伤、烧伤、手术、急性心梗、长期静脉输液而未补锌、严重营养不良、Crohn病、慢性肠炎、腹泻、唐氏综合征、黏液性水肿、白塞病、恶性淋巴瘤、白血病、肝癌、肺癌、糖尿病等。②生长期儿童锌缺乏。主要表现为生长迟缓、垂体调节功能障碍、食欲不振、味觉迟钝甚至丧失皮肤创伤不易愈合、易感染、性成熟延迟、第二性征发育障碍、性功能减退、精子产生过少等；③肠源性肢端皮炎，是一种先天性锌吸收不良所引起的家族性遗传病。

2）血清锌含量增高：主要见于①锌过量或锌中毒，表现为上腹疼痛、腹泻、恶心、呕吐等；②家族性高锌血症，为常染色体显性遗传性疾病，但无临床症状；③溶血性贫血、真性红细胞增多症等。

17. 铜/锌（Copper/Zinc，Cu/Zn）

（1）正常值参考范围：1.09±0.36。

（2）临床意义

1）Cu/Zn比值降低：主要见于冠心病等。

2）Cu/Zn比值升高：主要见于肝炎、肿瘤、糖尿病、皮肤病、肺心病等。

18. 碘（Idione，I）

（1）正常值参考范围：采用化学比色法为4.5～9.0μg/L。

（2）主要功能：碘在体内主要参与甲状腺素合成，其生理作用也通过甲状腺素的作用表现。①促进生物氧化，协调氧化磷酸化过程，调节能量转化；②促进蛋白质合成，调节蛋白质合成与分解；③促进糖和脂肪代谢；④调节组织中水盐代谢；⑤促进维生素的吸收和利用；⑥促进神经系统发育和分化。

（3）临床意义

1）血清碘含量降低：主要见于环境或食物缺碘引起的碘缺乏，常导致地方性甲状腺肿、克汀病(呆小病),后者为最严重,有精神病学损伤为特征的神经型与表现为甲状腺功能低下和甲状腺中等程度肿大为主的黏液水肿型。

2)血清碘含量增高:主要见于高碘饮食及过量使用碘剂、长期碘作业人员等。

19. 铅(Lead,Pb)

(1)正常值参考范围:<1.44μmol/L。

(2)单位换算:1μmol/L=0.21mg/L。

(3)临床意义:血清铅含量增高主要见于:服用大量含铅中成药、长期饮用含铅质酒壶内的酒、吸入含铅烟雾、长期铅作业等,铅中毒的主要表现有低色素性贫血、腹绞痛、神经衰弱综合征、铅面容、牙龈铅线等。

(七)肝、肾功能检测

1. 总胆汁酸(total bile acid,TBA)

(1)正常值参考范围:0~10μmol/L(0~4.1mg/dl)。

(2)单位换算:1μmol/L=0.41mg/dl,1mg/dl=2.44μmol/L。

(3)主要功能:胆汁酸具有促进脂类食物和脂溶性维生素的消化吸收和维持胆汁中胆固醇的可溶性状态之功能。胆汁酸在血中与蛋白质结合。进食后90~120分钟后血中胆汁酸浓度可有增高。血清胆汁酸是唯一可同时反映肝细胞合成代谢功能、分泌状态以及肝细胞损伤三个方面的血清学指标。一旦肝细胞发生病变,血中胆汁酸浓度极易升高,因此,胆汁酸是肝实质损害和胆汁淤积的标志,主要用于肝胆疾病的筛查和预后随访。

(4)临床意义:总胆汁酸增高:常见于急性病毒性肝炎、坏死后肝硬化失代偿期、肝细胞癌、胆汁淤积性细胆管炎,敏感性95%以上。慢性活动性肝炎、转移性肝癌、酒精性肝炎、原发性胆汁性肝硬化、肝内外阻塞性黄疸,阳性率约30%~50%。部分体质性黄疸也见升高。

2. 总胆红素(total bilirubin,TB)

(1)正常值参考范围:3.4~20.5μmol/L(0.2~1.2mg/dl)。

(2)单位换算:1μmol/L=0.0585mg/dl,1mg/dl=17.1μmol/L。

(3)主要功能:用于评价胆红素代谢和黄疸诊断、鉴别诊断。需结合直接胆红素、间接胆红素、丙氨酸转氨酶、天冬氨酸转氨酶、碱性磷酸酶、γ谷氨酰基转移酶等以鉴别原因。

(4)临床意义

1)总胆红素增高:常见于:①感染性、中毒性或酒精性肝细胞损害;②药物性或化学性胆汁淤积,结石或肿瘤性胆系梗阻;③溶血性疾病,先天性和体质性黄疸。

2)总胆红素降低:常见于铁缺乏或缺铁性贫血。

3)总胆红素正常时,直接胆红素或间接胆红素无临床意义。

3. 直接胆红素(direct bilirubin,DB)

(1)正常值参考范围:0~3.4μmol/L(0~0.2mg/dl)。

(2)单位换算:1μmol/L=0.0585mg/dl,1mg/dl=17.1μmol/L。

(3)主要功能:用于黄疸鉴别诊断。

(4)临床意义

直接胆红素升高:常见于:①肝细胞性黄疸,肝细胞损伤,摄取、结合、运转和排泄胆红素功能障碍,见于急性肝炎、重症肝炎、肝硬化、肝癌、酒精性肝炎、药物或化学品肝损害、肝脓肿、钩端螺旋体病、传染性单核细胞增多症、血色病、Wilson病、Budd-Chari综合征、脂肪肝、妊娠脂肪肝等;②肝内淤胆性黄疸,胆汁排泄障碍,见于病毒性肝炎、药物或化学性淤胆性肝炎、原发性胆汁性硬化、原发性硬化性胆管炎、急性反复性肝内胆汁淤积症、妊娠性反复性肝内胆汁淤积症；③阻塞性黄疸，胆汁排泄障碍，见于肝内外胆管结石、胆囊结石、胆管狭窄、肿瘤性胆系梗阻（肝癌、胆囊胆管癌、胰腺癌、十二指肠乳头部癌）、慢性胰腺炎等；④体质性黄疸，遗传性异常，较常见，先天性直接胆红素增高Ⅰ型（Dubin-Johnson 综合征）由于胆汁排泄障碍，先天性直接胆红素增高Ⅱ型（Roter 综合征）由于肝细胞胆汁摄取和排泄障碍。

4. 间接胆红素（indirect bilirubin，IDB）

（1）正常值参考范围：3.4～17.1μmol/L（0.2～1.0mg/dl）。

（2）单位换算：1μmol/L＝0.0585mg/dl，1mg/dl＝17.1μmol/L。

（3）主要功能：用于黄疸鉴别诊断。

（4）临床意义

间接胆红素升高：常见于：①溶血性黄疸，如溶血性疾病、新生儿溶血病（HDN）、新生儿生理性黄疸，生成过多；②肝细胞性黄疸，直接胆红素生成减少；③旁路高胆红素血症，如恶性贫血、珠蛋白生成障碍性贫血（地中海贫血）、慢性粒细胞白血病、再生障碍性贫血、铁粒幼细胞性贫血、卟啉病、铅中毒等，由于无效造血增强；④体质性黄疸，如先天性非溶血性黄疸 Crigler-Najjar 综合征、Lucey-Driscoll 综合征（一种少见的新生儿黄疸，或称暂时性家族性新生儿高胆红素血症，间接胆红素显著增高，由于血中存在葡萄糖醛酸转移酶抑制物，直接胆红素生成障碍，如不给予血液置换则多死亡，幸存者在 1 个月内黄疸消退）、Gilbert 综合征；⑤其他，如肝炎后高胆红素血症（摄取结合障碍）、心功能不全（溶血、肝细胞障碍）。

5. 尿素氮（blood urea nitrogen，BUN）

（1）正常值参考范围：新生～1 岁龄为 1.4～5.7mmol/L（4～16mg/dl），1 岁～50 岁为2.8～7.5mmol/L（8～21mg/dl），60 岁后，随年龄增加，因有效肾单位减少而略有增高，上限可达 8.9mmol/L（25mg/dl），女性约低于男性 10%～20%，白天略高于夜晚，高蛋白膳食时 BUN 增高。

（2）单位换算：1mmol/L＝2.8mg/dl，1mg/dl＝0.357mmol/L。

（3）主要功能：用于肾功能评价，也用于蛋白质代谢和营养学评价。但尿素水平受多种病理、生活、生理因素影响。血浓度增高有渗透性利尿作用，经肾小球滤出的尿素部分又被肾小管重吸收，所以用于评价肾功能的敏感性和特异性不如肌酐。

（4）临床意义

1）血尿素氮升高：多见于急性或慢性肾功能不全、尿毒症；骨髓瘤、淀粉样变性、痛风性肾损害；失水、休克、心力衰竭、糖尿病酮症酸中毒、发热、重症感染；灼伤、横纹肌溶解症、异型输血、癌、消化道出血；腹膜炎、肠梗阻；高蛋白摄取、低热量膳食、长时间剧烈运动、甲状腺功能亢进症、肾上腺皮质功能减退症、尿路梗阻等。

2）血尿素氮降低：多见于妊娠、低蛋白膳食、蛋白质营养不良、渗透性利尿、腹水吸收期、尿崩症。

6. 肌酐（serum creatinine，sCr）

（1）正常值参考范围

1）采用苦味酸法，1～5 岁时为 27～44μmol/L（0.3～0.5mg/dl），5～10 岁时为 35～71μmol/L（0.4～0.8mg/dl），成年男性为 71～115μmol/L（0.8～1.3mg/dl），成年女性为 62～97μmol/L（0.7～1.1mg/dl）。

2）采用肌酐酶法，成年男性为 53～97μmol/L（0.6～1.1mg/dl），成年女性为 44～80μmol/L（0.5～0.9mg/dl）。

(2)单位换算:1μmol/L=0.01131mg/dl,1mg/dl=88.4μmol/L。

(3)主要功能:用于肾功能评价,较血尿素氮敏感,是临床反映肾小球滤过率的较好指标。肌酐产量与肌肉量平行,故也可作为肌肉量的评价指标。

(4)临床意义

1)血肌酐升高:多见于:①肾小球滤过率降低或肾血流量减少,如急性肾小球肾炎、慢性肾炎失代偿期、急性肾功能不全、慢性肾功能不全、充血性心力衰竭(CHF)、休克、各种原因的失水;②肌肉量增大,如肢端肥大症、巨人症、健美运动员、同化激素治疗;③干扰测试反应因素,如溶血、糖尿病酮症酸中毒(DKA),化学品和药物如乙酰乙酸盐、丙酮酸盐、甲基多巴、头孢菌素等。

2)血肌酐降低:多见于:①清除增多,如尿崩症、妊娠;②产生减少,如肌肉萎缩、肌营养不良、蛋白质热能营养不良、恶病质、多肌炎和皮肌炎(PM/DM,血肌酐减低,肌酸增高,尿肌酸排泄增多)、甲状腺功能亢进症、长期卧床、老年人、活动减少和肝功能障碍等。

3)干扰测试反应因素:如血清高浓度胆红素可使结果减低;高蛋白质食物使血和尿的尿素氮增加而肌酐不受影响;肉类食物烹调过程中肌酸转变为肌酐,食用后血和尿的肌酐浓度均可增高,但正常人对血肌酐影响较小。

7. 尿酸(serum uric acid,sUA)

(1)正常值参考范围:男性为155~428μmol/L(2.6~7.2mg/dl),女性为95~357μmol/L(1.6~6.0mg/dl)。

(2)单位换算:1μmol/L=0.01681mg/dl,1mg/dl=59.48μmol/L。

(3)主要功能:用于痛风诊断,关节炎鉴别和肾功能评价。肾功能不全时,若血尿素氮指标正常即可见尿酸增高,作为肾功能评价指标较血尿素氮敏感。

(4)临床意义

1)血尿酸升高:多见于:①原发性增高,特发性高尿酸血症、酶系异常所致嘌呤核苷合成和分解代谢亢进。②继发性增高,产生过多,白血病(尤其化疗时)、长期摄取高热量膳食、过食富核蛋白食物(如动物内脏)、低氧血症、肌源性高尿酸血症(如剧烈肌肉运动,肌细胞能量代谢亢进致磷酸果糖激酶缺乏)、急剧体重减轻、灼伤、应激等。排泄减少,肾功能不全、糖尿病肾病、呼吸性酸中毒、酮症酸中毒或乳酸性酸中毒、糖酵解中间产物增多、糖原贮积症I型(Von Gierke病,由于酮症酸中毒或和乳酸性酸中毒所致)、Bartter综合征或假性Bartter综合征、尿路梗阻。③痛风,由于长期高尿酸血症,尿酸盐沉积于关节腔及周围软组织,引起强烈的炎症反应;泌尿系统尿酸结石也是由于高尿酸血症,尿酸盐在输尿管等处析出形成结石。

2)血尿酸降低:多见于:①生成减少,黄嘌呤尿症、嘌呤核苷磷酸化酶缺乏症、肝病、别嘌呤醇使用等。②排泄增多,肾小管重吸收障碍、Fanconi综合征、Wilson病、半乳糖血症、骨髓瘤、酒精中毒、药物促进排泄如别嘌呤醇、醋磺环己脲、雌激素、甘氨酸、造影剂等。

8. 肌酐清除率(creatinine clearance rate,CCR)

(1)正常值参考范围:成年男性为85~125ml/min(平均105ml/min),成年女性为75~115ml/min(平均95ml/min),儿童为70~140ml/min(平均105ml/min)。

(2)临床意义

1)内生肌酐清除率:严格控制外源性肌酐干扰的肌酐清除率,称内生肌酐清除率(endogenous creatinine clearance rate,ECCR)。测定方法是:禁肉食3天,试验日晨起禁食,7时排空膀胱计时,准确留取4小时尿,记录尿量,取5~10ml测尿肌酐;8时取静脉血2ml测血清肌酐。试验期间避免使用头孢菌素,如有可能应停用一切药物。

临床上常用的肌酐清除率计算方法如下:①计算公式为:Ccr(ml/min)= 尿肌酐(mmol/L)×尿量(ml)×1000/血肌酐(μmol/L)×1440;②Cockcroft-Gault 方程:Ccr(ml/min)= [(140−年龄(岁))×体重(kg)×(0.85 女性)]/(72×血肌酐(mg/dl));③肌酐分子量为 113,无毒且不为肾脏排泄,不与蛋白质结合,可自由通过肾脏,正常浓度下不被肾小管排泌,在浓度异常增高时,可经肾小管排泄。

2)临床结果判读:①能较早判断肾小管损害,多数急性肾小管肾炎内生肌酐清除率低到正常值的 80%以下,其他肾功能指标如尿素氮,肌酐均在正常范围。②对肾功能的初步评价,Ccr70~51ml/min 提示轻度损害,50~31ml/min 提示中度损害,小于 30ml/min 提示重度损害。急性肾功能不全病人若清除率低于 20~11ml/min 称早期肾功能不全;低于 10~6ml/min 为晚期肾功能不全;低于 5ml/min 者为终末期肾功能不全。③指导治疗:Ccr 小于 30~40ml/min,应限制蛋白质摄入;小于 30ml/min 噻嗪类利尿剂常无效;小于 10ml/min 应进行人工透析疗法。④肾病综合征时,由于肾小管基底膜通透性增加,更多的内生肌酐可从肾小管排出,其清除率结果相应的偏高。⑤结合血清尿素氮,肌酐检查,为诊断肾功能不全的主要指标。⑥进食过量的鱼,肉类食物可影响内生肌酐清除率值。严格地讲,试验前 1~3 天应禁食肉类食品。

(八)激素

1. 促甲状腺素(thyroid stimulating hormone,TSH)

(1)正常值参考范围:采用高敏法检测时为 0.3~5.0μIU/ml(mIU/L),新生儿出生 30 分钟内可高出上限 2 倍,48 小时后小于 10μIU/ml,老人偏高。无性别差异,妊娠 9~12 周轻度减低。昼间稳定,夜晚稍高,晨 2~4 时最高,晚 6~8 时最低。饥饿 3~4 日轻度降低,长期饥饿不变,长期低碘膳食和低氧血症升高。

(2)主要功能:TSH 是由脑垂体分泌的激素,可以促进甲状腺合成、分泌甲状腺激素。TSH 浓度升高反映甲状腺激素下降的程度,是原发性甲状腺功能减退的最敏感指标,对甲状腺功能正常而甲状腺激素浓度异常情况的鉴别有重要价值。

(3)临床意义

1)升高见于:原发性甲状腺功能低下、甲状腺素储备减少,甲状腺损伤,TSH 不适当分泌综合征,生物学无活性 TSH 分泌,应用抑制甲状腺激素分泌的药物后;有高血压史者高于无高血压史者。

2)降低见于:下丘脑功能障碍、垂体功能减低、继发性甲状腺功能低下、突眼性甲亢、毒性多结节性甲亢、毒性甲状腺结节及慢性甲状腺炎等;某些药物如溴隐亭、泼尼松等可造成促甲状腺激素的降低。

3)血清甲状腺激素和 TSH 联合应用,可以判断甲状腺功能紊乱的原因,帮助制订有效的治疗方案。①甲状腺激素升高伴 TSH 降低,多为甲状腺本身的疾病引起的原发性甲亢,如弥漫性甲状腺肿、甲状腺腺瘤等;②甲状腺激素升高,TSH 也升高,多为下丘脑-垂体功能紊乱引起的继发性甲亢,如脑垂体腺瘤;③甲状腺激素降低伴 TSH 升高,多为原发于甲状腺的功能减退,如原发性甲亢治疗过度、慢性甲状腺炎等;④血清甲状腺激素降低,TSH 也降低,多为下丘脑-垂体功能受损引起的继发性甲减。

2. 总三碘甲状腺原氨酸(total triiodothyronine,TT_3)

(1)正常值参考范围:成人为 70~180ng/dl(1.08~2.77nmol/L),新生儿为 100~780ng/dl(1.54~12.0nmol/L),1~6 岁为 100~220ng/dl(1.54~3.38nmol/L),7 岁后接近成人水平,老年渐减少,妊娠增高。

(2)单位换算:1nmol/L=65.1ng/dl。

(3)临床应用

1)血清 T_3 增高:多见于弥漫型或结节性甲亢、破坏性甲状腺炎、医源性甲亢、全身性或垂体性甲状腺不反应症、先天性或获得性甲状腺素结合球蛋白(TBG)增多症等。

2)血清 T_3 降低:多见于原发性或继发性甲减、低 T_3 综合征、TBG 减少症、肾病综合征、失蛋白性胃肠病、重症肝硬化等。

3. 游离三碘甲状腺原氨酸(free thyrotonine,FT_3)

(1)正常值参考范围:成人为2.10~4.30 pg/ml(2.23~6.60 mol/L)。

(2)单位换算:1pmol/L=0.651pg/ml。

(3)临床应用

1)FT_3 增高:多见于弥漫型或结节性甲亢、自主高功能性腺瘤、亚急性甲状腺炎、T_3 型甲亢;垂体 TSH 肿瘤、绒毛膜上皮癌、卵巢肿瘤等异位 TSH 分泌;甲状腺素 T_4 过量使用;甲状腺激素不反应症。

2)甲状腺功能正常游离甲状腺激素增高:多见于先天性异常白蛋白血症、游离脂肪酸浓度过高、抗 T_4 自身抗体阳性。

3)甲减伴游离甲状腺激素增高:多见于甲状腺激素不反应症、甲状腺激素不敏感综合征。

4)甲减伴游离甲状腺激素减低:多见于原发性甲减、继发性甲减、下丘脑性甲减。

5)甲状腺功能正常伴甲状腺激素减低:多见于非甲状腺性白蛋白减少症、T_3 补充治疗及妊娠后期。

4. 总甲状腺素(total thyroxin,TT_4)

(1)正常值参考范围:成人为5~12μg/dl(64.4~154.4nmol/L),妊娠期为5.5~16μg/dl(71~206nmol/L),婴儿、儿童高于成人,老人低于成人。

(2)单位换算:1nmol/L=0.0777μg/dl。

(3)临床意义

1)TT_4 增高:多见于甲状腺功能增高伴 T_4 增高如弥漫型甲状腺肿大伴功能亢进症、结节性甲状腺肿大伴甲亢、新生儿一时性甲亢、TSH 不适当分泌综合征等。①甲状腺功能正常伴 T_4 升高多见于 TBG 增多症、全身型甲状腺激素不反应症、前白蛋白增多症、T_4 自身抗体等;②甲减伴 T_4 升高多见于全身型甲状腺激素不反应症。

2)TT_4 减低:①甲状腺功能增高伴 T_4 减低多见于 T_3 制剂长期过量使用导致 T_4 的合成和分泌受抑制;②甲状腺功能正常伴 T_4 减低多见于 TBG 减少症如肾病综合征、肝硬化、肿瘤、糖尿病、低 T_3 综合征、T_4 综合征、T_4 自身抗体;③甲减伴 T_4 减低见于原发性甲状腺功能减退或特发性黏液性水肿,甲状腺激素合成减少,甲状腺滤泡破坏,先天性甲状腺功能减退,甲状腺发育不全等。

5. 游离甲状腺素(free thyroxin,FT_4)

(1)正常值参考范围:0.8~1.8ng/dl(10.30~23.17mol/L)。

(2)单位换算:1pmol/L=0.0777ng/dl。

(3)临床意义:同 FT_3 的临床意义。

6. 皮质醇(plasma total cortisol,PTC)

(1)正常值参考范围:0.14~0.69μmol/L(5~25μg/dl),下午4时0.06~0.25μmol/L(2~9μg/dl)。

(2)单位换算:1μmol/L=36.25μg/dl。

(3)临床意义

1)PTC增高:多见于:①ACTH分泌增多伴PTC增多见于Cushing病、异位ACTH分泌肿瘤、糖皮质醇不反应症、应激、神经性厌食、忧郁症、低血糖反应等;②ACTH分泌减少伴PTC增多见于Cushing综合征、合成皮质类固醇应用;③ACTH正常伴PTC增多多由CBG增多引起,见于家族性CBG增多及妊娠、口服避孕药等。

2)PTC减少:多见于:①ACTH分泌增多伴PTC减少见于Addison病、急性肾上腺皮质功能不全、先天性肾上腺增生性异常征、皮质醇合成酶抑制剂应用;②ACTH分泌减少伴PTC减少见于下丘脑性肾上腺皮质功能减退症、垂体性肾上腺皮质功能减退症、合成皮质类固醇或ACTH分泌抑制剂应用。

7. 促肾上腺皮质激素(adrenocorticotrophic hormone,ACTH)

(1)正常值参考范围:分时段不同,在早8点为2.19~13.14pmol/L(10~60pg/ml),下午4点为1.1~8.76pmol/L(5~40pg/ml),夜间12点为0~2.19pmol/L(0~10pg/ml)。

(2)临床意义

1)ACTH增高:多见于Cushing病、Nelson综合征、异位ACTH综合征、肾上腺皮质功能减退症、神经性厌食、忧郁症、妊娠、应激等。

2)ACTH减低:多见于下丘脑性垂体功能减退症、继发于垂体功能减退的肾上腺皮质功能减退症、原发性皮质醇增多症(Cushing综合征)、皮质醇类药物长期应用。

8. 生长激素(growth hormone,GH)

(1)正常值参考范围:成人基础值为,男性<0.23nmol/L(5ng/ml),女性<0.47nmol/L(10ng/ml),儿童基础值<0.93nmol/L(20ng/ml)。

(2)临床意义:GH增高多见于巨人症、肢端肥大症、蛋白质热能营养不良、低血糖反应、神经性厌食、GH治疗产生抗体,作抑制试验GH分泌不被抑制提示GH自主分泌过多。GH分泌不足与正常难于鉴别,需要作刺激试验或兴奋试验。兴奋后GH分泌无反应提示GH分泌不足,垂体功能低下。

二、尿液检验指标

(一)尿常规

1. 尿比重(urine specific gravity,uSG)

(1)正常值参考范围:采用试带法或比重计法检测时,成人随机尿为1.002~1.030,晨尿>1.020,婴儿为1.002~1.006。

(2)主要功能:正常情况下,机体为维持体液和电解质的平衡,通过肾脏排出水分和多种固体物质进行调节。肾脏的这种稀释和浓缩功能使尿比重能在正常范围内变化。正常尿比重取决于尿中尿素、氯化钠的含量,前者主要反映食物中蛋白质的含量,后者则反映食物中盐的含量。生理情况下,尿比重与饮水量、饮食性质等有关。正常饮食,随机尿比重在1.023或以上,则可以认为肾浓缩功能正常;12小时限制饮水,尿比重应在1.022左右;24小时禁饮水则比重在1.026或以上。病理情况下,凡使肾浓缩稀释功能损害的疾病均可使尿比重发生异常改变,包括肾性的疾病和非肾性的疾病。

(3)临床意义

1)尿比重增高:多见于腹水、未控制的糖尿病、心力衰竭、高热、周围循环衰竭、急性肾小球肾炎、泌尿系统梗阻、妊娠中毒症等。

2)尿比重减低:多见于慢性肾功能不全、慢性肾炎、慢性肾盂肾炎、肾小球损害疾病、急性肾衰多尿期、尿毒症多尿期、结缔组织病、蛋白质营养不良、精神性多尿症、尿崩症、肾性尿崩症、恶性高血压、肾性和原发性隐性糖尿病、精神性隐性糖尿病、低钙血症、抗利尿激素抵抗(见于高钙血症)、锂中毒、先天性或获得性肾小管功能异常等。

2. 尿酸碱度或尿 pH(urine pH)

(1)正常值参考范围:采用试带法检测时,成人晨尿为 pH 5.5~6.5,平均为 pH 6.0,随机尿为 pH 4.5~8.0;新生儿为 pH 5.0~7.0。

(2)主要功能:尿液 pH 反映了肾脏维持血浆和细胞外液正常氢离子浓度的能力,机体代谢活动产生的非挥发性酸,如硫酸、磷酸和盐酸以及少量丙酮酸、乳酸、枸橼酸及一些酮体等,主要以钠盐形成从肾小球排出;碳酸氢盐则重吸收。肾小管分泌氢离子与肾小球滤过的钠离子交换。氢离子还通过铵根离子(NH_4^+)排出,因此,肾小球滤过率以及肾血流量可影响尿 pH 值。正常人正常饮食下,24 小时内产生的氢离子使尿液平均 pH 约为 6,健康成人的尿 pH 变化范围 4.6~8。饮食以动物性为主,pH 值降低;以植物性为主,pH>6。餐后,胃酸分泌增多,尿液酸分泌减少 pH 值增大,即所谓"碱潮"。夜间睡眠时,有轻度的呼吸性酸中毒,于是尿 pH 值减少。

(3)临床意义

1)尿 pH 降低:多见于摄取高蛋白食物、呼吸性或代谢性酸中毒、糖尿病酮症酸中毒(大量铵根离子排出)、痛风、尿酸盐或胱氨酸结石、尿路结核、肾炎、失钾性的代谢性碱中毒、严重腹泻及饥饿状态等。

2)尿 pH 增高:多见于过量食蔬菜水果等高钾食物、呼吸性或代谢性碱中毒、长期呕吐或胃液抽吸、感染性膀胱炎、肾盂肾炎等。尿 pH 持续≥6 常见于肾小管性酸中毒,如 Fanconi 综合征(肾小管性酸中毒Ⅰ型,远曲小管泌氢减少,氨生成不足)、Milkman 综合征(肾小管性酸中毒Ⅱ型,近曲小管碳酸氢钠回吸收障碍)。

3. 尿蛋白(urine protein,uPRO)

(1)正常值参考范围:采用试带法检测时,定性结果为阳性或弱阳性。定量结果为<100mg/L 或<150mg/24h 尿。

(2)主要功能:尿蛋白定量主要用于肾脏疾病的治疗效果评价。应同时作尿蛋白电泳、肌酐,评价尿蛋白来源和肾功能。如用于病因学和肾单位状态评价应同时测定血清蛋白和蛋白电泳、免疫球蛋白和轻链定量、肌酐和肌酐清除率、抗核抗体(ANA)、抗 DNA 抗体、总补体溶血活性(CH_{50})和 C_3、C_4 补体。35 岁以上的蛋白尿患者应注意除外骨髓瘤、淀粉样变性和巨球蛋白血症。

(3)临床意义:正常人可在特殊情况下出现蛋白尿,一般为一过性,且尿中蛋白量增高一般<0.5g/24h,很少超过 1g/24h;功能性蛋白尿,体位性蛋白尿(可能为脊柱前凸压迫左肾静脉引起);暂时性蛋白尿,可因一时的高热、严寒、剧烈运动、冷水浴、情绪激动以及妊娠等引起。病理情况下,尿蛋白持续超过 150mg/24h 有临床意义。

1)肾小球性蛋白尿:尿蛋白以白蛋白为主,常见于急、慢性肾小球肾炎、肾小球肾病、糖尿病肾小球硬化症、狼疮性肾炎、过敏性紫癜性肾炎以及肾静脉血栓形成、肾动脉硬化、心功能不全、肾肿瘤等,尿蛋白量通常少于 3g/24h,但也可达 20g/24h(如肾病综合征)。

2)肾小管性蛋白尿:通常以小分子量蛋白为主(如 β_2 微球蛋白),常见于活动性肾盂肾炎、Fanconi 综合征、肾移植、镉等重金属中毒等;尿蛋白通常 1~2g/24h。

3)溢出性蛋白尿:见于血红蛋白、免疫球蛋白或片段产生过多,如多发性骨髓瘤的 Bence-Jones 蛋白、重链病、轻链病等。

4)组织性蛋白尿:由于肾小管蛋白分泌过多或肾组织破坏分解,如 Tamm-Horsfall 糖蛋白、IgA、黏蛋白等。

5)其他:如下泌尿道感染(膀胱炎、尿道炎)出现尿蛋白为假性蛋白尿

4. 尿葡萄糖(urine glucose,uGLU)

(1)正常值参考范围:采用班式化学法或干化学试带法时应为阴性。

(2)主要功能:尿糖试验阳性,不足以作出诊断,但尿中出现葡萄糖认为是糖尿病特征,确诊则需要作进一步检查。由于血糖水平升高超过肾糖阈(肾小管对糖的重吸收能力),或肾糖阈降低肾小管对糖重吸收减少,因此糖尿是诊断糖尿病的重要线索而不是诊断的依据,主要用于糖尿病筛查,糖尿病发现线索和治疗监测。对于糖尿病人,测定尿糖比测定血糖价廉而无痛苦,易被接受。尿糖试验对不经常用胰岛素调节的病人更有意义。

(3)临床应用:糖尿阳性主要见于如下情况:

1)糖尿病:世界各地因人种不同,诊断糖尿病的血糖值和持续时间不同。

2)胰腺疾病:如慢性胰腺炎、胰腺囊肿、胰腺纤维化、胰腺切除术后,使胰岛破坏或丧失。

3)肾性糖尿:由于肾小管疾病或先天性异常,肾糖阈降低,糖重吸收减少。如肾毒性药物使用、家族性肾性糖尿、Fanconi 综合征等,特征为血糖和糖耐量试验正常而有大量糖尿。

4)某些内分泌疾病:如皮质醇增多症、皮质激素治疗、应激状态、甲状腺功能亢进症、肢端肥大症、嗜铬细胞瘤、脑卒中、脑肿瘤等常见有糖尿。亦见于由于应激激素和升糖激素水平升高,血糖中度升高超过肾糖阈。

5)胃切除综合征和妊娠后期可有糖尿,前者由于食物快速通过残胃,肠管在短时间内吸收大量糖超过肾糖阈,后者由于肾血流量增加,肾小球滤过的糖超过肾小管重吸收能力。

6)过多摄食单糖可呈一时性糖尿,尤以老年人、肝病患者、肥胖者,因糖耐量减低之故。

5. 尿酮体(urine ketone bodies)

(1)正常值参考范围:阴性。

(2)主要功能:主要用于饥饿、呕吐、糖尿病和妊娠酮症的监测。

(3)临床意义:尿酮体增加主要见于如下情况:

1)非糖尿病酮尿:食物供应不足、长时间饥饿或空腹 18 小时以上、进食障碍、拒食或神经性厌食、呕吐(消化系疾病、妊娠呕吐、甲状腺功能亢进症的个别人)或腹泻;婴儿和儿童急性发热、伴有呕吐或腹泻,新生儿如有严重酮症酸中毒应疑为遗传性代谢性疾病;长时间剧烈运动、碳水化合物摄取不足而高蛋白膳食或脂肪摄取过多等;糖原累积病(Ⅰ、Ⅲ和Ⅳ型)、活动性肢端肥大症及生长激素、糖皮质激素、胰岛素分泌过度等。

2)糖尿病性酮尿:糖尿病未控制,持续出现酮尿提示有酮症酸中毒。尿液中排出大量酮体,常早于血液中酮体的升高。Ⅰ型糖尿病急性发病或中断胰岛素治疗、Ⅱ型糖尿病合并急性感染、应激、乙醇中毒等。糖尿病胰岛素治疗,碳水化合物供给充分而尿酮体不消失提示胰岛素用量不足。

(二)尿液生化检查

1. 尿肌酐(urine creatinine,uCr)

(1)正常值参考范围:成年男性为 0.6~1.9g/24h,成年女性为 0.5~1.6g/24h,儿童低于成人。

(2)主要功能:血、尿肌酐同时测定,并进行内生肌酐清除率试验,可比较准确的评价肾小球滤过功能。

(3)临床意义

1)尿液肌酐增高:多见于进食肌酐丰富的食物(如烤肉等)、长时间剧烈运动后可导致生理性尿肌酐增高;肢端肥大症、糖尿病、甲状腺功能减退等内分泌代谢性疾病;消耗性疾病:如伤寒、斑疹伤寒、破伤风等。

2)尿液肌酐降低:多见于碱中毒、肾衰竭、严重进行性肌萎缩、蛋白质热能营养不良、贫血、瘫痪、进行性肾病、白血病活动期、硬皮病、进行性肌营养不良、甲状腺功能亢进等。

2. 尿尿素氮(urine urea nitrogen,uUN)

(1)正常值参考范围:357~536mmol/24h。

(2)主要功能:用于肾功能评价计算清除率,但敏感性不如肌酐,也用于营养学评价。

(3)临床意义

1)尿尿素氮增高:多见于:①高蛋白膳食;②体内组织蛋白分解代谢增强,如高热、甲亢、使用甲状腺素及肾上腺皮质激素、手术后严重感染。

2)尿尿素氮减少:多见于:①蛋白质营养不良、消耗性疾病恢复期;②严重肝实质性病变;③肾衰竭使用生长激素、睾酮和胰岛素等;④尿中尿素氮生理性下降,如儿童生长发育期、妊娠、高糖低蛋白饮食。

3. 尿尿酸(urine uric acid,uUa)

(1)正常值参考范围:1.49~4.46mmol/24h。

(2)临床意义

1)尿尿酸增多:常见于:①痛风;②组织大量破坏,核蛋白分解过度,如肺炎、子痫等,此类疾病血、尿尿酸均增加;③肾小管重吸收障碍,如 Fanconi 综合征、肝豆状核变性,使用 ACTH 与肾上腺皮质激素,此类疾病血尿酸减少、尿尿酸增多;④核蛋白代谢增强,如粒细胞性白血病,骨髓细胞增生不良、溶血性贫血、恶性贫血、淋巴瘤与淋巴白血病放疗后、红细胞增多症,甲状腺功能减退,一氧化碳中毒,牛皮癣等;⑤高嘌呤饮食、木糖醇摄入过多、剧烈运动、禁食、服降尿酸药物等因素亦可使尿酸非病理性增高。

2)尿尿酸减少:多见于:①高糖,高脂肪饮食;②肾功能不全,痛风发作前期。

4. 尿钙(urine calcium,uCa)

(1)正常值参考范围:2.5~7.5mmol/24h。

(2)单位换算:1mmol=40mg;1mg=0.025mmol。

(3)临床意义

1)尿钙增高:多见于甲状旁腺功能亢进,甲状腺功能亢进症,维生素 D_3 摄入过多,特发性高尿钙症,多发性骨髓瘤,溶解性骨癌及肉瘤癌肿骨转移,Paget 病,结节病,骨质疏松症,Cushing 综合征,肢端肥大症,肾小管损伤如 Fanconi 综合征,肾小管酸中毒等。

2)尿钙降低:多见于甲状旁腺功能减退,维生素 D 缺乏症,佝偻病,软骨病,小儿手足搐搦症,长期缺乏阳光,长期卧床,慢性腹泻(乳糜泻),钙摄入不足,吸收不良综合征,黏液性水肿,慢性肾衰(肠道钙吸收减少),尿毒症等。

5. 尿磷(urine phosphorus,uP)

(1)正常值参考范围:成人为23~48mmol/24h。

(2)单位换算:1mmol=0.031g,1g=32.3mmol。

(3)主要功能:主要用于钙、磷代谢、骨病评价和骨病治疗监测。尿磷、血磷同时测定,如尿磷减少、血磷增加,反映肾小球滤过率降低;尿磷增加,血磷减少,反映肾小管功能障碍。

(4)临床意义

1)尿磷增加:多见于甲状旁腺功能亢进,代谢性酸中毒、痛风、饥饿、软骨病、肾小管疾病(肾小管酸中毒、Fanconi 综合征)、进食含磷过多食物、结节病、维生素 D 进食过多、抗维生素 D 佝偻病、甲状腺功能亢进等。

2)尿磷降低:多见于甲状旁腺功能减退、肾功能不全、乳糜泻、维生素 D 缺乏时摄取高钙膳食,妊娠或哺乳期妇女等。

6. 尿钠(urine sodium,uNa)

(1)正常值参考范围:采用火焰光度法、离子选择电极法、酶化学法时应为 130~220mmol/24h。

(2)单位换算:1mmol=0.023g,1g=43.48mmol。

(3)主要功能:用于肾上腺皮质功能和原发性醛固酮增多症的评价。

(4)临床意义

1)尿钠增高:多见于:①高钠膳食、严重多尿、使用利尿剂及输入大量盐液;②糖尿病、碱中毒、失盐性肾炎、慢性肾盂肾炎、间质性肾炎及多囊肾等肾小管功能缺陷、Addison 病、尿崩症、急性肾衰;③肾上限皮质功能减退症、垂体功能减退症等。

2)尿钠降低:多见于:①长期低盐饮食、严重呕吐、腹泻、过度出汗、肾前性少尿;②Cushing综合征、原发性醛固酮增多症、皮质醇增多症;③充血性心力衰竭、肝硬化腹水、大面积烧伤、使用肾上腺皮质激素、手术后等。

7. 尿氯(urine chloride,uCl)

(1)正常值参考范围:110~250mmol/24h(4~9g/24h)。

(2)单位换算:1mmol=0.0355g,1g=28.21mmol。

(3)临床意义

1)尿氯化物增高:多见于:①氯化物摄入过多、使用利尿剂等;②肾上腺皮质功能不全;③肾小管损伤、Addison 病、糖尿病酮症;④头颅外伤等。

2)尿氯化物降低:多见于:①氯化物摄入减少、长期低盐饮食、饥饿、大量出汗、剧烈呕吐、少尿、严重腹泻;②肾上腺皮质功能亢进、醛固酮增多症;③肠道造瘘、心力衰竭、休克、高氯性酸中毒;④肺炎、渗出性胸膜炎,心、肝、肾疾病引起水肿、烧伤;⑤肾病晚期少尿,Cushing 综合征等。

8. 尿钾(urine potassium,uK)

(1)正常值参考范围:51~102mmol/24h(2~4g/24h)。

(2)单位换算:1mmol=0.0391g,1g=25.58mmol。

(3)主要功能:尿钾测定结合血钾、尿钠、尿醛固酮测定进行钾负荷试验、安体舒通试验等可对原发性醛固酮增多症作明确诊断。

(4)临床意义

1)尿钾增多:常见于:①钾摄取过多;②内分泌紊乱,如原发性醛固酮增多症,Cushing 综合征,肾素瘤、肾动脉狭窄性高血压、心力衰竭,长期使用 ACTH 与肾上腺皮质激素、肝病;③糖尿病酮症,使用排钾利尿剂、饥饿、代谢性碱中毒;④肾小管功能不全,如肾小管酸中毒、Fanconi 综合征,慢性肾炎、慢性肾盂肾炎、慢性肾衰等。

2)尿钾减少:常见于:①钾摄入不足、禁食或厌食、胃肠道丢失;②Addison 病、酸中毒、使用保钾利尿剂，选择性醛固酮缺乏症；③肾衰竭、肾前性氮质血症、肾病合并尿量减少等。

9. 尿镁(urine magnesium，uMg)

(1)正常值参考范围：采用原子吸收光谱法检测时为3~4.25mmol/24h。

(2)临床意义

1)尿镁增高：多见于：①急慢性肾炎少尿期；②甲状腺及甲状旁腺功能减退症；③肾上腺皮质功能减退症等；④糖尿病晚期；⑤大量抗酸药物治疗及草酸盐中毒；⑥严重脱水；⑦多发性骨髓瘤及系统性红斑狼疮等。

2)尿镁降低：多见于：①镁缺乏性手足搐症；②呕吐、腹泻、造瘘等引起胃肠消失液丢失，胃肠吸收障碍或胃肠外营养；③慢性肾炎多尿期，长期使用利尿剂或肾上腺皮质激素药物治疗；④甲状腺及甲状旁腺功能亢进症；⑤严重烧伤、营养不良；⑥佝偻病；⑦急性胰腺炎、酒精中毒、急性心肌梗死等。

(三) 其他

1. 尿脂肪(urine fat)

(1)正常值参考范围：采用乙醚抽提定量法检测时应<25mg/L。

(2)临床意义：尿中脂肪>25mg/L称为脂肪尿，多见于肾脏疾病，如各种原因引起的肾病综合征、糖尿病性肾病、狼疮性肾炎。多发性骨折、挤压伤等严重外伤；磷、砷、一氧化碳、乙醇中毒等。进食过量脂类食物或鱼肝油，可引起一过性脂肪尿。

2. 尿醛固酮(urine aldosterone，uALD)

(1)正常值参考范围：1.0~8.0μg/24h。

(2)单位换算：1nmol=0.3644μg，1μg=2.75nmol。

(3)主要功能：①尿醛固酮测定结合血浆醛固酮及血钾，可对原发性醛固酮增多症(原醛症)和继发性醛固酮增多症加以鉴别诊断；②妊娠，应用避孕药，雌激素及某些利尿药时可使尿醛固酮呈生理性或药物性增高，而普萘洛尔、可乐定、利舍平、甲基多巴、甘草等药物可引起尿醛固酮降低。

(4)临床意义

1)尿醛固酮增多：常见于：①原发性醛固酮增多症，如肾上腺皮质腺瘤及癌肿；②继发性醛固酮增多症，如充血性心力衰竭，肝硬化腹水，肾病综合征、Bartter综合征、创伤后、特发性水肿、恶性高血压等。

2)尿醛固酮降低：多见于肾上腺皮质功能减退症等。

三、营养相关基因检测指标

(一) 亚甲基四氢叶酸还原酶基因

亚甲基四氢叶酸还原酶(methylene tetrahydrofolate reductase，MTHFR)催化生物性可逆的还原反应，将5,10-亚甲基四氢叶酸还原为5-甲基四氢叶酸，同时脱去一个甲基供体给同型半胱氨酸，从而合成蛋氨酸。它的第677位的碱基发生C-T突变，产生三种等位基因多态性，即C/C，C/T和T/T三种基因型；同时C-T突变造成了该基因所编码的MTHFR中的氨基酸也发生了突变，即Ala(丙氨酸)-Val(缬氨酸)，并由此可产生该酶的三个相应表型，即Ala-Ala(野生型)、Ala-Val(杂合型)、Val-Val(突变纯合型)，酶的活性依次降低。这种突变而使该酶增加了酶的热不稳定性，而不能同辅酶FAD结合，而降低其活性，致使同型半胱氨酸向蛋氨酸的转化发生了障碍，导致同型半胱氨酸在血中和尿中浓度增加。

血中同型半胱氨酸浓度增加，可增加一些疾病发病风险：在胎儿和儿童时期出现神经管缺陷、严重的心理发育迟缓，严重时在一周岁内导致死亡；在成年时期血浆同型半胱氨酸的少量增高（>15mmol/L）被认为是血管性疾病的一个独立危险因素，包括明显增加心肌梗死、脑卒中、外周血管疾病和静脉血栓的危险性等。

T/T 基因型人群应比一般人群摄入更多的叶酸才能达到同型半胱氨酸代谢正常。因为当补充大剂量叶酸时可增加不耐热基因型 MTHFR（Val-Val 型）的热稳定性，从而增加了该酶活性，可迅速使血浆中同型半胱氨酸水平恢复正常。

目前《中国居民膳食营养素参考摄入量（2013 版）》中所制订的叶酸推荐量，是针对一般人群并没有考虑 T/T 突变纯合型这部分个体的特殊需要，因此，为避免叶酸缺乏造成的危害，对这部分特殊人群应制订更高的叶酸供给量。

（二）维生素 D 受体基因

维生素 D 受体 2（vitamin D receptor 2，VDR2）基因所编码的维生素 D 受体蛋白 2，是维生素 D 调节反馈系统中重要蛋白。维生素 D 在身体内通过转化，形成其在体内最有效的 1，25-二羟胆钙化（甾）醇形式，后者能够通过与 VDR 的作用打开细胞表面的钙元素吸收离子通道，从而促进细胞对钙的吸收。

在 VDR2 基因上 rs1544410 和 rs731236 两个位点的突变能够降低维生素 D 对钙元素的吸收促进作用，影响胃肠中的钙离子的吸收来降低血液中的钙离子浓度，从而增加骨质疏松、心脏或神经疾病的风险。而在 VDR2 基因的 rs2228570 和 rs7975232 位点的突变能够增强维生素 D 对钙元素的吸收促进作用，带有这类突变人群就需要注意钙增多带来的疾病风险。目前《中国居民膳食营养素参考摄入量（2013 版）》中所制订的钙的推荐量，是针对一般人群并没有考虑到 VDR2 基因突变的情况，因此最好能对不同基因型的人群给予不同的补钙策略，避免钙质缺乏或过量的危害。

（三）载脂蛋白 E 基因

人类载脂蛋白 E（apolipoprotein E，apoE）基因，位于第 19 号染色体长臂上，由于某一碱基可被另外两种碱基替代（发生在两个不同位点），而出现三种等位基因。从而使人群中有 6 种不同的基因型：3 种纯合子（E2/2、E3/3、E4/4）；3 种杂合子（E2/4、E2/3、E3/4），相应的就有 6 种不同的 apoE 表型。apoE3 是野生型，而 apoE4、apoE2 是变异型。

apoE 可与乳糜微粒、乳糜微粒残余物，VLDL、IDL 和 HDL 等结合形成脂蛋白，并可调控这些脂蛋白与特异受体相结合，以便被代谢或利用，调节血脂和脂蛋白代谢。

由于 apoE 不同表型与受体的结合活性在体内的代谢速率存在明显差异，以及 apoE 不同表型还可影响肠道对胆固醇的吸收率，因此，apoE 不同表型可影响血脂水平及心脑血管的发病率。

有研究报道，人群中 LDL 胆固醇水平的 16%总变异可能与 apoE 等位基因变异有关。携带有 apoE 等位基因（除 apoE3/3 外）的人群容易出现高总胆固醇、高 LDL 胆固醇和Ⅲ型高脂蛋白血症的倾向，如 apoE4 携带者易出现高胆固醇血症；而 apoE2 则容易出现Ⅲ型高脂白血症和乳糜微粒、VLDL 堆积，但其胆固醇水平較低，可能由于 LDL 形成受阻，以及 LDL 受体向上调节，清除胆固醇能力增强。来自不同国家、不同人群的大量研究发现，在血脂正常的人群中，不同 apoE 表型者血浆 TC、LDL-C 水平高低依次是：E4/4>E4/3>E4/2>E3/3>E3/2>E2/2。可见 apoE 表型对血中胆固醇水平有着明显的影响，而这种影响不受环境和其他遗传背景的干扰。

apoE 等位基因在家族性高胆固醇血症和冠心病人当中出现的频率较高。如美国黑人、芬兰人冠心病患病率较高，他们携带有 apoE4 基因频率也较高，而携带 apoE3 等位基因频率较低。因此认为 apoE4 基因型携带者有易患高胆固醇血症和冠心病的倾向。

apoE 不同等位基因型对低胆固醇膳食的反应也不相同，有研究发现，携带有 E4 等位基因的芬兰人，对于摄入胆固醇的反应要比携带有 E2 等位基因的芬兰人要明显得多；美国的研究资料显示，在由高脂膳食向低脂膳食转变过程中，携带有 E4 等位基因的受试者表现出了血清总胆固醇和 LDL 胆固醇较大幅度的减少，其减少程度比 E3/3 基因型大得多；在美国的另一项研究发现，具有 E3/2 型的妇女在摄入多不饱和脂肪酸以后血脂异常并没有得到明显改善，其原因是她们的 HDL 明显减少，而具有 E4/3 型的男性却获得了明显改善。由以上实验结果可发现，E4 基因型携带者可从低脂膳食干预中获得最大益处。

近年来，世界范围内大样本人群调查发现，apoE 基因型分布在欧美高加索人种以 E3/3 为常见，其次为 E3/4；亚洲蒙古人种也以 E3/3 为常见，其次为 E2/3；我国汉族 apoE 基因型分布与亚洲蒙古人种相似；而维吾尔族与高加索人相似。

了解不同种族、不同人群的 apoE 基因型分布，有利于针对不同基因型人群采取不同的低脂肪或低胆固醇膳食干预计划，尤其发现 apoE4 携带者将有助于通过膳食预防和控制心脑血管疾病发病率。

（四）肥胖相关基因

1. 肾上腺素能受体 β_2 基因（ADRB2） 该基因编码肾上腺素能受体 β_2，此蛋白广泛分布于脂肪细胞，可作用于多种与脂肪代谢相关的酶类、离子通道及转录因子，从而促进脂肪分解，与脂肪细胞能量动员相关。在高碳水化合物饮食情况下，GG/GC 基因型比 CC 基因型携带者更容易发生肥胖。

2. 载脂蛋白 A5 基因（apolipoprotein A5，APOA5） 该编码的载脂蛋白 A5 是新发现的一类能与血浆脂质结合的载脂蛋白，此蛋白主要分布于乳糜微粒、极低密度脂蛋白和高密度脂蛋白中。APOA5 具有降低血浆甘油三酯水平的作用，与血浆甘油三酯浓度呈负相关。与血脂尤其是甘油三酯代谢密切相关。在高脂饮食情况下，AA 基因型比 GG/GA 基因型携带者的肥胖发生风险更高。有氧运动后，携带 GG/GA 基因型个体与 AA 基因型个体相比，体重能显著下降。

3. 脂肪和肥胖相关基因（FTO） 该基因在下丘脑、骨骼肌及脂肪等组织中高度表达，影响能量摄入与消耗，与肥胖有关。运动后，携带不同基因型个体的 BMI、体脂率等指标变化不同。

4. 脂蛋白脂肪酶（LPL）基因 该基因编码脂蛋白脂肪酶，此蛋白在乳糜微粒和极低密度脂蛋白代谢中发挥作用，产生的脂肪酸被加工处理作为中性脂类储存于脂肪组织、骨骼肌和心肌中。携带不同 LPL 基因型对 BMI、脂肪含量和体脂率影响不同。

5. 谷胱甘肽巯基转移酶 π1 基因（GSTP1） 该基因编码谷胱甘肽巯基转移酶 π1，此蛋白在解毒过程中发挥重要作用。GSTP1 基因多态性与肥胖相关。有氧运动后，携带 GG/GA 基因型个体与 AA 基因型个体相比，最大摄氧能力和去脂体重显著提高。

6. 钾离子内向整流通道蛋白 J 亚单位 11 号成员基因（KCNJ11） 该基因编码钾离子内向整流通道蛋白 J 亚单位 11 号成员，此蛋白主要作用是调节脂肪酸的存贮和葡萄糖代谢，且与能量代谢密切相关。有氧运动后，携带 CC/TC 基因型个体与 TT 基因型个体相比，体重、BMI 和体脂率显著下降。

（徐庆 郑璇 张明）

第四章

主要疾病的营养干预

第一节　常见治疗膳食介绍及举例

一、基本膳食

(一) 普食

普通饮食(general diet)简称普食,与正常健康人平时所用膳食基本相同。其中能量及各营养素必须供应充足,膳食结构符合平衡膳食的要求,使患者在住院期间不会因饮食配制不当而体重减轻。

1. 特点

(1)能量:根据基础能量消耗(BEE)、食物特殊动力作用(SDA)、体力活动与疾病消耗计算每日所需能量。由于住院患者活动较少,一般普食每日应供给能量 9.21~10.88MJ (2200~2600kcal)。

疾病状态下的能量消耗计算:

能量需要=BEE×活动系数×体温系数×应激系数

BEE 可采用 Harris-Benedict 多元回归公式计算。

活动系数:卧床 1.20,下床少量活动 1.25,正常活动 1.30。

体温系数:38℃取 1.10,39℃取 1.20,40℃取 1.30,41℃取 1.40。

应激系数用以纠正不同疾病状态下的 BMR,见表 4-1。

表 4-1　不同疾病时的应激系数

疾病	应激系数
中等程度饥饿	0.85~1.00
术后(无并发症)	1.00~1.05
癌症	1.10~1.45
腹膜炎	1.05~1.25
长骨骨折	1.15~1.30
严重感染/多发性创伤	1.30~1.55
烧伤(10%~30%体表面积)	1.50
烧伤(30%~50%体表面积)	1.75
烧伤(大于 50%体表面积)	2.00

人体每日的基础能耗(BEE)计算:

1)男性 BEE(kcal)= 66.5+13.7×W+5.0×H-6.8×A

2)女性 BEE(kcal)= 65.1+9.56×W+1.85×H-4.68×A

W 为体重(kg),H 为身高(cm),A 为年龄(岁),BEE 以 kcal 为计算单位,1kcal=4.184kJ。

在实际应用中可以根据个体差异(如年龄、身高等)适当调整。住院患者每天氮和能量大致损失情况见表 4-2。

表 4-2 住院患者每天氮损失和蛋白质及能量消耗

疾病程度	氮(g)	蛋白质(g)	能量[MJ(kcal)]
普通内科 无受伤无发热	7~12	45~75	6.28~8.37(1500~2000)
外科术后 无并发症	12~20	75~125	8.37~12.55(2000~3000)
高分解代谢 严重烧伤复合伤	16~48	100~300	14.64~20.92(3500~5000)

(2)蛋白质:膳食蛋白质不仅要数量充足,也要保证一定数量的优质蛋白质。每日蛋白质供给量为 70~90g,应占总能量的 12%~14%,其中动物蛋白质最好能达到蛋白质总量的 30%,包括动物蛋白质和豆类蛋白在内的优质蛋白最好能达到蛋白质总量的 40%以上。

(3)脂肪:每天脂肪摄入量应占总能量的 20%~25%,以不超过 30%为宜,全天饮食中脂肪总量应在 60~70g,包括主、副食中脂肪含量及烹调油。

(4)碳水化合物:宜占总能量的 55%~65%,每天供给量为 400~450g。

(5)维生素:维生素的供给量可参照 DRIs。视黄醇当量最好保持在 800μg,相当于维生素 A 266IU;其中 1/3 最好来源于动物食品,不宜全部由植物性食品供给,因植物性食物中胡萝卜素利用率为 50%。宜供给维生素 B_1 1.2~1.5mg/d,维生素 B_2 1.2~1.5mg/d,维生素 PP 12~15mg/d,维生素 C 60mg/d,维生素 D 5μg/d。一般来说,只要膳食供给足量的蔬菜和水果,并注意合理烹调,维生素 C 不会缺乏。维生素 D 一般需从膳食中补充。

(6)矿物质和微量元素:全天膳食钙 800mg、磷 700mg、铁 15~20mg、碘 150μg、镁 350mg、锌 11.5~18.5mg、铜 2.0mg、钼 60μg、锰 3.5mg、硒 50μg、铬 AI 为 50μg、氟 AI 为 1.4~1.7mg、镍 70~260μg;采用普食饮食时,钾、钠、镁、锰等均不致发生缺乏。

(7)水:人体水的需要量随体重、年龄、气候及工作而有差异,一般每日需水量为 2500ml 左右。水是膳食最重要的成分之一,住院患者视病情确定水摄入量,摄入量为食物水 1000ml、饮用水 1200ml,代谢水 300ml,共 2500ml;水的排出量为呼吸蒸发水 350ml、皮肤蒸发水 550ml、粪便排出水 100ml 及肾脏排出水 1500ml,合计 2500ml。通常水出入应保持平衡。各种食物的含水量不同,故进水量也随进食的食物种类而有不同。内生水,即为糖类、脂肪、蛋白质在体内氧化时所产生的,也称代谢水。每 100g 糖类氧化产水 55ml,脂肪 107ml,蛋白质 41ml;通常混合性食物每 418kJ(100kcal)产生 12ml 水。摄入食物的 3 成分与水需要量有密切关系,当供给较多蛋白质、矿物质及高能量膳食时,应增加供水量,膳食脂肪与糖类较多时需水量较少,混合膳食需水量为 900ml/d 左右。

(8)膳食纤维:食物纤维可促进肠蠕动并可增加粪便体积和重量,还有降低血脂、预防癌症等功用。膳食中缺乏食物纤维可引起某些疾病,如肠癌、肥胖症等疾病。如无消化系统疾病，膳食纤维摄入量可同正常人。宜进食蔬菜300～500g/d。

2. 制作要求

(1)营养供应充足平衡：普食能量要充足，各种营养素种类要齐全、数量要充足、相互间比例要恰当，以保持膳食的平衡和机体的需要。

(2)保证体积：每餐饮食必须保持适当体积，以满足饱腹感。

(3)品种多样化：主、副食应注意多样化，运用科学的烹调方法，做到色、香、味、形俱全，美观可口，以增进食欲并促进消化。

(4)合理分配：应将全天膳食适当地分配于三餐中。一般能量分配比例为早餐25%～30%，午餐40%，晚餐30%～35%。

3. 食材宜忌

(1)适用食物：各种食物均可食用，与正常人饮食大致相同。

(2)忌(少)用食物：刺激性食物或调味品，如辣椒、大蒜、芥末、胡椒、咖喱等不宜使用；难消化的食物、过分坚硬的食物以及容易产气的食物，如油炸食物、动物油脂、干豆类等应尽量少用。

4. 适用范围　主要适用于体温正常或接近正常，无咀嚼能力、消化功能障碍，无特殊膳食要求，不需要对任何营养素加以限制的患者，也适用于眼科、妇科、手术前后及内外科患者恢复期等。应用范围广，几乎占所有膳食的50%～60%。

5. 一日食谱举例　见表4-3。

表4-3　普食一日范例食谱

餐别	食物内容及数量
早餐	牛奶250ml，煮鸡蛋50g，馒头(面粉30g)
午餐	米饭(稻米75g)，素炒南瓜(南瓜150g)，莴笋肉片(莴笋150g，瘦猪肉75g)
晚餐	米饭(稻米75g)，冬瓜烩番茄(冬瓜100g，番茄100g) 甜椒鸡丝(甜椒150g，鸡胸脯肉75g)
加餐	苹果200g
全天	烹调油25g，食盐5g

注：全日总能量1573.2kcal，蛋白质67.6g(17%)，脂肪49.4g(28%)，碳水化合物214.1g(55%)

6. 其他注意事项　避免食物中某些影响矿物质吸收的因素，如食物草酸、植酸等，可与钙形成不溶性钙盐，影响其吸收。草酸和植酸均存在于植物性食物中，故植物性钙吸收通常不理想。过高的脂肪摄入，导致大量脂肪酸与钙结合成为不溶性的皂化物从粪便排出。食物中奶及奶制品含钙丰富，而且吸收率高，其次为蛤蜊、螃蟹、虾皮、鸡蛋、骨粉等，蔬菜和豆类食物中钙的吸收受草酸、植酸的影响，膳食配制时需注意调配得当。

(二)软食

软食(soft diet)是一种比普食更容易消化的膳食。特点是质地软、少渣、易咀嚼。软食是由半流质饮食向普食过渡的中间膳食。

1. 特点

(1)平衡膳食：所提供的营养素应该达到患者的营养要求。通常软食提供的总能量为2200～2400kcal，蛋白质为70～80g，其他营养素按正常需要量供给。一般主食不限量，每日4

餐，除主食三餐外，可增加一餐牛乳。

(2)细软易消化：软食细软、易咀嚼、易消化，较少使用膳食纤维和动物肌纤维多的食物，或经切碎、煮烂后食用。

2. 制作要求

(1)根据患者病情确定能量及蛋白质需求量。所有绿叶菜均要改刀切成1cm长、质硬蔬菜应制软；蔬菜、肉类皆制软。

(2)食物的烹调方法尽量选择蒸、煮、炖，注意食物色彩、口味搭配以增加食欲。避免用油煎、炸、爆炒等方法。

(3)食物选择上要考虑到患者的宗教信仰、饮食禁忌及喜好。

3. 食材宜忌

(1)宜用食物

1)主食类：米饭、面条应比普食制作的软而烂。包子、馄饨等亦可食用，但做馅用的蔬菜应选择含粗纤维少的。

2)副食类：肉类应选择细、嫩的瘦肉，如瘦嫩的猪肉、羊肉等，多选用鸡肉、鱼类、虾肉等。可以切小块焖烂，如果做肉丝应选用鸡脯肉、里脊肉等，也可以制成肉丸、肉饼、肉末。对幼儿和眼科患者最好不用整块、刺多的鱼。蛋类除用油煎炸外，其他烹调方法均可选用，如蒸蛋羹、卧蛋、煮蛋、摊蛋等。蔬菜类应选用嫩菜叶，切成小段后进行烹调，可多用含粗纤维少的蔬菜，如南瓜、冬瓜、菜花、马铃薯和胡萝卜等，可煮烂或制成蔬菜泥。水果应去皮生食，或制成水果羹食用。豆制品如豆腐、豆浆、豆皮、豆丝、豆腐乳等可以食用。

(2)忌(少)用食物

1)不宜用油煎炸食品、过于油腻食品，如炸猪排。

2)不宜用凉拌蔬菜、含粗纤维多的蔬菜，如芹菜、韭菜、豆芽菜、竹笋、榨菜、生萝卜、葱头、辣椒、青豆等。

3)不宜用硬果类如花生仁、核桃、杏仁、榛子等，但制成花生酱、杏仁酪、核桃酪后宜用。

4)不宜用整粒的豆类；糙米、硬米饭。

5)忌用浓烈的调味品，如辣椒粉、芥末、胡椒粉、咖喱等。

4. 适用范围　轻度发热、消化不良、咀嚼不便(如拔牙)而不能进食大块食物者、老年人以及3~4岁小儿，也可用于痢疾、急性肠炎等恢复期患者，以及肛门、结肠及直肠等术后患者。

5. 一日食谱举例　见表4-4。

表4-4　软食一日范例食谱

餐别	食物内容及数量
早餐	牛奶250ml，蒸蛋(鸡蛋50g)，面包75g
加餐	香蕉150g
午餐	软米饭(稻米75g)，上汤白菜粉丝(大白菜150g，绿豆淀粉10g) 乌鱼片汤(乌鱼75g)
加餐	肉末稀饭(稻米50g，瘦猪肉25g)
晚餐	鸡丝面(鸡胸脯肉75g，挂面75g)，闷丝瓜(丝瓜150g)
全天	烹调油30g，食盐6g

注：全日总能量1828.1kcal，蛋白质76.8g(16.8%)，脂肪54.6g(26.9%)，碳水化合物257.1g(56.3%)

6. 其他注意事项 防止某些维生素和矿物质缺乏。由于软食中的蔬菜及肉类均需切碎、煮烂,丧失许多维生素和矿物质,因此,进食软食的患者,应注意补充菜汁、果汁等食物。

(三) 半流食

半流质饮食(semiliquid diet)是介于软食与流质饮食之间,比较稀、软、烂,易消化、易咀嚼、含粗纤维少、无强烈刺激,外观呈半流体状态,为限量、多餐次的进食形式。

1. 特点

(1)营养素适量:对于刚施行手术或虚弱、高烧患者来说,能量过高不易被接受,所以半流质饮食所提供的全天总能量一般在 1500~1800kcal。

(2)食物呈半流体状态,要稀、软、烂,易于消化和吸收、易于咀嚼和吞咽、含粗纤维要少、无强烈刺激性。

(3)少食多餐:由于半流质所提供的食物稀薄,含水量较大,因此应增加餐次,以达到能量及营养素供给量,减轻消化道负担。病人可每隔 2~3 小时进一次餐,每天进餐 5~6 次。全天主食最好不超过 300g。

2. 制作要求 根据患者的疾病情况确定能量及蛋白质的需求量。主食,可食大米粥、小米粥、挂面、面条、面片、馄饨、藕粉等。肉类可选用瘦嫩的猪肉,先煮烂再切碎,也可制成肉泥。鸡肉、虾仁、鱼等可制成鸡肉泥,虾肉泥,鱼肉泥等来用。蛋类除油煎炸之外,各种烹调方法均可以选用。乳类及其制品等均可食用。豆类宜制成豆浆、豆腐脑等食用。水果及蔬菜须制成果冻、果汁、菜汁等食用,也可选用少量的碎嫩菜叶加于汤面或粥中。去壳过箩赤豆汤、芝麻糊、藕粉、蛋花汤等也是半流质饮食经常选用的食品。

3. 食材宜忌

(1)宜用食物:肉末粥,碎菜粥,蛋花粥,面条汤,面片汤,馄饨;蒸蛋羹,蛋花汤;牛奶,酸奶;嫩豆腐,豆腐脑;果汁,果泥,果冻;西瓜,熟香蕉;菜泥,菜汁,嫩碎菜叶;各种肉汤,肉末,鱼片等。

(2)忌(少)用食物

1)不宜用蒸米饭、蒸饺、烙饼等硬而不宜消化的食物。

2)不宜用大量肉类、豆类、大块蔬菜、油炸食品,如熏鱼、炸丸子等。

3)忌用浓烈、有刺激性调味品。

4. 适用范围 适用于发热、咀嚼吞咽困难及急性消化道炎症(如腹泻、消化不良)患者,手术前后、病情危重以及身体虚弱、缺乏食欲者。

5. 一日食谱举例 见表 4-5。

表 4-5 半流食一日范例食谱

餐别	食物内容及数量
早餐	瘦肉粥(瘦猪肉 25g,稻米 50g),蒸蛋 50g
加餐	冲藕粉(藕粉 25g)
午餐	馄饨(小麦粉 100g,瘦猪肉 75g)
加餐	水果汁(苹果 200g)

续表

餐别	食物内容及数量
晚餐	肉丝面(瘦猪肉 50g,小白菜 100g,挂面 100g)
加餐	酸奶 200g
全天	烹调油 25g,食盐 6g

注:全日总能量 1766.1kcal,蛋白质 10.5g(16%),脂肪 48.6g(25%),碳水化合物 261.4g(59%)

6. 其他注意事项

(1)食物选择上要考虑到患者的宗教信仰、饮食禁忌及喜好。

(2)每日的食物品种要多样化,以增进病人食欲。

(四)流食

流质饮食(liquid diet)是极易消化、含渣很少,呈流体状态或在口腔内能融化为液体的饮食。它是一种不平衡膳食,不宜长期食用。

1. 特点

(1)所提供的能量及营养素均不足,每天总能量在 800kcal 左右,清流质能量更低,故只能短期应用,常作为过渡期膳食食用。有时为了增加饮食中的能量,在病情允许的情况下,可给予肠内成品制剂。如果患者需要长期使用这种膳食,能量不足应该考虑辅以肠外营养,用以补充能量和营养素的不足。

(2)所用食物均为流体状态,或进入口腔后即熔化成液体,易吞咽,易消化,同时应甜、咸适宜,以增进食欲。

(3)少量多餐,每餐液体量不宜过多,200~250ml 较为适宜,每天 6~7 餐。

2. 制作要求

(1)首先考虑患者的流质膳食时经口还是管饲,如果经口在材质选择上注意口感和浓稠度,如果管饲注意不要过于黏稠,防止堵管。

(2)充分考虑患者的胃肠道功能,胃肠道功能较弱,如胃肠道术后恢复期、肠道炎症缓解期可考虑给予消化流质膳食,如胃肠道功能不受影响,可给予整蛋白型流质膳食。

(3)确定液体量,如需要限制液量的患者可根据患者胃肠道耐受性适当增加流质膳食的浓度,注意循序渐进。

(4)食物选择上要考虑到患者的宗教信仰和饮食禁忌。

3. 食材宜忌

(1)宜用食物:可选用各种肉汤、牛乳、麦乳精、浓米汤、蛋花汤、蒸蛋羹、牛乳冲鸡蛋、奶酪、杏仁豆腐、酸奶、藕粉、蔬菜汁、水果汁、豆浆、豆腐脑、去壳过箩赤豆或绿豆汤等。当患者需要高能量时,应选用浓缩食品,如奶粉、鸡蓉汤等,或进行特别制备。

(2)忌(少)用食物:一切非流质的固体食物、多膳食纤维食物以及过于油腻、厚味食物均不宜选用。

4. 适用范围 急性感染,高热、口咽部咀嚼吞咽困难、急性消化道炎症、大手术后的患者和危重患者。

5. 一日食谱举例 见表 4-6。

表 4-6 流食一日范例食谱

餐别	食物内容及数量
早餐	藕粉(藕粉 30g,白砂糖 10g)
加餐	米粉(米粉 30g,白砂糖 10g)
午餐	牛奶冲藕粉(牛奶 250ml,米粉 30g)
加餐	豆浆(豆浆 250ml,白砂糖 10g)
晚餐	豆粉猪肝泥(黄豆粉 30g,猪肝 20g)
加餐	酸奶 200ml
全天	烹调油 5g,食盐 4g

注:总能量 963.8kcal,蛋白质 33.7g(14%),脂肪 26.4g(25%),碳水化合物 147.6g(61%)

6. 其他注意事项

(1)管饲流食:对于不能经口进食的患者可考虑管饲流食。凡用鼻胃管喂入的流质,不可用浓米汤、蛋花汤,以免堵塞管道。

(2)对于限制液量的患者可根据胃肠道情况调节流质膳食的浓度。

(3)制作流质膳食时应考虑到宗教信仰及饮食禁忌。

(4)应用流质膳食后监测患者胃肠道情况、电解质。

二、糖尿病饮食

(一) 定义

糖尿病膳食是一种医院病人的治疗膳食,也是各型糖尿病患者必须执行的一种治疗膳食,是糖尿病综合治疗的基础和关键。其目的是根据病人具体情况合理供给总热能、调整生热营养素(碳水化合物、脂肪、蛋白质)的摄入比例,使血糖相对稳定,减少并发症及促进健康恢复。

(二) 分类

根据食物性状可分为糖尿病普食、糖尿病半流食及糖尿病流食。

1. 糖尿病普食

(1)特点

1)总能量适量:热量供给以维持理想体重为宜。肥胖者减少能量摄入,减轻体重。消瘦者必须提高能量摄入,以达到理想体重。

2)碳水化合物:碳水化合物应占总能量 45%~60%。建议食物中碳水化合物尽量来源于多糖(如各种粮食和薯类中所含的淀粉)。面、米等谷类中的碳水化合物为淀粉,属多糖,但含糖量高,约 80%,故糖尿病人应按规定量食用,且应做到粗细粮搭配,建议全天主食量的 1/3 来自全谷物及杂豆类。土豆、山药、南瓜、红薯、白薯、藕、粉丝(条)等食物,因其碳水化合物含量高于其他蔬菜,故食用后需减去相应主食量。

3)脂肪:饮食中脂肪所供给能量不宜超过总能量的 30%,对超重肥胖者,总脂肪不超过 25%。在脂肪种类上要求饱和脂肪∶单不饱和脂肪∶多不饱和脂肪为 0.7∶1∶1。限制富含饱和脂肪酸的食物如牛油、羊油、猪油、奶油等动物性脂肪。植物油如豆油、花生油、芝麻油、菜籽油等含多不饱和脂肪酸(椰子油例外)可适当多用。

4）蛋白质：目前主张蛋白质所供热量占总热量的15%~20%，其中优质蛋白质占1/3。优质蛋白质主要来源于动物性食品和一些植物性食品，前者主要包括奶类、蛋类、瘦牛肉、瘦羊肉、瘦猪肉、禽肉以及鱼、虾等。植物性优质蛋白主要来源于大豆（黄豆、黑豆、青豆）以及制品如豆腐、豆腐干、豆浆、豆腐脑等；杂豆如绿豆、赤豆、芸豆、花豆等、谷类蛋白质如各种米、面及来自某些果蔬中的蛋白由于必需氨基酸种类缺乏、数量不足、比例不当而导致机体生物利用率低，为非优质蛋白，临床上糖尿病肾病者在限制总蛋白质摄入量同时应忌食杂豆类。

5）维生素和无机盐：糖尿病患者容易缺乏 B 族维生素、维生素 C、维生素 D 以及铬、锌、硒、镁、铁、锰等多种微量营养素，应注意适量补充。长期服用二甲双胍者应防止维生素 B_{12} 缺乏。粗粮、干豆类、脂肪类、蛋类及蔬菜类含 B 族维生素较多，可注意补充。

6）膳食纤维：膳食纤维主要包括可溶性膳食纤维和非可溶性膳食纤维，前者主要有果胶、藻胶、胍胶等，后者主要有纤维素、半纤维素和木质素。膳食纤维具有降低血糖和改善葡萄糖耐量的作用。糖尿病饮食中要增加一些富含膳食纤维的食物，有蔬菜、粗粮、杂粮，如魔芋、荞麦、燕麦等。糖尿病患者推荐膳食纤维摄入量为 14g/4200kJ（1000kcal）。

（2）制作要求：食物种类多样化，烹调过程清淡，可采用蒸、煮、炖、拌、卤、氽等烹调方法，少用煎、炸等方法，每日烹调用盐限量 5g 以内，合并高血压或肾脏疾病的患者应限制在 3g/d。三餐饮食要搭配均匀，餐餐有主食、肉类和蔬菜，这样有减缓葡萄糖的吸收，增加胰岛素的释放的作用。只吃主食很容易造成血糖大幅度波动。

（3）食材宜忌：结合饮食习惯和食物喜好，以生糖指数（GI）/血糖负荷（GL）值以及营养特点为参考，选择并交换食物。其中优选食物包括低脂肪食物、高膳食纤维食物、低 GI/GL 食物，可参考本书附表 7-3。需限制性选择的食物包括中等 GI 食物、较低膳食纤维食物。不宜多选的食物包括高脂肪高胆固醇食物、高盐食物、精制食物或者高 GI 食物以及低膳食纤维食物。

（4）适用范围：适用于体温正常、消化功能和咀嚼无障碍以及恢复期，要求供给平衡膳食，满足机体对各种营养素和能量需要的成人糖尿病患者，若有妊娠、低血糖及合并症者饮食治疗应酌情而定。

（5）一日食谱举例见表 4-7。

表 4-7 糖尿病普食食谱举例

餐次	食物内容及数量
早餐	面包（特一粉 50g），拌小白菜（小白菜 100g），煮鸡蛋（红皮鸡蛋 50g），拌海蜇头（海蜇头 25g），黑米粥（黑米 30g）
早加餐	苹果（100g）
午餐	粳米饭（蒸粳米饭 100g），炒卷心菜（甘蓝 100g），海带肉丝汤[海带（浸）30g，猪瘦肉 20g]，胡萝卜炖猪肉（胡萝卜 70g，猪瘦肉 30g）
午加餐	西红柿（西红柿 100g）
晚餐	两色卷（特一粉 60g，黄玉米面 40g），炒芸豆（鲜芸豆 100g），拌芹菜（芹菜茎 100g），西红柿蛋花汤（西红柿 30g，红皮鸡蛋 20g）
晚加餐	牛乳（牛奶 200ml）
其他	花生油（12g），芝麻油（4g），精盐（5g）

注：全日能量 5977.3 千焦（kJ）（1428kcal），蛋白质 54.2g（15%），脂肪 38.6g（24%），碳水化合物 216.6g（60%）

(6)其他注意事项:可查阅食物等值交换表,在同类食物中,灵活运用交换原则,选择一定量的个人喜爱的食物,从而制定出丰富多样的一日食谱。另外,为了减轻胰腺的负担,使之合理分泌胰岛素,糖尿病人一日至少进食3餐,而且要定时定量。注射胰岛素易出现低血糖患者以及病情控制不好的患者,还应在3次正餐之间增添2~3次加餐,即从3次正餐中匀出一部分食品留作加餐用。不推荐糖尿病患者饮酒。如要饮酒,建议每周不超过2次饮酒。推荐女性一天饮用酒的酒精量不超过15g,男性一天饮用酒的酒精量不超过25g。15g酒精相当于450ml啤酒、150ml甜葡萄酒或50ml白酒。糖尿病患者适量摄入糖醇类和非营养性甜味剂是安全的,但应注意由甜味剂制作的高脂肪食品如冰激凌、点心等对血糖仍有影响。

2. 糖尿病半流食

(1)特点:半流质是介于软食与流质之间,外观呈半流动状态的膳食,需尽量保持营养充足平衡合理。

(2)制作要求:食物尽量做到细软、呈半流体状态,易咀嚼吞咽,易消化吸收,含膳食纤维少。

(3)食材宜忌

1)宜选食物:粥类、面条、馄饨等食物。副食可选用肉泥、蛋片、乳类及其制品,豆类宜加工成制品如豆浆、豆腐脑、豆腐、豆腐干等。

2)忌食食物:刺激性调味品和不易消化的食物。

(4)适用范围:适用于某些外科手术后作为过渡的糖尿病病人饮食,或者存在口腔疾病、颜面烧伤、咀嚼及吞咽功能困难,轻微发热,消化道疾病等问题的糖尿病患者。

(5)一日食谱举例见表4-8。

表4-8 糖尿病半流食食谱举例

餐次	食物内容及数量
早餐	鸡蛋面(特一粉50g,红皮鸡蛋20g,大葱10g)
早加餐	黑米粥(黑米30g)
午餐	猪肉馄饨(特一粉50g,猪瘦肉20g,大葱10g)
午加餐	黄瓜蛋花汤(黄瓜30g,红皮鸡蛋20g)
晚餐	面包(特一粉50g),豆腐脑(豆腐脑200g)
晚加餐	西红柿蛋花汤(西红柿30g,红皮鸡蛋20g)
其他	花生油8g,芝麻油4g,精盐5g

注:全日能量3809.1千焦(kJ)(910kcal),蛋白质35g(15%),脂肪24.1g(24%),碳水化合物138.8g(61%)

(6)其他注意事项:半流质膳食含水量大,能量密度低,需少量多餐,以保证在减轻消化道负担的同时,满足患者能量及营养素的需求。通常每隔2~3小时一餐,每日5~6餐。另外,注意品种的多样化和口味,以增进食欲,注意补充足量的维生素和矿物质。

3. 糖尿病流食

(1)特点:流质指液体状态或在口腔中能溶化成液体的膳食。流质膳食是一种不平衡膳食,不宜长期使用。若需长期使用,可采用要素膳、匀浆膳等特殊流质。流质膳食能量供给常常不足,故应同时辅以全静脉营养或肠外营养,以补充能量和营养素的不足。

(2)制作要求:所选用的食物均为流体状态,或进入口腔后即溶化成液体,易咀嚼吞咽,易消化吸收,含膳食纤维少。

(3)食材宜忌

1)宜选食物:各种汤、羹、牛乳、米汤、蔬菜汁、豆浆等。

2)少选或忌选食物:一切非流质的固体食物、含膳食纤维多、含糖多的食物以及过于油腻、刺激性的食物均不宜选用。

(4)适用范围:多适用于高热、急性重症、极度衰弱、无力咀嚼者,消化道急性炎症、急性传染病,肠道手术术前准备以及术后的糖尿病患者等。清流质和不胀气流质可用于由肠外营养向全流质或半流质膳食过渡以及食管及胃肠大手术前。浓流质适用于口腔、面部、颈部术后。冷流质可用于扁桃体、喉咽部等术后的最初 1~2 天。

(5)一日食谱举例见表 4-9。

表 4-9 糖尿病流食食谱举例

餐次	食物内容及数量
早餐	桂花藕粉 75g
早加餐	牛奶 200ml
午餐	豆奶 200ml
午加餐	青菜汤 200ml 份(白梗大白菜 30g)
晚餐	豆浆 200ml
晚加餐	牛奶 200ml
其他	花生油 25ml,食盐(精盐 4g)

注:全日能量 1971.5kJ(471kcal),蛋白质 15.2(13%),脂肪 11g(21%),碳水化合物 77.7g(66%)

(6)其他注意事项:餐次要求:每餐液体量 200~250ml,少量多餐,每日 6~7 次。

三、低盐饮食

(一)定义

低盐饮食(low salt diet):全天摄入钠在 2000mg 以内的膳食。通过调整膳食中的钠盐摄入量来纠正水、钠潴留以维持机体水、电解质的平衡。

(二)分类

1. 根据限钠程度可分为低盐饮食、无盐饮食和低钠饮食。

(1)低盐饮食:全天供钠 2000mg 左右。

(2)无盐饮食:全天供钠 1000mg 左右。

(3)低钠饮食:全天供钠不超过 500mg。

(注释:1g 盐=393mg 钠;1g 盐=5ml 酱油)

2. 根据食物性状可分为低盐普食和低盐半流食。

(1)低盐普食

1)特点:本膳食与健康人饮食基本相似,只是在普食的基础上控制盐的摄入量。营养比较全面。

2)适用范围:高血压、心力衰竭、肾脏疾病、肝硬化,各种原因引起的水、钠潴留患者,并且患者不存在影响咀嚼、吞咽、消化功能等问题。

3)膳食原则:①符合平衡膳食的要求,食物多样、能量充足、三大营养素比例恰当。②烹调加工合理，膳食具备良好的感官性状，促进食欲、消化吸收和满足饱腹感。③食盐量以克为单位计算，限制每日膳食中的含盐量在1~4g，其他营养素按正常需要供给。④按病情变化确定限钠程度：如肝硬化腹水患者，开始时可用无盐或低钠饮食，然后改为低盐饮食，待腹水消失后，可恢复正常饮食。对有高血压或水肿明显的肾小球肾炎、肾病综合征、妊娠子痫的患者，使用利尿剂时用低盐饮食，不使用利尿剂而水肿严重者，用无盐或低钠饮食。不伴高血压或水肿及排尿钠增多者不宜限制钠摄入量。最好是根据24小时尿钠排出量、血钠和血压等指标确定是否需限钠及限钠程度，并监测病情，随时调整钠盐摄入量，如水肿明显者食盐量为1g/d，一般高血压病患者为4g/d。⑤在食物准备和烹调前应用天平称量用盐量。⑥餐次要求：每日供应早、午、晚三餐，每餐间隔4~6小时。

4）制作要求：①低盐饮食每天烹调用盐限制在4g或酱油10~20ml，忌用盐腌制加工的食物，如咸蛋、咸肉、咸鱼、酱菜、面酱、腊肠等；②无盐饮食烹调时不加盐或酱油，可用糖醋等调味，忌用一切咸食；③低钠饮食除烹调时无盐膳食要求外，忌用含钠高的食物，如可食部含钠100mg/100g以上的蔬菜（油菜、茴香、芹菜、菠菜、蒿子秆），松花蛋、豆腐干、猪肾等食物，还要限制加碱的发面食品如馒头、发面饼、加发酵粉制作的饼干、点心等，鸡蛋只给白水煮鸡蛋；④烹调时为注意色、香、味可加糖醋（糖尿病患者不宜使用）或钾盐酱油（高血钾者不宜使用）；⑤高钠的食物可用水煮或浸泡去汤的方法减少钠含量；⑥用酵母代替食碱或发酵粉减少钠含量。

5）食材宜忌：①宜用食物如不加盐或酱油制作的谷类、畜肉、禽类、鱼类和豆类、乳类食品；含钠低的蔬菜，如西红柿、黄瓜、卷心菜等。②禁用各种酱菜、酱豆腐、泡菜、咸菜、川冬菜、榨菜等；咸蛋、松花蛋、腌制的肉类如酱肉、肉肠等；含盐较多的海米、虾皮。

6）一日食谱举例：一般不需单独配制，可在原来膳食基础上，用低钠食品替代高钠的食物，控制全天总钠量在2000mg以内。举例见表4-10。

表4-10　一日食谱举例

餐次	食物内容及数量
早餐	面包（特一粉50g），拌小白菜（小白菜50g），煮鸡蛋（红皮鸡蛋50g），黑米粥（黑米30g）
早加餐	苹果（50g）
午餐	粳米饭（蒸粳米饭125g），炒卷心菜（卷心菜100g），胡萝卜炖猪肉（胡萝卜70g，猪瘦肉30g）
午加餐	西红柿（50g）
晚餐	两色卷（特一粉60g，黄玉米面40g），炒芸豆（鲜芸豆100g），炒黄瓜（黄瓜100g），豆腐羹（南豆腐30g）
晚加餐	牛乳（牛奶200ml）
其他	花生油（花生油25ml），食盐（精盐4g）

注：全日能量5.93MJ（1417kcal），蛋白质46.2g（13%），脂肪45.3g（28.6%），碳水化合物206.9g（58.4%），钠含量1900mg

7）注意事项：需要注意的是食盐（NaCl）是人体获得钠的主要来源。钠在小肠上段吸收，吸收率极高，几乎可全部被吸收，体内钠主要经肾脏排出。此外，钠离子在维持神经、肌肉应激性和细胞膜通透性上起重要作用。因此，对某些年纪大、储钠能力迟缓的患者、心肌梗死的患者、回肠切除手术后、黏液性水肿和重型甲状腺功能低下合并腹泻者，限钠应慎重，最好是根据血钠、血压和尿钠排除量等临床指标确定是否限钠。

(2)低盐半流食

1)特点：本膳食与半流食基本相似，营养素和能量介于流食和软食之间。并且在此基础上控制盐的摄入量，全日供钠2000mg左右，每日烹调用食盐限制在4g。

2)适用范围：某些外科手术后作为过渡饮食、高血压、心力衰竭、肾脏疾病、肝硬化、各种原因引起的水、钠潴留患者，并且患者存在口腔疾病、颜面烧伤、咀嚼及吞咽功能困难，轻微发热，消化道疾病(如腹泻、消化不良)等问题。

3)膳食原则：①食物易消化，细软，除忌用含钠较高的食物外，其他内容同普通半流食。②在食物准备和烹调前应用天平称量用盐量。③食盐量以克为单位计算，限制每日膳食中的含盐量在1~4g。④根据病情需要，采用无盐或低钠半流食。无盐半流食在烹调时不加食盐或者酱油，低钠半流食每日食盐量不超过2g。⑤根据病情和消化能力可吃些软荤菜、软素菜及去皮软水果等。⑥餐次要求：缩短每餐间隔的时间，增加餐次(如五餐)，尽量多的摄入能量和营养素。

4)制作要求：主食应选择细软的食物；蔬菜应切碎、过水焯一下；肉可切成肉丝或制作成末；烹调避免用油煎、炸、爆炒等方法；避免用辣椒、芥末等酸、辛辣刺激食品及调味品；控制盐的用量以及避免用含钠高的食物。

5)食材宜忌：①宜用食物如主食类可食大米粥、小米粥、挂面、面条、面片、馄饨等；副食类的肉类可选用瘦嫩的猪肉或鸡肉，先煮烂再切碎，也可制成肉泥，蛋类可做成蛋羹或蛋汤；乳类及其制品等均可食用，豆类宜制成豆浆、豆腐脑等食用；水果及蔬菜须制成果冻、果汁、菜汁等食用，也可选用少量的碎嫩菜叶加于汤面或粥中。②慎用食物如蒸米饭、蒸饺、烙饼等硬而不宜消化的食物。不宜用大块肉类和蔬菜、油炸食品，如熏鱼、炸丸子等，忌用浓烈、有刺激性调味品，含钠较高的食物，如酸菜汤、紫菜汤、日式味噌汤。

6)一日食谱举例见表4-11。

表4-11 一日食谱举例

餐次	食物内容及数量
早餐	面包(特一粉50g)，黑米粥(黑米30g)
早加餐	豆浆(200ml)
午餐	猪肉馄饨(特一粉100g，猪瘦肉40g，大葱20g)
午加餐	西红柿蛋花汤(西红柿30g，红皮鸡蛋20g)
晚餐	煮富强粉面条(煮富强粉面条100g)
晚加餐	牛乳(牛奶200ml)
其他	花生油(花生油16ml)，香油(芝麻油4ml)，食盐(精盐4g)

注：全日能量4.89MJ(1169kcal)，蛋白质41.9g(14%)，脂肪35.4g(27%)，碳水化合物171.2g(59%)，钠含量1737mg

四、低脂饮食

(一)定义

低脂饮食(low fat diet)：指的是通过限制膳食总脂肪的摄入以达到改善患者脂肪代谢紊

乱或脂肪吸收不良的一种医院膳食，按疾病的不同和病情发展情况将全天膳食总脂肪的摄入量分别限制在 50g、40g、20g 和 10g 以内。

（二）分类

1. 根据患者病情不同，脂肪摄入的控制量也有所不同。根据限脂肪程度可分为完全不含脂肪饮食、严格限制脂肪饮食、中度限制脂肪饮食、轻度限制脂肪饮食。

（1）轻度限制脂肪饮食：限制饮食的脂肪总量，脂肪占总能量的 25%以下，全日摄入脂肪总量<50g，食物配制应清淡少油，烹调油要选择植物油，全天不超过 25g。适用于糖尿病、高血压、肝硬化的患者。

（2）中度限制脂肪饮食：脂肪占总能量的 20%以下，全日摄入脂肪总量<40g，烹调油要选择植物油，全天不超过 20g，禁用全脂奶，若当日食用 1 个鸡蛋，则食用精瘦肉当日不超过 1 两，里脊肉可食用 2 两。适用于消化科慢性胰腺炎、慢性胆囊炎、胆石症和慢性肝炎、高血脂、冠心病、脂肪肝和肥胖、肝胆术后恢复期。

（3）严格限制脂肪饮食：限制脂肪摄入，全日摄入脂肪总量<20g，食物应清淡、少油、易消化，烹调油要选择植物油，全天不超过 10g，禁用荤油，牛奶、蛋黄，可适量补充豆制品和鸡蛋清。全日精瘦肉用量不超过 1 两，里脊肉用量不超过 2 两。适用于急性胰腺炎、急性黄疸、急性胆囊炎等术后或缓解期，中度以上肥胖，重度脂肪肝，肝硬化急性期，肝胆术后急性期等。

（4）完全不含脂肪饮食：严格限制脂肪摄入，全日摄入脂肪总量<10g，食物细软易消化。适用于急性胰腺炎、急性黄疸、急性胆囊炎，肝胆术后等。

上述四种饮食模式在烹调时多采用蒸、煮、炖、烩、拌等方法。根据患者的病情可调整食物的性状（具体见下文）和餐次。具体食材选择见表 4-12。

表 4-12　不同脂肪控制量饮食模式可选食材举例

饮食模式	食材
完全不含脂肪饮食	①适用食物：只选择植物性食品，不给动物性食品及豆制品，所有素菜均应切碎制软。如米粉、藕粉、去油清汤 ②禁用食物：粗纤维蔬菜、牛奶、鸡蛋、肉类和豆制品
严格限制脂肪饮食	①适用食物：主食应易消化，便于咀嚼；所有蔬菜均要切碎制软，禁用粗纤维蔬菜；少量瘦猪肉、瘦牛肉、鸡肉（去皮）、鱼、虾、贝类、鸡蛋清等食物；可适量补充豆制品，如豆腐，豆干 ②禁用食物：肥肉、肉汤、蛋黄、填鸭等；动物内脏、鱼子、肝、肾等；急性胰腺炎患者禁食粗粮及干豆类；豆腐脑等避免使用油浇汁；禁用油炸食品及过油食物，如干炸里脊、鸡勾肉、狮子头等
中度限制脂肪饮食	①适用食物：各种主食和蔬菜；少量瘦猪肉、瘦牛肉、鸡肉（去皮）、鱼、虾、贝类、鸡蛋等食物；可选择炖煮、清蒸等食品，如清炖牛肉白萝卜，氽丸子西红柿，虾仁黄瓜及去油肉汤等 ②禁用食物：肥肉、肉汤，蛋黄（胆囊炎、胆石症患者）、填鸭等；禁食动物内脏、鱼子、肝、肾等；急性胰腺炎患者禁食粗粮及干豆类；禁用油炸食品及过油食物，如干炸里脊、鸡勾肉、狮子头等

续表

饮食模式	食材
轻度限制脂肪饮食	①适用食物:各种主食、蔬菜和豆制品;少量瘦猪肉、瘦牛肉、鸡肉(去皮)、鱼、虾、贝类、鸡蛋白等食物 ②禁用食物:肥肉、肉汤、填鸭等;禁食动物内脏、鱼子、肝、肾等;禁用油炸食品及过油食物,如干炸里脊、鸡勾肉、狮子头等

2. 根据食物性状可分为低脂普食、低脂半流食、低脂流食。

(1)低脂普食:①特点是本膳食与普食基本相似,只是在普食的基础上控制脂肪的摄入量。营养比较全面。②适用范围包括急慢性肝炎、肝硬化、脂肪肝、胆囊疾病、胰腺炎、高脂血症、冠心病、高血压、肥胖症,并且患者不存在影响咀嚼、吞咽、消化功能等问题。

1)膳食原则:①食物配制以清淡少油为原则,保持其他营养素间的平衡。②限制膳食中脂肪含量:脂肪限量可分为四种,具体见上文,在此不再赘述。③谷物类、蔬菜类、水果类脂肪含量较低,可按中国居民膳食指南的推荐量执行。对于肉类、蛋类、奶类及其制品、豆类及其制品可根据病情适当选用。④餐次要求:每日供应早、午、晚三餐,每餐间隔4~6小时。

2)制作要求:①合理烹调方法,除减少烹调油用量外,宜选用蒸、煮、炖、煲、烩等方法,忌用油炸、油煎或爆炒的方法加工食品;②食材加工方面,肉类可在烹调前去皮;炒肉丝、肉片均不用过油,改用过水焯后用少量烹调油翻炒。

3)食材宜忌:根据患者的病情和脂肪限制程度选择食物。①宜用食物可选择谷类、非油炸的瘦肉、禽肉、鱼肉、脱脂乳制品、蛋类、豆类、薯类以及蔬菜水果。②慎用食物主要是脂肪含量高的食物,如肥肉、全脂乳及其制品、蛋黄、花生、松子、油酥点心等。建议忌用脂肪含量>20g/100g的食物,少用脂肪含量15~20g/100g的食物。

4)一日食谱举例见表4-13。

表4-13 一日食谱举例

餐次	食物内容及数量
早餐	全麦面包(特一粉82g,麸皮18g),酸奶(200g)
午餐	粳米饭(50g),拌海带(100g),竹笋炒牛肉(鲜竹笋70g,牛瘦肉30g)
午加餐	苹果(100g)
晚餐	粳米饭(50g),芹菜炒鸡蛋(芹菜70g,鸡蛋30g),豆腐羹(豆腐30g)
晚加餐	牛乳(200ml)
其他	花生油(花生油16ml),香油(芝麻油4ml),食盐(精盐5g)

注:全日能量5.66MJ(1353kcal),蛋白质45.6g(13%),脂肪40.7g(27%),碳水化合物200.8g(60%)

(2)低脂半流食

1)特点:本膳食与半流食基本相似,营养素和能量介于流食和软食之间。并且在此基础上控制每日脂肪摄入不超过40g。

2)适用范围:某些外科手术(肝胆手术)后作为过渡饮食、慢性胰腺炎、慢性胆囊炎、胆石症和慢性肝炎、高血脂、冠心病、脂肪肝和肥胖,并伴有口腔疾病、颜面烧伤、咀嚼及吞咽功能困难,轻微发热,消化道疾病等问题的患者。

3）膳食原则：①脂肪占总能量的20%以下，总量控制在40g/d以下；②食物易消化，细软，除忌用含脂肪较高的食物外，其他内容同普通半流食，多采用鸡蛋白、豆制品及适量低脂肉类；③根据病情和消化能力可吃些软荤菜、软素菜及去皮软水果等；④禁用肥肉、大量瘦肉、大量蛋类，基本上不用或者少用烹调油；⑤餐次要求：缩短每餐间隔的时间，增加餐次（如五餐），尽量多的摄入能量和营养素。

4）制作要求：主食应选择细软的种类并尽量煮烂；蔬菜应切碎、过水焯一下；肉可切成肉丝或制作成末；烹调避免用油煎、炸、爆炒等方法；避免用辣椒、芥末等酸、辛辣刺激食品及调味品；控制脂肪的用量以及避免用含脂肪高的食物。

5）食材宜忌可根据患者的病情和脂肪限制程度选择食物：①宜用食物如细软的主食（面片汤、面条、小馄饨等）和蔬菜；少量瘦猪肉、瘦牛肉、鸡肉（去皮）、鱼、虾、贝类、鸡蛋等食物；②慎用食物如肥肉、肉汤，蛋黄、填鸭等；动物内脏、鱼子、肝、肾等；油炸食品及过油食物，如锅包肉、糖醋里脊、干炸鲜蘑等。

6）一日食谱举例见表4-14。

表4-14　一日食谱举例

餐次	食物内容及数量
早餐	面包（特一粉50g），小米粥（小米30g）
早加餐	脱脂酸奶（200ml）
午餐	鸡蛋面（特一粉100g，红皮鸡蛋40g，大葱20g）
午加餐	豆浆（200ml）
晚餐	玉米发糕（特一粉30g，黄玉米面20g），豆腐羹（豆腐30g）
晚加餐	牛乳（牛奶200ml）
其他	花生油（花生油16ml），食盐（精盐5g）

注：全日能量5.5MJ（1316kcal），蛋白质46.2g（14%），脂肪34.3g（24%），碳水化合物204.9g（62%）

（3）低脂流食

1）特点：本膳食与流食基本相似并且需控制脂肪的摄入量，营养素不均衡、能量低。仅作为过渡期饮食，不适合长期应用。

2）适用范围：某些外科手术（肝胆手术）后作为过渡饮食、慢性胰腺炎、慢性胆囊炎、胆石症和慢性肝炎、高血脂、冠心病、脂肪肝和肥胖，并且不能经口进食或者咀嚼困难者。

3）膳食原则：①完全为流质或糊体状态，不经咀嚼即可吞咽食物，此种饮食为营养不平衡饮食，故仅能短时间作为过渡期膳食应用，或者同时辅以肠内或肠外营养；②膳食宜清淡，少油腻；③餐次要求：缩短每餐间隔的时间，增加餐次（如五餐），尽量多的摄入能量和营养素。

4）制作要求：各种原料食物蒸熟煮透后，用胶体磨、料理机或具有搅碎和蒸煮功能的豆浆机制成糊状，食用前需再次蒸开消毒。各种蔬菜汤应不放或少放油。成品粉剂（米粉、藕粉）按说明书冲调。

5）食材宜忌：①宜用食物主要为做成流体性状的食物，如米糊、各种蔬菜汤、蛋羹、豆腐脑、藕粉、米粉等；②慎用食物主要为一些刺激性食品及强烈调味品，大量肉汤等。

6）一日食谱举例见表4-15。

表 4-15 一日食谱举例

餐次	食物内容及数量
早餐	豆奶(200ml)
早加餐	脱脂酸奶(200ml)
午餐	藕粉(75g)
午加餐	豆浆(200ml)
晚餐	藕粉(75g)
晚加餐	牛乳(200ml)
其他	食盐(精盐 3g)

注:全日能量 3. 52MJ(841kcal),蛋白质 21. 6g(10%),脂肪 11. 8g(13%),碳水化合物 160. 6g(77%)

五、低蛋白饮食

(一) 定义

低蛋白饮食(low protein diet)是指此类膳食中蛋白质含量较普通膳食低,目的是减少体内氮代谢产物,减轻肝、肾负担,在控制蛋白质摄入的前提下,提供充足的能量和其他营养素,以改善患者的营养状况。

正常人通过蛋白质的摄入和排泄,机体蛋白质始终处于一个不断合成和不断分解的动态平衡中。肾脏疾病如急性肾炎、急性肾衰竭、慢性肾衰竭等可出现蛋白质代谢失调,严重者表现为蛋白质代谢产物蓄积(氮质血症),低蛋白饮食可以提高肌肉蛋白质转换率,减轻氮质血症,降低肾小球的高滤过,从而延缓肾脏病的进展。但另一方面,由于肾病患者氨基酸代谢改变及轻微炎症反应导致机体蛋白质合成减少,分解增加,低蛋白饮食也可能带来营养不良及死亡率的增加,因此,应根据患者的病情个体化决定其蛋白质的摄入量。营养治疗的主要目的在于保持机体良好的营养状态,减少含氮废物的堆积和代谢紊乱,阻止或延缓肾功能恶化进程。

肝性脑病是严重的肝功能失调所引起的,以代谢紊乱为基础的疾病。蛋白质代谢障碍致使血浆氨基酸谱发生改变,主要表现为血浆芳香族氨基酸水平升高,假性神经递质形成增多。肝性脑病患者提倡以乳类蛋白和植物蛋白为主要来源。植物性食物中的膳食纤维及精氨酸可促进氨经粪便排出。而动物蛋白中含有丰富的含硫氨基酸,如蛋氨酸、半胱氨酸等易引起肝性脑病,应适当减少摄入。动物蛋白中乳类产氨相对较少,蛋类次之,肉类产氨多,故肝性脑病患者动物性蛋白以乳类摄入为首选。

(二) 低蛋白普食

1. 特点

(1)每天蛋白质摄入量不超过 40g,在蛋白质限量范围内尽量选用优质蛋白质食物。

(2)能量供给充足,足够的能量才能节省蛋白质消耗,减少机体组织的分解。

(3)适量矿物质和维生素,以满足机体矿物质和维生素的需要,矿物质的供给还需根据病种和病情进行调整。

2. 制作要求

(1)优质低蛋白:根据肝肾功能情况,确定每日膳食中的蛋白质量。肾功能不良者在蛋白质限量范围内，选用含8种必需氨基酸丰富的食物，如牛奶、鸡蛋、瘦肉、鱼虾等，使优质蛋白质>50%以上，大豆蛋白及制品，如黑豆、黄豆、青豆，其氨基酸评分为1，故也属于优质蛋白，而杂豆如绿豆、赤豆、芸豆等，其生物利用率不高，为非优质蛋白。同样，面粉和大米的植物蛋白含量虽不如豆类高，但饮食中所占比例高，非必需氨基酸含量多，生物利用率低，尤其是植物蛋白的颗粒较大，可加重肾的滤过损伤，故可采用麦淀粉膳食或蛋白质含量低的薯类，如马铃薯、甜薯、芋头等代替部分主食。

肝功能衰竭病人应选用含高支链氨基酸、低芳香族氨基酸的豆类食品，提高植物蛋白的比例，多食用豆腐、豆浆等优质蛋白，少用产氨多的肉类等动物性食物。蛋白质供应量应根据病情随时调整，病情好转后逐渐增加摄入量，否则不利于康复，这对生长发育期的儿童尤为重要。

（2）补充纯淀粉类食物：由于低蛋白饮食限制了米面类主食及肉类摄入，因此，患者容易出现能量摄入不足而发生营养不良。为了保证充足能量，可采用低蛋白淀粉作为主食，包括麦淀粉、玉米淀粉、藕粉、粉皮、低蛋白米和低蛋白面粉等。麦淀粉是将小麦粉中的蛋白质抽提分离去掉，抽提后小麦粉中的蛋白质含量从9.9%降至0.6%以下，它的特点是以碳水化合物为主，而蛋白含量极低。

（3）能量摄入技巧：根据病情决定能量供给量，饮食中应满足机体维持体重和日常活动的能量需要量。另外，充足的能量能减少蛋白质消耗。由于限制蛋白质的摄入，这些能量应以碳水化合物和脂肪作为主要来源，尽量多采用能量高而蛋白质相对低的食物，如：土豆、白薯、南瓜、山药、芋头、藕、菱角粉等。进食较少时，可适当增加一些食糖或植物油以增加能量，满足机体基本需要。

（4）适量矿物质：矿物质的供给应根据病种和病情进行调整。如水肿、高血压患者应限制食盐；慢性肾小球肾炎患者应采用低磷饮食；血钙降低者应注意多摄入富含钙的食物如牛奶等。

（5）适量维生素：疾病和饮食限制容易导致患者食欲缺乏，维生素摄入不足。供给充足的蔬菜和水果，以满足机体维生素的需要。

（6）学会食物互换：包括同类食物间的互换和营养素含量相似的食物间的互换。如50g瘦肉约等于100g北豆腐的蛋白含量。

（7）烹调多样化：低蛋白质膳食往往不易引起食欲，加之患者病情和患者心理影响，食欲普遍较差，故应注意烹调的色、香、味、形和食物的多样化，防止食谱单调。即使是同一种食物也应选用不同的做法，以利于患者坚持该种膳食。

（8）合理搭配三餐及加餐：结合患者的饮食习惯和治疗要求给予三餐及加餐食物的具体分配，尤其注意优质蛋白、牛奶、鸡蛋不能集中于某一餐，特别是早餐，这样使有限的优质蛋白被作为能量来分解造成蛋白质的利用度不足，同时也会产生过多的含氮食物。

3. 食材宜忌　各类食物蛋白质含量参见附表9-1。

（1）宜用食物：①主食如麦淀粉、玉米淀粉、藕粉、粉皮、低蛋白米和低蛋白面粉等，以及藕、南瓜、山药、马铃薯、芋头等低蛋白质的淀粉类食物；②菜类如芹菜、莴苣、冬瓜、黄瓜、丝瓜、番茄、茄子、小白菜等；③水果类如苹果、梨子、橘、菠萝、表柿、葡萄、西瓜、香蕉、橙子、桃；④调味品可用食糖、植物油等。

（2）限用食物：①谷类中如小麦、稻谷、玉米、高粱等含蛋白质6%~11%，但不是优质蛋白质，根据蛋白质的限量标准应适当限量使用；②菜类主要是芥菜、菜花、大蒜；③肉类如猪肉、牛肉、羊肉、兔肉、鹿肉、火腿、鸡肉、鸭肉、鹅肉等;④豆类如黄豆、黑豆、绿豆、赤豆、豌豆、青豆、菜豆、扁豆、四季豆、豆腐干、豆腐等;⑤蛋类如鸡蛋、鸭蛋、鹅蛋、鹌鹑蛋等;⑥乳类及其制品如牛奶、奶酪、酸奶等。

肾功能不良者在蛋白质限量范围内,选用优质蛋白,如牛奶、鸡蛋、瘦肉、鱼虾等,限制大豆蛋白及制品;肝病患者应选用豆腐、豆浆等优质蛋白,少用肉类等动物性食物。

4. 适用范围 肾脏疾病如急性肾炎、急性肾衰竭、慢性肾衰竭、肾病综合征、尿毒症及肾透析,肝脏疾病中的肝性脑病各期。

5. 一日食谱举例 见表 4-16。

表 4-16 低蛋白普食一日范例食谱

餐别	食物名称	原料	重量(g)
早餐	牛奶	牛乳(均值)	250
	麦淀粉煎饼	麦淀粉	110
		鸡蛋(均值)	60
	拌黄瓜	黄瓜	75
	早餐用油	芝麻油	10
早加餐	苹果	苹果	200
午餐	米饭	低蛋白米	110
	肉末茄子	猪肉(瘦)	30
		茄子	100
	炒小白菜	小白菜	100
	午餐用油	色拉油	15
午加餐	梨子	梨子	150
晚餐	米饭	低蛋白米	110
	胡萝卜肉丝	猪肉(瘦)	30
		胡萝卜	75
	丝瓜烩番茄	丝瓜	100
		番茄	50
	晚餐用油	色拉油	10
全天	烹调用盐	精盐	6

注:全日能量 8522.3kJ(2036kcal),蛋白质 33.2g(7%),脂肪 54.6g(24%),碳水化合物 353.2g(69%)

6. 其他注意事项

(1)尽量保持营养充足平衡合理,注意食物品种的多样化。

(2)肾脏疾病的低蛋白膳食中,不同疾病,不同病情,蛋白质的供给量不同,详见肾脏疾病有关章节。

(3)肝性脑病各期蛋白质供给量不同,《中国肝性脑病诊治共识意见》(2013 年)建议 1 级和 2 级患者蛋白质起始量为 0.5g/(kg·d),之后逐渐增加至 1.0~1.5g/(kg·d),肝性脑病3级和4级患者蛋白质摄入量为0.5~1.2g/(kg·d)。

(三)低蛋白半流食

低蛋白半流食是介于软食与流质膳食之间的过渡膳食,外观呈半流体状态。一般食物内容是在半流食内容的基础上进一步严格限制膳食中的蛋白质含量,减少体内氮代谢产物,减轻肝、肾负担。食物细、碎、软、烂,易咀嚼吞咽,易消化吸收。

1. 特点

(1)该膳食是一种比较稀软、外观呈半流体状态,易于咀嚼和吞咽,比软食更易消化。

(2)膳食中膳食纤维(植物性食物)和结缔组织(动物性食物)含量较少,目的是尽量减少膳食纤维对胃肠道的刺激和梗阻,减少肠道蠕动,减少粪便量。

(3)每天蛋白质摄入量不超过40g,在蛋白质限量范围内尽量选用优质蛋白质食物。

(4)能量供给应适宜,尤其是术后早期或虚弱、高热者不宜供给过高的能量。能量摄入量为1500~1800kcal,碳水化合物能量供给不低于55%。

(5)该膳食含水量大,能量密度低,需少量多餐,以保证在减轻消化道负担的同时,满足病人能量及营养素的需求。通常每日供应5~6餐,每餐之间间隔2~3小时。

2. 制作要求

(1)食物选择:各种食物皆应细、软、碎、易咀嚼、易吞咽。少膳食纤维,无刺激性的半固体食物。呈半流体,细软状态,利于机体的消化和吸收。尽量减少辛辣、油腻、坚硬食物的摄入。

(2)适宜的烹调方法:所有蔬菜均要去皮、去籽,切丁或丝(1cm大小)制软;肉类只给肉丝、肉末等,制作需上浆,即用淀粉浆后用油滑炒,可使肉丝等软嫩(不给肉片)。将食物切碎煮烂,做成泥状。避免用油煎、炸、爆炒等方法;避免用辣椒、芥末等酸、辛辣刺激食品及调味品。

(3)餐次安排:需少量多餐,以保证在减轻消化道负担的同时,满足病人能量及营养素的需求。通常每日供应5~6餐,每餐之间间隔2~3小时,加餐食物的总量为300ml左右,全天主食不超过300g。

(4)进一步严格限制膳食中的蛋白质含量:一般建议20~40g/d,选择富含必需氨基酸的优质蛋白食物(如蛋、乳、鱼和瘦肉等),提高蛋白质生物利用率,避免出现负氮平衡。可选用蛋白质较低的食物,如小麦淀粉、马铃薯、甜薯、芋头等代替部分主食,以减少植物性蛋白的来源。肾病患者选用蛋、乳、瘦肉类等以增加必需氨基酸含量,避免负氮平衡,忌食杂豆及制品。肝病患者应选用含支链氨基酸大豆蛋白,减少动物性食物。

(5)尽量保持营养充足平衡合理,并注意食物品种多样化,烹饪方法合理,做到色香味俱全,以增进食欲。

(6)免用强烈辛辣刺激性的食品,油炸食品及不消化的食品应少用。

3. 食材宜忌

(1)宜用食物:①主食如麦淀粉、玉米淀粉、藕粉、粉皮、低蛋白米和低蛋白面粉等,以及土豆、藕、南瓜、山药、马铃薯、芋头等低蛋白质的淀粉类食物。②蔬菜类可适当食用细软的蔬菜水果,如黄瓜、冬瓜、茄子、番茄、西葫芦、白菜、土豆等。可制成菜汁,也可以选用少量的碎嫩菜叶加于汤里或粥中。③水果类可制成果汁,如苹果、梨子、柿、西瓜、香蕉、橙子等。④调理可用食糖、植物油等。

(2)限用食物:①谷类如小麦、稻谷、玉米、高粱等含蛋白质6%~11%,但不是优质蛋白质,根据蛋白质的限量标准应适当限量使用。②肉类:限量食用肉类,可选用瘦嫩的猪肉,也可以制成肉泥、肉丸等。鸡肉可以制成鸡丝、鸡泥等。③豆类含黄豆、黑豆、绿豆、豆腐干、豆腐、豆浆等。④蛋类含鸡蛋、鸭蛋、鹅蛋、鹌鹑蛋等。⑤乳类及其制品主要指牛奶、奶酪、酸奶等。

肾功能不良者在蛋白质限量范围内，选用优质蛋白，如牛奶、鸡蛋、瘦肉、鱼虾等，限制大豆蛋白及制品；肝病患者应选用豆腐、豆浆等优质蛋白，少用肉类等动物性食物。

(3)忌(少)用食物：不宜用粗杂粮、高纤维蔬菜如芹菜、韭菜；避免生冷水果及煎炸、熏制食品，蒸米饭、蒸饺、煎饼、油炸食品等而不易消化的食物。不宜用大量含蛋白质丰富的食物如豆类、干果类、蛋、乳、肉类等。减少植物性蛋白质来源如豆类、小麦、大米等。忌用各种酒精性饮料、产气产酸饮料及辛辣刺激性调味品，如：各种酒类、汽水、辣椒、咖喱、胡椒粉、芥末等，也不易饮用浓茶、浓咖啡等刺激性饮料。

4. 适用范围 适用于急慢性肾炎，急慢性肾功能不全，肝性脑病患者同时伴有以下任一情况：身体比较衰弱食欲差；咀嚼、吞咽不便；发热较高；各种手术后恢复期；消化道疾患。

5. 一日食谱举例 见表4-17。

表4-17 低蛋白半流食一日范例食谱

餐别	食物名称	原料	重量(g)
早餐	牛奶	牛乳(均值)	250
	蒸蛋	鸡蛋(均值)	60
早加餐	冲藕粉	藕粉	100
午餐	瘦肉粥	低蛋白米	100
		猪肉(瘦)	30
午加餐	黄瓜汁	黄瓜	100
晚餐	挂面蔬菜汤	麦淀粉	100
		小白菜	80
	晚餐用油	色拉油	10
全天	烹调用盐	精盐	6

注：全日能量6492kJ(1551kcal)，蛋白质30.2g(9%)，脂肪34.6g(24%)，碳水化合物262.8g(67%)

6. 其他注意事项 腹部手术后禁食胀气食物，如牛奶、过甜食物、豆类等。

六、低嘌呤饮食

(一)定义

低嘌呤饮食(low purine diet)指的是要减少嘌呤的摄入和体内合成的饮食，适用于痛风患者和高尿酸血症患者。

(二)低嘌呤普食

低嘌呤普食应限制膳食中嘌呤的含量，减少外源性嘌呤摄入，减轻血尿酸负荷，降低高尿酸血症和痛风的发作风险或减少其发作的次数；延缓相关并发症的发生与发展；促进并维持机体适宜的营养状态。

1. 特点

(1)每天摄入的嘌呤量应限制在150mg/d之内。

(2)调整膳食中食物配比，增加水分的摄入量以减少食物性的尿酸来源并促进尿酸排出体外，防止因饮食不当而诱发急性痛风。

2. 制作要求

(1)限制嘌呤摄入：选择嘌呤含量低于150mg/100g的食物，禁用含嘌呤高食品，如动物内脏、沙丁鱼、凤尾鱼、鲭鱼、小虾、扁豆、黄豆、浓肉汤及菌藻类等。

(2)限制能量：因痛风症患者多伴有肥胖、高血压和糖尿病等。故应降低体重、限制能量，体重最好能低于理想体重15%。能量根据病情而定，通常为6.28~7.53MJ(1500~1800kcal)。

(3)适量蛋白质和脂肪：标准体重时蛋白质可按0.8~1.0g供给，全天在40~65g，以植物蛋白为主，动物蛋白可选用牛奶、鸡蛋。尽量不用肉类、禽类、鱼类等，如一定用，可将瘦肉、禽肉等少量，经煮沸弃汤后食用，避免食用各种肉汤；每天肉类应限制在100g以内。脂肪可减少尿酸正常排泄，应适当限制，控制在50g/d左右。

(4)足量维生素和矿物质：供给充足B族维生素和维生素C。多供给蔬菜、水果等成碱性食品，尿酸及尿酸盐在碱性环境中易被中和、溶解。蔬菜1000g/d，水果4~5个。

(5)低盐饮食：痛风病人多伴有高血压，宜采用少盐饮食。食盐摄入过多后尿钠增加，在肾内与尿酸结合为尿酸钠，后者沉积于肾脏，造成肾脏损害。因此，每天食盐的摄入量不宜超过6g。

(6)保证足量水分：多喝水，液体量维持在2000ml/d以上，最好能达到3000ml，以保证尿量，促进尿酸的排出。肾功能不全时水分宜适量。

(7)限酒：乙醇代谢可使乳酸浓度增高抑制肾脏对尿酸的排泄，同时乙醇促进嘌呤的分解使尿酸增高，故酗酒常为急性痛风发作的诱因，应严格限制饮酒。

(8)合理搭配三餐及加餐：长期的低嘌呤膳食易导致患者膳食单一化，应注意食物选择及搭配，如除鸡蛋、牛奶等低嘌呤动物性食物外，可适当选择海参、海蜇等低嘌呤食物调节患者口味，在总能量控制的前提下，可适量选择嘌呤含量低的干果类作为加餐。

(9)避免过多果糖摄入：果糖摄入可使尿酸水平升高，故在饮食中应避免过多摄入，特别应注意果糖含量高的饮料、甜点等成品食物中的果糖摄入量。

(10)烹饪方法：对食物嘌呤含量影响很大：如干黄豆属于嘌呤含量中等的食物，而加工为南豆腐后，嘌呤含量仅为13mg/100g，属于低嘌呤食物。

3. 食材宜忌

(1)宜用食材：病人应长期控制食物中嘌呤的含量，可以多选择低嘌呤食物。食物中嘌呤含量差距较大，通常可将食物按嘌呤含量分为3类，以便选择食物时参考，详见表4-18~表4-20。

表4-18　嘌呤含量很少的食物(每100g食物中嘌呤含量<50mg)

类别	品种
谷类	大米、小米、米粉、大麦、小麦、荞麦、富强粉、玉米、面粉、面条、麦片、白薯、马铃薯、芋头、通心粉、面包、馒头、苏打饼干、蛋糕
蔬菜类	白菜、卷心菜、芥菜、芹菜、青菜、空心菜、芥蓝菜、茼蒿菜、苦瓜、冬瓜、南瓜、丝瓜、西葫芦、茄子、青椒、萝卜、胡萝卜、黄瓜、甘蓝、莴苣、刀豆、西红柿、洋葱、泡菜、咸菜、葱、姜、蒜头
水果类	橙、橘、梨、苹果、桃、西瓜、香蕉、哈密瓜等各类水果

续表

类别	品种
干果类	花生、核桃、杏仁、葡萄干、栗子、瓜子
乳类	牛奶、酸奶、奶粉、炼乳、奶酪、适量奶油、冰激凌、
蛋类	鸡蛋、鸭蛋
谷类	麦麸、麦糠、麦胚
其他	海参、海蜇皮、海藻、猪血、猪皮、枸杞、木耳、红枣、蜂蜜、茶、咖啡、巧克力、可可等

表 4-19 嘌呤含量中等的食物(每 100g 食物中嘌呤含量 50~150mg)

类别	品种
肉类	猪肉、牛肉、羊肉、兔肉、鹿肉、火腿、牛舌
禽类	鸡、鸭、鸽、火鸡
水产类	鲤鱼、鳗鱼、鳝鱼、鳕鱼、鲑鱼、鲈鱼、草鱼、黑鲳鱼、大比目鱼、金枪鱼、鱼卵、小虾、龙虾、乌贼、蟹
干豆类及其制品	黄豆、黑豆、绿豆、赤豆、豌豆、青豆、菜豆、扁豆、四季豆、豆腐干、豆腐
谷类	麦麸、麦糠、麦胚
蔬菜类	芦笋、菠菜、蘑菇

表 4-20 嘌呤含量高的食物(每 100g 食物中嘌呤含量 50~150mg)

类别	品种
内脏	牛肝、牛肾、猪肝、猪小肠、胰脏、脑
水产类	凤尾鱼、沙丁鱼、白带鱼、白鲳鱼、鲭鱼、鲱鱼、鲢鱼、小鱼干、牡蛎、蛤蜊
肉汤	各种肉、禽制得浓汤和清汤

(2)少选或忌选食物:不论病情如何,痛风病人和高尿酸症者都忌(少)用高嘌呤食物;禁酒;浓茶、浓咖啡、辣椒及胡椒、芥末、生姜等辛辣调味品因其能使神经系统兴奋,诱使痛风急性发作,应尽量避免使用。

4. 适用范围 急、慢性痛风;高尿酸血症;尿酸性结石。

5. 一日食谱举例 见表 4-21。

表 4-21 低嘌呤普食一日范例食谱

餐别	食物名称	原料	重量(g)
早餐	菜包	小麦粉	50
		芥菜	75
	牛奶	牛奶	250
	煮鸡蛋	鸡蛋	50
	早餐用油	芝麻油	5

续表

餐别	食物名称	原料	重量(g)
早加餐	猕猴桃	猕猴桃	200
午餐	杂粮饭	稻米(均值)	80
		玉米糁	20
	凉拌白肉	猪肉	50
	西芹百合	西芹	150
		鲜百合	15
	午餐用油	色拉油	15
午加餐	苏打饼干	苏打饼干	21
	坚果	杏仁	20
	米饭	稻米(均值)	100
	牛奶炒蛋白	牛奶	200
		鸡蛋白	50
	蒜蓉小白菜	小白菜	150
	晚餐用油	色拉油	15
全天	烹调用盐	精盐	6

注:全日能量6492kJ(1551kcal),蛋白质30.2g(9%),脂肪34.6g(24%),碳水化合物262.8g(67%)

6. 其他注意事项

(1)低嘌呤膳食主要是限制蛋白质的摄入量,因此可参考低蛋白膳食的配餐方法进行配置,但应注意所有肉类均应切小、焯水,然后再进行烹饪。

(2)因痛风症患者多伴有肥胖、高血压和糖尿病等,故应降低体重、限制能量,切忌减重过快,应循序渐进。减重过快促进脂肪分解,易诱发痛风症急性发作。

(三)低嘌呤半流食

低嘌呤半流食膳食是介于软食与流质膳食之间的半流体状态的低嘌呤膳食,限制外源性嘌呤的摄入,此类膳食比较稀软、易于咀嚼吞咽及消化。

1. 特点 每天摄入的嘌呤量应限制在150mg/d之内,食物必须呈半流体状态,使之易咀嚼和吞咽,易消化吸收,少量多餐。适当增加水分的摄入量以减少食物性的尿酸来源并促进尿酸排出体外。

2. 制作要求 除符合低嘌呤膳食的制作要求外,还需注意以下事项:

(1)食物性状:各种食物均应细、软碎、呈半流体状,易咀嚼吞咽,易消化吸收,含膳食纤维少,无刺激的半固体,避免辛辣、油腻、坚硬食物的摄入。

(2)餐次要求:少量多餐,通常每隔2~3小时一餐,每日5~6餐,每餐食物的总容量为300ml左右。

(3)能量及营养素要求:能量供应适宜,尤其是术后早期或虚弱、高热的痛风,高尿酸血症患者不易供给过高的能量,全天供给能量一般为1500~1800kcal。主食定量,一般全天不超过300g;注意补充足量的维生素和矿物质。尽量保持营养充足平衡合理,并注意食物品种的多样化，烹调方法要合理，做到色、香、味俱全，以增进食欲。

3. 食材宜忌

(1)宜用食物：①主食可选择嘌呤含量低的谷类食物，如面条、面片、松软的发糕及粗粮细做等；各种粥类如大米粥、小米粥、燕麦粥、红薯粥、海参粥、碎鸡肉粥、红枣粥等。②菜类所选一般蔬菜要切碎制软，含粗硬纤维较少的低嘌呤蔬菜如白菜、胡萝卜、冬瓜、圆白菜、南瓜等制软亦可。③蛋类如鸡蛋、鸭蛋、蒸蛋羹、蛋花汤、蛋糕等。④奶类如牛奶、奶酪、酸奶等。

(2)忌(少)用食物：①忌用高嘌呤含量的动物性食品，如动物内脏、鱼类、各种肉汤。②尽量不用肉类、禽类、鱼类等，如一定用，可将瘦肉、禽肉等少量，经煮沸弃汤后食用。每天肉类应限制在100g以内，将肉制作成肉末、肉丁。③忌用米饭、饺子、馅饼、烙死面饼等粗、硬、不好消化的主食；忌用粗粮、咀嚼吞咽不便的食物(如韭菜、芹菜、藕等)和油炸、辛辣、油腻食品等。

4. 适用范围 低嘌呤半流质膳食适用于急、慢性痛风，高尿酸血症患者同时伴有发热、消化道疾病、咀嚼不便或手术恢复期。

5. 一日食谱举例 见表4-22。

表4-22 低嘌呤半流食一日食谱范例

餐别	食物名称	原料	重量(g)
早餐	牛奶	牛乳(均值)	250
	蒸蛋	鸡蛋(均值)	50
早加餐	瘦肉粥	低蛋白米	80
		猪肉(瘦)	30
午餐	细面条汤	小麦粉	100
		小白菜	50
	午餐用油	色拉油	10
午加餐	黄瓜汁	黄瓜	100
晚餐	馄饨	麦淀粉	50
		芥菜	50
		鸡蛋	20
	晚餐用油	色拉油	10
全天	烹调用盐	精盐	6

注：全日能量6916.3kJ(1652.3kcal)，蛋白质34.3g(8.3%)，脂肪34.6g(24%)，碳水化合物262.8g(67%)

6. 其他注意事项 低嘌呤半流质膳食含水量大，能量密度低，需少量多餐，在保证减轻消化道负担的同时，注意病人能量及营养素的需求。

七、少渣饮食

(一) 定义

低膳食纤维膳食(low dietary fiber diet)又称为少渣饮食。该膳食是一种含极少量纤维

(包括坚硬的肌肉纤维)和结缔组织的易于消化的饮食。膳食目的在于尽量减少纤维对消化道的刺激和梗阻,减少肠道蠕动、减少粪便数量及粪便的运行,根据病情,对膳食中的纤维量可给予不同程度的限制。

(二)少渣普食

1. 特点 ①每日供给的营养素可达到我国成年人推荐供给量要求,蛋白质70~90g,总热能2200~2600kcal,膳食配制时以均衡营养为原则。②脂肪数量不宜过多,因腹泻患者对脂肪的吸收能力减弱,易导致脂肪痢。③膳食中膳食纤维(植物性食物)和结缔组织(动物性食物)含量极少,易于消化。目的是尽量减少膳食纤维对胃肠道的刺激和梗阻,减少肠道蠕动,减少粪便量。④应将全天膳食适当分配于三餐中并合理分配,一般能量分配比例为早餐25%~30%,午餐40%,晚餐30%~35%。必要时可采取少食多餐的方式,既可以补充营养素,也可以减轻消化道刺激。

2. 制作要求

(1)品种多样化:每日供给的食物品种不少于5大类,保持色、香、味、形俱全,以增进食欲。

(2)限制膳食纤维:选用的食物应细软、渣少、便于咀嚼和吞咽。蔬菜选用瓜类应去皮、去籽,切丁或丝(1cm大小)制软;肉类只给肉丝、肉末等,制作需上浆,即用淀粉浆后用油滑炒,可使肉丝等软嫩(不给肉片)。

(3)控制膳食脂肪:腹泻病人对脂肪的消化吸收能力减弱,易致脂肪泻。

(4)充足的维生素和矿物质:由于食物的限制,特别是限制蔬菜和水果,易引起维生素C和部分矿物质的缺乏。必要时可补充维生素和矿物质制剂。

(5)适宜的烹调方法:避免用油煎、炸、爆炒等方法;避免用辣椒、芥末等酸、辛辣刺激食品及调味品。

(6)免用强烈辛辣刺激性的食品,油炸食品及不消化的食品应少用。

3. 食材宜忌

(1)适用食物:①主食可选精细米面制作的粥、烂饭、软面条,包子,饺子、饼干;②菜类:选用每100g蔬菜含膳食纤维素少于1g的瓜类、根茎类(如土豆、胡萝卜、冬瓜、西葫芦、茄子等);③果类可采用果汁、煮果子水、果汁胶冻,根据病情亦可用少量果泥、去皮煮软的苹果等;④蛋类除油煎炸之外,各种烹调方法均可以选用,如蒸蛋羹、蛋花汤、卧鸡蛋、煮嫩鸡蛋、松花蛋、咸蛋、蛋糕等;⑤乳类及其制品如牛奶、奶酪、酸奶等;⑥肉类:嫩肉丝、肉末、肉丁(猪肉、鸡肉、鸭肉等)、鱼丸、虾丸等;⑦豆类:豆浆、豆腐脑、豆腐丝、鸡蛋烩豆腐、各种腐乳等。

(2)忌(少)用食物:豆粥,粗粮,含粗纤维的蔬菜,如绿叶菜、韭菜、芹菜、藕等;易产气蔬菜如葱头、生萝卜等,水果如菠萝、草莓等。禁用整粒干果、干豆等,以及含结缔组织多的动物跟腱、老的畜肉等。

4. 适用范围

(1)各种急性和慢性肠炎、伤寒、痢疾、结肠憩室炎、肠道肿瘤等。

(2)消化道少量出血。

(3)肠道、食管管腔狭窄及某些食管静脉曲张等情况。

5. 一日食谱举例 见表4-23。

表 4-23 少渣普食一日范例食谱

餐别	食物名称	原料	重量(g)
早餐	牛奶	牛奶	250
	蒸鸡蛋	鸡蛋	50
	馒头	小麦粉	70
午餐	软米饭	稻米	100
	白油豆腐	豆腐	100
	番茄圆子汤	番茄	150
		猪肉(瘦)	50
	午餐用油	菜籽油	15
晚餐	米饭	稻米	70
	清炒三月瓜	西葫芦	150
	烂肉冬瓜	冬瓜	150
		猪肉(瘦)	75
	晚餐用油	菜籽油	10
全天	烹调用盐	精盐	6

注:全日能量 6661.0kJ(1593.1kcal),蛋白质 71.2g(17.9%),脂肪 52.1g(29.5%),碳水化合物 209.8g(52.6%)

6. 其他注意事项

(1)尽量保持营养充足平衡合理,注意食物品种的多样化。

(2)腹部手术后禁食胀气食物,如牛奶、过甜食物、豆类。

(3)除非病情需要,少渣饮食不宜长期采用。长期缺乏膳食纤维,易导致便秘、痔疮、肠憩室及结肠肿瘤病等的发生,也易导致高脂血症、动脉粥样硬化和糖尿病等,故此膳食不宜长期使用,待病情好转应及时调整。

(三)少渣半流食

即低膳食纤维半流食,是介于软食与流质膳食之间的过渡膳食。一般食物内容是在半流食内容的基础上进一步严格限制膳食中的纤维,除过滤的菜汤、果汤、果汁外,不用其他果菜,减少对消化道的刺激,减少粪便量。

1. 特点

(1)基本符合平衡膳食原则,能量供给应适宜,尤其是术后早期或虚弱、高热者不宜供给过高的能量。能量摄入量为 1500~1800kcal,蛋白质 50~60g,脂肪 40~50g,碳水化合物 250g/d。

(2)膳食中膳食纤维(植物性食物)和结缔组织(动物性食物)含量极少,易于消化。目的是尽量减少膳食纤维对胃肠道的刺激和梗阻,减少肠道蠕动,减少粪便量。

(3)该膳食是一种比较细软、外观呈半流体状态,易于咀嚼和消化的膳食,是介于软食与流质膳食之间的过渡膳食。

(4)该膳食含水量大,能量密度低,需少量多餐,以保证在减轻消化道负担的同时,满足病人能量及营养素的需求。通常每日供应 5~6 餐,每餐之间间隔 2~3 小时,全天主食不超过 300g。

2. 制作要求

(1)食物选择:各种食物皆应细、软、碎、易咀嚼、易吞咽。少膳食纤维,无刺激性的半固体食物。呈半流体，细软状态，利于机体的消化和吸收。尽量减少辛辣、油腻、坚硬食物的摄入。

（2）适宜的烹调方法：所有蔬菜均要去皮、去籽，切丁或丝（1cm 大小）制软；肉类只给肉丝、肉末等，制作需上浆，即用淀粉浆后用油滑炒，可使肉丝等软嫩（不给肉片）。将食物切碎煮烂，做成泥状。避免用油煎、炸、爆炒等方法；避免用辣椒、芥末等酸、辛辣刺激食品及调味品。

（3）进一步严格限制膳食中的纤维：除过滤的菜汤、果汤、果汁外，不用其他果菜，减少对消化道的刺激，减少粪便量。

（4）免用强烈辛辣刺激性的食品，油炸食品及不消化的食品应少用。

3. 食材宜忌

（1）宜用食物：①主食可用大米粥、小米粥、挂面、面条、面片、馄饨、面包、蛋糕、饼干、小笼包子、小花卷、藕粉等。②肉类可选用瘦嫩的猪肉，也可以制成肉泥、肉丸等。鸡肉可以制成鸡丝、鸡泥，还可以选用虾仁、软烧鱼块、氽鱼丸、碎肝片等。③蛋类：除油煎炸之外，各种烹调方法均可以选用，如蒸鸡蛋，煮鸡蛋，鸡蛋羹等。④乳类及其制品如牛奶、奶酪都可以选用。⑤豆类：宜制成豆浆、豆腐乳、豆腐、豆腐干、腐乳等食用。⑥水果及蔬菜宜制成果冻、果汁、菜汁等再食用，也可以选用少量的碎嫩菜叶加于汤面或粥中。

（2）忌（少）用食物：①不宜用蒸米饭、蒸饺、煎饼等硬而不易消化的食物。②不宜用大量肉类、大块蔬菜及油炸食品，如熏鱼、炸丸子等。③忌用浓烈、有刺激性调味品。

4. 适用范围 口腔与咽喉部的手术：当天中午禁食，晚饭时可进冷流食，第 3 天改为少渣半流食，注意食物不宜过热，以免引起伤口出血。

胃肠道手术前后：胃肠道手术后患者需禁食 2~3 天，进行肠外营养支持。待患者排气，肠道功能初步恢复后，可给予少量流质饮食，其后视病情改为一般流食，5~6 天后改为少渣半流食、半流食，一般术后 10 天左右即可供给软食。直肠和肛门手术后需要禁食 2~3 天，以后给予清流质饮食、流食、少渣半流食，特别应限制富含纤维的食物，以减少大便的次数保护伤口。阑尾切除术后第 1 天要禁食，第 2 天可给流食，第 3 天改为半流食，第 5 天可给予软食。若有阑尾穿孔或腹膜炎等合并症，则需推迟更换饮食种类的时间。

纤维肠镜检查前：检查前 6~8 小时禁食，检查后 2 小时，待麻醉作用消失后，方可进食，当日宜进少渣半流质，若行活检者，最好在检查 2 小时后进食温牛奶，以后改为少渣半流质膳食 1~2 天。可用食物如大米粥、烂面条、清蒸鱼、粉丝、粉皮、嫩豆腐、鱼丸、鸡蛋羹、藕粉等。

此外该膳食还适用于消化道狭窄并有梗阻危险的病人，如食管或肠管狭窄、食管静脉曲张；各种急慢性肠炎、腹泻、消化道出血、食管静脉曲张、结肠过敏；以及伤寒病恢复期。

5. 一日食谱举例 见表 4-24。

表 4-24 少渣半流食一日范例食谱

餐别	食物名称	原料	重量(g)
早餐	白米粥	粳米	35
		嫩鸡蛋	50
	酱豆腐	豆腐	15

续表

餐别	食物名称	原料	重量(g)
午餐	馄饨	面粉	100
		瘦肉	50
晚餐	西红柿汤面	挂面	100
		西红柿	100
		鸡胸脯肉	50
		花生油	15
早上加餐	豆浆	豆浆	200
下午加餐	牛奶	牛奶	200
睡前加餐	豆奶	豆奶	250
全天	烹调用盐	精盐	6

注:全日能量 6082.5kJ(1453.1kcal),蛋白质 73.4g(20.2%),脂肪 40.6g(25.2%),碳水化合物 198.6g(54.6%)

6. 其他注意事项　除非病情需要,少渣饮食不宜长期采用。长期缺乏膳食纤维,易导致便秘、痔疮、肠憩室及结肠肿瘤病等的发生,也易导致高脂血症、动脉粥样硬化和糖尿病等,故此膳食不宜长期使用,待病情好转应及时调整。

八、匀 浆 膳

匀浆膳(homogenized diet)是用天然食品配制而成的流体状食物。先将食物煮熟,鱼、鸡、排骨等食物要去骨去刺,将各种食物用高速组织捣碎机研磨,加水调至糊状的饮食,可作为肠内营养制剂使用。匀浆膳所含营养成分与正常饮食相似,因已被粉碎,故更易消化吸收,可有效地保证患者的营养需求。其渗透浓度不高,对胃肠道无刺激,并含有较多的膳食纤维,有利于维持肠黏膜细胞的正常功能及预防便秘,长期使用无代谢不良反应。

20 世纪 70 年代至今,临床营养支持从输入途径、营养制剂等方面都取得了很大的进步。在商品化肠内营养制剂出现之前,匀浆膳就广泛的应用于临床,特别适合于胃肠功能完整、需要较长时间使用肠内营养的患者。作为一种较易获取的肠内营养制剂,可以根据不同疾病、不同病情进行个性化配方设计、调整。尽管在欧洲,由于制作费时、成分不明,家庭匀浆膳已被商品制剂替代,但匀浆膳相当于自然饮食,不仅能够降低病人花费,同时还可以通过合理的选择和搭配食物达到平衡膳食的目标,改善病人的营养状况,因此,在我国家庭匀浆膳仍是不能经口进食或经口进食不能满足能量需要但是胃肠道仍有功能的病人的主要选择。

1. 特点

(1)从食物来源看,匀浆膳所选的食物均为天然食物、新鲜方便,且类似于正常人的膳食结构,营养平衡,渗透压正常,对胃肠道无刺激作用,符合消化道生理状态,容易消化吸收,并含有来自天然食物的纤维素,有利于维持肠黏膜的正常功能及预防便秘。匀浆膳一般蛋白质占总能量 15%~20%,脂肪 25%~30%、碳水化合物为 55%~60%,维生素和矿物质能满足人体所需。为了达到营养要求,一般每毫升匀浆膳将供能 1kcal 左右。

(2)从制作和应用上讲,匀浆膳由营养师现配现用,还可根据病情调整能量和供能营养素的比例,也可按照不同疾病结合各种治疗饮食原则进行调整,以适应患者的耐受力和满足不同患者的营养需要。如门脉高压脾切除术后合并膈下脓肿,则匀浆制剂需按高蛋白、少纤维的原则制定饮食配方;肾衰竭者宜用低蛋白饮食,以补充必需氨基酸为主。心脏瓣膜置换术后昏迷病人,蛋白质和能量补充极为重要,但应注意水分的供给量,体积也不宜过大,以防止引起或加重心力衰竭;放疗后口腔黏膜功能受损,患者往往没有口渴的感觉,为防止水分摄入不足,鼓励患者餐间注意补充水果和水分,除去膳食中的水分,一般需额外补充700~1000ml/d,并注意根据尿量调节;卧床病人要防治骨质疏松,指导患者增加钙磷和维生素C和维生素D的摄入。每天摄入热卡25~35kcal/(kg·d),蛋白质1.2~1.5g/(kg·d),膳食纤维20~30g/d。

(3)匀浆膳需根据病人的一般情况选择合适的输注方式,管饲和口服均可。管饲者每天输注量根据病情和需要约1500~2500ml,使用原则由稀到浓、由少到多循序渐进,灌注速率和总容量亦应逐步提高。意识障碍和吞咽障碍的病人可分次管饲,而对严重肠功能障碍的病人必须严格控制速度,有条件的病人可采用肠内营养泵循环滴注或24小时持续滴注,否则易导致肠道不耐受引起腹胀、腹泻或腹痛。防止营养液污染和营养液过冷或过热,溶液温度维持在35℃左右。

(4)从费用方面来看,匀浆膳制作简便,采用天然食物为原料,使用安全,提供同等的热卡与氮量,匀浆膳的费用只有商品型肠内营养制剂的1/8,大大降低了患者的医疗费用,非常适宜在基层医院推广使用。

因此,匀浆膳的应用需要营养支持小组成员指导病人根据自身的经济情况、疾病状态、身体情况参照中国营养学会推荐的膳食营养指南,合理选择和搭配食物,以达到合理营养的目的。

2. 制作要求

(1)根据患者身高、体重、年龄以及以往的饮食习惯,咨询营养医生或技师开具匀浆膳配方,一般制作1天的量,分次口服或管饲。

(2)食物先煮熟:所选食物均应先煮熟后再捣碎,因生品捣碎后再煮熟易凝结成块。如:大米、小米等多加水蒸成稀米饭;肉(如里脊肉、鸡胸脯肉、无刺鱼肉)搅成肉泥,汆成丸子或蒸熟;牛奶煮开,鸡蛋煮熟;莲子、干木耳泡开、胡萝卜蒸熟;绿叶菜洗净后切碎,开水煮5分钟(水不要加多),不弃汤。将制熟后的食物混合,经食物粉碎或豆浆机等捣碎混匀,加入盐和香油,最后加温开水或菜汤至需要量,混匀。

(3)食物要新鲜:保证所用食物新鲜卫生,最好每餐烹制后即用,如需放置几小时则必须装瓶后用高压蒸汽或置锅内蒸20~30分钟。也可将全天所需匀浆膳一次性制备后,根据每天食用次数,分别装入事先消毒过的容器中,放入4℃冰箱冷藏,于24小时内使用完毕。每次食用前充分加热、煮透,晾至体温再喂食。

(4)按规程操作:使用高速组织捣碎机时,通常机器转动每2~3分钟需稍停片刻,然后再开机。如连续运转,容易损坏机器。

3. 食材宜忌　宜用米饭、粥、面条、馒头、鸡蛋、鱼、虾、鸡肉、瘦肉、猪肝、白菜、花菜、胡萝卜等,适量牛乳、豆浆、豆腐和蔗糖等食物。

4. 适用范围　由于各种原因(如脑血管意外、神经肌肉疾病、头颈部肿瘤或头颈部放疗后)导致肠道功能正常但不能正常经口进食的病人;由于胃肠道疾病不能从正常饮食中获得足够的营养（如短肠综合征、炎性肠病、胃排空障碍、不全性肠梗阻、放射性肠炎等）的病人；由于摄入不足或消耗增加导致营养不良的病人。可在医院或家庭中长期使用，且无不良反应。

5. 一日食谱举例　将大米100g、小米100g蒸成米饭；各种肉泥（猪里脊肉、鸡胸脯肉、鱼肉）共100g，余成丸子或蒸熟；木耳2g、胡萝卜100g蒸熟；牛奶400~500ml煮开，鸡蛋1个煮熟；绿叶菜100~200g洗净后切碎，开水煮5分钟（水不要加多），不弃汤。将制熟后的食物混合，并加入盐3g、香油25ml，加温开水或菜汤至1500~1600ml，混匀。经食物粉碎机捣碎后，根据每天喂养次数分装入事先消毒过的玻璃瓶或其他消毒过的容器中→消毒→冷藏。每次食用前充分加热、煮透。

6. 其他注意事项

（1）匀浆膳在制作过程中，肉蛋蔬菜等食物需要预煮后搅碎，与其余食物混合后再煮沸，每次使用时还需二次加热，有的营养特别是维生素和矿物质有很大的丢失，所以要根据个体监测结果调配其成分和含量，适当补充复合维生素矿物质补充剂以补充其不足。

（2）匀浆膳内含蛋白质和糖类等物质，细菌易于生长繁殖，一旦被污染将会导致细菌大量繁殖而引起患者腹痛、腹泻等肠道感染症状，从而影响肠内营养的顺利进行。因此鼻饲液最好现配现用。鼻饲时必须保证无菌操作，严防输注系统被污染。同时，要防止对受污染的生食烹饪不当，以及食品加工者、设备、器具和表面的交叉污染，食具用后应严格煮沸消毒。

（3）匀浆膳食治疗时，要防止胃内容物反流造成病人误吸引起吸入性肺炎等严重并发症。为避免该种情况的发生，可采用每次的量由少到多，逐渐加量；推注时床头抬高30°~40°等方法。

（4）对于管饲病人，因自制匀浆膳黏稠，通常需要添加更多的水以利于推注，喂养后要及时、充分冲管以免堵管。一般4~6小时用生理盐水或温开水30ml冲洗管道一次，对含纤维素高的黏稠营养液要适当增加冲洗次数或用营养泵输入。

（李增宁）

第二节　常见慢性代谢性疾病的营养干预

一、糖尿病的营养干预

（一）概述

糖尿病（diabetes mellitus，DM）是一组以慢性血葡萄糖（简称血糖）水平增高为特征的代谢性疾病，是由于胰岛素分泌和（或）作用缺陷所引起的碳水化合物、脂肪、蛋白质、水和电解质的代谢异常。长期碳水化合物、脂肪以及蛋白质代谢紊乱可引起多系统损害，导致眼、肾、神经、心脏、血管等组织器官的慢性进行性病变、功能减退及衰竭；病情严重或应激时会发生急性严重代谢紊乱，如糖尿病酮症酸中毒、高渗性昏迷等甚至威胁生命。如能及早采取有效治疗措施，控制病情，可明显延缓并发症的发生，延长患者寿命，改善其生活质量。

糖尿病可分为1型糖尿病、2型糖尿病、妊娠糖尿病（gestational diabetes mellitus，GDM）以及其他类型糖尿病这四种类型。糖尿病的典型症状是“三多一少”，即多尿、多饮、多食、消瘦乏力。1型患者大多起病较快、病情较重、症状明显。2型患者多数发病缓慢，病情相对较轻，常在出现并发症时才被发现。

（二）糖尿病与营养的关系

1. 能量代谢　若能量摄入过低，机体处于饥饿状态，易引发脂类代谢紊乱，产生过多酮体，出现酮血症。若能量摄入过高，使患者体重增加，血糖波动较大，易加重病情。

2. 碳水化合物代谢　中枢神经只能依靠碳水化合物（葡萄糖）供能。若患者碳水化合物摄入过多，因机体调节血糖的机制失控，极易出现高血糖。若碳水化合物摄入不足，体内又会动员蛋白质和脂肪分解供能，易引起酮血症。

3. 脂类代谢　由于糖代谢异常，大量葡萄糖从尿中丢失，引起能量供应不足，导致机体动员脂肪分解，经 β 氧化产生大量乙酰辅酶 A。由于乙酰辅酶 A 未能充分氧化而转化为大量酮体，最终产生酮血症和尿酮。大量的酮尿、糖尿加重多尿和脱水的症状，严重时患者会出现酮症酸中毒和高渗性昏迷。此外，乙酰辅酶 A 的增多促进肝脏胆固醇合成，导致高脂血症和高脂蛋白血症的发生，成为引发糖尿病血管病并发症的重要因素。

4. 蛋白质代谢　由于蛋白质代谢呈负氮平衡，会使儿童生长发育受阻，患者消瘦，抵抗力减弱，易感染，伤口愈合不良。

5. 维生素代谢　B 族维生素参与糖类代谢。当患者糖异生作用旺盛，会使 B 族维生素消耗增多，若供给不足，会加重糖代谢紊乱。抗氧化维生素 E、维生素 C、β 胡萝卜素能帮助消除聚集的自由基，防止生物膜脂质过氧化。

（三）营养干预原则

糖尿病的饮食营养治疗目的一是通过促进健康的饮食和体力活动使体重适度减轻并维持，从而降低发生糖尿病和心血管疾病的危险性。二是维持血糖在正常水平或接近正常的安全范围内。三是维持血脂和血浆脂蛋白谱在足以能够降低血管疾病危险性的水平。四是维持血压在正常水平或接近正常的安全水平。五是延缓甚至预防糖尿病慢性并发症的发生、发展。

1. 合理供给能量　合理控制能量摄入是糖尿病营养治疗的首要原则。能量的供给根据病情、血糖、尿糖、年龄、性别、身高、体重、活动量大小以及有无并发症确定。人体能量代谢的最佳状态是达到能量消耗与能量摄入的平衡。能量代谢失衡，即能量缺乏或过剩都对身体健康不利。能量摄入量以维持或略低于理想体重（又称为标准体重）为宜。肥胖者体内脂肪细胞增多、增大、导致胰岛素的敏感性下降，故应减少能量摄入，使体重逐渐下降至正常标准值的±5%范围内，以配合治疗。儿童、孕妇、乳母、营养不良及消瘦者，能量摄入量可适当增加 10%～20%，以适应患者的生理需要和适当增加体重。

（1）人体理想体重的计算：人体理想体重的计算可按以下公式计算和评估。①Broca 改良公式：参考体重（kg）＝身高（cm）－105；②平田公式：参考体重（kg）＝［身高（cm）－100］×0.9；评价标准：实测体重占参考体重的±10%为正常；±10%～20%为过重或消瘦；±20%以上为肥胖或严重消瘦；③Kaup 指数：Kaup 指数＝体重（kg）/身高（cm）^{2}×10^4，Kaup 指数<10 为消耗症，10～13 为营养不良，13～15 为消瘦，15～19 为正常，19～22 为良好，>22 为肥胖；④体质指数（body mass index，BMI）：评价成年人能量营养状况最常用的指标是 BMI＝体重（kg）/身高（m）^{2}，原卫生部提出的我国成人 BMI 的判断标准：BMI<18.5 为消瘦，18.5～23.9 为正常，24～27.9 为超重，>28 为肥胖。

（2）糖尿病患者每日能量供给量：根据患者的体型和理想体重或 BMI，参见表 4-25 估计每日能量供给量。体重是评价能量摄入量是否合适的基本指标，最好定期（每周一次）称体重，根据体重的变化及时调整能量供给量。肥胖者应逐渐减少能量摄入量，消瘦者适当增加能量摄入量，以维持实际体重达到或略低于理想体重。

表 4-25　糖尿病患者每日能量供给量[kJ(kcal)/kg]

体型	卧床	轻体力劳动	中体力劳动	重体力劳动
消瘦	105(25)	146(35)	168(40)	188(45)
正常	83(20)	126(30)	146(35)	168(40)
肥胖	63(15)	105(25)	126(30)	146(35)

注：儿童糖尿病患者所需能量可按年龄计算，1 岁时每日供给 4180kJ(1000kcal)，以后每岁递增 418kJ(100kcal)。或按公式计算：1 日能量=4180kJ(1000kcal)+(年龄-1)×418kJ(100kcal)

2. 碳水化合物供给量　膳食碳水化合物是人类获取能量的最经济和最主要的来源，在体内释放能量较快，供能也快，是神经系统和心肌的主要能源，也是肌肉活动时的主要燃料，对维持神经系统和心脏的正常供能，增加耐力，提高工作效率都有重要意义。充足的碳水化合物可以减少体内脂肪和蛋白质的分解，预防酮血症。在合理控制总能量的基础上适当提高碳水化合物摄入量，有助于提高胰岛素的敏感性、刺激葡萄糖的利用、减少肝脏葡萄糖的产生和改善葡萄糖耐量。但碳水化合物过多会使血糖升高，从而增加胰岛负担。碳水化合物供给量占总能量的 50%~60%为宜，不宜超过 70%。一般成年患者每日碳水化合物摄入量为 200~350g，相当于主食 250~400g。营养治疗开始时，应严格控制碳水化合物的摄入量，每日 200g(相当于主食 250g)，经一段治疗后，如血糖下降、尿糖消失，可逐渐增加至250~300g(主食 300~400g)，并根据血糖、尿糖和用药情况随时加以调整，单纯饮食治疗病情控制不满意者应适当减量，对使用口服降糖药或用胰岛素者可适当放宽。

3. 限制脂肪总量、调整脂肪酸结构　脂肪是人体的重要组成部分，它以多种形式存在于人体的各种组织中，是人体热能储备以及主要功能物质。脂类还为机体提供各种脂肪酸及合成各种类脂的基本材料，类脂是多种组织和细胞的组成成分。脂肪的来源有动物性脂肪和植物性脂肪。动物性脂肪熔点高，除鱼油外，含饱和脂肪酸多。饱和脂肪酸摄入过多会导致血清胆固醇增高而引起动脉硬化，故应限制动物性脂肪的摄入。植物性脂肪富含不饱和脂肪酸，有降低血清胆固醇防止心血管疾病的作用。因此，植物性脂肪应占脂肪总摄入量的 40%以上。不饱和脂肪酸又可分为单不饱和脂肪酸(MUFA)和多不饱和脂肪酸(PUFA)，玉米、大豆等植物油是膳食多不饱和脂肪酸的主要来源，但其富含双键易氧化而对机体产生不利，摄入量一般不应超过总能量的 10%。富含单不饱和脂肪酸的橄榄油、茶籽油是理想的脂肪来源，应优先选用。烹调油每日限量为 18~27g，为 2~3 汤匙(即 20~30ml)。对肥胖患者应采用低脂肪膳食，无论是饱和脂肪酸或不饱和脂肪酸均应严格加以限制。海鱼中有较多的 ω-3 多不饱和脂肪酸，如二十碳五烯酸(EPA)和二十二碳六烯酸(DHA)等，能降低心血管疾病的危险性。应少食富含胆固醇的食物，如脑、心、肺、肝等动物内脏及蛋黄等。但如果患者为生长发育期的儿童或血脂不高又不肥胖者，应不必过度限制胆固醇，特别是蛋类食品。

4. 适量蛋白质　蛋白质占总能量 10%~20%。若蛋白质长期摄入不足可致消瘦，贫血，抵抗力降低，糖尿病病情恶化。一般情况下，蛋白质摄入须大于每日 0.8g/kg，以保证混合膳的蛋白质质量。若肾小球滤过率降低或已确诊糖尿病肾病，则需将蛋白质摄入量降至每日 0.6~0.7g/kg。妊娠，乳母或合并感染，营养不良及消耗性疾病应适当放宽对蛋白质的限制，可按每日 0.6~0.7g/kg 计算；处于生长发育阶段的儿童患者可按每日 2~3g/kg 计算，或按蛋白质摄入量占总能量的 20%计算。

5. 保证充足的维生素　补充 B 族维生素（包括维生素 B_1、B_2、PP、B_{12}）可改善患者的神经系统并发症。补充维生素 C 可防止微血管病变。充足的维生素 C、β-胡萝卜素、维生素 E 能加强患者机体的抗氧化能力。

6. 适量的矿物质　血镁低易并发视网膜病变，锌与胰岛素分泌和活性有关，且可帮助人体利用维生素 A。三价铬是葡萄糖耐量因子的成分。锰可改善机体对葡萄糖的耐受性。锂能促进胰岛素的合成和分泌。因此在保证矿物质的供给量满足机体需要的前提下，适当增加钾、镁、铬等元素的供给，但需注意限制钠盐的摄入，以防止和减轻高血压、高脂血症等并发症。

7. 丰富的膳食纤维　水溶性膳食纤维能吸水膨胀，吸附并延缓碳水化合物在消化道的吸收，减弱餐后血糖急剧升高，有助于患者血糖控制。但不可摄入过多，否则会影响矿物质的吸收。建议膳食纤维的供给量 20~35g/d。

8. 一日三餐定时定量　合理分配每餐碳水化合物、脂肪及蛋白质三大营养素的比例。早、中、晚餐能量按 1/3、1/3、1/3 或 1/5、2/5、2/5 的比例分配。在体力活动量稳定的情况下，饮食要做到定时、定量。每餐要主副食搭配，餐餐都应该有碳水化合物、蛋白质和脂肪。注射胰岛素或易发生低血糖者，要求在三餐之间加餐，加餐量应从正餐的总量中扣除，做到加餐不加量。不用胰岛素治疗的患者也可酌情用少食多餐、分散进食的方法，以减轻单次餐后对胰腺的负担。在总能量范围内，适当增加餐次有利于改善糖耐量和预防低血糖的发生。

（四）一日食谱举例

糖尿病患者一日食谱举例可见表 4-26。

表 4-26　糖尿病食谱举例

餐次	食物内容及数量
早餐	肉松（50g），菜包（50g），杂粮粥（50g）
午餐	米饭（粳米 75g），白灼基围虾（基围虾 100g），杭白菜鲜蘑菇片（杭白菜 200g，蘑菇 25g）
晚餐	米饭（粳米 50g），清蒸小排（小排 75g），黄芽菜胡萝卜（黄芽菜 175g，胡萝卜 25g）

注：①全日用油 15g、盐 5g；②全日能量 7.38MJ（1829kcal），蛋白质 81g（18%），脂肪 45g（22%），碳水化合物 275g（60%）

（五）其他注意事项

1. 糖尿病低血糖反应　糖尿病患者尤其是胰岛素使用者出现低血糖的情况最为常见。导致低血糖的原因包括胰岛素过量、口服降糖药过量、膳食过少、运动突然增多而未及时进食等。主要症状有心慌、出汗、头晕、饥饿、全身无力甚至昏迷等。主要的营养原则如下：

（1）症状较轻者取葡萄糖或蔗糖 20~50g，用温开水冲服后几分钟症状会消失；症状稍重者除饮用糖水外，需再进食馒头、饼干或面包等 25g，或摄入水果 1 个，约十几分钟后症状消失。

（2）病情严重、出现神志不清者应立即送往医院抢救，静脉输注葡萄糖。

（3）注射长效胰岛素者除饮用糖水外，还需进食牛奶、鸡蛋等吸收较缓的食物，避免反复出现低血糖。

(4)饮酒后易发生低血糖,因此糖尿病患者应少饮酒。

2. 糖尿病肾病 此为糖尿病严重的微血管并发症,除糖尿病的典型症状外,还有肾功能不全的临床表现。其临床特征是持续蛋白尿、高血压、氮质血症和水钠潴留等,严重者会发生尿毒症。主要的营养原则是:

(1)适当限制蛋白质供给量:肾病早期患者蛋白质每日供给量限制在0.8~1.0g/kg;肾病晚期患者的供给量则限制在0.6~0.8g/kg。具体食物选择禁忌见本章第二节第六部分(肾病的营养干预)。

(2)限制钠盐摄入量,并适当补钾:每天钠盐限制在3g以下。

(六) 常见咨询问题及回答

早餐是否可以喝白粥?

答:建议糖尿病患者尤其是血糖控制不稳的患者尽量避免喝白粥。因为白粥经长时间煮,其淀粉颗粒变得细小,容易被胃肠道消化吸收,导致喝粥患者餐后形成高尖的血糖峰值。

二、心血管病的营养干预

(一) 概述

我国常见的与膳食营养相关的心血管病主要有冠心病与高血压,这是一组以血压升高及动脉粥样硬化为病理基础的心血管病。

冠心病(coronary heart disease,CHD)是冠状动脉性心脏病的简称,是一种由于冠状动脉器质性(动脉粥样硬化)或动力性(血管痉挛)狭窄或阻塞,发生冠状循环障碍,引起心肌氧供需之间失衡而导致心肌缺血缺氧或坏死的一种心脏病,亦称缺血性心脏病。常见临床表现有:原发性心脏骤停、心绞痛、心肌梗死、冠心病心力衰竭及心律失常。

美国心脏病协会(AHA)2000年将冠心病的危险因素分成五大类:①致病性危险因素:吸烟、高血压、高胆固醇或高低密度脂蛋白胆固醇(LDL-C)、低高密度脂蛋白胆固醇(HDL-C)、高血糖。②斑块负荷性危险因素:年龄、静息心电图ST改变。③条件性危险因素:高三酰甘油(TG)、低密度脂蛋白(LDL)、载脂蛋白(a)、高同型半胱氨酸(HCY)、高纤溶酶原激活剂抑制物-1(PAI-1)与纤维蛋白原。④促发性危险因素:超重与肥胖、体力活动少、男性、早发冠心病家族史、社会经济因素、行为因素(精神抑郁)、IR。⑤易感性危险因素:左心室肥厚。

高血压(hypertension)是指以体循环动脉血压(收缩压和舒张压)增高为主要特征,可伴有心、脑、肾等器官的功能或器质性损害的临床综合征。目前,我国采用国际上统一的标准,即收缩压≥140mmHg,舒张压≥90mmHg即诊断为高血压。

如患者的收缩压与舒张压分属不同的级别时,则以较高的分级标准为准。单纯收缩期高血压也可按照收缩压水平分为1、2、3级。血压水平的分类见表4-27。

表4-27 血压水平的定义及分类

类别	收缩压(mmHg)	舒张压(mmHg)
正常血压	<120	<80
正常高值	120~139	80~89
高血压	≥140	≥90
1级高血压(轻度)	140~159	90~99

续表

类别	收缩压(mmHg)	舒张压(mmHg)
2级高血压(中度)	160~179	100~109
3级高血压(重度)	≥180	≥110
单纯收缩期高血压	≥140	<90

高血压的临床表现因人而异,早期可能无症状或症状不明显,常见的是头晕、头痛、颈项板紧、疲劳、心悸等,仅仅会在劳累、精神紧张、情绪波动后发生血压升高,并在休息后恢复正常。随着病程延长,血压明显的持续升高,逐渐会出现各种症状,有注意力不集中、记忆力减退、肢体麻木、夜尿增多、胸闷、乏力等。当出现剧烈头痛、呕吐、眩晕等症状,甚至发生神志不清、抽搐,则多会在短期内发生严重的心、脑、肾等器官的损害和病变,如卒中、心梗、肾衰等。高血压的症状与血压水平有一定关联,多数症状在紧张或劳累后可加重,清晨活动后血压可迅速升高,出现清晨高血压,导致心脑血管事件多发生在清晨。

(二)心血管病与营养的关系

1. 冠心病和营养　膳食营养对冠心病有着不可忽视的影响。根据流行病学研究等发现,膳食营养素包括脂肪、蛋白质、碳水化合物等摄入不当都会增加冠心病的发病风险,而合理科学的饮食则可以降低其风险。

(1)胆固醇:血浆胆固醇水平增高是导致冠心病发病的主要危险因素。血浆胆固醇主要来源于膳食胆固醇及内源性合成的胆固醇,而日常膳食中的奶油、蛋黄、动物内脏等都是常见的膳食胆固醇摄入来源。

(2)不饱和脂肪酸:据临床研究表明,不饱和脂肪酸对血脂及脂蛋白的水平,有利于防治动脉粥样硬化。其中,用多不饱和脂肪酸代替饱和脂肪酸能达到更好的降脂作用。植物油中α-亚麻酸、鱼及鱼油都是ω-3多不饱和脂肪酸的膳食来源,对血脂和脂蛋白都有控制的作用,对预防冠心病有一定的效果。

(3)蛋白质:蛋白质对血胆固醇的影响取决于蛋白质的种类。与植物蛋白相比,动物蛋白和酪蛋白会增高血胆固醇的水平。而乳清蛋白和大豆蛋白的作用则与之相反,能显著降低血胆固醇的水平,从而降低冠心病的发病率。

(4)碳水化合物:与蛋白质相同,碳水化合物与冠心病的关系也取决于摄入种类及量。碳水化合物摄入量过多容易导致肥胖,而肥胖群体比起正常人群来说,被临床证实,更会容易得冠心病。对于种类,淀粉和蔗糖会增加饱和脂肪酸比例,减少多不饱和脂肪酸。

(5)维生素:维生素的充足摄入也会对防治冠心病起到重要的作用。据研究表明,维生素C能降低血胆固醇水平;维生素E则可以抗氧化,从而保护心脏及其血管的作用机制;叶酸的充足摄入能预防冠心病,因为它可以消除动脉炎症,并且对同性半胱氨酸有影响。

(6)微量元素:微量元素中,钙、锌、镁、铁等的合理摄入对心血管疾病的防治作用都起到积极的作用。

(7)膳食纤维:绝大多数的膳食纤维都会降低血胆固醇和脂蛋白,尤其高膳食纤维及全谷粒的食物都可降低冠心病风险。

2. 高血压和营养　流行病研究等表明,高血压的产生与饮食不合理、营养不均衡有着紧密联系。高盐膳食是引起其原发性高血压的主要危险因素之一。健康的饮食结构对高血压的防治有着至关重要的作用。

(1)钠:过多钠盐的摄入是高血压病产生的主要危险因素。膳食钠摄入量会影响钾钠的比值,而根据临床实验等得知,钾钠比值与血压高低呈现显著的正相关性。流行学研究证明,我国南北高血压患者有地域性差异,北方人多于南方人。而相比南方人的每日摄盐量12g,北方人的每日摄入盐量则高达20g。

(2)钙:2002年中国居民营养与健康调查中显示,钙与血压的高低也有着联系,并且呈负相关。膳食钙可以控制人的血压,尤其乳制品来源的钙的补充摄入可以降低高血压的发病率。

(3)蛋白质:蛋白质的种类对高血压也有不同的影响。比如,植物蛋白与高血压呈正相关,而动物蛋白则与血压呈负相关,可能与动物蛋白质的氨基酸是血压的保护因素有关。

(三)营养干预原则

1. 冠心病营养治疗 冠心病的发病与膳食营养因素密切相关,为了有效控制疾病的发生与发展,饮食治疗应遵从以下原则。

(1)控制总能量:维持能量平衡,防止肥胖,达到并维持理想体重。理想体重最简便的方法是:标准体重(kg)=身高(cm)-105(或110),或计算体质指数(BMI)=体重(kg)/身高$(m)^2$,结果在18.5~23.9kg/m^2为体重正常,<18.5为消瘦,≥24为超重,≥28为肥胖。详见表4-28。

总能量应考虑年龄和体力活动程度,中年以后随着年龄的增长,体力活动和日常其他活动相对减少,基础代谢率也不断下降,因此每天所需的能量也相应减少。若有超重,应减少能量的供给以降低体重。30岁以上>标准体重15%为过重,30岁以下>标准体重10%为过重,>标准体重20%为肥胖。

表4-28 BMI指数参考标准

	WHO标准	亚洲标准	中国标准	相关疾病发病危险性
偏瘦	<18.5			低(但其他疾病危险性增加)
正常	18.5~24.9	18.5~22.9	18.5~23.9	平均水平
超重	≥25	≥23	≥24	
偏胖	25.0~29.9	23~24.9	24~27.9	增加
肥胖	30.0~34.9	25~29.9	≥28	中度增加
重度肥胖	35.0~39.9	≥30	—	严重增加
极重度肥胖	≥40.0			非常严重增加

(2)减少脂肪和胆固醇的摄入:膳食中脂肪提供的能量不超过总能量的30%,其中饱和脂肪酸不超过总能量的10%,适量增加单不饱和脂肪酸和多不饱和脂肪酸,因此烹调油可选择植物油,如玉米油、花生油、芝麻油、橄榄油及茶油等,避免猪油、黄油等含有饱和脂肪酸的动物油脂的摄入。每日烹调油用量控制在20~30g。同时还要减少反式脂肪酸的摄入,控制其不超过总能量的1%,少吃含有人造黄油的糕点、含有起酥油的饼干和油煎油炸食品。

食物胆固醇的供给,作为预防饮食时不应超过300mg/d,治疗饮食应>200mg/d。禁用高胆固醇食物,如猪皮、猪爪、带皮蹄膀、内脏、鱼子、虾皮、蟹黄、奶油、腊肠、鸡蛋黄等。富含胆固醇的食物也多富含饱和脂肪,选择食物时应一并加以考虑。

(3)限制经过精制的蔗糖和果糖等的摄入:宜选用多糖类碳水化合物,其供能不超过总能量65%。纤维素、谷固醇、果胶等可降低胆固醇,因此,肥胖者主食可吃些粗粮、蔬菜、水果等含纤维素高的食物,对防治高脂血症、糖尿病等均有益。应限制含单糖和双糖高的食品,如各类甜点、各种糖果、冰激凌、巧克力、蜂蜜等。

(4)适量蛋白质:蛋白质应注意按照劳动强度供给,轻度体力劳动者为1.26g/kg;极重度体力劳动者可达1.75g/kg,动物蛋白占蛋白质总量30%。冠心病病人饮食蛋白质应占总能量15%,或按2g/kg供给。

蛋白质分动物蛋白和植物蛋白,动物蛋白可选择鱼类,包括河鱼和海鱼,其大部分含胆固醇较低,如青鱼、草鱼、鲤鱼、甲鱼、黄鱼、鲳鱼、带鱼;鱼油在防治冠心病中亦有重要的价值。植物蛋白可多选用黄豆及其制品,如豆腐、豆腐干等,其他如绿豆、赤豆也很好;因豆类含植物固醇较多,有利于胆酸排出,且被重吸收量减少,胆固醇合成随之减少。

(5)保证摄入充足的维生素和矿物质:日常饮食中,应注意多食用新鲜绿叶蔬菜(400~500g/d)和水果(200~400g/d)。深色蔬菜富含胡萝卜素和维生素C,而且蔬菜体积大可增加饱腹感,含膳食纤维多,减少胆固醇吸收。水果含能量低,维生素C丰富,含有大量果胶。

(6)禁烟禁酒:饮酒尽量少喝和不喝,如有饮酒习惯,建议男性每日的饮酒量(酒精)不超过25g,相当于50度白酒50ml,或38度白酒75ml,或葡萄酒250ml。女性减半。

2. 高血压的营养治疗　高血压是强调生活方式的调整,它既有助于高血压的预防又可以帮助高血压的治疗。生活方式的调整包括;减轻体重、增加运动、限制饮酒和减少钠盐的摄入以及采用合理的膳食。

(1)控制总能量及维持健康体重:体重超重或肥胖者会导致血压升高,增加高血压的发病率,其总能量应根据健康体重,按照20~25kcal/kg计算,或每日能量摄入比平时减少500~1000kcal/d。若折合成食物量,则每日减少主食100~200g及烹调油15~30g,或主食50~100g及瘦肉50~100g和花生、瓜子等50~100g。膳食应做到营养平衡,蛋白质、脂肪及碳水化合物的比例供给分别是10%~15%;20%~30%;55%~60%。此外还要养成良好的饮食习惯,如一日三餐、定时定量、少吃零食、细嚼慢咽等。

(2)增加身体活动:适量体育活动既能增加能量消耗,又能降低血清胰岛素浓度,改善糖耐量,增加胰岛素敏感性,还能对控制高血压有利。每日可进行30分钟以上中等强度的有氧运动,如快步走、骑自行车、打太极拳及有氧操等,每周进行5次。

(3)限制钠盐摄入:WHO在预防高血压措施中建议每人每日摄盐量应控制在6g以下。我国膳食中的钠80%来自于烹调时的调味品及含盐量高的腌制食品,因此,对大多数高血压病人,建议食盐控制在2~5g/d。提倡低盐膳食,尽量不食用咸肉、咸菜、咸蛋、腊肉等腌制品,多选用低钠食物如面粉、大豆、马铃薯及新鲜蔬菜等。

(4)增加钾、钙、镁摄入量:钾能对抗钠的不利作用,因此建议钾的摄入量要充足,每日摄入3.5~4.7g,主张从天然食物中摄取,特别是多吃新鲜蔬菜和水果来避免钾的不足。我国农村与城市居民钙摄入均低于RNI 800mg/d的标准,因此推荐饮用牛奶、虾皮等含钙丰富的食物。

(5)蛋白质的质与量满足需要:除并发肾功能不全者外,高血压病人应增加优质蛋白的摄入,理想体重给予1g/(kg·d),多选择鱼类、大豆及其制品为蛋白质来源,可降低高血压病人的脑卒中发生率。

(6)限制饮酒:近来已明确乙醇是高血压的独立危险因素,高血压患者以不饮酒为宜。

如有饮酒习惯，建议男性每日的饮酒量（酒精）不超过 25g，相当于 50 度白酒 50ml，或 38 度白酒 75ml，或葡萄酒 250ml。女性减半。青少年不宜饮酒。

（四）一日食谱举例

心血管病一日食谱举例见表 4-29。

表 4-29 心血管病食谱举例

餐次	食物内容及数量
早餐	牛奶（250ml），花卷（50g），炝芹菜（芹菜 75g、花生 10g）
午餐	米饭（粳米 100g），西红柿炒鸡蛋（鸡蛋 25g、西红柿 125g），黄瓜木耳（黄瓜 125g、木耳 10g），清蒸青鱼（青鱼 100g）
加餐	苹果（150g）
晚餐	荞麦面（荞麦面 75g、猪瘦肉 25g、豆腐干丝 25g），香菇油菜（油菜 175g、鲜香菇 50g）

注：①全日用油 25g、盐 5g；②全日能量 6.69MJ（1600kcal），蛋白质 66g（16.5%），脂肪 50g（28.1%），碳水化合物 218g（55.4%）

（五）其他注意事项

高血压病人在膳食钙摄入的同时应注意含草酸较高的蔬菜，如菠菜、米苋、茭白、竹笋等，因所含草酸易与钙形成不溶性的草酸钙，从而不利于人体对钙的吸收。

（六）常见咨询问题及回答

1. 冠心病病人牛奶和鸡蛋可以吃吗？

答：牛奶中脂肪和胆固醇往往使病人担忧，但牛奶含抑制胆固醇合成因子，每 1 瓶牛奶仅含脂肪 9g，胆固醇 30mg，故冠心病病人不必禁用牛奶。鸡蛋对冠心病的影响，主要是蛋黄中的胆固醇，1 个鸡蛋约含 250mg 胆固醇，健康人每天吃 1 个鸡蛋，不影响血胆固醇。

2. 何为 DASH 膳食？

答：DASH（Dietary Approaches to Stop Hypertension，DASH）膳食是由 1997 年美国的一项大型高血压防治计划发展出来的饮食，在这项计划中发现，饮食中如果能摄食足够的蔬菜、水果、低脂（或脱脂）奶，以维持足够的钾、镁、钙等离子的摄取，并尽量减少饮食中油脂量（特别是富含饱和脂肪酸的动物性油脂），可以有效地降低血压。因此，现在常以 DASH 膳食来作为预防及控制高血压的饮食模式。具体见表 4-30。

表 4-30 DASH 膳食（2000 卡）食物构成

食物类别	份量	每份分量	备注	提供
全谷物	7~8	1 片全麦面包 半碗饭或面（约 113g）	半碗饭或面（约 113g）	能量、纤维
蔬菜	4~5	1 碗（200g）新鲜蔬菜 半碗（100g）熟蔬菜 60g 蔬菜汁	番茄、胡萝卜、西兰花、绿叶菜、含淀粉薯类	钾、镁、纤维
水果	4~5	1 个中等大小的水果 50g 干果 60g 无糖果汁	各类水果如苹果、橘子等	钾、镁、纤维

续表

食物类别	份量	每份分量	备注	提供
奶制品	2~3	1杯低脂牛奶/酸奶 约45g的奶酪	脱脂奶、低脂酸奶、低脂奶酪	钙、蛋白质
瘦肉、家禽和鱼类	2或更少	85g熟禽肉、海鲜、瘦肉 1个鸡蛋	去皮的禽肉、三文鱼(烧烤代替油炸)	钾、镁、纤维、能量、蛋白质
坚果、种子和豆类	4~5	一小把(约45g)坚果 半杯(约113g)煮熟的豆子	各类坚果如花生及杏仁等、豆子如扁豆及腰豆等	钾、镁、纤维、能量、蛋白质
油脂类	2~3	1小勺(约4g)植物油 1小勺(约4g)软质人造黄油 1勺(约12g)低脂蛋黄酱 2勺(约24g)淡沙拉酱	各类植物油如花生油、黄油、蛋黄酱、淡沙拉酱	脂肪低饱和27%能量
甜点	<5(每周)	15g砂糖、果糖或果酱	糖果、冰激凌	低脂肪

三、脑血管病的营养干预

(一)概述

脑血管病是由各种病因引起的脑部血管疾病的总称。其主要病理过程是在血管壁病变的基础上,加上血液成分或血流动力学改变,造成缺血性或出血性疾病。常见的病因有:

1. 血管壁病变 动脉粥样硬化、动脉炎、先天性异常(动脉瘤、血管畸形等)、外伤、中毒、肿瘤等。

2. 血液成分改变 ①血液黏稠度增加,如高脂血症、糖尿病、脱水、红细胞增多症、白血病、血小板增多症、骨髓瘤等;②凝血机制异常,如血小板减少性紫癜、血友病、应用抗凝剂、弥漫性血管内凝血等。此外,妊娠、产后、手术后及服用避孕药等可造成易凝状态。

3. 血流动力学改变 如高血压病、低血压、心脏功能障碍(心力衰竭、冠心病、心房纤颤、传导阻滞)等。

4. 其他 ①血管外因素的影响,主要是大血管邻近的病变(如颈椎病、肿瘤等)压迫,影响供血不全;②颅外形成的各种栓子等。

(二)脑血管疾病与营养的关系

脑部的血液系由两条颈内动脉和两条椎动脉供给。脑的代谢每24小时需要约150g糖、72L氧。脑组织中几乎没有葡萄糖和氧气的储备,其能量及氧气的代谢几乎全部依靠血液供给。成人脑的重量约占体重的2.5%~3%,而每分钟的血流量为750~1000ml,占心输出的15%~20%。如果脑部的血液供给减少至临界水平(约为正常值的50%)以下,脑细胞的功能在维持数分钟后即丧失,若血供未及时得到改善,则将产生缺血性脑梗死。

与脑血管疾病有关的营养问题可分为两类:一类是由于高血压、高血脂、动脉粥样硬化、风湿性心脏病等慢性代谢性疾病所引发的如脑梗死、短暂性脑缺血发作等疾病,此类疾病本身即存在营养问题,发病慢,炎性反应较轻,补充或调整营养素的摄入是必需的,但预防原发疾病是关键。另一类并发于急性病变如颅脑损伤、脑卒中、脑出血等,这些疾病会不同程度地损害患者的进食、咀嚼、吞咽功能，常伴随肺部炎症和全身高应激状态，在此类疾病中营养治疗是临床治疗有效的辅助治疗。

以上患者均存在营养不良风险，且营养治疗治疗复杂。很多人存在吞咽困难或自主进食能力受损或功能的丧失，且伴随疾病的严重程度和病变部位而异。

（三）营养治疗的目的

脑血管疾病的饮食营养治疗目的在于让患者得益于营养治疗，避免患者因营养不良的问题所导致生活质量下降，使患者机体能够对抗疾病引发的炎症所带来的高分解代谢和高代谢状态。

（四）营养治疗的步骤及途径

首先需对患者的营养状态进行筛查与评估，包括对患者的营养风险筛查、膳食调查、体格测量（如上臂围、小腿围、腰围、腹围、三头肌皮褶厚度、握力等）、生化及实验室检查（如总蛋白、白蛋白、前白蛋白、血红蛋白、红细胞、白细胞、C-反应蛋白、肝肾功指标等）以及和营养状况综合评价（及评价量表如SGA、PNI等）。

另外，评估患者的临床疾病进展与评价患者的营养状态和摄入情况同样重要，根据病情调节饮食或营养治疗途径（口服、肠内营养、肠外营养）。另外，还需要注意营养素与药物间潜在的互相作用以及患者本身存在的食物过敏史。

（五）营养因素及治疗要点

1. 能量　对于肥胖患者（BMI≥28.0），能量需求按照20~25kcal/（kg·d）给予，体重按照理想体重进行计算；体重正常的患者能量需求按照25~30kcal/（kg·d）给予；低体重患者（BMI<18.5）或处于感染、应激状态下的患者能量需求按照30~40kcal/（kg·d）给予；昏迷或意识差的患者，根据Glasgow昏迷评分分值，其所需能量不少于30~35kcal/（kg·d），且与分值呈正相关。

应避免过度喂养所带来的额外代谢负担，尤其是呼吸功能减退的患者，应注意呼吸商以及氧分压、二氧化碳分压。另外，一部分患者常常伴有胃肠功能的失调，此与导致的神经功能的损害有关，因此，应逐步增加营养供给和输注速度，且需要仔细监测胃肠道不良反应，如腹泻、腹胀、呕吐等的发生。

2. 碳水化合物　碳水化合物最直接的供能来源，其中葡萄糖能被人体所有组织直接利用。人体1/5的基础代谢能耗取决于脑部，而脑部的能量来源是葡萄糖和氧气。单糖或双糖类食物，如糖水、果汁、米汤、牛奶等可以迅速地转化为葡萄糖，维持脑组织的新陈代谢。

3. 蛋白质　在能量补充充足的情况下，建议蛋白质供应量应至少为1.0~1.5g/（kg·d）的优质蛋白质（动物蛋白、乳类蛋白、大豆蛋白等）。一般来说，蛋白质总量占整日膳食总能量的12%~15%即可，其中动物蛋白占1/3的比例。

4. 脂肪　脑中的脂类为复合脂，如磷脂、糖脂（脑苷脂类、神经节苷脂）和其他脂类，如脂蛋白和胆固醇。在正常情况下机体依靠葡萄糖作为产生能量的来源，然而，在进食不足期间，大脑可利用脂肪酸形成的酮体作为能量的来源。研究表明，正常代谢情况下，人体每日脂肪供给能量占总能量的20%为宜，最多不超过30%。当患者呼吸功能障碍时，可适当调整脂肪供能比例至40%~50%。

5. 维生素及矿物质　B族维生素中的维生素B_1和维生素C对脑神经的保护非常重要，缺乏维生素B_1会引发神经炎症，另外也会引起乳酸堆积，乳酸进入脑内可引起暂时性的痉挛。成人每日维生素 B_1 推荐摄入量为 1.3~1.4mg/d，治疗量为 100mg/d。维生素 C 的推荐量为 100mg/d，治疗量为 200~300mg/d。维生素 PP（烟酸）是机体的递氢体，参加葡糖糖的酵解、脂类的代谢、丙酮酸代谢、戊糖合成与高能磷酸链的形成等，研究表明，采用 1.5~3g/d 烟酸的药物剂量，对降低低密度脂蛋白和极低密度脂蛋白有显著作用，它能扩张末梢血管，防止血栓形成，减少脑梗死的发生，另外，烟酸还能降低三酰甘油，对预防动脉粥样硬化和缺血性脑血管病（脑卒中）有一定作用。以上维生素在单独作为治疗药物大剂量使用时需在医师指导下进行，以免过量。镁有利于脂类代谢，有抗凝作用，可防止血小板凝集，减少脑部粥样硬化。膳食中含镁较高的食物有小米、玉米、黄豆、红小豆、牛肝、瘦猪肉、牛奶等。铬与动脉粥样硬化发病因素有关，含铬较高的食物有粗制的粮食、燕麦、麸皮等。另外，还应注意磷、锌、钙的补充。

6. 电解质　脑血管疾病的患者多数存在一定程度的电解质紊乱，如重型颅脑损伤的患者存在的脑性耗盐综合征，其所引起的低钠血症需及时纠正。颅内压低/高所引起的剧烈呕吐，导致电解质紊乱（高钾血症、高钠血症、低钾血症、低钠血症），需根据具体情况进行补充或限制摄入。

7. 膳食纤维　膳食纤维是一类不可被机体完全利用及吸收的碳水化合物，它具有吸水、排泄和吸附等作用。膳食纤维能减少胆酸盐和脂类的吸收，降低血糖值，减缓血糖升高的速度。另外一定剂量的膳食纤维能调节肠道菌群，有益于减少肠内营养的不良反应。

（六）其他注意事项

无论急性或慢性脑血管疾病，在进行营养治疗前都需要对患者的吞咽、咀嚼功能进行评估，了解与摄食有关的吞咽困难分类及措施见表 4-31。

表 4-31　吞咽功能分类及处理方式

分级	生理	措施
厌食	吞咽和咳嗽反射正常，但将食物含在嘴里不吞咽	调整食物种类及味道
轻度吞咽困难	吞咽和咳嗽反射正常，轻度咀嚼功能异常（不要忘记评估牙齿的状况）	经口进食，给予糊状或无需咀嚼的无渣/低渣的流质饮食
中度吞咽困难	有误吸可能，吞咽和咳嗽反射正常，中度咀嚼困难（不要忘记评估牙齿的状况）	经口进食，给予果冻状或稠糊状食物，减慢进食速度，有必要提供营养滋养
重度吞咽困难	存在误吸，吞咽和咳嗽反射不足或无，咀嚼功能障碍或无	禁止进口进食，考虑管饲或肠外营养（PN）+肠内营养（EN）

（七）常见咨询问题及回答

1. 如何减少或避免应激性溃疡的发生？

答：在严重的颅脑损伤中可能出现的并发症。临床症状会导致上消化道的出血，严重时可能引起咯血。这是因为胃局部缺血与胃肠血流灌注不足、氧化损伤、胆盐和胰酶的回流，以及微生物的迁徙和消化道黏膜屏障的改变引起的。应在消化道功能允许的状态下及早进行肠内营养支持，并在初期注意肠内营养支持的用量，可采用序贯疗法，由少量多次开始逐步给予肠内营养液。

2. 如何避免或减少肠内营养的不良反应发生？

答：对于肠内营养所引起的肠道不良反应的发生，多数专家建议在早期肠内营养支持中可给予低脂肪、低能量密度、高碳水化合物的肠内营养制剂，或直接选用能量密度较低的短肽型肠内营养制剂，待肠道适应（通常 1~3 天）后逐步改为整蛋白型肠内营养制剂。

3. 有些管饲患者在初次使用肠内营养液后会出现面部发红、心跳加速、潮热出汗、心慌、反胃的症状，这是为什么？如何避免？

答：该症状多在进食后 1~3 小时内出现，患者多表现出焦虑、发抖、面部潮红、心跳加速、心慌、潮热出汗等症状，这可能是由于进食后血糖浓度快速增加，胰岛素水平的改变及血管舒缩变化引起的类似于倾倒综合征的反应。建议在每次进食的过程中减慢进食速度，管饲的患者注意放慢推注的节奏，或者使用喂养泵匀速的滴注肠内营养制剂。另外，也可增加进餐的次数，减少每次食物摄取的分量。

四、高脂血症的营养干预

（一）概述

血浆中的脂类是指胆固醇、甘油三酯和类脂（如磷脂）等物质的总称。目前认为，与临床密切相关的血脂主要是胆固醇和甘油三酯。胆固醇在人体内主要以游离性的胆固醇及胆固醇酯的形式存在；甘油三酯是由甘油分子的 3 个羟基被脂肪酸酯化而形成。血脂不溶于水，必须与载脂蛋白结合成脂蛋白才能溶于血液中并被运送至相应组织进行代谢。临床所指血脂异常主要为血脂检测指标异常升高，即高脂血症。

高脂血症的分类较繁杂，常用的有病因分类及临床分类两种：

高脂血症按病因分类可分为原发性高脂血症及继发性高脂血症两类。前者除与不良生活方式（如高能量、高脂和高糖饮食、过度饮酒等）有关外，多为单一基因或多个基因突变所致。后者指由于其他疾病（如肥胖、糖尿病、肾病综合征、甲状腺功能减退症、肾衰竭、肝脏疾病等）或药物使用（如利尿剂、非心脏选择性 β-受体阻滞剂、糖皮质激素等）所引起的血脂异常。

临床分类将高脂血症分为四种：①高胆固醇血症：血清胆固醇水平升高；②高甘油三酯血症：血清甘油三酯水平升高；③混合型高脂血症：血清胆固醇、甘油三酯水平均升高；④低高密度脂蛋白血症：血清高密度脂蛋白胆固醇（HDL-C）水平降低。具体见表 4-32。

表 4-32 血脂异常的临床分类

	胆固醇	甘油三酯	高密度脂蛋白
高胆固醇血症	增高		
高甘油三酯血症		增高	
混合型高脂血症	增高	增高	
低高密度脂蛋白血症			降低

近 30 年来，中国人群的血脂水平逐步升高，血脂异常患病率明显增加。2012 年全国调查结果显示：中国成人血脂异常总体患病率高达 40.4%，较 2002 年呈大幅度上升。人群血清胆固醇水平的升高将导致 2010—2030 年期间我国心血管病事件约增加 920 万。有效控制血脂异常，对我国动脉粥样硬化性心血管疾病（atherosclerotic cardiovascular disease,

ASCVD)的预防及控制意义重大。《中国成人血脂异常防治指南(2016 年修订版)》中基于多项对不同血脂水平的中国人群 ASCVD 发病危险的长期观察性研究结果及国际范围内多部血脂相关指南对血脂成分合适水平及异常切点给出建议,详见表 4-33。

表 4-33　中国 ASCVD 一级预防人群血脂合适水平和异常分层标准(mmol/L)

分层	TC	LDL-C	HDL-C	非-HDL-C	TG
理想水平		< 2.6		< 3.4	
合适水平	< 5.2	< 3.4		< 4.1	< 1.7
边缘升高	≥5.2	≥3.4		≥4.1	≥1.7
	< 6.2	< 4.1		< 4.9	< 2.3
升高	≥6.2	≥4.1		≥4.9	≥2.3
降低			< 1.0		

注:ASCVD:动脉粥样硬化性心血管疾病;TC:总胆固醇;LDL-C:低密度脂蛋白胆固醇;HDL-C:高密度脂蛋白胆固醇;非-HDL-C:非高密度脂蛋白胆固醇;TG:甘油三酯

(二)高脂血症与营养的关系

流行病学研究、实验研究和临床研究均表明,高脂血症与许多膳食因素和生活方式密切相关。

1. 膳食脂肪酸和胆固醇

(1)饱和脂肪酸:膳食中饱和脂肪酸含量过高可升高血甘油三酯、胆固醇和低密度脂蛋白胆固醇水平。饱和脂肪酸主要为存在于畜肉(肥肉)、禽肉、棕榈油和奶制品中的豆蔻酸(C14:0)、棕榈酸(C16:0)、月桂酸(C12:0)。短链的饱和脂肪酸(6-10 个碳原子)和硬脂酸(18 个碳原子)对血胆固醇水平影响较小。

(2)反式脂肪酸:代谢研究及人群研究证明,反式脂肪酸摄入过多具有升高胆固醇、LDL-C、降低 HDL-C 等作用,从而明显增加心血管疾病的发病风险。膳食中的反式脂肪酸主要存在于氢化植物油(如起酥油、人造奶油)及其制品(如酥皮糕点、植脂末)、各类油煎油炸食品、高温精炼的植物油和反复煎炸的植物油。

(3)单不饱和脂肪酸:已有研究表明,单不饱和脂肪酸可降低血清 LDL-C 及胆固醇水平的作用,并有助于提高血清 HDL-C。此外,单不饱和脂肪酸由于不饱和双键较少,对氧化作用的敏感性低于多不饱和脂肪酸,不易引起 LDL-C 氧化。油酸、橄榄油、花生油、茶油中富含单不饱和脂肪酸。

(4)多不饱和脂肪酸:多不饱和脂肪酸包括 ω-6 和 ω-3 多不饱和脂肪酸。ω-6 多不饱和脂肪酸在亚油酸、葵花籽油、玉米油及豆油等中含量丰富;ω-3 多不饱和脂肪酸主要来自植物油的 α-亚麻酸及鱼或鱼油中的 EPA 和 DHA。ω-3 多不饱和脂肪酸具有广泛的生物学作用,可降低血总胆固醇、甘油三酯和 LDL-C,增加 HDL-C。

(5)胆固醇:血胆固醇主要来自膳食胆固醇和内源性合成的胆固醇。胆固醇的主要膳食来源为动物性食品如肉、内脏、皮、脑等。目前,有关胆固醇摄入量与心血管疾病关系的证据尚不完全一致,但是膳食胆固醇摄入过多可升高血胆固醇及 LDL-C 水平。

2. 碳水化合物　过多的碳水化合物摄入,特别是单糖、双糖等简单糖类的过量摄入,除引起肥胖外，会促进肝脏利用多余的碳水化合物合成甘油三酯，可引起血甘油三酯水平上升，且降低 HDL-C。

3. 维生素 维生素 C 对血脂水平具有一定降低作用，其机制可与维生素 C 参与胆固醇代谢，促进肝脏胆固醇转化为胆汁酸排出，从而降低血胆固醇水平。近年来大量研究证明，维生素 E 可延缓动物动脉粥样硬化病变的形成，具体机制目前尚不明确，可与阻止 LDL-C 氧化、增加 HDL-C 水平相关。

（三）营养干预原则

血脂异常明显受饮食营养及生活方式的影响，饮食治疗和生活方式改善是治疗血脂异常的基础措施。无论是否进行药物调脂治疗，都必须坚持控制饮食和改善生活方式。

高脂血症饮食营养治疗目的是在平衡膳食的基础上，控制总能量摄入，达到或维持健康体重，限制膳食脂肪尤其是饱和脂肪及胆固醇，缓解血脂异常，以期预防并发症的发生。

1. 控制总能量摄入，达到或维持健康体重 总能量摄入应以体重为基础，肥胖是血脂代谢异常的重要危险因素。血脂代谢紊乱的超重或肥胖者的能量摄入应低于身体能量消耗，以控制体重增长，并争取逐渐减少体重至理想状态。减少每日食物总能量（每日减少 300~500kcal），改善饮食结构，增加身体活动，可使超重和肥胖者体重减少 10%以上。维持健康体重（BMI：20.0~23.9kg/m^2），有利于血脂控制。

2. 限制脂肪及胆固醇摄入 每日脂肪提供的能量不超过总能量的 30%，以 20%~25% 为宜。一般人群摄入饱和脂肪酸应小于总能量的 10%；而高胆固醇血症者饱和脂肪酸摄入量应小于总能量的 7%，反式脂肪酸摄入量应小于总能量的 1%。轻度胆固醇升高者，膳食中胆固醇含量不宜超过 300mg/d。血胆固醇中度和重度升高者，膳食中胆固醇含量应小于 200mg/d。在动物性食物的结构中，增加脂肪含量低的动物性食物，如鱼、禽、瘦肉等，并减少陆生动物脂肪；限量使用植物油，每人每日用量以 25~30g 为宜，可选择富含油酸的茶油、玉米油、橄榄油等烹调用油，避免使用棕榈油、椰子油；增加 ω-3 多不饱和脂肪酸 EPA、DHA 摄入量，可增加水产品，尤其是含鱼油较高的海产品的摄入频次，每周食用两次或以上。避免胆固醇含量高的食物的摄入，如动物内脏、脑和蛋黄等。减少反式脂肪酸的摄入，少吃含有人造黄油的糕点、含起酥油的饼干机油煎油炸食品。

3. 适量的碳水化合物与蛋白质 建议每日摄入碳水化合物占总能量的 50%~65%，高甘油三酯血症患者碳水化合物应减少至占总能量的 50%~55%。碳水化合物摄入以谷类、薯类和全谷物为主，限制精制糖和含糖类甜食，例如点心、糖果和饮料等，添加糖摄入不应超过总能量的 10%（对于肥胖和高甘油三酯血症者要求比例更低）。蛋白质摄入量占总能量的 13%~15%为宜，可适量增加大豆类蛋白摄入，大豆蛋白质的氨基酸种类齐全，因而营养价值相对较高，且其中几乎不含胆固醇，而含有的豆固醇及大豆皂甙可以起到抑制机体胆固醇吸收的作用。

4. 充足的维生素、矿物质及膳食纤维 足量摄入新鲜蔬菜（300~500g/d）和水果（200~350g/d）、主食中适当增加粗杂粮比例（50~150g/d），注意增加深色蔬菜比例，以获取充足的维生素、矿物质、膳食纤维及微量营养素。每日饮食应包含 25~40g 膳食纤维（其中 7~13g 为水溶性膳食纤维），建议从新鲜蔬菜水果和全谷类食物中获取。膳食纤维可影响机体对胆固醇的吸收，从而降低胆固醇水平。

5. 饮食清淡少盐 每天食盐摄入量不超过 6g，提倡使用高钾低钠盐（肾功能不全者慎用）。伴有高血压者应进一步控制于<5g/d。

6. 限制饮酒，可多饮茶　酒可促进肝脏合成更多的内源性甘油三酯和低密度脂蛋白胆固醇，故限制饮酒，如饮酒也应选择低度酒，每日摄入乙醇量 20~30g（白酒不超过 50g）。茶叶中含有茶多酚等物质，具有抗氧化作用并可降低胆固醇在动脉壁的沉积、抑制血小板凝集、促进纤溶酶活性、抗血栓形成，故建议多饮茶。研究显示，在血脂调节方面，绿茶作用优于红茶。

五、痛风的营养干预

（一）概述

痛风（gout）是嘌呤代谢紊乱和（或）尿酸排泄减少，血尿酸增高引起组织损伤的一组异质性疾病。其临床特点为高尿酸血症、反复发作的特征性急性关节炎、痛风石形成、痛风性肾实质损害，严重者呈关节强直或畸形及功能障碍，常伴有尿酸性尿路结石。以上临床表现可以不同的组合方式出现，但仅有高尿酸血症，即使合并尿酸性尿路结石也不称之为痛风。痛风是指高尿酸血症同时伴有反应性关节炎或痛风石等病变。

（二）发病机制

尿酸是嘌呤代谢的终产物，约 80% 的尿酸来源于体内核苷酸或核蛋白的分解，20% 的尿酸源于膳食中富含嘌呤的食物。尿酸主要由肾脏（66%）和肠道（34%）排出体外。已证实肠道尿酸排泄减少不是高尿酸血症的主要原因。尿酸的血中水平决定于尿酸产生和排泄之间的平衡。尿酸的高低还受种族、膳食习惯、年龄、体质肥胖等因素影响。血尿酸浓度超过正常范围的上限时称为高尿酸血症。高嘌呤饮食、ATP 降解增加、尿酸生成增多、细胞破坏所致 DNA 分解增加，尿尿酸排泄减少等。依据病因分为原发性和继发性高尿酸血症两大类。高尿酸血症引起的急性关节炎发作、痛风石形成及关节和肾脏改变时称痛风。仅有高尿酸血症或高尿酸血症合并尿酸性肾石病，不属于痛风范畴。但高尿酸血症的程度越重，持续时间越长，引起痛风发作的机会越多。正常嘌呤摄取量每天 600~1000mg。

人体内嘌呤的合成主要在肝内进行。尿酸有两个来源：①外源性：约占体内总尿酸的 20%，从富含嘌呤或核蛋白食物而来；②内源性：约占体内总尿酸的 80%，由体内氨基酸、核苷酸及其他小分子化合物合成及核酸代谢而来。正常人体内尿酸池平均为 1200mg，每天产生 750mg，其中 1/3 的尿酸从肠道排出，肠道菌群有尿酸酶，使尿酸转变成尿囊素，最后分解为二氧化碳和氨随粪便一起排出，其余 2/3 尿酸由肾脏排出。尿酸排泄主要依靠肾小管在分泌。分泌部分代表总尿酸的 80%。血尿酸增高的主要环节是肾小管分泌下降，也包括重吸收增加。

尿酸在细胞外液的浓度取决于尿酸生成和肾脏排出之间的平衡关系，嘌呤合成代谢增高和（或）尿酸排泄减少体内血清尿酸值增高的重要机制。在原发性高尿酸血症和痛风患者中 90% 是由于尿酸排泄减少，尿酸生产增多所致者仅占少数。高尿酸血症患者中只有10%~20% 发生痛风。其发生是由于尿酸在体内处于饱和状态。

（三）临床表现

痛风是由单钠尿酸盐沉积所致的晶体相关性关节病，与嘌呤代谢紊乱和（或）尿酸排泄减少所致的高尿酸血症直接相关，主要表现为高尿酸血症、特征性急性关节炎反复发作，在关节滑液的白细胞内可找到尿酸钠的结晶，痛风石形成，其严重者可导致关节活动障碍和畸形，肾尿酸结石和（或）痛风性肾实质病变。

1. 无症状期　仅有血尿酸持续性或波动性增高。血清尿酸浓度越高，发展成为痛风的趋势就越大。高尿酸血症上限男性为417μmol/L，女性为357μmol/L。

2. 急性关节炎期　病人常在午夜突然发病，因疼痛而惊醒，疼痛剧烈似刀割样，稍活动疼痛加剧。关节局部明显肿胀、充血，皮肤呈桃红色，压之可褪色，并有压痛。局部皮肤温度升高而喜用冷敷。第一次发作多为单关节炎，以䟴趾及第一趾关节为多见，偶有双侧同时或先后发作，后期可发展为多关节炎。关节有红、肿、热、痛、静脉曲张和活动受限，触之剧痛，大关节受累可有关节腔积液，病人还可出现畏寒、发热等全身症状。

3. 间歇期　两次发作之间的一段静止期称为间歇期。大多数患者一生中反复发作多次，个别患者一生仅发作一次。有些患者第一次发作后没有缓解期，直接进入亚急性期和慢性期。

4. 慢性关节炎期　慢性期主要表现为痛风石，一般以耳的耳郭、手指间和掌指、足趾、肘、膝、眼睑、鼻唇沟等处。

5. 肾结石　发病率为10%~25%，病人可有肾绞痛、血尿等。部分痛风病人是以肾尿酸结石为最先的临床表现。

6. 肾脏病变　痛风导致肾脏病变最主要是由于血尿酸增高，尿酸盐在肾脏内沉积所致。患者早期可有腰痛、水肿轻度蛋白尿、镜下血尿、高血压等表现。病症发展至晚期，可出现肾功能不全，患者可因尿毒症而死亡。

（四）痛风与营养的关系

痛风最早出现在埃及、希腊及罗马时代。当时多为帝王将相富贵者所患，因此又称之为“帝王病”、“富贵病”。

早在古代，人们就已把痛风与暴饮暴食联系起来。在欧洲与美国，痛风成为常见病是与进食高嘌呤蛋白质食物、饮酒习惯等有密切关系。在二次大战以后，日本由于经济的迅速发展，蛋白质类食品的极大丰富，痛风成为日本中年男性的常见病。我国在20世纪80年代后期，由于人民生活水平的大幅提高、高蛋白及高嘌呤膳食、饮酒及高血压或心脏病患者长期服用利尿剂等因素，痛风患者日益增多。

目前已知限制膳食不仅可限制外源性嘌呤的摄入，而且可减少内源性嘌呤的生成，从而使血尿酸下降，对痛风的各个阶段、各种病变均有辅助防治作用。

总之，痛风常伴有肥胖、高脂血症、糖尿病、高血压病，这有一定的普遍性，虽发病机制上并没有明确证据表明彼此间的联系。但膳食过于丰富无疑是它们共同的最重要的促发因素。

（五）营养干预原则

通过医学营养治疗，减少外源性嘌呤摄入，减轻血尿酸负荷，降低痛风发生的风险或减少痛风急性发作的次数；延缓相关并发症的发生与发展；促进并维持机体适宜的营养状态，预防及配合治疗相关疾病，改善临床结局。

1. 痛风急性期营养治疗

（1）控制总能量，减轻体重：限制总能量的摄入以保持适宜体重，研究表明高尿酸血症与体重、体质指数（BMI）、腰臀比（WHR）等呈正相关。肥胖是痛风的危险因素之一，70%以上的痛风病人体重均超过标准。在限制总热量的同时，病人的体重会有所下降，但减轻体重应循序渐进，减得过快易导致体内产生大量酮体，与尿酸相互竞争排出，使血尿酸水平增高，能够诱发痛风的急性发作。

(2)适量糖类:糖类应占总能量的50%~60%。这样可减少脂肪分解产生酮体,有利于尿酸盐排出。但应尽量减少蔗糖或甜菜糖,因为它们分解代谢后一半成为果糖,而果糖能增加尿酸生成(通过ATP分解加速途径)。蜂蜜含果糖较高,故不宜食用。

(3)适当的蛋白质摄入:高蛋白饮食可导致内源性嘌呤合成增高,有可能增加尿酸的前体,故应适量。蛋白质应占总能量的11%~15%。蛋白质按1.0g/(kg·d)供给,急性痛风发作时蛋白质可按0.8g/(kg·d)供给。以植物蛋白为主,动物蛋白可选用牛奶、鸡蛋,因为它们既是富含必需氨基酸的优质蛋白,能提供组织代谢不断更新的需要,嘌呤含量甚少,对痛风病人产生有益影响。

(4)限制脂肪摄入量:限制脂肪摄入量可减少脂肪分解产生的酮体,减少对肾脏排泄尿酸的阻碍作用。因脂肪有阻碍肾脏排泄尿酸的作用,在痛风急性发作期更应加以限制。因选用含脂肪少的动物性食物,采用油少的烹调方式,每日脂肪控制在40~50g为宜。

(5)限制嘌呤:急性痛风患者应选用低嘌呤膳食,膳食中的嘌呤含量应控制在每日150mg以下,缓解期可适当放开,但高嘌呤膳食也属禁忌。嘌呤摄入量控制在每日150mg以内,选择低嘌呤食物,如鸡蛋、牛奶;禁用含嘌呤高的食物,如动物内脏、沙丁鱼、各种肉、禽制成的浓汤等。

(6)多食新鲜蔬菜、水果为主的碱性食物:碱性食物可降低血液和尿液的酸度,可使尿液碱性化,从而增加尿酸在尿中的可溶性。成碱性食物是指食物在体内代谢后,产生偏碱性物质。蔬菜和水果中含有丰富的维生素和矿物质,能促进组织内尿酸盐的溶解。但菠菜、蘑菇、芦笋含嘌呤较多,少食为佳。

(7)多饮水,以促进尿酸排泄:鼓励病人多饮水,增加排尿量,利于尿酸排出,防止尿酸盐的形成和沉积。痛风病人只要肾功能正常每天喝水2000~3000ml较理想,保持尿量在2000ml以上。为防止尿液浓缩,病人在睡前或夜间也需饮水。

(8)禁忌酒类:有研究调查显示,痛风患病率较高的土著人饮酒量明显高于一般人群。而且啤酒和痛风的相关性最强。因酒能造成体内乳酸堆积,而乳酸对尿酸的排泄有竞争性抑制作用,可使血尿酸增高。经常饮酒,可促进嘌呤合成,而致高尿酸血症。

(9)限盐:食盐中的钠有促使尿酸沉淀作用,尤其伴高血压、冠心病及肾病变时,每天摄入量应限制在3g以内。

(10)改变食物的烹调方法:合理的烹调方法可以减少食物中嘌呤的含量,嘌呤易溶于水中,肉类食用前预处理,肉类经过浸泡、漂洗(或焯烫)后弃汤再行烹饪会大大减少其中嘌呤含量。不推荐烧烤、腌腊、油炸等烹调方式。此外,辣椒、胡椒、花椒、芥末、生姜等调料均能兴奋自主神经,诱使痛风急性发作,因此应尽量避免使用。

(11)适当运动:运动对痛风患者也非常重要。适当的运动可预防痛风的发作,减少内脏脂肪,减轻胰岛素抵抗。运动量一般以中等运动为宜。每天早晚各30分钟,每周3~5次,少量出汗为宜。以散步、健身运动等耗氧量大的有氧运动为好。

2. 痛风慢性期营养治疗　慢性期的病人可在全天蛋白质摄入量范围内,牛奶、鸡蛋清可不限量。全鸡蛋每日限用一个。瘦肉类,白色肉类(鱼、鸡)每日小于100g,也可采用水煮肉类,弃其汤食其肉可减少嘌呤摄入。有建议每周有2天按急性期膳食供给,其余5天可选用表4-34和表4-35的食物。严禁一次吃过多的肉类及含嘌呤丰富的食物,见表4-36。其他可选用精制米面、蔬菜、水果等见表4-34。

表 4-34 嘌呤含量较少的食物（每 100g 嘌呤含量<50mg）

类别	品种
谷类	大米、小米、米粉、大麦、小麦、荞麦、富强粉、玉米、面粉、面包、馒头、苏大饼干、蛋糕
蔬菜类	白菜、卷心菜、芥菜、芹菜、青菜、空心菜、芥蓝菜、苦瓜、冬瓜、南瓜、丝瓜、西葫芦、茄子、青椒、萝卜、胡萝卜、黄瓜、西红柿
水果类	苹果、西瓜、梨、橙子、橘子、香蕉等各种水果
干果类	花生、核桃、葡萄干、栗子、瓜子
乳类	牛奶、奶粉、炼乳、奶酪、适量奶油、冰激凌
蛋类	鸡蛋、鸭蛋
其他	海参、海蜇皮、枸杞、木耳、茶、咖啡、巧克力、可可等

表 4-35 嘌呤含量中等的食物（每 100g 嘌呤含量 50~150mg）

类别	品种
肉类	猪肉、牛肉、羊肉、兔肉、火腿、牛舌
禽类	鸡、鸭、鹅、鸽、火鸡
水产类	鲤鱼、鳗鱼、鳝鱼、鳕鱼、鲑鱼、鲈鱼、草鱼、黑鲳鱼、大比目鱼、金枪鱼、鱼卵、小虾、龙虾、乌贼、蟹
干豆类及其制品	黄豆、黑豆、绿豆、赤豆、豌豆、青豆、菜豆、扁豆、四季豆、豆腐干、豆腐
谷类	麦麸、米糠、麦胚
蔬菜类	芦笋、菠菜、蘑菇

表 4-36 嘌呤含量高的食物（每 100g 嘌呤含量 150~1000mg）

类别	品种
内脏	牛肝、牛肾、猪肝、脑、胰脏
水产类	凤尾鱼、沙丁鱼、白鲳鱼、鲱鱼、鲢鱼、小鱼干、牡蛎、蛤蜊
肉汤	各种肉、禽制的浓汤

3. 痛风食谱举例 痛风患者一日食谱举例见表 4-37。

表 4-37 痛风患者低嘌呤食谱举例

餐次	食物内容及数量
早餐	面包 75g、牛奶 250ml、鸡蛋（1 个）50g
午餐	粳米 50g、小米 25g、茄子 150g、黄瓜 100g、鸡脯肉 50g
加餐	苏打饼干（3 块）21g
晚餐	粳米 50g、土豆 100g、苦瓜 200g、西红柿 200g、鸡蛋（1 个）50g
加餐	香蕉（1 根）150g

注：全日总热能 1600kcal，蛋白质 58.8g（14%），脂肪 50g（27%），碳水化合物 228.5g（59%），全日用油 20g，盐 4g，嘌呤：125mg

（六）其他注意事项

培养良好的饮食习惯，避免暴饮暴食或随意漏餐，在生活中应注意避免痛风发作的诱因：高嘌呤膳食、饮酒、过度疲劳、精神紧张、手术、感染及其他药物的应用等。

（七）常见咨询问题及回答

痛风患者能吃豆制品吗？

答：干黄豆属于高嘌呤食物，但制成豆制品后，经浸泡和磨浆，嘌呤被极大程度稀释；制成豆腐又要挤去一部分浆水，嘌呤含量因随水流失进一步降低。比如，以我国最新测定数据，黄大豆中含嘌呤 218mg/100g，但传统制作豆浆通常是 1 斤黄豆加入 20 斤水，稀释 20 倍之后，豆浆的嘌呤含量降低到 11mg/100g。

豆浆仍然不及豆腐干安全，这是因为豆浆中还含有草酸和植酸，它们对于尿酸的排出不利，对于肾结石的预防不利，大量喝豆浆是不明智的。

建议：在替代动物性食物的基础上可以适量吃豆制品（如豆腐每日不超过 90g），饮用豆浆每日不超过 1 杯。不吃油炸、卤制类豆制品及仿肉制品。

六、肾病的营养干预

（一）概述

肾脏是人体代谢调节的重要脏器，具有排泄代谢废物和毒素；调节机体水平衡；释放激素，维持血压；激活维生素 D，保持骨骼健康；分泌促红细胞生成素；维持矿物质平衡（钠、磷、钾）等六大主要生理功能。由于我国正迈入老龄化社会及人们生活方式的改变，慢性肾脏病的患病率也呈逐年上升的趋势，流行病学调查显示，目前我国 18 岁以上人群慢性肾脏病患病率为 10.8%。

慢性肾脏病（chronic kidney disease，CKD）是指经肾活检或检测肾损伤标志物证实的肾损伤或肾小球滤过率（GFR）<60ml/（min · 1.73m^2）≥3 个月。肾损伤的阳性指标包括血、尿成分异常或影像学检查异常。

根据 GFR 将 CKD 分成 5 期，详见表 4-38，也可采用 MDRD 公式估算出相应的 GFR，详见表 4-39。

表 4-38　慢性肾脏病分期

分期	特征	GER 水平 ml/（min · 1.73m^2）	防治目标-措施
Ⅰ	肾损害伴 GER 正常或升高	≥90	缓解症状，延缓 CKD 进展
Ⅱ	肾损害伴 GER 轻度降低	60～89	评估、延缓 CKD 进展，降低心血管患病危险
Ⅲ	GER 中度降低	30～59	减慢 CKD 进展，评估、治疗并发症
Ⅳ	GER 重度降低	15～29	综合治疗，适时透析前准备
Ⅴ	ESRD（肾衰竭，透析病人）	<15	出现尿毒症，需适时行肾替代治疗

表 4-39 MDRD 公式估算肾小球滤过率

GFR[ml/(min·1.73m²)]=186×(血肌酐)-1.154×(年龄)-0.203×0.742(女性)×1.21(黑种人)
GFR[ml/(min·1.73m²)]=exp(5.228-1.154log(血肌酐)-0.203×log(年龄)-[0.299(女性)+0.192(黑种人)]

(二)肾病与营养的关系

肾脏受损,随着 GFR 的降低,蛋白质-热能营养不良、贫血、代谢性骨病等发生率大大增加;某些营养素在体内的蓄积又可导致水肿、代谢性酸中毒、高血钾等症状的发生,原因如下:

1. 代谢废物蓄积

(1)尿素氮、肌酐蓄积:蛋白质的代谢废物 90%以上通过肾脏排泄,由于肾功能损伤,会造成其代谢废物尿素氮、肌酐的蓄积,临床上由此采用的限制蛋白质饮食是 CKD 患者治疗的一个重要手段。代谢废物的蓄积,又会引起患者出现恶心、呕吐等胃肠道不良反应,导致食欲减退、食物摄入量减少;还有研究发现,尿毒症及代谢性酸中毒可导致胰岛素抵抗从而干扰能量的利用。而 CKD 患者与健康者对于能量的消耗类似,故在限制蛋白质摄入时,如果能量摄入不足,患者可发生蛋白质-热能营养不良,从而影响疾病预后及死亡率的增加;充足能量的摄入,可起到节约蛋白质的作用,以确保摄入的蛋白质被有效利用,对于维持机体正氮平衡、提高血清白蛋白浓度及人体测量参数、减少尿素氮(即增加蛋白质的利用率)是必需的。

(2)磷、硫、尿酸、氢离子等在体液中蓄积:氢离子蓄积可引起代谢性酸中毒发生。

(3)其他代谢产物蓄积:如有机酸、苯酚、吲哚、肌醇、β_2 微球蛋白及某些微量元素铝、锌、铜等。β_2 微球蛋白及某些微量元素的蓄积可导致其他相关的多脏器功能衰竭。

(4)钠、钾、磷、水排出受限,从而限制此类营养素从食物的摄入。

2. 合成功能降低

(1)促红细胞生成素(EPO)合成减少,而其对促进骨髓中的红细胞成熟起重要作用,因此导致 CKD 患者贫血的发生。

(2)1,25-$(OH)_2D_3$ 合成降低,导致血清中活性维生素 D_3 浓度降低,不仅减少钙从胃肠道的重吸收,还进一步导致甲状旁腺激素水平升高和代谢性骨病的发生。慢性肾病一旦进入第 5 期即终末期肾衰竭(ESRD),营养不良更为常见,据报道,约有 1/3 的透析患者发生营养不良。主要是由于蛋白质摄入不足;营养物质随着透析液的丢失增加;分解代谢的增加;激素分泌紊乱等所导致。

(三)营养状况监测和评估

CKD 患者在疾病早期就会出现营养状况的衰退,而蛋白质-热能营养不良(PEM)是疾病预后不良的重要标志,因此,预防和纠正患者 PEM 尤为重要。

(1)常用评价指标:生化指标、人体测量、饮食调查、主观营养评价(SGA)等。

(2)营养状况监测:CKD 3~5 期患者,应定期监测营养状态及依从性,以防营养不良发生;已发生营养不良者,应每月监测 1 次。

(3)饮食依从性监测:定期检测患者 24 小时尿尿素氮,以评估蛋白质摄入量。同时采用 3 日膳食回顾法定期评估能量及其他营养素摄入情况。

(四)营养干预原则

营养干预已经成为 CKD 综合治疗中不可或缺的重要环节,通过饮食营养干预,有利于

CKD 患者减轻肾脏负荷、改善症状、减少蛋白尿、延缓肾脏疾病的进展及恶化，从而提高患者生活质量，延长生存期。不同分期的 CKD，其营养治疗也不尽相同。

1. 蛋白质　建议蛋白质摄入总量的≥50%应来自高生物价的优质蛋白，包括动物来源的蛋、奶、鱼、肉及大豆蛋白，且蛋白质应均匀分布于三餐。

(1) CKD 1~2 期：推荐蛋白质摄入量为 0.8~1.0g/(kg·d)。

(2) CKD 3~5 期未行透析：推荐蛋白质摄入量为 0.6~0.8g/(kg·d)。

(3) 血液透析或腹膜透析：推荐蛋白质摄入量为 1.0~1.2g/(kg·d)。

(4) CKD 合并高分解代谢：推荐蛋白质摄入量为 1.2~1.3g/(kg·d)。

(5) 糖尿病肾病：微量白蛋白尿患者，推荐蛋白质摄入量为 0.8~1.0g/(kg·d)；显性蛋白尿及肾功能损害者，推荐蛋白质摄入量为 0.6~0.8g/(kg·d)；透析患者蛋白质推荐量与非糖尿病透析患者相似。

2. 能量　CKD 或糖尿病肾病患者，能量消耗与健康人类似，建议年龄≤60 岁，按 146KJ/35kcal/(kg·d)给予；年龄>60 岁，按 126~146KJ/30~35kcal/(kg·d)给予。

(1) CKD 1~3 期：能量摄入以达到和维持目标体重为宜。目标体重按国际推荐适用于东方人的标准体重计算方法：(男性)标准体重=(身高 cm−100)×0.9(kg)；(女性)标准体重=(身高 cm−100)×0.9(kg)−2.5(kg)。当体重下降或出现营养不良时，应相应增加能量供给；相反，患者出现超重或肥胖时，则应减少能量供给(减少 250~500kcal/d)。

(2) CKD 4~5 期：在限制蛋白质摄入的同时，应予于充足的能量供给，以确保所摄入的蛋白质得到有效利用，防止体内肌肉的分解代谢。

3. 脂肪　CKD 患者存在脂质代谢异常，其是 CKD 进展的确切影响因素，且是心血管病(CVD)发生的传统危险因素。不同种类的食物脂肪对疾病的影响程度不同，较多的饱和脂肪酸及反式脂肪酸可增加 CVD 的发生风险。

(1) CKD 1~5 期：建议每日总脂肪供能比为 25%~35%，其中饱和脂肪酸(SFA)<10%，反式脂肪酸<1%，适当增加 ω-3 脂肪酸及单不饱和脂肪酸(MUFA)。

(2) 糖尿病肾病：建议每日总脂肪供能比<30%，SFA<10%，胆固醇<200mg/d。

4. 碳水化合物　在合理供给总能量的基础上适当增加碳水化合物摄入量，以防止蛋白质-热能营养不良的发生。

(1) CKD 1~5 期：建议每日碳水化合物供能比为 55%~65%。

(2) 糖尿病肾病：碳水化合物供能比为 45%~60%，同时限精制糖的摄入。

5. 矿物质　不常规推荐补充微量元素。

(1) CKD 1~5 期：钠<2000mg/d；磷<800mg/d；钙≤2000mg/d。

(2) 当患者出现高血钾症时应限制钾摄入。

(3) 当出现贫血时，应摄食含铁高的食物。

(4) 其他微量元素以维持血液中正常范围为宜，避免发生电解质紊乱。

6. 维生素　维生素是能量生成、器官功能及细胞生长和保护过程中的重要成分，但机体需要量少。建议长期接受治疗的 CKD 患者，需适量补充天然维生素 D，以改善矿物质和骨代谢紊乱。必要时可选择推荐摄入量范围内的多种维生素制剂，以补充日常膳食的不足，防止维生素缺乏。

7. 膳食纤维　推荐膳食纤维摄入量按 14g/1000kcal 给予。

8. 水　CKD 患者出现少尿(每日尿量<400ml)或合并严重心血管疾病、水肿时需适当限

制水的摄入量,以维持出入量的平衡。

(五) 一日食谱举例

慢性肾病患者一日食谱举例见表 4-40。

表 4-40 慢性肾脏病食谱举例

餐次	食物内容及数量
早餐	甘薯(200g)、小刀切馒头(30g)、牛奶(250ml)、拌糖番茄(番茄 100g、白砂糖 15g)
早加餐	黑芝麻核桃粉(大核桃 15g、黑芝麻 10g)
午餐	米饭(粳米 25g、低蛋白米 75g)、芹菜胡萝卜炒肉丝(芹菜 150g、胡萝卜 15g、猪瘦肉 25g)
午加餐	苹果(150g)
晚餐	香菜粉皮鱼片(香菜 5g、干粉皮 100g、青鱼 75g)、炒菠菜(150g)、油焖茄子(100g)
晚加餐	猕猴桃(100g)

注:①全日用油 40g、盐 2g;②全日能量 1950kcal,蛋白质 41g(8.4%),脂肪 63g(29%),碳水化合物 305g(63%)

(六) 其他注意事项

1. CKD 3~5 期未行透析治疗患者,长期采用低蛋白饮食,可在全天总蛋白控制的前提下,教会患者利用食物交换表丰富自己的餐桌,以便于患者长期坚持而延缓疾病的进展。

2. 糖尿病肾病需要适当控制蛋白质的患者,碳水化合物占能量比值上升,建议选用低 GI 富含膳食纤维的食物,如全谷物、蔬菜、水果等。

3. CKD 3~5 期未行透析治疗患者,在采用低蛋白饮食时,往往会选用低蛋白米及面粉代替部分正常的米、面,以达到优质蛋白的摄入量占全天总蛋白 50%以上,由于低蛋白米、面几乎不含蛋白质,与正常大米混合蒸煮时,要预先浸泡 10~15 分钟,以免蒸煮后过硬而无法食用。若选用麦淀粉饮食时,一定要用煮沸的开水和面,做成饼、片儿汤或面疙瘩后要趁热食用。

(七) 常见咨询问题及回答

1. 肾病患者可以食用豆类、豆制品吗?

答:CKD3~5 期未行透析治疗者,由于蛋白质代谢废物如尿素氮、肌酐在体内蓄积,因此,蛋白质摄入越多,代谢废物在体内蓄积也就越多,故营养干预要求患者采用低蛋白饮食。而蛋白质按所含必需氨基酸的种类、数量及比例分为完全蛋白及不完全蛋白两类。完全蛋白因为必需氨基酸种类齐全,数量充足、比例适宜,故摄食后经胃肠道消化吸收,生物利用率高,废物产生少,动物性蛋白如鱼、虾、肉、蛋、奶、大豆及制品即属于此类蛋白。来自黄豆、黑豆、青豆的豆类及其制品均属大豆蛋白;大豆蛋白还含有大豆异黄酮,具有减少肾脏高灌注、高滤过,从而减少患者的蛋白尿,因此,在全天总蛋白控制的前提下可摄食大豆及其制品。来自于绿豆、红豆、花豆、芸豆等属于杂豆,慢性肾病患者禁忌食用。

2. 肾病患者可以进食海产品、香菇、香蕉等含钾高的食物吗?

答:CKD 患者存在钾的调控异常,易出现高血钾,这一现象与 GFR 下降及激素水平改变相关。目前,尚无循证医学证据的指南推荐 CKD 患者钾摄入量。原则上当患者发生高血钾时,应限制高钾食物的摄食,尽量选用含钾<250mg 的食物,同时改变加工方式,采用浸泡、焯水或水煮去汤以减少钾含量。100g 鲜香菇含钾 20mg;100g 干木耳含钾 757mg;100g 小黄鱼含钾 143mg;100g 海虾含钾 116mg;100g 香蕉含钾 151mg;100g 橙含钾 118mg,故若患者血钾

正常的情况下，这些食物均可适量食用。

3. 肾病患者为什么要低磷饮食？

答：当 GFR<60ml/min 时，患者血磷水平开始升高，高磷血症是肾衰竭的特征之一，是造成继发性甲状旁腺激素（PTH）亢进的主要原因，而慢性肾衰竭病人 PTH 升高又可引起骨磷释放增加，加重高磷血症，形成恶性循环，因此，CKD 3 期后的患者应采用低磷饮食，磷摄入<600～800mg/d。患者可选用每 100g 含磷在 100mg 以下的食物，如鸡蛋清、鹅肉、粉丝、凉粉、土豆、白薯、萝卜、芋艿、各种蔬菜、瓜果等食物。

4. 低蛋白饮食时，为什么要同时服用复方 α-酮酸制剂？

答：在实行低蛋白饮食时，为防治营养不良，可同时给予患者补充复方 α-酮酸制剂 0.075～0.12g/（kg・d）。低蛋白饮食加复方 α-酮酸制剂的益处：①减轻氮质血症，改善代谢性酸中毒；②补充机体必需氨基酸，改善蛋白质代谢；③减轻胰岛素抵抗，改善糖代谢；④提高脂酶活性，改善脂代谢；⑤降低高血磷，改善低血钙，减轻继发性甲状旁腺功能亢进；⑥减少蛋白尿排泄，延缓 CKD 进展。

七、慢性胃肠病的营养干预

（一）概述

1. 慢性胃炎（chronic gastritis）　是胃黏膜的慢性炎症，主要由幽门螺杆菌引起，多数是以胃窦为主的全胃炎，部分患者在后期出现胃黏膜的固有腺体萎缩和肠化生。大部分患者无任何症状，仅少数表现为非特异性消化不良。根据内镜，慢性胃炎可分为浅表性胃炎及萎缩性胃炎。其确诊主要依赖内镜检查和胃黏膜组织活检。

2. 消化性溃疡（peptic ulcer）　发生于胃肠道部位并与含有胃蛋白酶和胃酸的胃液有关的溃疡。当黏膜层屏障存在缺陷时会发生，以胃溃疡（gastric ulcer，GU）和十二指肠溃疡（duodenal ulcer，DU）最常见。典型症状是慢性中上腹痛、反酸，其中疼痛的特征为慢性、周期性、节律性。可根据腹痛发生时间与进餐先后判断溃疡类型。胃溃疡的腹痛多发生在餐后半小时左右，而十二指肠溃疡常发生在空腹。消化性溃疡的常见并发症有大出血、穿孔、幽门梗阻和癌变。

（二）慢性胃肠病与营养的关系

1. 慢性胃炎　长期食用对胃黏膜有损伤的食物如过烫、过冷、过酸、过辣、含亚硝酸盐过多的食物、过于粗糙的食物、霉变、腌制、熏烤和油炸的食物、浓茶、咖啡、酒精饮料，或没有良好的饮食习惯如三餐进食无规律、咀嚼不充分等均易破坏胃黏膜屏障，从而导致慢性胃炎的发生。一旦确诊为慢性胃炎的患者，同时会影响其营养状况。一方面消化不良的症状会影响患者日常进食，另一方面胃黏膜损伤会影响胃液分泌，从而影响蛋白质的消化及维生素 B_{12} 的吸收。

2. 消化性溃疡　患者的代谢一般不会改变，但溃疡的发生、发展与膳食因素密切相关。膳食脂肪会抑制胃排空，使食物停留在胃部的时间延长，会促进胃酸分泌，加剧胆汁反流，从而诱发或加重溃疡。其他会损坏胃黏膜的食物和原因同“慢性胃炎”。

（三）营养干预原则

1. 慢性胃炎除去病因为治疗基础，须戒烟酒，同时避免使用对胃黏膜有损害作用的食物和药物。可通过调整膳食成分、质地、餐次以减少对胃黏膜的刺激、促进胃损伤黏膜的修复，防止胃炎的复发。

(1)能量:能量摄入在25~35kcal/(kg·d)以维持适宜体重为目标。

(2)蛋白质:摄入量占总能量的10%~15%,可选择易消化的蛋白质类食物如豆腐、鸡蛋、鱼肉、鸡肉、瘦肉等。由于蛋白质会促进胃酸分泌,因此要避免摄入过量。

(3)脂肪:摄入量占总能量的20%~25%。脂肪会刺激胆囊收缩素的分泌,导致胃排空延缓和胆汁反流。

(4)碳水化合物:摄入量占总能量的55%~60%。碳水化合物不影响胃酸分泌,但单糖和双糖会刺激胃酸分泌。

(5)膳食纤维:在急性发作期应减少摄入量,平时与正常人一致。

(6)饮水:需减少含咖啡因的饮料,并禁酒。

(7)发作期膳食注意点

1)以流食和少渣半流为主。

流食:鲜果汁、藕粉、米汤、肠内营养制剂等。

半流:米粥类、水蒸蛋、馄饨、挂面等。

2)禁用牛奶、豆浆并减少蔗糖的摄入。

(8)缓解期:先软食后过渡到普食。

1)软米饭、馒头、包子、鱼虾、瘦肉类以及纤维细软的蔬菜,如黄瓜、番茄、茄子、冬瓜、西葫芦等。

2)胃酸分泌过少或缺乏者可给予浓鱼汤、肉汁以刺激胃酸分泌。

胃酸分泌过多者则需避免上述原汁浓汤,可吃馒头、面包以中和胃酸。

2. 消化性溃疡治疗目的是减少胃酸分泌,减轻食物对胃黏膜的刺激,促进溃疡愈合,防止复发和并发症的发生,同时保证机体摄入充足的营养。

(1)能量及三大营养素的供给量同前述"慢性胃炎"部分。

(2)消化性溃疡分期营养治疗方案

1)Ⅰ期膳食:即流质饮食,用于溃疡急性发作时或出血刚停止的患者。可进食冷或微温的流质,因为温度过高的流质可能引起再次出血。宜选用易消化且无刺激性的食品,以蛋白质和碳水化合物类为主。可选用米汤、蛋花汤、藕粉、豆腐脑、牛奶以及肠内营养制剂等。每日6次左右,每次供给100~150ml。

2)Ⅱ期膳食:即少渣半流饮食,用于病情稳定、自觉症状明显减轻或症状基本消失的患者。宜选用极细软、易于消化、营养全面的食物。如虾仁粥、清蒸鱼、碎嫩菜叶等。主食类则可选用馒头片、面包、大米粥、馄饨、挂面等。每日建议摄入5~6餐。

3)Ⅲ期膳食:用于病情稳定,进入恢复期的患者。宜选用细软、易消化、营养全面的食物。此期患者脂肪无需严格限制,但需禁食冷、粗纤维多、油煎炸的食物,见表4-41。每日可恢复3餐的规律进食。

(3)有并发症时的膳食注意点

1)大出血:若患者无恶心、呕吐、休克的情况,则可给予少量冷流质,有助于中和胃酸、减少胃酸对溃疡的刺激。冷流质可选择牛奶、豆浆、稀薄藕粉。每日进食6~7次,每次100~150ml。待出血情况缓解后,可改为Ⅰ期膳食,再根据患者病情的发展,调整饮食。

2)幽门梗阻:胃潴留<250ml时,只可进食清流质,如米汤、藕粉。最低剂量从30~60ml,可逐渐增加至150ml。待梗阻缓解后,按Ⅰ期膳食调配,注意脂肪的限制。若梗阻严重,应予以禁食。

表 4-41　禁用食物举例

禁用食物类型	禁用食物举例
含粗纤维多的食物	粗粮、干黄豆、茭白、竹笋、雪菜、芹菜、韭菜、藕等
产气多的食物	生葱、生蒜、生萝卜、洋葱等
刺激胃酸分泌的食物	浓肉汤、味精、香料、辣椒、咖喱、浓茶、浓咖啡、酒等

（四）一日食谱举例

消化性溃疡各个阶段的推荐食谱可参考表 4-42～表 4-44。

表 4-42　消化性溃疡流质食谱举例

餐次	食物内容及数量
早餐	米汤（大米 25g）
加餐	藕粉（30g）
午餐	蛋羹（鸡蛋 50g）
加餐	豆腐脑 50g
晚餐	蛋花汤（鸡蛋 50g）
加餐	肠内营养制剂（粉剂 40g），豆浆 200ml

注：①全日能量 2.63MJ（630kcal），蛋白质 28g（18%），脂肪 20g（28%），碳水化合物 85g（54%）

表 4-43　消化性溃疡少渣半流食谱举例

餐次	食物内容及数量
早餐	馄饨（面粉 50g，猪瘦肉 20g，白菜 100g）
加餐	豆浆（250ml）
午餐	花卷 75g，鸡蛋 50g
加餐	牛奶 250ml
晚餐	青菜肉丝面（面条 50g，胡萝卜末 20g，猪瘦肉末 20g，青菜末 50g）
加餐	肠内营养制剂（粉剂 40g）

注：①全日能量 5.00MJ（1200kcal），蛋白质 56g（19%），脂肪 28g（21%），碳水化合物 180g（60%）

表 4-44　消化性溃疡软食食谱举例

餐次	食物内容及数量
早餐	白粥（大米 50g），馒头（标准粉 50g），蛋羹（鸡蛋 50g）
加餐	豆浆（250ml）
午餐	软米饭（粳米 100g），冬瓜肉末（冬瓜 200g，猪瘦肉 50g）
加餐	牛奶 250ml
晚餐	馄饨（面粉 100g，猪瘦肉 75g，白菜 200g）

注：①全日能量 7.18MJ（1700kcal），蛋白质 68g（17%），脂肪 48g（28%），碳水化合物 253g（55%）

（五）其他注意事项

术后远期的营养摄入原则：部分伴有出血或穿孔的患者需进行手术治疗，通常采取胃大部切除或全胃切除术。对于术后5~10年或更久的患者常伴有一定程度的营养与代谢性并发症。最常见的问题是体重减轻、贫血和代谢性骨病等，均需予以纠正。

（1）体重减轻指术后不能恢复原来体重或不能维持正常体重：约有半数的胃切除术患者术后发生体重下降，全胃切除者发生的情况更为严重，会呈现不同程度的营养不良。最主要的原因是摄入量的不足，因此，需要适当提高维生素、蛋白质和能量的供给量。

（2）贫血：主要是巨幼红细胞性贫血和缺铁性贫血。缺铁性贫血与饮食中缺铁、胃酸过少、铁剂在十二指肠空肠上段吸收障碍等因素相关。可多进食富含铁的食物如动物肝、肾、肉类等，必要时服铁剂，并注意少饮浓茶和咖啡。巨幼红细胞性贫血与胃大部切除术后胃黏膜内因子减少、盐酸减少、维生素 B_{12} 吸收不良所致，有少数合并叶酸缺乏。可肌注维生素 B_{12}。可通过摄入肝、肾、肉类、新鲜蔬菜、水果等补充叶酸。

（3）代谢性骨病：约30%患者术后远期会发生骨软化和骨质疏松。食物选择时注意增加维生素、蛋白质的摄入量，多选用牛奶、鱼类等含钙丰富的食品。同时也可口服钙剂和维生素D剂。

八、骨质疏松的营养干预

（一）概述

骨质疏松症（osteoporosis，OP）是一种以骨量低下，骨微结构破坏，导致骨脆性增加，易发生骨折为特征的全身性骨病。该病多见于绝经后妇女和老年男性。骨质疏松症分为原发性和继发性两大类。原发性骨质疏松症分为绝经后骨质疏松症（Ⅰ型）、老年性骨质疏松症（Ⅱ型）和特发性骨质疏松三种。绝经后骨质疏松症一般发生在妇女绝经后5~10年内；老年性骨质疏松症一般指老人70岁后发生的骨质疏松：而特发性骨质疏松主要发生在青少年，病因尚不明。

骨折是骨质疏松症的严重后果，常见部位是骨盆、髋部和手臂。髋部骨折危害最大，病死率高达20%~25%，存活者中50%以上会有不同程度的残疾。一个骨质疏松性髋部骨折的患者每年的直接经济负担是32776元人民币。中国每年骨质疏松性髋部骨折的直接经济负担是1080亿元人民币。因此，采取有效措施预防骨质疏松的发生具有重要的意义。

骨质疏松症的发生与下列因素有关。

1. 遗传和雌激素　影响骨质疏松发生有两个阶段。第一阶段是幼年和青春期的骨质生长期。第二个阶段是闭经之后的骨丢失期。骨质生长期储备足够的钙，骨峰值高，可供丢失的骨组织就多，患病的时间就晚。闭经时间越早，或者由于卵巢病变而被切除，都会引起骨量丢失加速，导致骨质疏松的发生。遗传对骨峰值和骨丢失的程度都有影响。

骨质疏松也受种族的影响，此病多见于白人、其次为黄种人，黑人最少。雌激素缺乏导致骨质疏松发生的机制目前尚不清楚，可能是雌激素缺乏导致成骨和破骨形成不均衡，成骨小于破骨，骨量减少，导致骨质疏松发生。

2. 甲状旁腺激素　老年患者血清甲状旁腺激素水平随年龄增加而增高。多数学者认为甲状旁腺功能亢进患者多伴有骨质疏松的发生。

3. 降钙素　降钙素水平降低可能是女性罹患骨质疏松症的原因之一。

4. 1,25-$(OH)_2D_3$　老年人血1,25-$(OH)_2D_3$ 浓度降低与老年人日照和肾功能减退、肾

1α 羟化酶活性降低有关。1,25-$(OH)_2D_3$ 浓度降低,导致老年人小肠钙吸收减少,血钙下降,继发性甲状腺功能亢进,导致骨量减少。

5. 运动 运动尤其是负重运动,可以增加骨量,从而减少和延缓骨量丢失。但过度运动可能导致骨量丢失,容易发生骨质疏松。制动可导致骨量丢失。

6. 营养 除钙以外,蛋白质、钠和维生素 K 的摄入量与骨质疏松发生有关。

此外,年龄增长、酗酒、饮酒过量、长期使用类固醇类激素、风湿性关节炎患者、体重过轻者均可易患骨质疏松。

(二)骨质疏松与营养的关系

营养对骨质疏松的发生发展起着非常重要的作用,除了钙和维生素 D 以外,蛋白质和维生素 K 都与骨骼健康有关。

1. 蛋白质与骨骼 骨基质的主要成分是胶原蛋白,它可增加骨骼的韧性,能够经受外力的冲击。长期蛋白质摄入不足可导致骨基质胶原蛋白合成下降、新骨形成滞后,从而引起骨质疏松的发生。但是,蛋白质摄入过高可引起尿钙增加,降低肠道对钙的吸收,从而提高了机体对钙的需要量;此外,高蛋白膳食所产生的酸性产物可动员骨骼中的钙进入血液,因此,蛋白质摄入过高可引起骨质疏松。

2. 钙与骨骼 骨是体内钙和磷的储存库,人体 99%钙存在于骨骼和牙齿中,钙的摄入量与骨的生长发育关系密切。人体钙摄入不足,导致血钙浓度降低,从而促进甲状旁腺激素以及维生素 D 的分泌,促使钙在肠道内的吸收增加,减少尿钙的排出,促进骨钙释放,造成骨钙丢失,骨密度减少;当人体钙摄入充足,血钙浓度增高的时候,甲状旁腺激素和维生素 D 的水平会下降,增加钙的排出,减少它的吸收,促进钙沉积在骨骼,骨密度增加。

3. 维生素 D 对骨矿物质代谢的影响是双向的,一方面,通过促进肠钙吸收来促进骨形成,提高血钙浓度,为钙在骨骼中沉积,骨骼矿化提供原料。肠黏膜和成骨细胞膜上都有 1,25-$(OH)_2D_3$ 受体。另一方面,前破骨细胞上也有 1,25-$(OH)_2D_3$ 受体,促进细胞分化,增加破骨细胞数量,引起骨吸收增加。维生素 D 促进肠道钙磷的吸收;促进非胶原蛋白的合成,提高碱性磷酸酶的活性,减少胶原合成,刺激生长因子和细胞激动素的合成,促进骨形成和骨矿化过程。

4. 维生素 K 与骨代谢 维生素 K 是维持骨代谢必需的营养素。维生素 k 通过促进成骨细胞分泌的骨钙素,促进骨形成;此外,维生素 K 是骨钙素羟化的重要辅酶,通过影响骨钙素的生物合成和生物活性,促进骨矿化。

(三)营养干预原则

人体骨骼中的矿物含量在 30 多岁达到最高,医学上称之为峰值骨量。峰值骨量越高,老年发生骨质疏松症的时间越推迟,程度也越轻。因此,年轻时要注意合理饮食、运动和适当的日晒,以保证获得较高的峰值骨量。老年后积极改善饮食和生活方式,坚持钙和维生素 D 的补充可预防或减轻骨质疏松。

1. 维持适宜的体重 肥胖可加重关节的负担,导致关节疼痛或骨折。消瘦容易引起骨质疏松。因此,应保证适宜的能量摄入,维持正常体重。

2. 保证合适的蛋白质摄入量 健康成人每日蛋白质摄入量按 1.0g/kg 体重摄入比较合适。处于生长期、妊娠期或哺乳期的人群应适当增加蛋白质摄入量。动物性食物和植物性食物合理搭配,其中优质蛋白质约占 1/2~1/3。常吃奶类、大豆等高蛋白食物,大豆中还含有异黄酮,有助于保持骨骼质量。

3. 选择富含钙与维生素 D 的食品 每天适量食用大豆及其制品，奶及其制品，富含脂肪的鱼，建议每日摄入不少于 300ml 的牛奶，经常吃鱼。

4. 适量平衡的磷 磷酸盐摄入过多会影响钙的吸收。少喝含磷高的饮料，避免增加磷的摄入，影响钙磷比值，从而影响钙的吸收。

5. 丰富的维生素

(1)维生素 D：维生素 D 缺乏影响骨质的生成与正常钙化。维生素 D 主要来源于动物肝脏、鱼子、蛋黄以及鱼肝油。维生素 D 也可通过日晒获得。正常人平均每天至少 20 分钟日照。

(2)维生素 K：骨质疏松患者维生素 K 水平低。抗凝剂和抗生素会导致机体维生素 K 缺乏，从而使机体骨钙素水平下降，进而影响骨骼的形成和钙化。

6. 适量运动 人体的骨组织是一种有生命的组织，人在运动中肌肉的活动会不停地刺激骨组织，使骨骼更强壮。运动还有助于增强机体的反应性，改善平衡功能，减少跌倒的风险。这样骨质疏松症就不容易发生。

7. 其他 注意低盐饮食，改掉不良的饮食习惯，戒烟、限酒、少喝浓茶、可乐和碳酸饮料，预防骨质疏松的发生。

（四）一日食谱举例

骨质疏松患者一日食谱举例见表 4-45。

表 4-45 骨质疏松患者一日食谱举例

餐次	食物内容及数量
早餐	牛奶(250ml)，面包(50g)，鸡蛋 1 个，凉拌黄瓜(100g)
午餐	米饭(粳米 75g)，炖排骨(排骨 100g)，家常豆腐(豆腐 100g、肉 10g，木耳 5g)，素炒油菜(油菜 200g)，
加餐	苹果(200g)
晚餐	红豆粥(大米 10g，小米 10g，红豆 10g)，馒头(面粉 50g)，红烧黄鱼(鱼 100g)，炒大白菜(200g)
加餐	酸奶(180ml)

（五）其他注意事项

高危人群应当尽早到正规医院进行骨密度检测，做到早诊断、早预防、早治疗。以下问题可以帮助大家进行骨质疏松症高危情况的自我检测，任何一项回答为“是”者，则为高危人群，应当到正规医院骨质疏松专科门诊就诊。

1. 您是否曾经因为轻微的碰撞或者跌倒就会伤到自己的骨骼？
2. 您连续 3 个月以上服用激素类药品吗？
3. 您的身高是否比年轻时降低了三厘米？
4. 您经常过度饮酒吗？（每天饮酒 2 次，或一周中只有 1~2 天不饮酒）
5. 您每天吸烟超过 20 支吗？
6. 您经常腹泻吗？（由于腹腔疾病或者肠炎而引起）
7. 父母有没有轻微碰撞或跌倒就会发生髋部骨折的情况？
8. 您是否在 45 岁之前就绝经了？
9. 您是否曾经有过连续 12 个月以上没有月经(除了怀孕期间)？

10. 您是否患有阳痿或者缺乏性欲这些症状?

(六) 常见咨询问题及回答

1. 喝骨头汤能防止骨质疏松吗?

答:实验证明同样一碗牛奶中的钙含量,远远高于一碗骨头汤。对老人而言,骨头汤里溶解了大量的脂肪,经常食用还可能引起其他健康问题。

2. 治疗骨质疏松症等于补钙吗?

答:简单来讲骨质疏松症是骨代谢的异常(人体内破骨细胞影响大于成骨细胞,以及骨吸收的速度超过骨形成速度)造成的。因此,骨质疏松症的治疗不是单纯补钙,而是综合治疗,提高骨量、增强骨强度和预防骨折。患者应当到正规医院进行诊断和治疗。

3. 骨质疏松症是老年人特有的现象,与年轻人无关吗?

答:骨质疏松症并非是老年人的“专利”,如果年轻时忽视运动,饮食结构不均衡,导致饮食中钙的摄入少,不能达到理想的骨骼峰值量和质量,就会罹患骨质疏松症,尤其是年轻的女性。

4. 老年人治疗骨质疏松症为时已晚吗?

答:很多老年人认为骨质疏松症无法逆转,到老年期治疗已没有效果,为此放弃治疗,这是十分可惜的。从治疗的角度而言,治疗越早,效果越好。所以,老年人一旦确诊为骨质疏松症,应当接受正规治疗,减轻痛苦,提高生活质量。

5. 靠自我感觉就能发现骨质疏松症吗?

答:多数骨质疏松症病人在初期都不出现异常感觉。因此高危人群无论有无症状,应当定期去医院进行骨密度检查,以了解骨密度变化。

6. 骨质疏松症是小病,治疗无须小题大做对吗?

答:骨质疏松症平时不只是腰酸腿痛而已,一旦发生脆性骨折,尤其老年患者的髋部骨折,导致长期卧床,死亡率甚高。

7. 骨质疏松容易发生骨折,宜静不宜动吗?

答:保持正常的骨密度和骨强度需要不断地运动刺激,缺乏运动就会造成骨量丢失。体育锻炼对于防止骨质疏松具有积极作用。另外,如果不注意锻炼身体,出现骨质疏松,肌力也会减退,对骨骼的刺激进一步减少。这样,不仅会加快骨质疏松的发展,还会影响关节的灵活性,容易跌倒,造成骨折。

8. 骨折手术后,骨骼就正常了吗?

答:发生骨折,往往意味着骨质疏松症已经十分严重。骨折手术只是针对局部病变的治疗方式,而全身骨骼发生骨折的风险并未得到改变。因此,我们不但要积极治疗骨折,还需要客观评价自己的骨骼健康程度,以便及时诊断和治疗骨质疏松症,防止再次发生骨折。

九、慢性阻塞性肺疾病的营养干预

(一) 概述

慢性阻塞性肺疾病简称慢阻肺(chronic obstructive pulmonary disease,COPD),是一种破坏性的肺部疾病,是以不完全可逆的气流受限为特征的疾病,气流受限通常呈进行性发展并与肺对有害颗粒或气体的异常炎症反应有关。COPD 是一种可以预防和治疗的慢性气道炎症性疾病,COPD 虽然是气道的疾病,但对全身的系统影响也不容忽视。COPD 的主要危险因素是大量吸烟,其次是环境空气污染(包括通风不良的厨房)和遗传易感性。COPD 可分为肺气肿型和支气管炎型,肺气肿型患者常常体型消瘦,年龄偏大,有轻度低氧血症,但血细胞比容正常,在疾病的后期,会发生肺动脉高压。相反,支气管炎型患者体重正常或超重,低氧血症比较明显,血细胞比容升高,肺动脉高压发生较早。

严重的 COPD 病人常常伴有体重进行性下降,临床上称为“肺恶病质综合征”,这类病人往往有相对较高的病死率。研究表明,大多数病人中的营养状态情况与其 COPD 的基本病情密切相关。目前认为,对有肺恶病质综合征的 COPD 病人进行必要的营养支持,是 COPD 综合治疗中的重要组成部分。对于稳定或重症 COPD 病人,也是必不可少的治疗措施,成功的营养支持可以显著地改善 COPD 病人的预后。

(二)慢性阻塞性肺疾病与营养的关系

1. COPD 患者营养代谢的变化

(1)能量消耗增加:COPD 伴营养不良患者静息能量消耗较营养正常患者高 20%~30%。长期的气道阻塞及肺泡弹性回缩力的减低,使呼吸功和氧耗量增加,并且肺脏过度充气使膈肌收缩效率降低,COPD 患者每日用于呼吸的耗能为 1799~3012kJ(430~720kcal)。同时,由于感染、细菌毒素及炎性介质的作用、缺氧、焦虑、恐惧等因素引起机体内分泌紊乱,使之处于严重的应激及高代谢状态,能量消耗、尿氮排出显著增加。

(2)营养物质摄入减少:患者常伴有心肺功能不全或者进食活动受限,常有营养物质摄入的减少。

(3)营养物质消化、吸收和利用障碍:长期的低氧血症和(或)高碳酸血症,常导致电解质紊乱和消化功能紊乱,营养物质的消化吸收及氧化利用均受影响。

2. 营养不良对 COPD 患者的影响

(1)影响肺气肿的发生:肺气肿是由于肺组织损伤和修复之间的失衡所致。机体在高度应激和营养不良的共同作用下,可能会影响抗胰蛋白酶的产生。氧化剂可直接损伤肺结缔组织,加剧弹性蛋白酶引起的组织损伤。体内主要的抗氧化剂是超氧歧化酶和过氧化氢酶系统。铜是超氧歧化酶的辅助因子,铜严重缺乏可能会影响该酶的功能。铁的缺乏多伴有过氧化氢酶的功能障碍。另外一个重要的抗氧化剂是谷胱甘肽过氧化物酶。当硒缺乏时组织中谷胱甘肽过氧化物酶活性降低,便对氧化剂损伤的敏感性增加。各种自由基的清除剂在体内也起到抗氧化剂的作用。维生素 C 和维生素 E 对自由基有高度抑制作用,从而增强肺内抗氧化剂防御系统。

(2)影响呼吸肌结构和功能:营养不良时,膈肌重量减轻。呼吸肌群具有足够的收缩力和耐力是保证正常通气所不可缺少的条件。营养不良通过减少对能量底物的利用率来改变肌纤维的结构,从而损害了肌肉的功能。呼吸肌的收缩不断消耗营养底物,因此呼吸肌肌力明显受营养状态的影响。影响呼吸肌耐力的主要因素是呼吸肌纤维类型的分布和呼吸肌能量的供需平衡。当呼吸肌的能量消耗超过能量供应时,其耐力将随之下降。

(3)影响通气功能:营养不良对呼吸系最显著的影响是减少维持正常通气的动力,主要影响呼吸中枢和呼吸肌。营养不良使呼吸肌群的储备能力下降。COPD 伴营养不良者其最大吸气压、最大呼气压、最大通气量和肺活量更加明显降低。肺一氧化碳弥散功能也明显受损,与体重下降程度明显相关。营养不良还影响通气驱动力,降低呼吸中枢对缺氧的反应。对于依靠缺氧刺激而维持通气的 COPD 病人,营养不良可使机体对缺氧的反应能力下降。COPD 病人呼吸肌肌力和耐力减低,加之中枢对通气的驱动能力下降,造成通气功能严重受损。当呼吸肌肌力较正常减低 30%时,可发生高碳酸血症性呼吸衰竭。

(4)影响肺的防御和免疫功能:营养不良可严重损害肺的防御和免疫功能。营养不良的COPD病人在发生呼吸衰竭时,进行机械通气治疗后,发生通气机相关肺炎的概率大大增加。其原因有:①COPD合并营养不良者,体内抗氧化保护机制受到损害,尤其在缺乏含硫氨基酸、铜、硒和维生素者更加明显。②肺泡表面活性物质分泌减少,并常与具有保护功能的抗氧化酶水平的减低相平行。③影响肺泡和支气管上皮细胞的再生和修复,从而增加感染的机会。④支气管纤毛运动功能减弱,细菌对支气管上皮细胞的附着性增强。⑤损害细胞免疫功能,尤其损害T淋巴细胞的功能。⑥影响体液免疫功能,使血清免疫球蛋白水平减低,同时还使免疫球蛋白的更新能力受损。由于影响呼吸道上皮细胞再生,致使分泌型IgA减少。⑦补体系统活性降低和吞噬功能减低。

(5)影响COPD患者的预后:研究表明,1/4以上的稳定期COPD患者,体重低于理想体重。如果营养不良状况加重,可伴有气道阻塞症状的恶化,住院COPD病人中,50%以上的病人有营养不良的表现。COPD病人营养不良也是死亡的重要原因之一,而且这种营养不良所致的高病死率,与COPD病人的气道阻塞程度无关。呼吸肌肌群功能和力量的下降,以及对感染的易患性,常为营养不良的后果。COPD病人的营养不良直接威胁到病人的生存。有人发现,COPD病人出现体重进行性下降后,其平均寿命仅为两年。

(三)营养干预原则

在没有明显胃肠功能障碍时应鼓励病人尽可能经胃肠道营养(吞咽困难者,可给予鼻饲),当肠内营养不能满足营养摄入量时,可短期给予静脉营养。大多数病人的营养支持应以调整饮食习惯和安排合理膳食为主。如创造良好进食环境,进食前可以适当休息,少量多餐,以软食为主。缺氧明显的病人可在进餐时或饭后给予氧疗。

1. 能量供给　COPD病人基础消耗高于健康人,同时还要纠正已降低的体重,因此日需热量应保持较高水平。一般可用HB公式推算出基础能量消耗(BEE):

男性:BEE(kJ/d)=[66.47+13.75×体重(kg)+5.0×身高(cm)-6.76×年龄(岁)]×4.184

女性:BEE(kJ/d)=[655.1+9.56×体重(kg)+1.85×身高(cm)-4.68×年龄(岁)]×4.184

根据BEE计算病人每日能量供应:

一日总能量供给(kJ/d)=BEE×C×1.1×1.3

公式中:C为校正系数(男性为1.16,女性为1.19,1.1为使病人体重下降得以纠正,应再增加10%的BEE,1.3为轻度活动系数,如果卧床则为1.2、中度活动系数为1.5、剧烈活动系数为1.75。

以上能量的供给主要针对的是稳定期COPD病人,对于急性发作期病人,还应乘以应激系数,即临床校正系数(CCF),CCF多为经验性的,如体温每升高1℃(>37℃),CCF为1.12,严重感染或脓毒血症CCF从1.1~1.3不等。

2. 碳水化合物　通气功能障碍是COPD发病特征之一,因此,COPD的营养支持时不主张摄入过多的碳水化合物,尤其是对存在CO_2潴留的病人应限制其碳水化合物的摄入总量。碳水化合物提供的热能占总能量的50%~60%为宜。如合并呼吸衰竭,严格控制碳水化合物的摄入量(占热能50%)。

3. 脂肪　一般脂肪供能占总能量的20%~30%,具有严重通气障碍和呼吸衰竭的病人可适当提高脂肪的摄入量。膳食脂肪摄入时应注意调整脂肪酸的构成,以防止高脂血症的发生或网状上皮系统的损害,故供给脂肪时动物脂肪及植物脂肪以各占一半为宜。此外,在病人的高脂饮食中以中链甘油三酯(MCT)替代部分长链脂肪酸,不仅有利于病人的消化吸收,且有利于正氮平衡的恢复。

4. 蛋白质 蛋白质供能占总能量的15%~20%,治疗开始时为了促进氮潴留和蛋白质合成,可给予优质蛋白质1.2~1.5g/(kg·d)。COPD病人避免过多摄入蛋白质,过量的蛋白质摄入,因其较低的氧热价,将加重低氧血症及高碳酸血症,从而增加每分通气量及氧的消耗。在肠外营养中适当提高支链氨基酸含量及调整饮食中的必需氨基酸谱,使其接近人体必需氨基酸模式,对降低肺性脑病的发生率及危险性有益。

5. 各种微量元素及维生素的补充 COPD病人常存在各种维生素、微量元素及矿物质的缺乏,如维生素C、维生素E、锌、铜、钾、钙、镁、磷等。这些物质参与机体的抗氧化防御系统,或是一些酶的辅酶,缺乏时造成氧自由基对机体的损伤或影响各种物质的能量代谢,进一步加重呼吸肌无力。磷的补充在临床上经常被忽视。

6. 其他 适当补充精氨酸、谷氨酰胺、核苷酸等营养成分。

(四)一日食谱举例

COPD患者参考食谱详见表4-46。

表4-46 食谱举例

餐次	内容
早餐	豆浆200g、煮鸡蛋50g、香菇素菜包(香菇10g、油菜50g、面粉75g)、西芹百合(西芹50g、百合10g)
午餐	栗子扒翅中(栗子15g、鸡翅中50g)、肉丝青笋木耳(猪肉25g、青笋75g、木耳2g)、蚝油生菜(生菜150g)、紫菜蛋花汤(紫菜1g、鸡蛋10g)、蒸米饭(大米50g)、五香卷(面粉50g)
加餐	鸭梨250g
晚餐	红烧牛肉面(牛肉100g、面粉50g)、老醋果仁菠菜(果仁10g、菠菜100g)、茄汁日本豆腐(日本豆腐100g)、蒸山药(山药50g)
加餐	牛奶250g

注:全天用盐6g;油30g;总热量2038千卡;蛋白84g(17%);脂肪64g(28%);碳水化合物281g(55%)

(五)其他注意事项

1. 在合成代谢期间,合成新的人体蛋白质,每克氮需要3毫当量的钾,因此应补充含钾丰富的食品。

2. 多给予高维生素A和维生素C的蔬菜和水果,有利于肺泡上皮细胞的修复。

3. 给予易消化、富于营养的食品。适宜温和的饮食,避免使用辛辣刺激性食品,如辣椒、花椒、大葱、大蒜、生姜,不宜吃过热或过凉的食品,宜软细及温度适宜。

4. 在两餐之间可以少量多次给予浓缩食物,以避免疲乏。

(六)常见咨询问题及回答

1. 富含镁的食品有哪些?

答:如荞麦、黄豆、黑大豆、绿豆、蚕豆、芹菜、苋菜、菠菜、荠菜、黄花菜以及牛奶等都富含镁。

2. 富含钾的食物有哪些?

答:含钾高的食物有很多,黄绿色水果钾含量高,尤其柑桔和香蕉中的钾元素含量最高。各种豆类、豆腐皮、莲子、花生米、蘑菇、紫菜、海带等食物含钾量也很高。

3. 可不可以补充鱼油?

答:适当补充富含 ω-3 多不饱和脂肪酸的鱼油,有助于降低脂类介质的作用和抑制迟发反应。

十、慢性肝脏疾病的营养干预

(一)慢性肝炎

1. 概述 肝细胞炎症和肝细胞坏死持续6个月以上称作慢性肝炎。慢性肝炎的病因有多种,包括:慢性病毒感染、化学药物和毒物、酒精中毒、营养不良等,尚有部分肝炎病因不详,称自身免疫性肝炎。主要表现为食欲不振、疲乏无力,上腹不适,肝功能明显异常,特别是体内转氨酶升高。严重者消瘦、面色灰暗、黄疸等。慢性肝炎并发症较普遍,如慢性胆囊炎、肝性糖尿病、乙肝相关性肾病等,控制肝病稳定,有助于并发症的稳定。

2. 肝炎与营养的关系 慢性肝炎时糖耐量降低、胰岛素抵抗和胰高血糖素升高,补体、白蛋白下降;重症肝炎多种蛋白质代谢紊乱。由此引起酶活性异常、机体免疫力下降、凝血机制障碍,易发生出血等。肝细胞损害时支链氨基酸分解代谢增强,芳香族氨基酸分解能力下降。血氨升高,易发生肝性脑病和肝昏迷。慢性肝炎时胆固醇降低,甘油三酯升高。由于肝脏摄取能力降低,吸收慢,转运、储存和利用都发生障碍,大部分微量营养素都不能满足需要。因此,肝脏疾病可影响全身系统和器官的正常功能和代谢。

3. 营养干预原则 营养治疗的目的为减轻肝脏负担,促进肝组织和肝细胞的修复,纠正营养不良,预防肝性脑病的发生。

(1)能量供给要防止能量过剩和能量不足:能量过剩不仅加重肝脏负担,也易发生脂肪肝、糖尿病和肥胖等并发症。通常卧床患者按20~25kcal/(kg·d);可以从事轻度体力劳动和正常活动者按30~35kcal/(kg·d);酒精性肝病按35~45kcal/(kg·d)。

(2)蛋白质按1.2~1.5g/(kg·d),并根据肝功能及时调整用量:血氨升高有肝昏迷先兆时,严格限制蛋白质摄入量(20g/d),并选择产氨少的蛋白质食物,发生肝昏迷则短期给予无蛋白质流质饮食。

(3)适宜的脂肪量应占总能量20%~25%,胆固醇小于300mg/d:脂肪摄入过多可引起脂肪肝、高血脂等并发症,食物也可因油腻而影响食欲。

(4)适宜的糖类量应占总能量的55%~65%:糖类对肝细胞有保护作用,充足的糖也利于蛋白质的利用和组织的修复,过多的糖可引起脂肪肝、肥胖和高血脂。

(5)增加维生素和矿物质的摄入:尤其是铁、锌、硒等易缺乏的矿物质和维生素C、B族维生素及维生素K,必要时可口服相应制剂。

(6)伴有腹水时应限制进水量。

(7)烹调方法与餐次:宜经常选清淡、少油、易消化吸收的烹调方法,如拌、氽、蒸炖、滑溜等;不宜选用煎炸、熏烤、腌制。一般每日3餐,食欲不佳者可增加餐次。

(8)膳食宜忌:宜用谷类、脱脂奶类、水产品、瘦肉、大豆及其制品、绿叶蔬菜、水果等,不宜选择肥肉、糕点、动物油、酒、烟、刺激性食物和调味品等,食物纤维不宜过多,以减轻胃肠管负担。

4. 一日食谱举例 慢性肝炎患者一日食谱举例见表4-47。

表 4-47 慢性肝炎食谱举例

餐次	食物内容及数量
早餐	脱脂牛奶(250ml),面包片(40g),凉拌莴笋丝(100g),煮鸡蛋蛋白 1 个(30g)
午餐	米饭(粳米 75g),氽丸子冬瓜(瘦猪肉 50g、冬瓜 100g),肉片鲜蘑油菜(瘦猪肉 50g、鲜蘑 100g、油菜 50g)
加餐	苹果(200g)
晚餐	清蒸鲈鱼(鲈鱼 75g),素炒三丝(土豆、胡萝卜、青椒各 50g),小米南瓜粥(小米 15g、南瓜 50g)小花卷 1 个(面粉 50g)
加餐	无糖酸奶(200ml)

注:①全日用油 15g、盐 5g;②全日能量 6.3MJ(1500kcal),蛋白质 74g(19.7%),脂肪 42g(25.2%),碳水化合物 206g(54.9%)

5. 其他注意事项

(1)能量供给与体重、病情及活动情况相适应,维持能量平衡:能量过剩,将增加肝脏负担,影响肝功恢复,并可导致肥胖、营养过剩性脂肪肝、糖尿病;能量不足机体蛋白消耗增加,不利于肝细胞修复和再生。

(2)碳水化合物来源于主食及副食中的多糖,摄入不足时可适量补充葡萄糖或者麦芽糖。

(3)蛋白质摄入优质蛋白要占 50%以上,血氨升高时要限制蛋白质的摄入量。

(4)当合并有脂肪肝或者高脂血症时,要限制烹调油及高脂肪食物的摄入。

(5)少量多餐,每天可 4~5 餐,每餐食物量不宜过多,以减少肝脏代谢的负荷。

6. 常见咨询问题及回答

(1)患了慢性肝炎是不是以后吃素更健康?

答:蛋白质是人体一切细胞组织的物质基础,患肝炎时,因肝脏细胞受损害,机体免疫功能减低等,需要蛋白质进行修复,增强免疫功能,所以要求在保证肝疗法中给予高蛋白饮食,病毒性肝炎病人补充蛋白质时应注意以下几点:一是了解不同食品中的蛋白质含量。瘦牛肉中的蛋白质为 20%,而鸡肉中的蛋白质占 25%。二是动、植物蛋白质要各半搭配。摄入适量的植物蛋白质能抑制动物性脂肪量,减轻肝脏的负担,保证必需氨基酸的充分吸收利用。三是蛋白质虽然非常重要,但并非越多越好,如果供应量超出每天的需求量,则会增加肝脏的负担,增加脂肪的合成,严重者则导致脂肪肝。四是饮食均衡很重要。在饮食的均衡上每日要注意补充含维生素、微量元素丰富的蔬菜、水果和五谷杂粮,尤其是绿色蔬菜、海藻和菇类都应混合搭配,才有利于肝炎的康复。

(2)老年肝炎病人怎样进行饮食调养?

答:老年人的体质特点是:生理、代谢功能低下,抵抗力减退,肝细胞再生和修复能力降低。因此,老年人在积极治疗的同时,饮食营养是非常重要的。老年肝炎病人的饮食应注意以下几点:

1)足量的蛋白质其中优质蛋白质应占总蛋白质的 50%以上。其供给量应高于正常成人,每日每千克体重蛋白质的供给标准为 1.5~2g。要多吃牛奶、脱脂奶制品、鱼虾类、瘦肉等,以及煮烂软的黄豆及其制品。

2)注意限制过多脂肪摄入特别是动物油脂不可过多,应多食用富含不饱和脂肪酸的植物油,如花生油、大豆油、玉米油、芝麻油等,这对减轻肝脏代谢负荷和防治心血管疾病都有好处。

3)饮食应有规律一般情况下,老年人保持一日 3~5 餐,每餐荤素搭配得当,粮、豆、菜混食,保持均衡饮食。

4)供给充足的水分每日通过饮水、喝汤等来供给充足的水分,一般为 1500~2000ml。

5)食物要清淡易消化。

(二)肝硬化

1. 概述 肝硬化是临床常见的慢性进行性肝病,由一种或多种病因长期或反复作用形成的弥漫性肝损害。在我国大多数为肝炎后肝硬化,少部分为酒精性肝硬化和血吸虫性肝硬化。病理组织学上有广泛的肝细胞坏死、残存肝细胞结节性再生、结缔组织增生与纤维隔形成,导致肝小叶结构破坏和假小叶形成,肝脏逐渐变形、变硬而发展为肝硬化。早期由于肝脏代偿功能较强可无明显症状,后期则以肝功能损害和门脉高压为主要表现,并有多系统受累,晚期常出现上消化道出血、肝性脑病、继发感染、脾功能亢进、腹水、癌变等并发症。

临床将肝硬化分为肝功能代偿期和失代偿期。代偿期无症状或出现乏力、恶心、低热、体重减轻、体重下降等非特异性症状。失代偿期临床表现以肝功能受损和门脉高压为主,如贫血与出血倾向、女性化和性功能减退、腹水、黄疸等。

2. 肝硬化与营养的关系 肝硬化可引起多种营养物质代谢障碍,见表 4-48。

表 4-48 肝硬化时相关营养物质代谢情况

营养物质	代谢变化
糖类	表现为糖耐量异常,部分患者出现肝源性糖尿病
脂肪	血浆游离脂肪酸和甘油增加 血浆胆固醇酯降低,严重时血浆胆固醇也降低
蛋白质	表现为白蛋白水平降低及尿素合成减少 血浆芳香族氨基酸水平增加,支链氨基酸水平降低
微量元素	血清铁减少,血清铁蛋白降低 血铜减低,血浆铜蓝蛋白减低 锌缺乏,血清硒降低

3. 营养干预原则

(1)营养干预目的维持适当营养,促进肝功能恢复与组织再生,防止肝性脑病发生及减轻其他症状。

(2)营养干预原则采用“三高一适量”膳食,即高能量、高蛋白、高维生素、适量脂肪的膳食。

1)通过各种途径保证足够的能量:供给量应较正常人为高,可按 104.5~125.4kJ 即 25~30kcal/(kg·d)供给。

2)蛋白质的供给量以患者能够耐受、足以维持氮平衡、并能促进肝细胞再生而又不致诱发肝性脑病为度:开始可适用含蛋白质 50g/d 的饮食,一周后若无不良反应,每周递增 10~15g 蛋白质。注意供给一定量的优质蛋白质,可多给富含支链氨基酸的大豆蛋白。对于顽固性腹水,食欲减退时可以采用要素饮食或补充以肠外营养。如出现肝昏迷先兆,则需将蛋白质降至25~35g/d,以免血氨升高,加重病情;肝昏迷时暂时不给蛋白。

3)脂肪摄入量不宜太高:过多的脂肪沉积于肝内,会影响肝糖原的合成,使肝功能进一步受损。肝脏有病变时,胆汁合成及分泌减少,影响脂肪的消化和吸收。但脂肪过少会影响脂溶性维生素的吸收和菜肴的口感,降低患者的食欲,故不应过分限制,而应选择易消化的植物油及奶油,也可采用中链甘油三酯(MCT),对肝硬化有良好作用。脂肪应占总热量的25%,通常为40~50g/d为宜。

4)糖类能使肝糖原含量增加,促使肝细胞再生:肝脏中有足量的糖原存在可防止毒素对肝细胞的损害。所以肝硬化患者应给予高糖饮食,每日可供给碳水化合物300~450g。如果患者不能多进食,可口服甜鲜果汁、糖藕粉、果酱、蜂蜜等甜品(蜂蜜和果糖易在肝中形成糖原,对保护肝细胞有利)。必要时可由静脉补充碳水化合物。

5)多进食含维生素丰富的食物:肝脏直接参与维生素的代谢过程,许多维生素在肝脏中形成辅酶,参与各种物质代谢,各种维生素对肝细胞及其功能有不同的作用。维生素B有保护肝细胞和防止脂肪肝的作用,并参与核酸及胆碱的合成,参与脂肪和糖的代谢,故应多选食蛋、奶、瘦肉、燕麦、绿色蔬菜、酵母等富含维生素B族的食物。维生素C可促进肝糖原的形成,有促进代谢和解毒作用。肝硬化合并贫血时,应适当补充维生素B_{12}和叶酸。有凝血障碍者,可多选用含维生素K丰富的食物,如卷心菜、菜花、花生油等。维生素E有抗氧化和保护肝细胞作用,也应适量补充。

6)水与电解质:有腹水、水肿的病人,应严格限制钠和水的摄入,低盐饮食,摄入钠盐500~800mg(氯化钠1.2~2.0g),水应限制在1000ml/d左右,如果有显著性低钠血症、严重水肿时宜给无盐饮食,钠限制在0.5g/d,水在500ml以内。

7)微量元素:肝硬化患者血清锌水平降低,尿锌排出增加,需注意锌的补充,在膳食中增加含锌量高、易吸收的动物性食品,如鲜牡蛎1490mg/kg、牛肉56mg/kg、鲜虾53mg/kg、羊肉和牛、羊肝39mg/kg、蛋黄25mg/kg。肝硬化患者常有贫血,应注意铁的补充。

8)忌用食物:忌食辛辣刺激性食品或调味品、酒精饮料等,以减轻肝脏负担,避免一切生、硬、脆和粗糙的食品,如带刺的鱼块、带碎骨的肉或鸡以及含食物纤维多、未经切碎、剁细、煮软的蔬菜(如芹菜、韭菜、黄豆芽等)。对有食管或胃底静脉曲张者应注意以细软易消化、少纤维、少刺激性、少产气的软食或半流质膳食为主。上消化道出血时应禁食。

9)食物烹调方法:要求多样化,注意食物的色、香、味、形,以刺激患者的食欲。宜采用蒸、煮、炖、烩、熬等烹饪方式,使制成的食品柔软、易消化。忌用油炸、煎、炒等坚硬、有刺激性食物,防止食管静脉曲张者破裂出血。

10)饮食制度:少量多餐,每日进餐4~5次。

4. 一日食谱举例 肝硬化患者一日食谱举例见表4-49。

表4-49 肝硬化食谱举例

餐次	食物内容及数量
早餐	脱脂牛奶(250ml),面包片(50g),凉拌莴笋丝(100g),煮鸡蛋蛋白1个(30g)
午餐	米饭(粳米75g),扒鸡翅根1个,氽丸子冬瓜(瘦猪肉50g、冬瓜100g),蒸土豆泥(土豆100g)
加餐	香蕉(200g)

续表

餐次	食物内容及数量
晚餐	清蒸鲈鱼(鲈鱼 100g),素炒木耳黄瓜(干木耳 15g、黄瓜 100g),肉末豆腐(肉末 20g、豆腐 100g) 小米南瓜粥(小米 15g、南瓜 50g) 小花卷 1 个(面粉 50g)
加餐	低脂酸奶(200ml)

注:①全日用油 15g、盐 3g;②全日能量 6.7MJ(1600kcal),蛋白质 80g(20.0%),脂肪 45g(25.0%),碳水化合物 220g(55.0%)

5. 其他注意事项

(1)蛋白质摄入量以患者能耐受,能维持氮平衡、可促进肝细胞再生又不诱发肝性脑病为宜。

(2)认为 MCT 对改善肝功能有益。但采用 MCT 作为食用油时,应防止必需脂肪酸不足,可补充亚油酸 4~7g/d,或间断使用乳制品的脂肪。

(3)对于胆汁性肝硬化患者,应该给予低脂肪、低胆固醇饮食。

(4)足够的糖原储备有利于肝功能恢复,睡前适当补充葡萄糖可减少蛋白质和脂肪的消耗。

(5)使用利尿剂应注意防止低血钾,可及时补充果蔬类或采用无盐酱油代替食盐调味。

(6)低盐饮食要求禁食一切含盐高的食品,烹调用盐 2~3g/d 或酱油 10~15ml/d。

(7)低钠饮食严格要求限钠 0.5g/d。如限蔬菜含钠量在 100mg/100g 以下,牛奶用量<500ml/d,慎用含钠药物等。

(8)营养监测指标包括血氨、血脂、电解质、肝功能、肾功能及体重变化。

6. 常见咨询问题及回答

(1)患了肝病需要高营养的食物,是否需要进食高蛋白饮食?

答:有些患者认为补充高蛋白食品可以促进肝脏功能恢复,所以会产生高营养就是进食高蛋白食物这样的误区。对于肝病患者要根据情况补充蛋白,处于失代偿期的肝硬化患者进食大量的蛋白质容易诱发肝昏迷的发生。而对于已经出现肝性脑病的肝硬化患者,要严格控制其蛋白质的摄入,特别是产氨较多的肉类和蛋类等食品,对于陷入完全昏迷者应严格禁食蛋白质含量高的食物,病情好转后也需要限制蛋白质的摄入量。对于代偿期的肝硬化患者提倡均衡饮食,蛋白质适当增加且选择优质蛋白来源的食物,而且需要定期进行营养监测,注意调整蛋白质摄入量。

(2)肝硬化患者是否需要强化补充维生素制剂?

答:维生素对人体的健康作用毋庸置疑,随着科普知识的普及和广告宣传,许多患者自行就长期大量补充维生素片剂。其实,维生素摄入过多会引起毒副反应,首当其冲就是对肝脏造成损害,过量的维生素要经过肝脏代谢分解排出体外,特别是一些铁剂、维生素 A 和 D 等摄入过多不能排出体外,加重肝硬化。对于肝硬化患者按照推荐剂量服用维生素片剂是安全的,可以强化补充维生素 B 族和维生素 C 有助于肝细胞的修复。切勿盲目过量补充维生素制剂。

(3)肝硬化患者饮食建议低脂饮食,如何控制脂肪的摄入呢?

答:肝硬化患者低脂饮食,不仅要控制烹调油用量,也要限制高脂肪食物。食物配制以清淡少油，脂肪占总能量的25%以下，全日摄入脂肪总量<50g。食物选择以各种主食、蔬菜、豆制品；少量瘦猪肉、瘦牛肉、鸡肉（去皮）、鱼、虾、贝类、鸡蛋白等食物；全天肉量不超过150g；烹调油要选择植物油，全天不超过25g。禁用：肥肉、肉汤、填鸭等，高胆固醇者蛋黄限定为每周不超过3个，禁食动物内脏、鱼子、肝、肾等；禁用油炸食品及过油食物，如干炸里脊、鸡勾肉、狮子头等。

十一、慢性胆囊炎的营养干预

（一）概述

胆囊炎是消化系统较常见的疾病，发病率较高。根据其临床表现和临床经过，又可分为急性的和慢性的两种类型，常与胆石症合并存在。胆囊炎常由于胆囊内结石或继发于胆管结石和胆道蛔虫等疾病，胆管阻塞和细菌感染是常见原因。疼痛多呈现放射性，最常见的放射部位是右肩部和右肩胛骨下角等处。

（二）慢性胆囊炎与营养的关系

胆结石多见于肥胖而伴有血脂过高的人群。研究表明，女性体质量指数（BMI）>32kg/m^2者，其胆囊结石的发病率比BMI<22kg/m^2者要高6倍；同时，肥胖的人肝脏产生的胆固醇较多，使胆汁内胆固醇过饱和，继而导致胆固醇结晶析出，诱发胆结石，进而诱发胆囊炎的发生及慢性胆囊炎的发作。膳食胆固醇、饱和脂肪以及碳水化合物的摄入过多会增加胆结石及胆囊炎的发生。而适当摄入膳食纤维、多不饱和脂肪酸及维生素C对防治胆结石及胆囊炎发生有益。

（三）营养干预原则

急性发作期，应禁食，使胆囊休息，以利于疼痛缓解。为保证机体的营养需要，可由静脉补给营养。缓解期，疼痛缓解后，根据病情循序渐进调配饮食，采用低脂肪、高蛋白质、高维生素的饮食治疗。

1. 每日供给能量7560～8400kJ（1800～2000kcal），肥胖者应适当减少，消瘦者可酌情增加。

2. 应补充充足的蛋白质　胆囊炎在静止期，肝脏功能并未完全恢复，或有不同程度的病理损害。供应充足的蛋白质可以补偿损耗，维持氮平衡，增强机体免疫力，对修复肝细胞损伤、恢复其正常功能有利。鱼、虾、瘦肉、兔肉、鸡肉、豆腐及少油的豆制品（大豆卵磷脂，有较好的消石作用）都是高蛋白质和低脂肪食物，每日蛋白质供应量为80～100g。

3. 限制脂肪摄入，避免刺激胆囊收缩以缓解疼痛　病情稳定时，饮食中脂肪应限制在50g/d以内，改善菜肴色、香、味，而刺激食欲。烹调用植物油，既能供给必须脂肪酸，又有利胆作用，但应均匀分布于三餐中，避免使用过量多的脂肪。控制含胆固醇高的食品以减轻胆固醇代谢障碍，防止结石生成。每日摄入量应少于300mg，重度高胆固醇血症应控制在200mg以内。对于动物内脏、蛋黄、咸鸭蛋、松花蛋、鱼子、蟹黄等含胆固醇高的食品应该少用或限量使用。

4. 适量的糖类增加糖原储备、节省蛋白质和维护肝脏功能，易于消化、吸收，对胆囊的刺激比脂肪和蛋白质弱，但过量会引起腹胀。每日供给量约为300～350g，应供给含多糖的复合糖类为主的食物，适量限制单糖，如砂糖和葡萄糖的摄入，对肥胖病人应适当限制主食、甜食和糖类。

5. 膳食纤维可促进肠蠕动，增加粪便量及排便次数，可抑制肠道内胆汁酸及胆固醇的吸收。可溶性膳食纤维可降低人的血浆胆固醇,故可减少胆石的形成。富含可溶性膳食纤维的食物有水果、蔬菜、大麦、燕麦麸和荚豆,富含不可溶性膳食纤维的食物有麦麸、水果、蔬菜及豆类。

6. 选择富含维生素、钙、铁、钾等绿叶蔬菜、水果及粗粮,并补充维生素制剂和相应缺乏的矿物质。维生素B族、C族和脂溶性维生素都很重要。特别是维生素K,对内脏平滑肌有解痉镇痛作用,对缓解胆管痉挛和胆石症引起的疼痛有良好的效果。

7. 少量多餐,定时定量　少量进食减少消化系统负担,多餐能刺激胆道分泌胆汁,保持胆道通畅。暴饮暴食,尤其是高脂肪饮食,通常诱发胆石症或胆囊炎急性起病。

(四)一日食谱举例

慢性胆囊炎患者一日食谱举例见表4-50。

表4-50　慢性胆囊炎食谱举例

餐次	食物内容及数量
早餐	脱脂牛奶(250ml),面包片(50g),炝白干柿椒丝(白干25g,柿椒50g),煮鸡蛋蛋白1个(30g)
午餐	米饭(大米75g),清炖排骨海带(排骨50g、海带100g),肉丝茭白(猪瘦肉50g、茭白100g),蒜蓉油麦菜(油麦菜100g)
加餐	香梨(200g)
晚餐	清蒸鲈鱼(鲈鱼75g),肉丝蒜苗木耳(猪瘦肉50g、蒜苗100g、木耳5g),蒜茸丝瓜(100g) 紫米粥1碗(大米15g、黑米10g) 小花卷1个(面粉50g)
加餐	橙子(200g)

注:①全日用油15g、盐3g;②全日能量7.1MJ(1700kcal),蛋白质80g(18.8%),脂肪45g(23.8%),碳水化合物240g(56.4%)

(五)其他注意事项

1. 刺激性食物和强烈调味品可以促使缩胆囊素产生,增强胆囊收缩,应避免食用,如辣椒、芥末、酒、咖啡等。

2. 高脂肪和高胆固醇的食物也要限制食用,如肥肉、奶油点心、肝脏、脑、鱼子及蟹黄等。

3. 日常饮食适当增加洋葱、香菇、木耳、燕麦、大豆及水果的摄入,有助于降低胆固醇,减少胆囊炎的发作。

(六)常见咨询问题及回答

1. 胆囊炎的发生与不吃早餐有关系吗?

答:饮食习惯与胆石的形成有关系,饥饿时胆囊收缩素不分泌,胆汁瘀积于胆囊,由于胆汁的过度收缩可能诱发胆结石和胆囊炎。夜间分泌的胆汁较白天分泌的胆汁更具有成石性,因此,不吃早餐者或每天只吃一两餐者更容易发生胆结石。

2. 得了慢性胆囊炎以后就吃素了?

答:慢性胆囊炎饮食光吃素是不行的,因为胆汁的排泄与食物的性质和进食量密切相关,含有脂肪和蛋白质的食物最易刺激肠壁,释放胆囊收缩素而引起胆囊的收缩排泄。如果长期只吃素菜就容易造成胆囊内胆汁排泄减少,胆汁过分浓缩淤积,而利于细菌的生长繁殖,破坏了胆汁的稳定性,从而导致和加速胆石的形成,使胆囊炎患者病情加重。因此,慢性胆囊炎患者在急性发作时应避免进食油腻食品。而在病情稳定期间,可以少量多餐进食一些荤菜,不仅可以保证营养的需要,而且有利于胆汁的分泌、排泄,防止胆石的形成,保持病情的稳定。

十二、慢性胰腺炎

(一) 概述

胰腺炎是胰腺因胰蛋白酶的自身消化作用而引起的疾病。胰腺有水肿、充血,或出血、坏死。临床上出现腹痛、腹胀、恶心、呕吐、发热等症状。化验血和尿中淀粉酶含量升高等。慢性胰腺炎是由各种不同病因造成的胰腺组织和功能的持续损害,最终导致胰腺内、外分泌功能永久性丧失。其病理特征为胰腺纤维化。其发病因素如下:

1. 胆管疾病 胆囊、胆管结石、胆囊炎、肝胰壶腹括约肌狭窄等,是我国慢性胰腺炎的主要发病原因。

2. 慢性酒精中毒 也是慢性胰腺炎的发病原因。

3. 自身免疫性疾病 系统红斑狼疮、干燥综合征等。

4. 高脂血症、高钙血症、遗传因素等。

慢性胰腺炎症状轻度无症状或轻度消化不良,中度以上出现腹痛多位于上腹部,弥散,可放射至背部、两肋,坐起或前倾有所缓解。有不同程度的消化不良症状如腹胀、食欲缺乏、厌油、消瘦、脂肪泻等;半数患者因为内分泌功能障碍发生糖尿病。

(二) 胰腺炎与营养的关系

当胰腺的外分泌量低于正常的5%以下时,即出现消化不良症状,最显著是对脂肪的消化不良和吸收障碍;当胰腺酶的分泌低于正常的10%~15%时,蛋白质和糖类的吸收不良也常出现。慢性胰腺炎后期,胰岛细胞炎症受损,患者常并发糖尿病或糖耐量异常。

(三) 营养干预原则

1. 供给充足的能量,以满足人体生理需要,能量来源主要由碳水化合物供给,每日可供给300g以上,占总能量的70%以上为宜,可采用藕粉、米、面、燕麦、蔗糖、蜂蜜等。

2. 限制脂肪的摄入,每日供给30~40g,病情好转后每天可增至40~50g。可采用含中链脂肪多的油类如奶油、椰子油等,此类脂肪无需脂肪酶即可吸收。必要时可用中链甘油三酯(MCT)代替某些膳食脂肪。

3. 每日蛋白质供给50~70g为宜。注意选用含脂肪少、高生物价蛋白食品,如鸡蛋清、鸡肉、虾、鱼、脱脂奶、豆腐、瘦牛肉等。

4. 慢性胰腺炎患者多伴有胆道疾病或胰腺动脉硬化,每天胆固醇供给量以不超300mg为宜。

5. 多选用富含B族维生素和维生素A、C的食物,特别是维生素C每日应供给300mg以上,必要时给予片剂口服。

6. 忌用化学性和机械性刺激的食物,限制味精用量,严格禁酒。禁用含脂肪多的食物,如油炸食品。少食萝卜、黄豆、豆芽及肉汤、鸡汤、鱼汤及油腻的、易引起胀气并增加胰腺负担的食品。

7. 采用少量多餐的方式,每日4~5次,避免过饱和暴饮暴食。

(四) 一日食谱举例

慢性胰腺炎患者一日食谱举例见表4-51。

表 4-51　慢性胰腺炎食谱举例

餐次	食物内容及数量
早餐	大米粥(大米 25g),面包片(50g),蒜茸菠菜粉丝(菠菜 100g、粉丝 25g),煮鸡蛋(去蛋黄)
午餐	青菜香菇龙须面(青菜 50g、干香菇 10g、面条 100g),烩虾仁口蘑黄瓜(虾仁 50g、口蘑 50g、黄瓜 100g);蒜茸茄丝(茄子 100g)
加餐	水果汁(200ml)
晚餐	氽丸子冬瓜(瘦猪肉 50g、冬瓜 100g),肉丝胡萝卜丝青蒜(瘦肉 25g、胡萝卜 50g、青蒜 25g),蒜茸西兰花(西兰花 100g) 小米粥 1 碗(小米 15g) 小花卷 1 个(面粉 50g)
加餐	米粉(50g)

注:①全日用油 15g、盐 3g;②全日能量 6.9MJ(1640kcal),蛋白质 58g(14.1%),脂肪 32g(17.6%),碳水化合物 280g(68.3%)

(五) 其他注意事项

胰腺炎急性发作期的处理:急性发作期初期,应严格禁食水。主要治疗措施为禁食及纠正水和电解质、酸碱平衡,保护各脏器的功能,采取被动支持,维持有效血容量,保护心、肝、肾的功能,为进一步预防和纠正全身营养代谢的异常打基础。通常在 3~5 天后,病人腹痛明显减轻、肠鸣音恢复、血淀粉酶降至正常时,可直接进无脂高糖类,如果汁、果冻、藕粉、米汤、菜汁、绿豆汤等食物。禁食如浓肉汤、鱼汤、牛奶、豆浆、蛋黄等食物。由于膳食成分不平衡,热量和各种营养素含量低,不宜长期使用。病情稳定后,可改为低脂肪半流食。

(六) 常见咨询问题及回答

1. 如何预防胰腺炎?

答:避免或消除胆道疾病:如,预防肠道蛔虫,及时治疗胆道结石以及避免引起胆道疾病急性发作;戒酒:平素酗酒的人由于慢性酒精中毒和营养不良而致肝、胰等器官受到损害,抗感染的能力下降,在此基础上,可因一次酗酒而致急性胰腺炎。忌暴食暴饮:暴饮暴食导致胃肠功能紊乱,使肠道的正常活动及排空发生障碍,阻碍胆汁和胰液的正常引流,引起胰腺炎。

2. 如何预防慢性胰腺炎患者营养不良?

答:慢性胰腺炎患者,长期限制饮食及胃肠不适,容易导致营养摄入不足。需要进行定期体重监测及专业营养门诊随诊。若体重下降明显,口服饮食难以解决,可以进行口服营养补充或者咨询专业营养师进行指导。伴有长期慢性腹泻的患者,咨询医生口服补充胰酶制剂,同时还需要注意补充一些脂溶性维生素及维生素 B_{12}、叶酸,适当补充各种微量元素。

(葛 声　许红霞　张片红)

第三节　外科疾病的营养干预及肠内外营养

一、围术期的营养干预

(一) 概述

围术期是围绕手术的一个全过程,从确定接受手术治疗开始,直至与手术有关治疗基本结束为止的一段时间，包含手术前、手术中及手术后三个阶段。

（二）手术治疗和营养的关系

外科手术作为一种有创治疗，可导致机体出现内分泌及代谢改变，这些改变虽然是机体的保护性防御反应，有利机体对创伤耐受，但会导致体内营养素大量消耗。临床上外科患者普遍存在蛋白质-能量营养不良，发生率约为30%~50%。围术期营养不良不仅影响器官的生理功能，还会增加感染、多器官功能障碍的发生率，延长切口愈合、器官功能恢复及住院时间。大多数研究证实，围术期营养不良的患者术后并发症是营养正常患者的20倍，尤其是中重度营养不良患者术后并发症显著增加。因此，围术期的营养治疗应该受到重视。

（三）营养干预原则

1. 术前营养诊断与营养干预原则

（1）术前营养诊断：外科手术患者应进行营养风险筛查，对有营养风险患者进行营养评定，以对存在营养风险或营养不良的患者制定有针对性的营养支持计划。选择正确的营养筛查和营养评价方法，不仅能诊断患者是否存在营养不良，而且能够评价营养治疗的效果。NRS 2002可作为营养风险筛查工具。营养评定方法包括体重丢失量、体重指数、去脂肪体重指数、SGA、PG-SGA、营养不良通用工具（malnutrition universal screening tool，MUST）、MNA、营养风险指数（nutritional risk index，NRI）等，血生化指标（如清蛋白）可作为辅助的评价指标。

（2）术前营养治疗指征：经上述营养筛查和评价后，诊断为营养状况良好的患者无需营养支持，中度和重度营养不良患者推荐术前使用营养支持。预计围术期不能经口进食时间超过7天或无法摄入能量和蛋白质目标需要量的60%~75%超过10天的患者，围术期需明显提升营养状况或存在严重代谢障碍风险的患者，也推荐应用营养支持。其主要目的在于改善患者的营养状况，提高其对手术创伤的耐受力，减少或避免术后并发症和降低死亡率。

（3）术前营养治疗原则

1）高能量高糖类：高糖类膳食可供给充足能量，减少蛋白质消耗，促进肝糖原合成和贮备，防止发生低血糖，保护肝细胞免受麻醉剂损害。此外，还能增强机体抵抗力，增加能量贮备，以弥补术后因进食不足时的能量消耗。摄入能量不宜过多，以免导致肥胖，对手术和恢复产生不利影响。

2）高蛋白质：外科手术患者必需供给充足蛋白质，供给100~150g/d，或按每天1.5~2g/kg。应防止患者因食欲差，摄入量少，蛋白质缺乏使血浆蛋白下降，致营养不良性水肿，对术后伤口愈合及病情恢复不利。给予高蛋白膳食，可纠正病程长致的蛋白质过度消耗，减少术后并发症。

3）高维生素：维生素C可降低毛细血管通透性，减少出血，促进组织再生及伤口愈合。维生素K主要参与凝血过程，可减少术中及术后出血。B族维生素与糖类代谢关系密切，缺乏时代谢障碍，伤口愈合和失血耐受力均受到影响。维生素A能促进组织新生，加速伤口愈合，故应补充足够维生素。

（4）术前营养治疗时机与方法

1）时机：术前营养治疗时间的长短，应视病情与营养治疗的效果而定，一般持续7~14天，短时间的营养治疗难以达到预期效果，但对于个别病情较重而允许等待的营养不良患者，则可以延长术前营养治疗的时间，数周甚至数月也有可能，如复杂肠外瘘、慢性重症炎性肠病等。

2)方法:营养治疗方法主要包括肠内营养(EN)和肠外营养(PN),一般说来,EN 与 PN 相比,具有更符合生理条件、有利于维持肠黏膜细胞结构与功能完整性、并发症少且价格低廉等优点。因此,只要患者消化道功能正常或具有部分消化道功能,应优先选用肠内营养。

肠内营养包括经口饮食和管饲营养,具体如下:

经口膳食:对于胃肠功能较好、吞咽功能正常的患者,鼓励经口营养。如口腔外科患者、骨外科、心外科、肝、肾移植等患者,只要吞咽功能、胃肠良好(不存在梗阻),就可以实施经口进食各种食物补充营养。

管饲营养:对于存在胃肠功能、但无法吞咽的患者,可选用管饲营养。

管饲营养分以下几种情况:①对于胃功能良好,没有食道反流的患者,可放置鼻胃管行鼻胃管饲。鼻胃管饲因其符合生理条件,允许使用分次投给法行推注灌食,当然也可以使用持续重力匀速滴注和间歇重力匀速滴注法,后者耐受性最好;②对于存在幽门梗阻、胃瘫、近端瘘或可能发生胃内容物误吸的患者推荐使用鼻肠管,如内镜下放置鼻十二指肠管、鼻空肠管等。一般采用持续重力匀速滴注和间歇重力匀速滴注法,后者耐受性好。对于分次投给法,由于短时间进食量大、速度快容易引发诸如倾倒综合征等不良反应,故不推荐使用该法。③对于严重营养不良,需要营养治疗时间较长(大于 3 周)者,可以考虑经皮放置导管法,如经皮内镜胃造口(PEG)、经皮内镜空肠造口(PEJ)、放射线下经皮胃造口(PRJ)等。该方法成功率较高,具有创伤小、并发症少、恢复快等优点。

肠外营养:对于无法使用肠内营养,或肠内营养供给不足,小于目标量的 60%,考虑肠外营养治疗。肠外营养应优先选择周围静脉。当不能满足营养需要时,可考虑中心静脉营养及 PICC。当术前需要全肠外营养时,总能量一般在 25~30kcal/(kg·d)为宜,其中 30%~40%由脂肪供能,氮摄入 0.15~0.2g/(kg·d),并在全肠外营养液中添加常规剂量的矿物质与微量营养素。

2. 术后代谢特点与营养诊断

(1)术后代谢特点:严重创伤、感染和大手术后,患者往往处于异常的高代谢状态,主要原因包括儿茶酚胺、糖皮质激素、胰高血糖素大量释放,胰岛素分泌相对不足,以及炎性介质的产生如 TNF、IL-1、IL-6 等,致使糖原分解和糖异生异常活跃,出现所谓的“应激性高血糖”。而这些变化进一步扰乱内稳态,影响细胞能量代谢和功能,导致营养物质的代谢过程发生改变。

1)能量代谢的改变:严重创伤、感染和大手术的外科患者往往存在高分解代谢。据报道对于择期手术后患者,静息能量消耗(REE)较术前增高约 10%,而创伤感染和大手术后一般增高 20%~50%。烧伤患者 REE 的增高较为突出,严重者增高可达 100%甚至更高。一般,常规采用 Hanrris-Bendict(H-B)公式进行能量消耗测算,但多数研究表明,该测算值往往高于实际测量值 10%。

2)蛋白质和氨基酸代谢的改变:外科患者术后肌蛋白分解明显加强,释放大量氨基酸,以提供糖异生原料,包括支链氨基酸、芳香族氨基酸及含硫氨基酸。其中,支链氨基酸可直接被肌肉组织摄取氧化供能,而炎症介质介导的肝细胞功能不全导致血中芳香族氨基酸和含硫氨基酸利用减少,致血中浓度升高 BCAA 因不断被外周组织摄取利用,使得 BCAA 与芳香族氨基酸的比值明显下降。此外,肝脏合成大量急性相反应蛋白,如 C 反应蛋白、α 酸性糖蛋白、铜蓝蛋白、补体 C3、纤维连接蛋白等,导致肌蛋白进一步消耗。肌蛋白分解代谢增加,使得尿氮排出量明显增多,出现负氮平衡。创伤及大手术后氮损失持续时间较长,需要一定时间才能恢复,且创伤后总氮丢失量与创伤严重程度成正比,故创伤越重,负氮平衡程度越大,持续时间越长。

3)糖类代谢的改变:创伤感染和大手术后,一方面,肝糖原分解加快,肝脏糖原异生路径异常活跃。正常肝脏葡萄糖的生成速度为2.0~2.5mg/(kg·min),而创伤感染和大手术后患者的葡萄糖生成为4.4~5.1mg/(kg·min),即使输注外源葡萄糖也不能阻止异常活跃的糖异生过程;另一方面,由于细胞表面胰岛素受体的数量及亲和力降低,胰岛素受体后信号传导障碍,以及肌肉组织葡萄糖载体改变等,导致胰岛素抵抗,出现"应激性高血糖"。异常的糖异生及胰岛素抵抗,使得糖无氧酵解增加,产生大量的乳酸和酮酸。

4)脂类代谢的改变:创伤后脂肪成为重要的能量来源,据报道严重创伤、感染患者能利用脂肪乳剂供能。外科术后患者脂肪分解明显增加,血浆中游离脂肪酸和甘油三酯明显升高,而促使脂肪分解的因素主要包括儿茶酚胺升高致脂酶活性增加,及内分泌和炎症介质介导的脂肪动员增加。一般正常机体主要通过游离脂肪酸氧化供能,而外科术后患者主要通过甘油三酯氧化供能,据报道创伤后能量约70%~80%来源于脂肪。当机体处于正氮平衡后,营养供给充裕时,脂肪分解转变为积累,速度较慢,待脂肪量增加到术前时,患者基本或完全康复。

5)钾钠的改变:外科患者术后,尿氮丢失的同时尿钾排出明显增加,排出多少及持续时间长短,随创伤严重程度而异。伤后初期尿钠显著减少,与氮和钾变化相反,为一过性正平衡,到利尿期为负平衡,但很快恢复正平衡。

(2)术后营养诊断与营养治疗指征:术后营养诊断近似于术前,但营养治疗指征不同。对于一般手术创伤患者,术后数天基本可以过渡到经口膳食,只要注意细软易消化、搭配合理即可,无需术后营养治疗,但以下情况应作为术后营养支持的指征:①术前因中度和重度营养不良已经实施营养支持的患者;②严重营养不良而由于各种原因术前未进行营养支持的患者,术后应接受营养支持;③严重创伤应激、估计术后不能进食时间超过7天的患者;④术后出现严重并发症需长时间禁食,或存在代谢明显增加的患者。上述患者接受术后营养支持可以获益。

(3)术后营养治疗原则

1)术后营养治疗时机与方法:在创伤感染和大手术后,虽然大部分患者的小肠功能在6小时后即可恢复,一般在术后24~48小时内,内稳态得到稳定后,可采取早期肠内营养。如果胃肠功能低下可选择肠外营养治疗,并依次过渡到肠外营养+肠内营养、肠内营养,直至经口膳食。

2)能量:能量需要增加,手术或外伤均可导致机体能量消耗,患者必须增加能量供给,能量供给包括基础代谢、活动消耗能量及疾病应激时能量消耗。

目前,创伤感染和大手术后能量消耗的估算,通常采用两种方法:一种是通过经验公式计算,最常用的是H-B公式,计算出患者的BEE,再乘上相应的应激系数。另一种方法是通过间接能量测定仪来测定,是当前较为理想的方法,但仪器昂贵、对人员技术要求高。据研究表明,H-B公式的测算结果高于实际测量值约10%。

能量供给方法和时机:一般术后营养治疗分为术后早期、并发症出现期和康复期三个阶段。术后早期被认为是高度应激期,营养治疗的作用在于保持内稳态的稳定,供给机体基础的能量与营养底物,降低应激反应。此时应给予低能量供应,由少到多逐渐增加,一般能量供应在20~25kcal/(kg·d),不宜超过30kcal/(kg·d)。

在并发症出现期，营养治疗在保持内稳态稳定的基础上，增加能量的供应量，以供给机体组织愈合、器官功能恢复及免疫调控。在并发症出现时，营养治疗不宜停，但可根据应激的情况和心肺、肝肾等功能来改变热氮比、糖脂比，能量控制在 30kcal/(kg·d)为宜。严格控制血糖水平，控制并发症，同时增加脂肪乳剂的应用，适当增加氮量，达到维持机体代谢的需求。

患者一旦进入康复期，营养治疗应有补充的作用。除维持机体代谢所需的基本能量外，还需增加部分能量，如能量为 35kcal/(kg·d)，以求达到适度的正氮平衡，补充机体在前一阶段的损耗，促进体力的恢复，加快患者的康复。

3)蛋白质：蛋白质是更新和修补创伤组织的原料。在术后早期及并发症出现期，供给蛋白质 1.2~1.5g/(kg·d)较为合适，相当于 0.2~0.24g/(kg·d)的氮量，过高的蛋白质摄入并不会增加氮潴留，相反还会增加机体的负荷。到了康复期，摄入的氮量可以更高些，达到 1.5~2.0g/(kg·d)，相当于 0.24~0.32g/(kg·d)的氮量，以达到正氮平衡的营养治疗效果。一般情况下热氮比为 100：1~150：1。对于创伤感染患者还可适当增加氮量，降低非蛋白能量；肾衰和氮质血症患者，热氮比 300：1~400：1 较为适宜。

4)糖类：是供给能量最经济、最有效的营养素，由于机体的糖原储备有限（禁食 24 小时后耗竭）。因此每日提供的葡萄糖量不应低于 120g。一般葡萄糖摄入的推荐量不宜超过 4~5mg/(kg·min)，占总能量比例不超过 50%，否则过量的葡萄糖集中在肝脏，可导致肝脏脂肪浸润，同时葡萄糖的呼吸商较脂肪、蛋白质高，过多摄入会增加通气需求，加重原有呼吸系统疾病患者的负担。

此外，由于创伤感染和大手术后往往出现胰岛素拮抗，从而出现应激性高血糖，故膳食供应中尽量增加复合糖类的摄入，减少单糖、双糖的摄入；对于肠外营养治疗中应用的葡萄糖，应配比一定比例的胰岛素，将血糖稳定在一定范围水平内。轻度应激者，按胰岛素/糖为 1U/10g 的比例在营养液中加入胰岛素，高度应激者为 1U/4g~1U/5g。配置全营养混合液的 EVA 袋对胰岛素的吸附作用低于 PVC 袋，当使用 PVC 袋时，应注意经常摇动营养袋，避免胰岛素在液体顶部存留所引发的低血糖；如有严重胰岛素抵抗，可用微量泵注射胰岛素更为安全。

5)脂肪：创伤感染及大手术后机体主要供能物质是脂肪，据报道，创伤、严重感染患者能利用脂肪乳剂供能，同时脂肪乳剂可以有效防止必需脂肪酸的缺乏，且渗压低。因此主张在创伤感染和大手术后早期由脂肪提供 40%~60% 非蛋白质能量。此外，脂肪的呼吸商比较低，可以减少通气需求量，减轻对呼吸系统的压力。

6)微量营养素：严重感染、创伤应激时，体内抗氧化维生素（维生素 C、E、A）的含量明显下降，使机体的抗氧化能力减弱。因此，应该增加抗氧化维生素的供应。术后康复阶段，补充蛋白质同时应补钾，以维持钾氮正常比例。

7)特殊营养：在临床研究中发现某些营养素可以改善患者的免疫功能，促进患者康复。目前，免疫营养主要添加物质为谷氨酰胺、精氨酸、ω-3 多不饱和脂肪酸（ω-3 PUFA）、核酸等。①ω-3PUFA 主要是指 α 亚麻酸，它是人体必需脂肪酸。除了作为重要的能量来源，还能减少前列腺素、白三烯、IL-1 和 TNF 释放，减轻血管收缩和炎症反应。因此，新型含 ω-3PUFA的脂肪乳剂以及富含 ω-3PUFA 的肠内营养配方，可能更有利于创伤感染等创伤感染和大手术后患者。②可溶性食物纤维在肠道中被细菌发酵，生成丁酸、乙酸和丙酸等短链脂肪酸盐类，是结肠细胞的主要能源物质，经结肠刷状缘吸收，并部分入血，可刺激结肠上皮细胞增殖，防止肠黏膜萎缩，增强肠屏障功能，减少菌群易位。③谷氨酰胺（Gln）能维持肠黏膜屏障的稳定性，预防细菌和内毒素的易位，同时它还是谷胱甘肽的重要来源，而后者是重要的氧自由基清除剂。目前国际上绝大多数营养学会和机构均推荐对需要PN支持的手术患者添加谷氨酰胺，以利于改善临床结局；但是美国肠外肠内营养学会在其最新的重症指南中，并不推荐对重症患者应用EN或PN时常规添加谷氨酰胺。④核苷酸是蛋白质合成和细胞分裂所必需的，膳食核苷酸在维持正常的免疫功能中起重要作用，能调节T细胞的成熟和功能。不含核苷酸膳食会降低细胞免疫功能和对感染的抵抗能力。⑤精氨酸可以促进生长激素分泌，增加胶原合成以促进伤口愈合，以及改善T细胞增生反应，增加CD4/CD8比值，促进胸腺的作用等。尽管如此，近年来多项设计良好的研究结果显示，含精氨酸的免疫增强型EN制剂被建议慎用于血流动力学不稳定的脓毒症患者，原因是精氨酸作为一氧化氮合成的底物，可增加一氧化氮合成，进而促进感染、炎症状况下的血管舒张、氧化应激损害增加，加重血流动力学不稳定和器官衰竭。因此，最新的美国肠外肠内营养学会重症指南认为，对于严重脓毒症患者，不应常规使用含精氨酸的免疫增强型EN制剂。

二、口腔颌面外科手术的营养干预

（一）概述

口腔颌面外科是指口腔器官（牙、牙槽骨、唇、颊、舌、腭、咽等）、面部软组织、颌面诸骨（上颌骨、下颌骨、颧骨等）、颞下颌关节、涎腺以及颈部某些相关疾病的外科手术治疗。

（二）口腔颌面外科疾病与营养的关系

口腔颌面部因上接颅脑，下连颈部大血管及重要神经，是消化道的入口和呼吸道上端，腔多、易污染；一方面，口腔颌面部疾病及其相应的治疗，会引起组织水肿、组织缺失、张口受限、咀嚼功能失调或消失、疼痛不愿进食等，造成进食困难或吞咽困难，从而引起营养不足；另一方面，口腔颌面部感染、创伤、肿瘤等也易造成机体的分解代谢亢进，增加机体对营养素的需求，如果此时营养供给不足，则会加重机体的营养不良。口腔颌面外科患者的营养不良最多见的是蛋白质能量营养不良，表现为皮下脂肪减少或消失、皮肤干燥、肌肉萎缩无力，反映在营养指标上为体重、皮褶厚度、上臂围及肌力等均下降，而血浆白蛋白、运铁蛋白等内脏蛋白含量变化不大，细胞免疫功能受损较轻或维持正常。蛋白质和能量不足均可降低机体的免疫功能，使伤口愈合缓慢，增加合并感染的机会，延长住院时间等，因此，术后合理的营养膳食治疗，减少手术后并发症，促进伤口愈合和机体恢复可起到重要作用。

（三）营养干预原则

考虑到术后分解代谢亢进，体蛋白分解，所以应供给充足的能量和均衡的营养。根据病情能量供给在25～35kcal/（kg·d），蛋白质1～1.5g/（kg·d），脂肪供给量占总能量的25%～30%，碳水化合物占总能量的50%～60%。供给充足的多种维生素及微量元素。补充液体和保持水电解质平衡，以弥补术后因摄入减少、发热、出血、漏夜等排泄量增加所致的代谢紊乱。

根据术后不同情况，能经口进食者可先给予口腔流质饮食，如牛奶、蒸鸡蛋羹、肉糜米糊、果汁、红枣银耳羹、西瓜汁、绿豆汤、藕粉等易吞咽的食物；因口内疾患及涉及咀嚼器官的手术后，不能经口进食的患者，可采用管饲匀浆膳或肠外营养；再根据恢复情况，逐渐过渡到口腔半流饮食和口腔软食。因口腔颌面外科手术的患者胃肠道功能多是正常的，需要供给足够的能量，并具有饱腹感。短期不能恢复经口进食者最好采用管饲匀浆膳或肠内营养制剂，这样能够保证充足的营养支持。

（四）一日食谱举例

口腔颌面术后一日食谱举例见表 4-52。

表 4-52　口腔颌面外科手术后食谱举例

餐次	食物内容及数量
早餐	牛奶(牛乳 250ml),鸡蛋羹(鸡蛋 50g),匀浆膳(匀浆膳 50g)
加餐	苹果汁(苹果 200g)
午餐	藕粉(藕粉 50g),匀浆膳(匀浆膳 100g),蔬菜汁(蔬菜 250g)
加餐	绿豆汤(绿豆 25g),
晚餐	匀浆膳(匀浆膳 50g),番茄汁(西红柿 200g)
加餐	牛奶(牛乳 250ml)

注:①全日能量 1600kcal,蛋白质 72g(18.0%),脂肪 44.4g(25.0%),碳水化合物 228g(57%)

（五）其他注意事项

根据口腔颌面外科疾病的种类和手术范围,其营养干预特点不同。

1. 普通口腔颌面外科手术　在术后当天中午应禁食,第 2 天给口腔流质膳食,第 3~4 天给口腔半流质膳食,第 5 天后开始给口腔软饭。可以采用肠内营养制剂口服,以增加能量和蛋白质的摄入量,并增加饱腹感。为预防术后出血,注意食物温度不宜超过 40 度。

2. 扁桃体、口腔黏膜手术　术后唾液中带血是常见现象,为预防术后出血,应在手术后 4 小时开始用冷流质膳食,并注意口腔清洁。若在全麻下手术者,待病人苏醒后给予冷流质饮食。第 2 日进普通流食,第 3 天改半流食,于一周左右便可恢复普通饮食。

3. 口腔手术　视手术面积大小而定,可食流质或半流质饮食,为预防术后出血,并注意食物温度不宜超过 40℃,然后根据恢复程度改为普通饮食。若不能经口进食,则可用管饲方法。管饲液可采用匀浆膳或肠内营养制剂。待能经口进食时即可改为半流食或普通饭。

4. 颌骨手术和颊部植皮　术后需要较多时间的口腔固定,术后早期宜用清流质膳食或管饲营养。清流质膳食可用的食物:米汤、稀藕粉、去油肉汤、少油过滤菜汤、过滤果汁。清流质膳食所供能量及营养素均不足,只能在极短时间内应用。最好采用鼻胃管管饲的方式,给予匀浆膳或肠内营养制剂,少量多次,每天 5~6 次,每次 200~300ml。匀浆膳需要配制营养素均衡的配方,或添加维生素和微量元素制剂。

5. 喉部手术或全喉切除　术后一般采用管饲喂养 2 周左右,根据病情恢复情况逐渐改为经口进食。

（六）常见咨询问题及回答

什么是冷流食?

答:冷流食包括:冷牛奶、冷豆浆、冷鸡蛋羹、杏仁豆腐、冰棍、冰激凌、冷藕粉等,也可将肠内营养制剂冲调好冷藏后使用。

三、食管手术的营养干预

（一）概述

食道(食管)是咽和胃之间的消化管。食道常见的疾病包括食道的畸形、运动失调、炎症和肿瘤。有些无症状或症状轻微,对健康影响不大。有些则影响进食,甚至威胁生命。诊断需根据X射线钡剂造影、食管压力测定或食管镜检查。对无症状或症状轻微者无需治疗，对影响进食或威胁生命者则需手术治疗。

（二）食道手术与营养的关系

食管或者贲门癌手术切除肿瘤组织后，食管残端与胃做吻合，部分胃提升到胸腔和食管上端吻合，解剖结构发生了变化，以致胃肠道功能也发生紊乱，包括胃液的反流、排空障碍等。这些改变会影响到经口进食以及食物在胃内的消化，各种营养素的摄入、消化和吸收障碍。因此在术中常常预先放置胃管或空肠管，以方便术后早期的肠内营养支持。

食管癌患者大多存在较长时间的吞咽困难，因而可能出现营养不良，电解质紊乱，贫血等。而营养不良对术后有着重要的影响，体重下降超过10%的患者，术后严重并发症的发生率和病死率可能增加10%。食管癌切除手术复杂，方法多种，涉及胸腔、腹腔甚至颈部手术，手术创伤大，以往并发症是比较多的。但随着麻醉、外科技术及围术期处理的改进，其并发症的发生率和病死率明显下降。其常见的并发症包括心肺功能障碍、吻合口瘘、出血、乳糜胸/腹等。

（三）营养干预原则

营养治疗的目的是纠正或改善患者营养状况，促进手术伤口的愈合，并提高机体对后续抗肿瘤治疗的耐受力。

消化道功能正常者，以胃肠道管饲补充为主，可选择整蛋白型肠内营养制剂或要素型肠内营养制剂；胃肠功能部分丧失者，用胃肠造瘘行肠内营养并联合部分肠外营养；胃肠功能丧失者，首选肠外营养。定期进行营养风险筛查和营养评价，及早发现营养问题并及早处理，远比出现营养不良后再行纠正更为有效。

如患者手术前已有体重减轻，应及时采用肠外营养支持。如果患者能够进食，应给予营养素平衡的要素膳或多聚膳，以少量多餐的方式进食。根据体重的变化确定能量的供给量。一般能量供给可在25~30kcal/(kg·d)，蛋白质1~1.5g/(kg·d)，脂肪供给量占总能量的25%~30%，碳水化合物占总能量的50%~60%。

手术后，应尽可能采用肠内营养支持，如管饲或胃肠造瘘的方式，膳食配方应根据病情及时调整，逐渐过渡到经口进食。供给充足的多种维生素及钙、磷丰富的食物。补充维生素和微量元素类制剂。补充液体和保持水电解质平衡，以弥补术后因摄入减少、发热、出血、漏液等排泄量增加所致的代谢紊乱。

（四）一日食谱举例

食道手术后一日食谱举例详见表4-53。

表4-53 食管手术后半流质饮食期食谱举例

餐次	食物内容及数量
早餐	牛奶(牛乳250ml)，鸡蛋羹(鸡蛋50g)，匀浆膳(匀浆膳50g)
加餐	西瓜汁(西瓜400g)
午餐	米糊(米50g)，匀浆膳(匀浆膳100g)，蔬菜汁(蔬菜250g)
加餐	白米粥(大米25g)，
晚餐	匀浆膳(匀浆膳50g)，番茄汁(西红柿200g)，豆浆(大豆25g)
加餐	牛奶(牛乳250ml)

注：①全日能量1690kcal，蛋白质76.1g(17.8%)，脂肪46.9g(25.2%)，碳水化合物240.8g(57%)

（五）其他注意事项

食管癌术后常见并发症的营养治疗原则：

1. 吻合口瘘　可发生胸内吻合口瘘、颈部吻合口瘘。吻合口瘘发生后，营养支持方面可选择肠内营养或肠外营养。可以空肠造瘘，给予高蛋白，高热量的短肽类要素膳。若患者情况并不适合再行空肠造瘘，则需考虑肠外营养。

2. 应激性胃溃疡大出血　应予以禁食，肠外营养，但需注意血生化、电解质等指标的监测。

3. 乳糜胸和乳糜腹　乳糜胸是食管癌切除术后严重的并发症之一，食管癌根治术后乳糜胸的发生率为0.6%~2.5%。发生乳糜胸的患者易出现营养不良、呼吸循环失代偿、免疫抑制等。食管手术的患者术后乳糜腹水出现早，低蛋白血症等情况较多见。全肠外营养是目前被推崇的标准方法，宜选择含MCT的脂肪乳。

4. 术后心肺衰竭　此类并发症多见于老年患者。营养支持应与其他治疗密切配合，特别需注意液体平衡方面的问题，以防造成补液过多带来的心肺超负荷。

（六）常见咨询问题及回答

如何预防食管癌？

答：注意防止粮食发霉，秋季收粮要快收快晒，加强保管。吃新鲜蔬菜水果，改变传统不良的饮食习惯。给蔬菜施肥时，要避免亚硝酸盐的积聚，可施钼肥。避免食用腌制的食物，经常服用富含维生素C的食物以减少胃内亚硝胺的形成。对有食管上皮细胞中度或重度增生者应给予核黄素，纠正维生素A缺乏，要尽量做到早检查、早诊断、早治疗。

四、胃部手术的营养干预

（一）概述

根据切除范围的大小，胃切除术分为全胃切除术、胃大部切除术或胃次全切除术、半胃切除术及胃窦切除术。根据胃切除的部位分为远端胃切除及近端胃切除术。通常应用的胃大部切除术的切除范围是：胃的远侧2/3~3/4，包括胃体的大部、整个胃窦部、幽门和部分十二指肠球部。

胃大部切除术的手术方式基本分两大类：毕Ⅰ式和毕Ⅱ式。毕Ⅰ式胃大部切除术是将残胃直接和十二指肠吻合，吻合后的胃肠道接近于正常解剖生理状态，所以，术后由于胃肠道功能紊乱而引起的并发症较少。毕Ⅱ式胃大部切除术是将残胃和上端空肠吻合，而将十二指肠残端自行缝合。由于胃空肠吻合改变了正常解剖生理关系，术后发生胃肠道功能紊乱的可能性较毕Ⅰ式多。

（二）胃部手术与营养的关系

胃切除后的解剖生理结构发生很大变化，并对机体的营养代谢情况产生了很大的影响。胃切除后由于胃容量大为减少，储藏、消化、分泌、吸收均受到影响，摄入的能量和各种营养素不能满足机体的需要。术后常常出现胃排空障碍，吻合口梗阻和十二指肠残端瘘等症状，也会极大影响食物的摄入和消化吸收。胃解剖结构发生改变，使得胆汁反流入残胃，发生胆汁反流性胃炎，出现恶心、呕吐等反应，使得病人食欲下降。胃酸分泌减少和内因子缺乏，引起铁和维生素B_{12}吸收障碍。脂肪消化、吸收障碍，患者常常出现脂肪泻。

（三）营养干预原则

1. 胃大部或全胃切除后的营养治疗　既要补充营养，又要结合患者对饮食的耐受情况。对每个患者应区别对待，切不可强求一律。

一般在胃手术后24~48小时内禁食，第3~4日肠道恢复功能，肛门开始排气后先进少量多餐的清流质饮食，然后逐步改为全量流食5~6日后进少渣半流食，大约7~9日可以恢复普通饮食。近年主张术后早期肠内营养灌注，术后6小时起从空肠营养管先滴注生理盐水，以后逐步转为要素饮食等营养制剂缓慢滴注，开始时1~2ml/h，12小时后逐渐加量，包括浓度、速度和剂量，一般3天后可达全量。术后的能量供给量平均为22~24kcal/(kg·d)，蛋白质1~1.5g/(kg·d)。

2. 缩短流食阶段，尽早改为半流食或软饭　在供给半流食时可按干稀搭配原则配餐，每餐都配以面包、烤馒头干、饼干等干食，可多选用肉、蛋、豆制品等，牛奶及乳制品视病人耐受力而定。如欲饮用汤汁、饮料、茶水等，宜安排在餐前或餐后0.5~1小时，以减缓残胃的排空速度。

3. 低糖类、高蛋白质、中等脂肪量　糖类应以多糖类复合糖类为主，禁用单糖浓缩甜食，如精制糖果、甜点心、甜饮料等。碳水化合物在肠道水解和吸收速度快于蛋白质和脂肪，对餐后血糖升高的影响也大于蛋白质和脂肪。胃切除术后若出现反应性低血糖(多发生于餐后1~3小时)，只要减少碳水化合物的入量，尤其是单、双糖，病情即可改善。牛奶及乳制品视病人耐受情况而定。脂肪能减缓胃排空速度，据部分病人反映术后适量吃些油条、油饼等油炸食物反而感到舒适，但一定要仔细咀嚼。

4. 少量多餐，避免胃肠中蓄积过多　每餐根据病人耐受情况，由少向多循序渐进，细嚼慢咽。不必过分追求完全满足病人对营养物质和能量的需求，重要的是通过利用胃肠道达到维持内脏器官各种生理功能的目的。这种进餐方式既能减缓过量高渗食糜倾入小肠而引起的不适感，也是增加营养摄入量较为可行的方法。一日3次正餐，2~3次加餐。

5. 定时定量进餐　以利于消化吸收，并可预防倾倒综合征和低血糖综合征。若出现倾倒综合征，可以进食固态食物为主，减缓食糜进入空肠的速度，不可采用高渗的饮食，餐后平卧30分钟可以减轻症状。

6. 可服用适量多酶片及各种维生素制剂　以帮助食物消化及补充饮食中维生素的摄取不足。必要时口服甲氧氯普胺(胃复安)或多潘立酮(吗丁啉)，以改善腹部饱胀等不适。

(四) 一日食谱举例

胃部手术后一日食谱举例详见表4-54。

表4-54 胃部手术后食谱举例

	7:30	11:30	15:30	17:30
清流	小米汤	去油乌鸡汤	稀藕粉	枸杞元鱼汤
流质	菜汁米糊 蒸蛋羹	肉泥菜汁米糊 银耳莲子桂圆汤	酸奶或营养制剂	鸡泥菜汁米糊 去油香菇排骨汤
胃切术后饮食	蒸蛋羹 白米粥 肉松	氽丸子龙须面	酸奶或营养制剂	肉泥白米粥 鸡汤烩南豆腐 烤馒头片
少渣半流	牛奶、白米粥、卤鸡蛋、咸面包、土豆泥	鸡汤小馄饨 肉末豆花、百合南瓜	银耳枣泥桂圆羹或营养制剂	清蒸鱼、素烩冬瓜、白米粥、莲茸包

（五）其他注意事项

胃切除术后常见并发症的营养原则如下：

1. 胃吻合口排空障碍　术后9~11天为吻合口水肿高峰期。约在术后7~10天后，已服流质良好的患者，在改进半流质或不消化的食物，如花生、鸡蛋、油腻食物等后，突然发生呕吐，经禁食后，轻者3~4日自愈，严重者呕吐频繁，可持续20~30天。原因可能与残胃弛张无力、吻合口水肿和吻合口输出肠段肠麻痹、功能紊乱有关。治疗方法包括禁食，持续胃管吸引等。

2. 倾倒综合征　正常人由于幽门的控制，胃内食糜能适当与适时地向小肠输送。胃大部切除术后，失去幽门括约功能，食物过快地大量排入上段空肠，又未经胃肠液混合稀释而呈高渗性，同时从肠壁吸出大量液体，使循环血容量减少，肠管膨胀，引起5-羟色胺等肠道激素释放，肠蠕动剧增。膨胀肠管的重力牵拉作用同时也刺激腹腔神经丛，引起反射性腹部和心血管系统症状。临床表现为：进食后，特别是进甜食后5~30分钟，出现腹上区胀满、恶心、肠鸣音增加和腹泻，患者觉心慌、乏力、出汗、眩晕等，平卧几分钟后可缓解。预防措施：术后开始进食应少量多餐，避免过甜、过浓的流质饮食，使胃肠道逐渐适应。餐后平卧20~30分钟可以缓解症状。

3. 低血糖综合征　发生在进食后2~3小时，表现为心慌、无力、眩晕、出汗、手颤、嗜睡，也可导致虚脱，故也称晚期倾倒综合征。发生机制是：食物速快进入空肠后葡萄糖快速吸收，血糖骤然增高，刺激胰岛素分泌。血糖下降后，胰岛素仍在分泌，于是出现低血糖。治疗：症状发生后稍进食物即可缓解。术后进食，初期要少量多餐，以逐步适应。

4. 贫血　正常情况下，铁盐在胃内由盐酸溶解，然后在小肠上部吸收。胃切后，胃酸减少，小肠上部蠕动加快，含铁食物快速通过十二指肠使铁吸收减少而引起贫血。治疗上需要调整饮食，药物补充铁剂、维生素、叶酸等，严重贫血者需输血。

（六）常见咨询问题及回答

问：术后进食量不能恢复到术前，并且体重下降怎么办？

答：这是术后常见的情况。食物在胃内不能充分搅拌和与消化液混合，同时消化液分泌减少，残胃食物进入肠腔太快，引起肠蠕动过速，消化与吸收功能减退，大便次数多，粪内含有未消化的食物。有时也由于胃切后容积减少，稍进食物，即有饱腹感，或由于病人餐后伴有其他合并症，对饮食有厌感和惧怕心理，不敢多食，使总能量摄入不够，以致术后病人体重不增甚至下降。这种情况应该加用口服营养补充剂，使全天能量摄入达到机体需要。

五、肠道手术的营养干预

（一）概述

人类正常的小肠长度平均约4m。小肠切除术分为小肠部分切除和大部分或全部切除。由于小肠血液供应障碍致肠坏死，如绞窄性肠梗阻、肠扭转、肠套叠等，或由于伤寒、克罗恩病引起小肠局限性病变致狭窄、梗阻、穿孔者，以及小肠肿瘤的患者，均需根据不同的临床表现进行小肠切除术。

（二）肠道手术与营养的关系

切除50%以下小肠对机体的营养素吸收影响较小，而50%甚至70%以上的小肠切除，使得小肠吸收面积减少和小肠排空过快，会导致短肠综合征，对机体的康复和营养状况影响较大。短肠综合征指残存小肠长度不足200cm，由此引起的一组临床症状，包括腹泻、脂肪泻、脱水、电解质失衡、吸收不良和进行性营养不良。

（三）营养干预原则

肠道术后既要补充营养，又要结合自身对饮食的耐受情况区别对待，切不可强求一律。饮食采用“循序渐进、少量多餐”的原则。一般手术后24~48小时内禁食，第3~4日肠道恢复功能，肛门开始排气后先进少量的清流饮食，然后改为全量流食。5~6日后逐步由低脂少渣半流、低脂半流、软饭过渡到普食。这个过程大约需要一个月左右的时间。

1. 经口进食对于大多数空肠切除，但留有完整的回肠和结肠的病人是有益的。

2. 一般病人早期采用肠外营养支持。待腹泻的次数与量逐渐减少，在药物控制肠蠕动的条件下，逐渐增加肠内营养，可采用管饲或要素膳口服，当病人逐渐耐受时，再过渡到大分子的匀浆饮食，最终恢复经口进食。

3. 回肠切除少于100cm且留有大部分结肠的病人，可能出现胆盐诱发的腹泻，最好以考来烯胺（消胆胺）或其他抗腹泻药物进行治疗。应当监测维生素B_{12}的吸收情况，如果吸收的少，应每日肌肉注射或口服高剂量的维生素B_{12}替代，同时监测血清维生素B_{12}水平。应当考虑对脂溶性维生素、钙和磷的水平进行监测和给予补充这些物质。

4. 对于多数回肠切除100~200cm以上而结肠完整的病人，口服营养是有益的。经肠营养可能有腹泻，是由于胆盐缺乏而有脂肪泻，应减少脂肪量，并增加钙量，使之与草酸盐相结合以减少游离草酸盐的吸收，预防尿结石的形成。同时也应增加镁的含量以补偿因与脂肪酸结合皂化而丢失的钙、镁量。以中链甘油三酯的形式胃肠内途径给予脂肪可减少脂肪泻并可改善能量平衡。但仍需给予长链脂肪酸以补充必需脂肪酸。对于经口进食和通过胃肠内给予营养物质不能被适当吸收的病人，应当采用胃肠外营养。

5. 应给予病人低脂肪、高能量和高蛋白质饮食。根据病人肠道恢复的情况，胃肠道营养需要一个循序渐进的过程。供给充足的能量25~35kcal/(kg·d)，蛋白质1~1.5g/(kg·d)。尽管病人吸收不良，也应逐渐增加能量给予直至足量。在监测血清水平的情况下，静脉给予钾、镁、锌。

6. 对于进行广泛肠切除，所剩小肠不足60cm长或仅剩十二指肠的病人，可能需要无限期的胃肠外营养支持。然而许多这种病人可能表现出令人吃惊的适应能力。在接受胃肠外营养支持的过程中应当定期对肠功能和病人的体重变化情况进行评价，以判断胃肠道适应能力。

7. 肠内营养首选短肽配方，采用输注泵持续均匀输入的方法能减少腹胀、腹泻等副作用。如果出现腹泻，可减少喂养量，也可给予止泻剂。

8. 因为肠腔吸收不良，加上胃肠道的分泌增加，肠道运动加快以及渗透压升高等，可引起腹泻，因此，开始肠内营养时，膳食配方中食物的渗透压一定要降低，并注意补足液体。

9. 含有膳食纤维的液体肠内营养制剂可增加肠道对水的吸收，减少腹泻的发生。

（四）一日食谱举例

肠道手术后患者一日食谱举例详见表4-55。

表 4-55　肠道手术后食谱举例

	7:30	11:30	17:30	20:30
清流	小米汤	去油乌鸡汤	枸杞元鱼汤	稀杏仁霜
流质	蒸蛋羹 菜汁米糊	肉泥菜汁米糊 银耳莲子桂圆汤	鸡泥菜汁米糊 去油香菇排骨汤	藕粉
低脂少渣半流	牛奶、白米粥、卤鸡蛋、咸面包、土豆泥	鸡汤小馄饨 瘦肉末豆花、烩百合玉米笋胡萝卜	清蒸鱼、素烩冬瓜、白米粥、莲茸包	营养制剂或酸奶
低脂半流	牛奶、小米粥、卤鸡蛋、葱花卷、炝炒青笋丝	鸡蛋小面片 氽丸子西红柿冬瓜 香菇油菜	清炒虾仁黄瓜、素烩什锦菜花(胡萝卜、木耳、西红柿、菜花) 山药粥、发糕	营养制剂或脱脂酸奶

(五) 其他注意事项

1. 注意少量多餐,避免胃肠中蓄积过多。一日 3 次正餐,2~3 次加餐,定时定量。加餐食物可选择去油肉汤、鱼汤、藕粉、低脂酸奶、蛋羹、营养制剂等。

2. 肠道术后易出现维生素、矿物质的吸收障碍,可适当补充复合维生素和微量营养素制剂。

3. 术后患者食量减少,体重减轻是正常现象,但不能有惧食心理,需根据自己的耐受程度逐渐增加食量。

(六) 常见咨询问题及回答

怎样选择低脂少渣饮食?

答:低脂少渣饮食指脂肪含量低、含极少量纤维和结缔组织的易于消化的膳食,即限制带叶蔬菜、水果、粗粮、整粒豆、硬果等。选用的食物应细软,便于咀嚼和吞咽,如肉类应选脂肪含量少的鸡肉、瘦肉等;瓜类蔬菜应去皮;主食粥类不能选用豆粥,可适当食用烂饭、面包、软面条等;豆浆、豆腐脑、乳类依耐受程度而定,并选用低脂奶类;蛋类应食用蛋白,禁用肥肉、蛋黄、油炸食品,烹调采用炖、煮、熬、拌的方式。

六、肝胆手术的营养干预

(一) 概述

肝脏与胆囊是人体消化系统在解剖上紧密相邻、功能上又密切相关的重要组成部分。肝脏是人体最大的消化腺,同时又是营养代谢的中心场所,兼负解毒、合成凝血因子等多种功能。胆囊贮存的胆汁有助于脂肪的良好消化,胆管、胆总管等管道系统平时担负着输送胆汁的功能,在结石、炎症、肿瘤等疾病状态下则具有更为重要的临床意义。肝胆手术后除具有一般腹部手术后的共性,还具有不同的营养代谢特点和要求。肝脏手术后的代谢功能恢复情况一方面受术前营养状况的影响,另一方面与手术性质、范围、损伤大小等密切相关。随着微创外科、快速康复外科等技术和理念的发展进步,胆囊手术变得损伤相对较小,对人体代谢和营养状况的影响也不大,主要在脂肪方面进行适当控制。当然,由于年龄、体质、遗传、合并症等各方面的差异,即使同一术种,每个人的病情和恢复情况也千差万别,需要根据各项指标和医生的判断采取不同的营养干预措施。

（二）肝胆手术后营养代谢的变化和要求

肝脏手术后，由于手术本身的创伤以及术后肝脏功能的减弱，常会出现以下营养及代谢方面的问题：

1. 低白蛋白血症　肝脏是人体合成蛋白质的主要场所，其中白蛋白是数量最多、功能也最复杂的蛋白质，但在术后早期，由于创伤、应激及炎症反应等因素，C反应蛋白等急性相反应蛋白合成亢进，白蛋白等其他蛋白质合成受抑制，再加上肝脏本身合成功能的减弱，很容易出现低白蛋白血症，并且会持续一段时间。此时，可根据血清白蛋白的降低程度及有无水肿等相关症状，酌情给予静脉输注白蛋白以缓解症状。

2. 血糖代谢紊乱　肝脏具有糖原合成与分解、糖异生等糖代谢功能，对于平稳血糖有重要作用。肝脏手术后，该功能受到影响，血糖容易出现波动，既可能出现高血糖也可能出现低血糖，但低血糖的危害更大。因此，要注意营养支持中碳水化合物的来源和供给方式，在早期静脉营养时要控制葡萄糖的输注速度，做好血糖监测并调整好胰岛素用法用量，必要时24小时持续输注。

3. 凝血因子合成减少　人体内多种凝血因子均由肝脏合成。肝脏手术后，凝血因子的合成减少，机体更容易出现凝血障碍，此时可适当补充具有促凝作用的维生素K。

4. 胆汁分泌减少　胆汁是由肝脏分泌的具有乳化脂肪、促进脂肪吸收作用的消化液。肝脏手术后胆汁的分泌减少，进食高脂食物后会出现胃肠不适甚至脂肪泻，因此术后早期开始进食时应以淀粉等高碳水化合物食物为主，适当限制脂肪的摄入量。

5. 氨基酸代谢失衡　多数患者术前即存在肝功能不全，支链氨基酸分解代谢增强而使血中浓度降低，相反芳香族氨基酸分解能力下降而在血中蓄积，使血氨升高，容易出现肝性脑病和肝昏迷。术后病人可持续存在这些代谢紊乱和风险，需注意控制营养支持中蛋白质和氨基酸种类及用量。

6. 脂质代谢紊乱　肝功能异常者可出现脂肪转运功能障碍、胆固醇合成能力降低，表现为高甘油三酯血症、胆固醇降低、脂肪肝。因此，术后早期静脉营养时应监测甘油三酯，如脂肪廓清障碍需控制脂肪乳的使用。

7. 电解质、维生素、微量元素等代谢紊乱或营养缺乏　术后电解质一方面要根据病情常规供给或限制，在出现异常时更要及时补充或调整。受检测手段、评价指标等的限制，维生素、微量元素等微量营养素的缺乏很难一一确证。但与肝脏本身功能相关的多种酶类的合成、活性、维生素的贮存均受到影响，应及时补充与能量、氨基酸等物质代谢及酶活性密切相关的维生素及微量元素，这在临床上往往容易被忽略。

胆囊手术目前多在腹腔镜下进行，创伤较以前大大减小，术后1~2天即可恢复经口进食，对机体代谢影响较小，早期需严格限制脂肪摄入，适当控制蛋白质和粗纤维，减轻胃肠负担，之后可逐渐过渡至低脂饮食。

（三）营养干预原则

1. 术前营养支持　肝胆手术的病人，术前评估如存在营养不良，应有针对性地给予口服营养补充（ONS），必要时给予短期的静脉营养，以期尽快改善术前营养状况，提高手术的耐受性，并加快术后的康复，缩短住院时间。

2. 术后早期禁食及静脉营养支持　一般肝胆手术后早期，由于手术创伤、肝功能处于低下状态、胆汁分泌减少等，患者的消化功能减弱，还常伴有疼痛、食欲下降、腹胀和疲乏等症状，需要短时间内禁食（1~2天）。对于一些手术损伤较小的患者，如范围较小的肝脏良性肿瘤的切除、腔镜下胆囊的切除等，可按一般腹部手术后的常规处理，经周围静脉给予糖电解质输液维持内环境稳定即可；对于创伤较大、肝脏功能恢复较慢的手术如肝脏恶性肿瘤、肝切除量达一半以上或合并肝硬化、复杂的胆管手术及胆管引流的病人，则应在术后早期积极给予静脉营养支持，以补偿术中及术后早期的分解代谢造成的负氮平衡。对于有肝性脑病倾向的病人，应输入含有高支链氨基酸的营养液以缓解氨基酸代谢的失衡。而对于肝移植手术则又不同，术后最初几天处于应激状态，对葡萄糖、脂肪乳剂的利用及耐量均减少，故只能输注少量葡萄糖以供应能量，在渡过最初几天的应激期后可给予含有中长链脂肪乳、高支链氨基酸、葡萄糖、维生素及微量元素等成分的全合一肠外营养液给予静脉营养支持。

3. 术后尽快恢复经口进食　术后 2~3 天，当肠道功能逐渐恢复后可开始进食少量的纯糖清流饮食（如米汤、稀藕粉），然后按照纯糖流食、纯素半流食、低脂半流食、低脂软饭的顺序慢慢过渡到普通饮食，这个过程应根据个人恢复情况循序渐进，切不可强求一律。

（1）纯糖流食：早期需要严格控制脂肪的摄入，即食物为液态或在口腔内可溶化成液态、以碳水化合物成分为主的食物，蛋白质含量极低，无脂肪，如米汤、米糊、藕粉、米粉、杏仁霜、菜汁、果汁等。注意避免牛奶及奶制品、黑芝麻糊、豆浆、豆腐脑、鸡汤、鱼汤、肉汤等食物。少量多餐，每日 5~6 餐，每餐 100~200ml，根据耐受情况逐渐增加至 300~400ml。

（2）纯素半流食：只采用植物性食品，应以淀粉及糖类为主，如米粥、细切面、小面片、面包、馒头等发面蒸食，可食用含膳食纤维少的蔬菜如冬瓜、去皮西红柿、煮熟的生菜、土豆、胡萝卜、去皮南瓜、西葫芦等。食物宜细软便于咀嚼和吞咽，易消化，不宜采用含粗纤维较多的食物如韭菜、芹菜、藕等，所有素菜均应切碎做软，严格控制植物油的摄入，从最初的几滴到 10g 以内，全天总脂肪控制在 20g 以内，避免肉、蛋、奶等各种动物性食物。烹调方法应采用蒸、煮、烩、炖、拌等。

（3）低脂半流食：以半流质状态为主，食物制作时要烧烂做软，所有体积大的食物应切碎或小块、煮软，便于咀嚼和吞咽，易消化，不用含粗纤维较多的食物如韭菜、芹菜、藕等。恢复期患者可适当增加蛋白质、维生素丰富而低脂肪的食物，避免增加肝脏负担。蛋白质的补充也应以含脂肪低的食物为主，如鱼虾、鸡蛋白、去皮鸡肉、里脊肉、豆腐、脱脂奶等，如不习惯食用奶类或鱼虾、蛋、肉者，可多吃大豆制品及菌菇类，以弥补动物蛋白的不足，有利于修复因炎症或结石等原因引起的肝细胞损伤。多种新鲜蔬菜水果等也是此阶段适合的食物种类。植物油用量较纯素半流食逐渐增加，全天控制在 15g 以内，全天脂肪不超过 30g。

（4）低脂软饭或低脂普食：烹调时应选用清蒸、清炖、煮、拌、炒、烩、焖、氽等少油的方法，全天总脂肪不超过 40g，烹调油不超过 20g，不宜使用油煎、油炸等烹调方法，胆固醇应限制在每日 200mg 以内。选择食物时不宜选用高脂肪、粗糙、坚硬和大块的食物原料或食品（如五花肉、内脏、腔骨、板筋、猪蹄、干豆、花生米等），食物烹调、制作时应避免过酸、过甜、辛辣和使用刺激性食物或调味品，并且不宜饮酒。

（四）一日食谱举例

肝胆术后患者一日食谱举例见表 4-56。

表 4-56 肝胆术后食谱举例

	7:30	9:30	11:30	15:30	17:30	20:30	能量
纯糖清流	小米汤 200ml	青菜汁 100ml	稀米粉 200ml	果汁 100ml	大米汤 200ml	稀藕粉 100ml	250kcal
纯糖流食	白米糊 200ml 菜汁 100ml	藕粉 200ml	胡萝卜米糊 200ml 百合米糊 100ml	果汁 200ml	南瓜米糊 200ml 银耳莲子汤 100ml	米粉 200ml	600kcal
纯素半流	白米粥 200ml 咸面包 2 片 土豆泥 100g	红枣桂圆羹 200ml	碎小白菜汤面 200ml 蒸山药 100g 烩百合柿子椒 100g	木瓜 150g	素炒黄瓜木耳 100g 素烩枸杞冬瓜 100g 稠白米粥 200ml	苏打饼干 3 片	900kcal
低脂半流	鸡蛋白 1 个 小米粥 200ml 小花卷 50g 炒青笋丝 50g	五谷豆浆 200ml	小白菜香菇面 200ml 氽丸子 30g 冬瓜 100g 清炒碎油麦菜 100g	猕猴桃 150g	虾仁 50g 黄瓜 100g 素烩什锦菜花 100g 山药粥 200ml 发糕 30g	脱脂牛奶 200ml	1200kcal

注:纯糖清流食用量可由少到多,第一天每餐 100ml,第二天正餐可增加至 200ml,根据耐受情况调整用量;纯素半流开始用植物油,每日 5~10g,低脂半流每日 15g。

(五) 其他注意事项

1. 肝移植术后的患者由于免疫抑制剂的使用,在饮食制作和安全卫生方面有更高的要求,以尽量避免经消化道的感染。

2. 肝胆术后如因耐受等问题长期限制脂肪的摄入,易出现脂溶性维生素缺乏,可适当补充复合维生素制剂。

3. 早期静脉营养支持时脂肪乳的应用要根据肝功能情况并注意监测甘油三酯,如异常增高或出现乳糜血要及时停用。

(六) 常见咨询问题及回答

1. 肝癌术后哪些食物不能吃?

答:肝癌手术后患者应戒酒,忌油腻、腌制、粗硬及刺激性食物,如油炸薯条、烤鸭、腊肉、火腿、香肠、培根、竹笋、整粒大豆、干辣椒等,并避免吃对肝脏功能有损害的食物,如发霉食物、含有较多人工合成的香精、色素等添加剂的熟食、小食品、碳酸饮料等。

2. 胆囊摘除后可以吃油和鸡蛋吗?

答:胆囊切除后原则上不宜摄入过高的脂肪与胆固醇,但也不必过分限制脂肪,因为食物中一定量的脂肪是刺激胆汁分泌及扩展胆总管容积和保持胆道通畅所必需的。胆囊摘除后至少在术后 1 个月内要适当限制脂肪的摄取量,应该根据病情的恢复情况而逐渐加量。鸡蛋主要是由于蛋黄中含胆固醇较高,在术后早期肯定是要避免食用蛋黄的,但在逐渐耐受低脂饮食后可以蒸蛋羹、煮鸡蛋、荷包蛋等形式摄入,一般不会造成明显的不适,但尽量避免煎鸡蛋、炒鸡蛋。

3. 胆结石去除后需要长期控制饮食吗？

答：胆结石的产生往往与长期不良的饮食结构、饮食习惯及生活方式密切相关，如高脂饮食、缺乏运动、不吃早餐、饮食欠规律、饮水太少等。所以，即使去除了胆结石、切除了胆囊，如果仍然不改变这些造成胆结石的高危因素，胆结石仍然存在再次发作的可能性，不仅面临二次手术，而且还会有恶变的风险。因此，切不可认为切除了胆囊就可以一劳永逸、我行我素、随意吃喝。为了防止胆结石的再次复发，一定要注意纠正以前的一些不良饮食习惯，不要过多地摄入脂肪，不暴饮暴食，按时饮食作息，有效地改善生活方式才是最关键的。

七、胰腺手术的营养干预

（一）概述

胰腺是人体消化系统第二大腺体，在解剖结构上通过胰管与胆总管及十二指肠相通。它同时具有内分泌（胰岛素、胰高血糖素等）和外分泌（胰液）功能，因此功能较复杂：胰腺的内分泌功能表现在对血糖的调节，它所分泌的胰岛素是人体内唯一可以降血糖的激素，胰高血糖素则具有升血糖的相反作用；外分泌产生的胰液是一种呈碱性的重要消化液，含有蛋白酶、淀粉酶、脂肪酶、核糖核酸酶等多种酶系。在急性胰腺炎保守治疗失败或重症急性胰腺炎需清理坏死组织、胰腺癌需手术切除治疗时，胰腺组织本身的特点、结构和功能的复杂以及严重的病情使该手术具有高难度和高风险的特点。胰腺手术后如发生胰瘘，具有消化能力的胰液进入腹腔或血液可导致严重的后果。为便于胰腺术后的肠内营养支持，术中常放置空肠营养管，这为建立营养通路并有效实施肠内营养支持提供了便利条件。

（二）胰腺手术后对人体代谢的影响

胰腺部分切除后，其内分泌及外分泌功能均受到影响，主要表现在以下两个方面：

1. 胰液分泌减少使消化功能降低　食物中的蛋白质、脂肪、碳水化合物等营养物质的消化吸收均受到影响，食欲及进食差，营养供给不足，尤以脂肪的耐受不良更为显著，脂溶性维生素及多种矿物质也出现吸收不良，需及时补充胰酶制剂以帮助消化吸收。

2. 胰岛功能不足导致继发性糖尿病　胰腺手术后胰岛素的缺失使血糖居高不下，必须借助于外源性胰岛素来平稳血糖，并且需要适当控制单糖的摄入和碳水化合物的比例。

由于患者术后具有较高的营养风险需要补充营养，但另一方面为减少正常食物对胰液分泌的刺激作用，使人体在一段时间内又不能进食正常食物，对食物成分的特殊要求限制了营养的补充，营养支持常常面临以碳水化合物食物为主但又容易升高血糖的矛盾局面。

（三）营养干预原则

1. 术后禁食及静脉营养支持　术后至少 3 天内患者需要禁食并全肠外营养，经周围静脉或中心静脉均可，给予含有中长链脂肪乳、平衡型氨基酸、谷氨酰胺、葡萄糖、矿物质、维生素及微量元素等成分的全合一肠外营养液。

2. 经空肠管给予肠内营养　肠道蠕动恢复、无明显不适且各项酶学指标均恢复正常后，可经空肠营养管给予短肽型或氨基酸型低脂肠内营养液，可以避免对胰腺的刺激，容易快速吸收。

3. 恢复经口进食　随病情恢复，在拔除空肠营养管后可开始经口进食，其食物过渡阶段类似于肝胆手术的营养干预，在此不再赘述。

（四）一日食谱举例

参见肝胆手术后食谱举例，详见表 4-56。

（五）其他注意事项

1. 经空肠营养管给予营养液时，为避免产生不适，宜采用持续缓慢泵入的方式，速度可由慢至快逐渐调整，从50ml/h增加至100ml/h左右。用量亦遵循由少到多，从500ml/d逐渐增加至1000~1500ml/d。

2. 术后早期如合并低蛋白血症及水肿，可静脉输注白蛋白10~20g/d以缓解症状。

3. 术后静脉营养支持时胰岛素用量可按每4~8g葡萄糖给予1U胰岛素，胰岛素最好单独泵入，不要加入全合一营养液中，以免因挂壁或未混匀而造成血糖波动较大，并注意监测血糖，随时调整胰岛素速度和用量。

（六）常见咨询问题及回答

1. 胰腺术后可以口服短肽型或氨基酸型肠内营养液吗？

答：可以，这种营养液就是专为胰腺等相关疾病设计的，既能提供合适的营养，又不会对胰腺造成刺激，对疾病的康复非常有利。但这种类型的营养液一般偏酸、口感很差，适合管饲而不适合口服，因此患者很难经口耐受。

2. 可以经空肠营养管给予整蛋白型肠内营养液吗？

答：可以，但不是最佳选择。整蛋白型肠内营养液根据能量密度、有无膳食纤维等也分为好几种类型，一般含膳食纤维者、能量密度高者会比较黏稠，在缓慢通过较细的空肠营养管时容易产生堵管，给肠内营养带来麻烦；尤其是对于胰腺手术后的患者，因缺少了胰液的消化，整蛋白型肠内营养液在蛋白质和脂肪的消化吸收方面都受到影响，并且可能会对胰腺带来不利的刺激而加重病情。所以最好还是选用短肽型或氨基酸型肠内营养液，尤其是术后早期的肠内营养支持。

3. 可以经空肠营养管给予匀浆膳等流食吗？

答：不建议，用普通食物制作的或国产的匀浆膳一般加工精细度不够，颗粒较大且黏稠，很容易造成堵管；而一旦出现完全性堵管则很难疏通，重置空肠管是有一定难度的，所以要尽量避免出现这种情况。如果受条件限制，只能使用匀浆膳等流食，建议稀释或者适当加入消化酶制剂进行预消化后使用，注意及时冲管以防堵管。

4. 经空肠营养管给予营养液时可以用注射器分次推注吗？

答：可以，但由于空肠不像胃部那样有较大的存贮空间，所以，在推注速度过快或一次推注量偏多时，可能会产生明显不适的感觉。如果是少量多次缓慢推注是可以的，但要注意及时冲管以防堵管。

八、骨科手术的营养干预

（一）概述

骨科手术发展至今日，所涵盖的疾病十分广泛，一级手术既包括一般清创术，还包括常见的四肢骨折脱位手术复位、石膏外固定、骨牵引术；二级手术又包括简单的开放性骨折的处理、肩髋关节以下的四肢截肢术、急性骨髓炎及化脓性关节炎引流术等；三级手术则有复杂的四肢骨干骨折内固定术及关节内骨折的手术、骨肿瘤切除术、骨骼的矫形手术、关节融合术、脊柱融合术、腰椎间盘脱出摘除术等。而无论哪种类型的骨科手术，术后患者创口的愈合、骨骼的重建等，营养是保证患者快速康复的关键一环。

（二）骨骼与营养的关系

骨组织中细胞只占2%~5%，而骨矿物质约占成年人骨干重的65%，其中钙占37%~

40%,磷占50%~58%,还有少量钠、钾、镁等。骨的有机质主要是骨胶原,占有机成分的90%。骨的新陈代谢非常活跃,骨发育成熟后,一生中仍不断进行骨重建,骨折、骨肿瘤等术后,骨重建对骨组织的自身修复极为重要,如果骨重建停止,骨组织就不能修复损伤。除了遗传、运动和激素调控外,与骨重建和骨量获得关系最密切的就是营养因素,如钙、维生素D、维生素K、蛋白质等。

1. 钙　一般建议每日钙摄入量应达到800mg,钙缺乏不但容易发生骨质疏松症、骨折率高等,对于骨骼手术的康复也极为不利。多数补钙干预试验表明,在低钙摄入量(每日摄钙400mg)基础上添加钙剂可增加骨密度,减少骨折率。

2. 维生素D　维生素D对骨矿物质代谢的影响是双向的。一方面,维生素D可促进骨形成,并促进肠钙吸收,提高血钙浓度,为钙在骨骼中沉积,骨骼矿化提供原料。另一方面,破骨细胞的前体细胞上有1,25-$(OH)_2D_3$受体,可促进前体破骨细胞分化,增加破骨细胞数量,引起骨吸收增加。骨骼肌是活性维生素D代谢的靶器官,维生素D缺乏时可出现肌无力补充维生素D可改善神经肌肉协调作用,减少摔倒的机会,这也是补充维生素D减少骨折发生率的原因之一。

3. 维生素K　研究发现维生素K缺乏对人体骨骼发育具有不良影响,血清骨钙素和骨密度等随膳食维生素K摄入水平的增加而增加,提示了维生素K可以促进骨的生成,抑制骨吸收。

4. 蛋白质　蛋白质是构成骨基质的主要原料,适量蛋白质可增加钙的吸收与储存,有利于骨骼生长。但高蛋白质摄入导致尿钙排出量增加也已被许多人体实验所证实,而且还有研究发现低蛋白摄入者其骨量丢失和骨折的发生率也显著高于蛋白质摄入高者,因此,鉴于目前尚无足够证据给出骨手术后蛋白质的适宜摄入量,建议略高于普通成人即可。

(三)营养干预原则

指导患者合理膳食,加强营养。恢复期一般以高蛋白、高钙,富含维生素、膳食纤维的食物为主,如鱼、瘦肉、禽蛋和新鲜蔬菜水果等。

1. 循序渐进、加强营养　原则上以肠内营养为主,一般术后4~6小时给以清淡易消化的半流为主,如粥、烂面条等,也可以给以全营养素的特殊医学用途食品(FSMP),逐步经过半流质饮食、软质饮食向普通饮食过渡。

2. 能量　手术创伤造成机体能量的大量消耗,必须补充足够的能量,以减少机体组织消耗,促进创伤修复。卧床休息的男性病人,每日供能2000kcal,女性为1800kcal。所需能量也可按H-B公式计算:

3. 适量蛋白质　标准体重时蛋白质可按1.2~1.4g/(kg·d)供给。牛奶、蛋类、核桃、猪蹄、甲鱼等富含胶原蛋白和弹性蛋白,是合成骨基质的重要原料,可适当选用。

4. 充足的钙　成年人每日摄钙800mg,中老年人每日摄入1000mg,手术后应增加到1200mg/d。乳及乳制品含钙量多且吸收率也高,是优选食物,饮500g牛奶即可满足成人钙需要量的3/4。伴高脂血症者可用脱脂奶,防止产气者可选用酸奶,常见食物中的钙含量如附表2-1所示。

5. 丰富的维生素和适量矿物质　维生素D能促进钙的吸收和利用,推荐摄入量为每天10ug,在补钙的同时适量多晒太阳和补充相应剂量的维生素D以利钙的吸收。维生素A促进骨骼发育、维生素C促进骨基质中胶原蛋白的合成,骨折者血清维生素K水平低,补充维生素K也有一定意义。合适的钙磷比例有利于钙的利用和减慢骨钙丢失,膳食磷的适宜摄入量为700mg/d,不可过量。锌、镁缺乏时,会影响骨中有些酶的活性,造成骨的生长受抑、骨折愈合迟缓。

(四) 一日食谱举例

骨折术后一日饮食安排可参考表4-57。

表4-57 骨折术后恢复期食谱举例

餐次	食物内容及数量
早餐	酸奶(200g),馒头(面粉60g),煮鸡蛋(50g)
午餐	米饭(大米125g),青椒干子炒肉(青椒75g、豆腐干和瘦猪肉各50g),虾皮冬瓜汤(虾皮6g、冬瓜150g)
加餐	苹果(200g)
晚餐	米饭(大米100g),清蒸鱼(鲈鱼100g),香菇油菜(香菇15g、油菜250g),海带猪骨汤(海带40g、猪排骨25g)
加餐	牛奶(250ml)

注:①全日用油20g、盐6g;②全日能量约1915kcal,蛋白质约90g(18.8%),脂肪55g(25.8%),碳水化合物265g(55.4%);③钙1200mg,铁20mg,锌12mg

(五) 其他注意事项

1. 一般进食高钙、富含维生素及膳食纤维的食物来预防便秘,如3日未排便可使用缓泻剂;胸腰椎骨折的患者要注意避免甜食及易产气的食物,如豆浆等豆制品,奶制品也可换成酸奶。

2. 创伤小的手术一般不引起或很少引起全身反应,病人在术后即可进食。创伤大的手术或全身麻醉的病人,多有短时间的消化吸收功能障碍,一般较少进食,需进行肠外营养治疗,随着机体的恢复,逐步改为经口的肠内营养治疗。

3. 谷类所含植酸及某些蔬菜如菠菜中的草酸,会影响钙的利用与吸收,建议先在沸水中焯一下,待部分草酸溶于水后再烹调。烹调加点醋有利于钙在酸性环境中溶解和吸收。

(六) 常见咨询问题及回答

骨折刚做完手术,熬制骨头汤来补钙,这样可行吗?

答:骨头里的钙不容易溶解到汤里,因此汤里含钙量非常低,因此,喝骨头汤对补钙的作用是微乎其微的,骨头汤不仅含钙微量,且人体吸收效果差,骨头汤里还含有大量脂肪,长期服用还容易导致高血脂、高尿酸、肥胖,因此,补钙佳品还是含钙丰富的奶制品更靠谱些。

九、肺部手术的营养干预

(一) 概述

肺部手术治疗是常见疾病如支气管扩张、肺结核、肺癌等有效的治疗措施,特别是肺癌,近50年来,全世界肺癌的发病率明显增高,在工业发达国家和我国大城市中,肺癌的发病率已居男性肿瘤发病的首位。肺癌的病因至今不完全明确,长期大量吸烟是肺癌最重要的风险因素,其他致病因素包括大气污染、烹饪油烟、饮食因素、遗传易感性等也不可忽视,目前,肺癌主要的治疗手段包括手术、化疗、放疗、分子靶向治疗等。肺癌是营养不良发生率最高的肿瘤之一,尤其在晚期肺癌患者中营养不良发生率可达30%以上。

（二）肺部与营养的关系

呼吸系统的功能是吸入新鲜空气，通过肺泡内的气体交换，使血液得到氧并排出二氧化碳，从而维持正常人体的新陈代谢。呼吸系统疾病普遍呈高代谢状态，营养的目的是为机体提供足够的能量和营养素需要，防止蛋白的过度分解。而由于二氧化碳大多是碳水化合物的代谢产物，因此进食或者摄入过多的糖类会加重通气负担，故在肺部手术后一般认为要限制碳水化合物的摄入量。肌肉组织是呼吸功能、运动能力及生活质量的重要决定因素，营养不良会导致呼吸肌力量、有氧代谢、表面活性物质等减少，并引起呼吸困难和通气动力增加及脱离呼吸机的时间延长。营养不良相关免疫功能受损会削弱全身和肺部的防御机制，增加感染和死亡率并降低生活质量。

特别值得关注的是肺癌患者，肺癌本身或纵隔淋巴结转移癌对食管可能产生压迫症状影响进食。肺癌引起的呼吸困难导致患者大脑缺氧，对化学感受器所传递的饥饿信号迟钝，对食物的味觉、嗅觉也会发生改变，进食的快感减少或消失，产生厌食。同时肺癌本身产生的一些细胞因子，也可以刺激和诱导宿主免疫细胞产生各种细胞因子，导致糖、脂肪、蛋白质代谢异常，引起营养不良。因此，不仅在术后，围术期的营养治疗也十分重要。而且有创手术本身在应激状态下，机体会发生一系列代谢改变，其特征为静息能量消耗增高、高血糖及蛋白质分解增强。脂肪是应激病人，包括肿瘤和肺部手术患者的重要能源，它不仅呼吸商较低，产生二氧化碳少，而且创伤应激时机体脂肪组织的脂肪分解增强，其分解产物可作为糖异生作用的前体物质，从而减少蛋白质分解，保存机体蛋白质。

（三）营养干预原则

肺癌等接受肺部手术患者，没有胃肠道功能障碍时，在术后应尽早鼓励病人恢复经口摄食或给予 ONS，防止营养不良对预后的影响，原则上以肠内营养为主，膳食多从要素营养制剂开始，辅以营养免疫制剂，逐步经过流质饮食、半流质饮食、软质饮食向普通饮食过渡。通常采用少食多餐的供餐方式，必要时可采用肠外营养治疗，或肠内、肠外联合营养治疗。

1. 饮食清淡平衡，维持适宜体重　恢复期食物尽量做到多样化，主食粗细粮搭配，副食要荤素均衡，不吃陈旧变质或刺激性的东西，禁用辛辣刺激性食物和调味品，少吃熏、烤、腌泡、油炸、过咸的食品，以保证营养平衡，维持体重处于正常水平，即 BMI 为 18.5~24kg/m^2。

2. 能量　手术创伤造成机体能量的大量消耗，必须补充足够的能量，以减少机体组织消耗，促进创伤修复。卧床休息的男性病人，每日供能 2000kcal，女性为 1800kcal。所需能量也可按 H-B 公式计算。

3. 限制碳水化合物　肺部术后因呼吸功能受限，CO_2 潴留和血氧分压降低，因此要适当降低碳水化合物的含量（55%~60%），减少 CO_2 生成和呼吸商，从而降低通气的要求。

4. 适当高脂肪饮食　脂肪的呼吸商最低，约为 0.7，适当增加脂肪的比例有助于气体交换，而且对于肺癌患者而言，选择富含 ω-3 多不饱和脂肪酸的鱼油、亚麻籽油等对于肿瘤康复也有一定的益处，推荐脂肪的比例为 20%~30%。

5. 适量蛋白质　蛋白质摄入过少不利于呼吸肌功能的维持，而摄入过多蛋白质又可增加呼吸功，导致呼吸肌群进一步衰竭，故蛋白质的摄入应该暂时减少，长期维持在适宜水平即可，约为 15%~20%。

6. 补充维生素　营养状况良好的病人，术后脂溶性维生素按生理需要量供给即可，过多易在体内过量蓄积，但水溶性维生素应足量给予。维生素 A 和 C 有利于支气管黏膜修复，维生素 C 有促进胶原蛋白合成、促进伤口愈合的作用，每天应供给 100mg 维生素 C 和

1500μg 维生素 A，即可满足需要。有研究表明，补充维生素 D 可以有效降低慢性支气管炎的患病风险，可以适量补充维生素 D。B 族维生素与能量代谢关系密切，可影响食欲、伤口愈合及机体对失血的耐受力，每日给予量可增加至正常供给量的 2~3 倍。

7. 及时补充矿物质　手术病人因失血和液体渗出等原因，常可丢失大量的钾、钠、镁、锌、铁等矿物质，应根据实验室检查结果及时补充。

8. 摄入充足水分　大量饮水有利于痰液稀释，并能保持气管通畅。每天至少饮水量在 2000ml 以上。

（四）一日食谱举例

肺部手术后的饮食安排可参考表 4-58。

表 4-58　肺癌术后恢复期食谱举例

餐次	食物内容及数量
早餐	牛奶（250ml），馒头（50g），蒸蛋羹（50g），热拌菠菜（亚麻油 3g、菠菜 150g）
午餐	米饭（粳米 100g），竹笋氽鱼丸（鱼肉 50g、竹笋 10g、豆苗 5g），软炒西蓝花（西蓝花 150g、蟹味菇 15g）
加餐	柑橘（150g）
晚餐	紫薯小花卷（面粉 75g、紫薯泥 25g），海带胡萝卜炖排骨（海带 15g、胡萝卜 25g、排骨 100g），香菇炒油菜（油菜 150g、鲜香菇 50g）
加餐	酸奶（100g）

注：①全日用油 30g、盐 5g；②全日能量约 1890kcal，蛋白质 85g（18%），脂肪 62g（29.5%），碳水化合物 248g（52.5%）

（五）其他注意事项

创伤小的手术一般不引起或很少引起全身反应，病人在术后即可进食。创伤大的手术或全身麻醉的病人，多有短时间的消化吸收功能障碍，一般较少进食，需进行肠外营养治疗，随着机体的恢复，逐步改为经口的肠内营养治疗。

（六）常见咨询问题及回答

是否有最佳的抗肺癌食物？

答：虽然有一些食物有较高含量的天然抗疾病成分，但没有一种超级食物能够保证效果。但是食用抗炎食物、高纤维食物以及低血糖指数的食物能够更好地提高免疫力。当然也有一些食物富含植物营养素及抗氧化物质，对肿瘤患者可能带来益处，如木耳、草菇、香菇、海带、慈菇、胡萝卜、番茄、人参、灵芝、麦麸、薏仁、大豆、绿叶蔬菜、丝瓜、柑橘、柠檬、山楂、葱、蒜、木瓜等。目前，市场还提供了肿瘤患者专用的营养配方产品，肺癌术后患者也可以选择食用。

（刘英华　付萍　姚颖）

第四节　其他常见病的营养干预

一、消瘦的营养干预

（一）概述

消瘦（emaciation）是指人体因疾病或某些因素而致体重下降，低于标准体重的 20% 以上时,即称为消瘦。儿童则用身高别体重 Z 评分(weight for height z scores,WHZ),以 WHZ<-2 界定为消瘦。其特征主要有能量摄入不足、体重丢失、肌肉减少、皮下脂肪减少、局部或全身液体潴留、机体功能下降等。消瘦分为单纯性消瘦和继发性消瘦两类。

1. 单纯性消瘦　单纯性消瘦包括体质消瘦和外源性消瘦。

(1)体质性消瘦:主要为非渐行性消瘦,具有一定的遗传性。

(2)外源性消瘦:通常受饮食、生活习惯和心理等各方面因素的影响。食物摄入量不足、偏食、厌食、生活不规律和缺乏锻炼等饮食生活习惯以及工作压力大,精神紧张和过度疲劳等心理因素都是导致外源性消瘦的原因。

2. 继发性消瘦　由各类疾病所引起的消瘦我们称之为继发性消瘦。

3. 引起消瘦常见原因

(1)食物摄入不足:①食物缺乏、偏食或喂养不当引起的消瘦(小儿营养不良、佝偻病等);②进食或吞咽困难引起的消瘦(口腔溃疡、下颌关节炎、骨髓炎及食管肿瘤等);③厌食或食欲减退引起的消瘦(神经性厌食症、慢性胃炎、肾上腺皮质功能减退及恶性肿瘤等)。

(2)食物消化、吸收、利用障碍:①慢性胃肠病;②慢性肝、胆、胰病;③内分泌与代谢性疾病;④慢性消耗性疾病;⑤其他如久服泻剂或对胃肠有刺激的药物。

(3)食物需要增加或消耗过多:如生长、发育、妊娠、哺乳、过劳、甲亢、长期发热、恶性肿瘤、创伤及手术后等。

4. 诊断要点　诊断应整合多种技术,从不同层面、不同方面对患者进行整体分析,从而作出最后诊断。一般依赖于三级诊断:一级诊断为营养筛查,主要针对所有易感人群,其目的为发现风险,对所有易感人群进行营养风险筛查;二级诊断为营养评估,主要针对筛查阳性者及特殊人群如所有的肿瘤患者,其目的是通过营养评估发现有无营养不良并判断其严重程度;三级诊断为综合评价,就是对阳性患者的身体、心理状况进行综合检查、全面分析的过程,了解疾病的原因、类型及后果。

(二)营养干预原则

1. 合理膳食　不管什么原因引起的消瘦,合理膳食是治疗的最基本措施。

2. 补充营养素制剂　在消瘦较严重情况下或者膳食摄入困难的情况下,营养素制剂是理想的选择。目前营养素制剂有肠内营养制剂和肠外(静脉)营养制剂。补充剂量要适宜,不要使用过高的治疗量或维持量,尤其对于有毒副作用的营养素更应注意。

3. 病因治疗　继发性消瘦应该注意病因治疗,原发性消瘦要注意解决影响摄入不足的原因,为补充膳食营养创造条件。

4. 营养素平衡　治疗时不仅考虑缺乏的某种营养素,应该全面从营养素之间的相互关系来考虑治疗方案,使患者得到更全面的营养治疗,恢复到合理的营养水平。

5. 循序渐进　营养治疗过程中应注意循序渐进的原则,一般营养素的剂量应从小到大,浓度从低到高。开始时按实际体重计算,如能供给 83.7~125.5kJ[20~30kcal/(kg·d)],病情稳定后逐渐增加。

(三)其他注意事项

消瘦患者因机体长期缺乏营养,其胃肠道和其他器官的功能都处于低下状态,肠内营养治疗时要注意,不宜突然用高能量、高蛋白膳食进行营养治疗,以免发生或加重腹胀、腹泻等消化不良症状。

(四) 常见咨询问题及回答

如何预防消瘦?

答:预防消瘦可注意以下几点:

1. 制定合理的膳食　一日三餐营养素分配合理,热量分配得当,使体内热量供给均匀。

2. 养成良好的饮食习惯　合理膳食是预防消瘦的关键,应遵循膳食指南的原则选择日常的食物及合理的食物烹饪方式。

3. 健康的生活方式　生活方式与疾病有着密切的关系,要注意一定要保持健康的生活方式,如坚持每天跑步、戒烟限酒等。

4. 积极治疗原发病　纠正影响营养不良的疾病,如消化吸收不良、分解代谢加速和蛋白质丢失性疾病。

二、肥胖的营养干预

(一) 概述

肥胖(obesity)是指人体脂肪过量贮存,脂肪细胞增多和(或)细胞体积增大,即全身脂肪组织增多,与其他组织失去正常比例的状态。表现为体重超过和相应身长所确定标准值20%以上。

判断是否肥胖常参考以下指标:

1. 体质指数　BMI是评价18岁以上人群营养状况的常用指标。它不仅较敏感地反应体型的胖瘦程度,而且与皮褶厚度、上臂围等营养状况指标的相关性也较高。

BMI的计算公式为:BMI(kg/m^2)=体重(kg)÷[身高(m)]^2,BMI的评价标准见表4-59。

表4-59　成人体质指数(BMI)评价标准(单位:kg/m^2)

	WHO成人标准	亚洲成人标准	中国成人标准
偏瘦	<18.5	<18.5	<18.5
正常范围	18.5~24.9	18.5~22.9	18.5~23.9
超重	25.0~29.9	23.0~24.5	24.0~27.9
肥胖	≥30	≥25	≥28

注:成人BMI评价标准不适合人群:年龄<18岁者、运动员、肌肉特别发达者、孕妇、哺乳妇女、体弱或需久坐的老人

2. 标准体重法　体重指数%=(实际体重-标准体重)÷标准体重×100%。

判断标准:-10%以下为消瘦;-10%~+10%为正常;+10%~+20%为超重;≥+20%为肥胖。

标准体重计算方法:标准体重(kg)=身高(cm)-105。

(二) 肥胖与营养的关系

1. 蛋白质　肥胖患者膳食结构常常是高能量、高脂肪、高蛋白的三高食品,过多的蛋白质摄入,经过体内异生作用合成脂肪酸并进入脂肪细胞,再合成脂肪而储存起来,这就更加重了肥胖。

2. 糖类　肥胖初期空腹血糖正常,随着肥胖度的加重和病程延长,糖耐量下降,胰岛素抵抗,初期餐后血糖增高,随后空腹血糖也增高,出现糖尿病。肥胖患者常伴有胰岛素抵抗,

出现高胰岛素血症。

3. 脂肪　肥胖患者存在着明显的脂质代谢紊乱，容易诱发高脂血症、脂肪肝、高血压及冠心病。肥胖患者血脂异常主要表现为血浆甘油三酯、总胆固醇、极低密度脂蛋白胆固醇的升高。

4. 维生素和矿物质　对肥胖儿童的研究显示，其体内的脂溶性抗氧化维生素，如维生素E，β-胡萝卜素的血浆水平下降；血清25(OH)D_3水平降低，但1,25-(OH)$_2$$D_3$水平增高，同时血钙、血磷降低，甲状旁腺激素、降钙素轻度增高，血清碱性磷酸酶及骨钙素也升高，尿钙和尿磷降低；肥胖儿童的骨矿物含量及骨密度也降低；肥胖患者空腹血浆锌浓度下降，并与BMI、血浆葡萄水平及胰岛素水平呈负相关。

（三）营养干预原则

1. 治疗总原则　保证机体蛋白质及其他各种营养素需要的前提下，维持机体摄入能量与消耗间的负平衡状态。控制膳食和增加活动同步进行，在控制膳食同时，适当增加活动，可改善糖耐量，降低胰岛素抵抗，促进体脂分解，减少体蛋白丢失和增加蛋白合成，有利于机体正常氮平衡的维持。肥胖治疗必须持之以恒地彻底改变原有不良生活方式和膳食习惯，长期严格控制能量摄入。

2. 治疗方法

(1)限制总能量：能量限制要逐渐进行，能量摄入逐步降低、避免骤然降至最低安全水平以下，应适可而止。辅以适当的体力活动，增加能量消耗。成年的轻度肥胖者，按每月减轻体重0.5~1.0kg为宜，即每天减少0.53~1.05MJ(125~250kcal)能量来确定每天3餐的标准。而成年中度以上肥胖者，每周减体重0.5~1.0kg，每天减少能量为2.31~4.62MJ(552~1104kcal)，应从严控制。每人每天膳食中应尽量供给能量4.20MJ(1000kcal)，这是可以较长时间坚持的最低安全水平。

(2)适量蛋白质：肥胖因摄入能量过多，过多能量无论来自何种能源物质，都可致肥胖，食品蛋白当然也不例外。同时，严格限制膳食能量供给，蛋白质摄入过度还会导致肝肾功能损害，故低能量膳食模式中蛋白质供给不宜过高，对采用低能量膳食模式中度以上肥胖者，蛋白质提供能量占总能量20%~30%为宜，并选用高生物价蛋白，如牛奶、鱼、鸡、鸡蛋清、瘦肉等。

(3)限制脂肪：过多摄入脂肪可引起酮症，限制膳食能量供给时，必须限制膳食脂肪供给量，尤其需限制动物脂肪。因在肥胖时，脂肪沉积在皮下组织和内脏器官过多，常易致脂肪肝、高脂血症及冠心病等并发症。此外，膳食脂肪高易饱腻，使食欲下降。为使膳食含能量较低而又耐饿性较强，对肥胖者膳食脂肪摄入量应控制在总能量的25%~30%之间。烹调用植物油应选用含不饱和脂肪酸高的素油，有利于降低血胆固醇和预防动脉粥样硬化，如豆油、玉米油、芝麻油、花生油、米糠油、菜籽油等；忌动物脂肪如猪油、牛油、肥肉等。

(4)限制糖类(碳水化合物)：糖类(碳水化合物)饱腹感低，可增加食欲。中度以上肥胖者往往存在食欲亢进，糖类供给应控制在占总能量40%~55%为宜。糖类在体内能转变为脂肪，尤其是肥胖者摄入简单糖后，更容易以脂肪的形式沉积，故对含简单糖食品，如蔗糖、麦芽糖、果糖、蜜饯及甜点心等，应尽量少吃或不吃。

(5)限制食盐和嘌呤：食盐能致口渴和刺激食欲，并能增加体重。多食不利于肥胖症治疗，食盐3~6g/d为宜。嘌呤可增进食欲和加重肝肾代谢负担，故含高嘌呤动物内脏应加以限制，如动物肝、心、肾等。

(6)足够维生素和矿物质:多进食蔬菜。蔬菜中含有丰富维生素,且能量低,并有饱腹感;食品应多样化,切忌偏食

(7)增加膳食纤维的供给:肥胖患者常有便秘的问题,膳食中适量增加食物纤维,如添加麦麸制成的麸皮面包、海藻多糖中的褐藻酸钠、果胶。麦麸、甜菜屑等可降低血脂及减少糖的吸收,通利大便,减少钠及水的潴留,起减肥作用。所以提倡食用富含膳食纤维的食物,最好能保证每天的膳食纤维摄入量为 30g 左右,相当于 500~750g 绿叶蔬菜和 100g 粗杂粮中含的膳食纤维。

(8)烹调方法及餐次:宜采用蒸、煮、烧、氽、烤等烹调方法,忌用油煎、炸的方法,煎炸食品含脂肪较多,并刺激食欲,不利于减重。进食餐次应因人而异,通常为每天 3~5 餐。

(9)戒酒:因每 1ml 纯酒精可产热 29.3kJ(7kcal)左右。以下为 100ml 常见酒类酒精含量:北京二锅头 65%、加饭酒 18%、鲜啤酒 3.1%~3.5%、红葡萄酒 14.4%、白葡萄酒 12%、苹果酒 15%、白兰地 40%;啤酒含酒精量最少,但若饮量多,产热仍不少,须严加控制。

(10)增加运动量:肥胖是长期能量摄入大于消耗的结果,通过机体强大的调节机制,打破体重原来的稳定水平,又达到一个新的稳定状态。运动增加能量消耗,活跃骨骼肌增加对脂肪酸的摄取和氧化。快步行走 1 小时相当于静坐 1 小时能量消耗的几十倍,在不增加能量摄入的前提下,运动减少体内脂肪既快又安全。

(四)特殊情况处理

1. 病态性超级肥胖的手术治疗　目前,减重手术治疗常用术式有 3 种:可调节胃束带术、袖状胃切除术和胃旁路术。可调节胃束带术不影响胃肠道主要的消化吸收功能。此外,当患者处于特殊生理或病理应激状态发生营养需要增加时,可将胃束带移除,其对胃肠道生理结构的改变具有可逆性。胃旁路术及袖状胃切除术均可不同程度影响某些营养素(如维生素 B_{12}、维生素 D、铁、叶酸、锌、硒等)消化吸收,造成营养缺乏的风险均高于胃束带手术,特别是胃旁路手术,需终身服用维生素。一般术后 1~3 个月体重下降速度较慢,这段时间约降 10~20kg。1 年到 1 年半达到体重下降高峰期,然后慢慢平稳。因为每个人的体重基数不一样,临床一般不用体重千克数来评估,而是用多余体重减少率(percentage of excess weight loss,%EWL)来计算术后 1 年、2 年体重下降速率,如此类推。一般术后 1 年能达到多余体重减少率为 70%~80%,有些甚至可超过 100%。胃束带术平均 1.5~3 年实现超重部分减重比达到 75%,减重速度过快或过慢,与饮食控制不合理或生活方式调整不到位有关,必要时向胃束带内注入或抽出部分液体以调节食物排空速度。

2. 围术期的营养支持

(1)术前准备:减少胃容量是减肥手术最常见的方法,手术前患者需要养成新的饮食习惯,即少食多餐、进餐时不饮用或仅摄入少量液体,细心咀嚼食物。术前应尽早开始低能量饮食可以调节身体的代谢状态,术后才能更好适应进食的改变。每餐食物容积应控制在 200~300ml,饮水速度控制在 120~200ml/h。停止进食高脂、甜食、口味厚重、粗硬大块、产气或具有刺激性气味的食物。

(2)术后支持:术后第 1 周饮食过渡阶段:术后 24 小时应禁食或尝试少量饮水,待胃肠道功能初步恢复、胃排空正常后开始清流质饮食,进食进水均应保持缓慢持续,小口啜饮。容量一般不应少于 2000ml/d,能量达到 500kcal/d。经过 1~2 天清流食适应期即可摄取流质饮食,并选择适宜配方的肠内营养制剂及蛋白质组件(提供蛋白质 20~30g/d),以保证一日能量和蛋白质摄入介于 600~800kcal/50~75g,同时补充微量营养素制剂。

术后 2~4 周营养治疗原则：可进半流质饮食，提供能量 600~800kcal/d，蛋白质 50~75g/d，脂肪<30g/d。一日安排 4~5 餐，恢复进食的规律性，配合肠内营养制剂、蛋白质组件及配方微量营养素制剂使用。至术后 4 周结束，可过渡为限容量极低能量软饭，并恢复一日三餐。

减重手术后患者的管理需要一个专业团队的支持，其中包括外科、消化科、内分泌科、营养科、康复理疗科、心理医学科等专科力量，术后定期规律复诊，有助于帮助患者遵循适宜的饮食和生活制度，达到运动锻炼阶段性目标，预防和治疗并发症，获得并长期保持减重效果。

（五）常见咨询问题及回答

1. 为什么会肥胖，有哪些原因容易导致发胖？

答：与肥胖病发病关系密切的饮食营养因素有以下几点：

（1）妊娠期营养因素：出生超重或肥胖的幼儿成人后肥胖的概率增大，肥胖母亲娩出的婴儿肥胖的概率也增大。

（2）人工喂养及辅食添加：婴儿过食、人工喂养、过早添加固体食物等喂养模式均是引起肥胖病的高危因素。

（3）偏食、多食、饮食结构不合理易引发肥胖病。

（4）经常食用能量密度较高的食物亦可诱发肥胖。

（5）进食注意力和进食速度也与肥胖密切相关。进食大块食物、进食快、喜食甜食、睡前进食、边看电视边进食等不良饮食习惯皆可引发肥胖发生。

2. 如何预防肥胖？

答：肥胖最为根本的预防措施，就是有充分的体力活动和适当的膳食进量，关键则在于及早采取措施以防患于未然，并养成良好习惯，持之以恒。从妊娠中期胎儿至幼儿期 5 岁以前，是人的一生中机体生长最旺盛的时期，这一时期的能量摄入如果超标，将会促使全身各种组织细胞，包括脂肪细胞的增生肥大，终身打下脂库增大的解剖学基础。因此，预防工作就应从此开始。

中年以后，必须减少能量的摄入量，以适应其年龄所需。此外，人们在青春发育期、病后恢复期、妇女产后和绝经期等，以及在一年中的冬春季节和一日内的晚上，体脂较易于积聚。在这些时间或时刻，都必须及时根据具体对象与当时的具体情况，对体力活动和膳食进行调整，以防体内过剩的能量积聚。

三、腹泻的营养干预

（一）概述

腹泻（diarrhea）是指排便次数增多（>3 次/日），粪便量增加（>200g/d），粪质稀薄（含水量>85%）或含有黏液脓血，或者还含有不消化的食物及其他病理性内容物。一般将腹泻分急性和慢性两类。急性腹泻发病急剧，病程在 2~3 周之内。慢性腹泻指病程在两个月以上或间歇期在 2~4 周内的复发性腹泻。腹泻常伴有排便急迫感、肛门不适、失禁等症状。

腹泻根据不同的病因可以分成：

1. 渗透性腹泻　由于摄入难吸收物导致消化吸收不良，禁食 48 小时后，腹泻会减轻或停止，粪便中含有大量未经消化或者吸收的食物或药物，肠腔的渗透压超过了血浆渗透压。

2. 分泌型腹泻　由于细菌的肠毒素、神经体液因子、炎性介质、去污剂及通便药而导致的腹泻。每日粪便量超过了 1L，水样便，无脓血，进食 48 小时后腹泻继续存在，粪便的 pH

多为中性或者碱性。

3. 渗出性腹泻 由于感染性如细菌、病毒等，非感染性如营养不良、炎性肠病等引起的腹泻。含有渗出液和血，腹泻、全身症状的严重程度取决于肠道受损的程度。

4. 胃肠动力失调腹泻 某些药物、促动力性激素、胃肠手术和肠神经病变引起。粪便没有渗出物，常伴有肠鸣音亢进，腹痛可有可无。

（二）营养干预原则

1. 急性腹泻营养治疗

（1）急性期禁食：急性水泻期需暂时禁食，使肠道完全休息。必要时由静脉输液，以防失水过多而脱水。

（2）清淡流质：不需禁食者，发病初宜给清淡流质。如蛋白水、果汁、米汤、薄面汤等，以咸食为主。早期禁用牛奶、蔗糖等易产气流质饮食。有些患者对牛奶不适应，服牛奶后常加重腹泻。

（3）根据病情调整饮食：排便次数减少，症状缓解后改为低脂流质，或低脂少渣、细软易消化的半流质。如大米粥、藕粉、烂面条、面片等。

（4）选择合适饮食：腹泻基本停止后，可供给低脂少渣半流质或软饭。少量多餐，以利于消化。如面条、粥、馒头、烂米饭、瘦肉泥等。仍应适当限制富含膳食纤维的蔬菜、水果等，以后逐渐过渡到普食。

（5）补充维生素：注意复合维生素 B 和维生素 C 的补充，如鲜橘汁、果汁、番茄汁、菜汤等。

（6）饮食禁忌：禁酒，忌食肥肉、坚硬及含膳食纤维较多的蔬菜、生冷瓜果，油脂多的点心及冷饮等。

2. 慢性腹泻营养治疗

（1）低脂少渣饮食：控制脂肪摄入，摄入过多不易消化并会加重胃肠负担，刺激胃肠蠕动而加重腹泻。故植物油也应限制，并注意烹调方法，以蒸、煮、氽、烩、烧等为主，禁用油煎炸、爆炒、滑溜等。每天摄入脂肪 40g 左右。可用食物有瘦肉、鸡、吓、鱼、豆制品等。膳食纤维多的食物能刺激胃肠蠕动，使腹泻加重，注意应少渣饮食。少渣饮食可减少胃肠蠕动、减轻腹泻，故宜进食细挂面、粥、烂饭等；当腹泻次数多时最好暂时不吃或尽量少吃蔬菜和水果，可给予鲜果汁、番茄汁以补充维生素。

（2）高蛋白、高能量：慢性腹泻病程长，常反复发作，影响食物消化吸收，并造成体内储存的能量消耗。为改善营养状况，应给予高蛋白、高能量饮食，采用逐渐加量的方法。如增加过快，营养素不能完全吸收，反而可能加重胃肠负担。可供给蛋白质在 100g/d 左右，能量为 10.46~12.55MJ（2500~3000kcal）。可采用中链脂肪代替部分长链脂肪。当摄入不足时，可以选用肠内营养制剂或者肠外营养作为补充。

（3）谷氨酰胺是肠黏膜修复的重要营养物质，对弥漫性肠黏膜受损可适量补充。

（4）禁忌食物：如粗粮、生冷瓜果、凉拌菜等，含膳食纤维多的韭菜、芹菜、榨菜等；坚硬不易消化的肉类，如火腿、香肠、腌肉等；刺激性食物，如辣椒、烈酒、芥末、辣椒粉及肥肉、油酥点心等高脂肪食物。

（三）特殊情况处理

1. 如果是由于乳糖不耐受引起的腹泻，建议禁食含乳糖的食物如奶类及其制品，另外补充肠内营养制剂时，也要识别是否含有乳糖。

2. 麦胶性腹泻患者,给予无麦麸膳食,禁食一切含麦麸的膳食或制品。限制脂肪的摄入,最好不要超过总能量的15%。注意补充维生素A、D、E和K,及水溶性维生素。

(四)常见咨询问题及回答

1. 慢性腹泻患者饮食应该注意什么?

答:慢性腹泻患者,应该少食用含膳食纤维高和产气多的蔬菜、水果和粗粮,如芹菜、菠菜、萝卜及豆类等。另外,少食用油炸食品和刺激性品。如果患者伴有消瘦,可以选择肠内营养制剂进行补充。

2. 哪些食品对腹泻有改善作用?

答:对于腹泻患者首先要明确病因,进行对因治疗。对于慢性腹泻的患者,可以给予含有益生菌的酸奶或特殊医疗用途食品等,它们可以改善胃肠道功能及菌群失调,缓解腹泻。

四、便秘的营养干预

(一)概述

便秘(constipation)指排便次数减少和(或)干燥难解。由于健康人的排便习惯各不相同,确诊时必须根据患者排便习惯有无改变及排便困难程度作出判断。

正常情况下,粪便通过肠道蠕动进入直肠,当粪便充满直肠时,作出排便反射,机体产生便意。发生便秘的原因有许多,根据病因不同有痉挛性便秘、梗阻性便秘及无力性便秘。

因粪便在乙状结肠及直肠内过渡壅滞,感小腹胀痛,里急后重,有便意但排便不畅等。因粪块过于干硬,可引起痔及肛裂并出现相应症状。痉挛性便秘患者常有阵发性腹痛。长期便秘机体不能及时排出废物,蛋白质腐败物如吲哚等在肠内吸收可引起毒性反应,产生头痛、头晕、食欲缺乏、口苦、恶心、易疲劳、腹部膨胀等症状。

(二)营养干预原则

对便秘的治疗,首先要通过良好的健康习惯:有规律地进食,摄入充足的饮食粗纤维,养成定时排便、休息、娱乐的习惯,多喝水、多运动。

1. 痉挛性便秘营养治疗

(1)无膳食纤维低渣饮食:开始可先低渣半流质饮食,禁止吃蔬菜及水果,改善后改为低渣软饭。

(2)适当增加脂肪:脂肪润肠,脂肪酸促进肠蠕动,有利于排便;但不宜过多,应<100g/d。

(3)多饮水:饮水及饮料,保持肠内粪便中的水分,以利通便,如早晨饮淡盐水、蜂蜜水等。

(4)进食琼脂及含可溶性膳食纤维丰富的食物及特使医疗用途食品:利用琼脂的吸水性,使肠内容物膨胀而增大体积促使肠蠕动,使大便易于排出。比如:海带汁、木耳汁等。

2. 梗阻性便秘营养治疗　若为器质性病变引起,应首先治疗疾病,去除病因。如直肠癌、结肠癌等。若为不完全性梗阻,可考虑给予清流质饮食。但饮食仅限于提供部分能量,并最低限度保持食物残渣,应以肠外营养作为供给能量的主要方式。

3. 无力性便秘营养治疗

(1)含膳食纤维饮食:多供给富含膳食纤维的食物,包括可溶性和不可溶性膳食纤维,以刺激肠道,促进胃肠蠕动,增强排便能力。如粗粮、带皮水果、新鲜蔬菜等。可选用多纤维制剂,每天摄入膳食纤维14g以上,有较好疗效。

(2)多饮水:多饮水及饮料,使肠内保持足够的水分,有利于粪便排出。

(3)供给B族维生素:多食用含B族维生素丰富的食物,可促进消化液分泌,维持和促进肠蠕动,有利于排便,如粗粮、酵母、豆类及其制品等。

(4)多食产气食物:多选食易产气食物,以促进肠蠕动加快,有利于排便,如洋葱、萝卜、蒜苗等。

(5)高脂肪:适当增加高脂肪食物,植物油能直接润肠,且分解产物脂肪酸有刺激肠蠕动的作用。如花生、芝麻、核桃及花生油、芝麻油、豆油等,每天脂肪总量可达100g。供给润肠通便的食物,如琼脂及其制品、银耳羹等。

(三)其他注意事项

1. 饮食上忌食柿子、莲子、高粱、石榴等收涩性食物,这些食物都比较收敛固涩,便秘患者食入后可使肠蠕动减弱,大便难以排出。

2. 便秘患者在饮食上不要过多的食过甜的食物,太多的糖分能减弱肠道的蠕动,便秘患者食用过多,则会加重便秘情况。

3. 禁止食用酒、浓茶、咖啡、辣椒、咖喱等刺激性食物,这类食物都会使便秘情况加重。

4. 滥用泻药、麻醉药、抗胆碱能神经药、镇静药等,也可引起便秘。

(四)常见咨询问题及回答

哪些食品对便秘有改善作用?

答:适用于梗阻性便秘患者的无粗纤维的低渣食物,如短肽型肠内营养粉剂、游离氨基酸型肠内营养粉剂等;适用于弛缓性便秘患者的多渣饮食,如糙米、麦片、有皮的水果、茎叶的蔬菜、海带、木耳、笋、瓜果等纤维素含量丰富;可促进肠蠕动的易产气食物,如生萝卜、生葱、生蒜等;每天清晨可饮用温开水、淡盐开水、蜂蜜水、豆浆等以保持肠道粪便的水分,有利于大便排出;可经常食用核桃、蜂蜜、芝麻、香蕉等,有润肠通便的功效。

五、贫血的营养干预

(一)缺铁性贫血

1. 概述 缺铁性贫血(iron deficiency anemia)是由于各种原因使体内贮存的铁不足,影响血红蛋白的合成,而引起红细胞成熟受到影响。红细胞体积变小,血色素含量降低,即所谓小细胞低血色素性贫血,多发生于儿童和育龄妇女。临床多表现为头晕、头痛、乏力、心悸、活动后气短、耳鸣眼花、食欲减低及腹胀等。儿童及青少年则表现为体格发育迟缓、体重降低、体力下降和注意力不集中等。实验室检查多有血清铁蛋白、血清铁及转铁蛋白饱和度降低。

(1)常见缺铁原因:①铁的摄入不足(饮食中缺少铁、有偏食习惯等);②吸收障碍(如胃大部切除术后等);③铁的需要增加(生长发育期的儿童、青壮年、月经期妇女、妊娠和哺乳期妇女等);④铁的丢失量增加(消化道出血或月经失血过多);⑤疾病的影响(溃疡病、钩虫感染、痔疮、胃肠肿瘤及子宫肌瘤出血等)。

(2)铁缺乏的诊断目标:①该病例贫血的性质是否为缺铁性贫血;②病因诊断即寻找引起缺铁性贫血的原因。

(3)缺铁性贫血的诊断标准:①男性Hb<130g/L,女性Hb<120g/L,孕妇<110g/L;MCV<80fl,MCH<26pg,MCHC<310g/L;红细胞形态有明显低色素表现;②有明确的缺铁病因和临床表现;③血清铁(SI)<10.7μmol/L,总铁结合力(TIBC)>64.4μmol/L;④血清运铁蛋白饱和度(TS)<15%;⑤骨髓铁染色显示骨髓小粒可染铁消失,铁粒幼红细胞<15%;⑥红细胞游离原卟啉(FEP)>0.9μmol/L(全血),或血液锌原卟啉(ZPP)>0.96μmol/L(全血)或FEP/Hb>4.5μg/g Hb;⑦血清铁蛋白(SF)小于14μg/L;⑧铁剂治疗有效。

符合第1条和2~8条中任何两条及以上者可诊断为缺铁性贫血。

2. 营养干预原则　给予高铁、高蛋白、高维生素饮食,进行病因治疗,补充含铁丰富食物;给予高蛋白饮食以促进铁吸收,也可提供体内合成血红蛋白所必需的原料;纠正不良饮食习惯,如长期素食、偏食及挑食等。合理饮食与营养,可以有效防止缺铁性贫血的发生。

(1)增加铁的供给量:建议多摄入含铁丰富的食物,如动物血、动物肝脏、瘦肉等富含铁血红素的动物性食物,以及黑木耳、菠菜等植物性食物(需要同时进食含维生素C丰富的食物,以便将食物中的三价铁还原为二价铁亚铁并促进吸收)。也可适量摄入铁强化食物或在医生的指导下补充铁剂如硫酸亚铁、富马酸亚铁、葡萄糖酸亚铁、枸橼酸铁铵等,剂量以元素铁计算为每天6mg/kg。口服铁剂有严重胃肠反应者,可改用肌注右旋糖酐铁。贫血被纠正后继续服用小剂量铁剂3~6个月,以补充铁储备。

(2)增加蛋白质的供给量:按每日每千克体重约1.5~2g供给,优质蛋白应占40%以上。有些动物性蛋白质,如肉、内脏、血中所含的蛋白质在消化过程中所释放的氨基酸和多肽可与非血红蛋白铁结合,形成可溶性、易吸收的复合物,有促进非血红蛋白铁吸收的作用。

(3)摄入足够的碳水化合物:应供给足够的碳水化合物,以保证蛋白质的充分利用和储备。每天摄入400~500g为宜。

(4)增加维生素C的供给量:维生素C能促进蔬菜中非血红蛋白的吸收。若同时摄入富含维生素C的柠檬汁、橘汁和富含铁的蔬菜,就能使人体对蔬菜的吸收率增加2~3倍。如同时补充铁制剂,也应和维生素C同时服用。新鲜蔬菜和水果是维生素C的良好来源。

(5)限制咖啡和鞣酸:含鞣酸高的食物、咖啡和茶叶中的咖啡因,均能减少食物中铁的吸收。因此,在进餐时,应避免饮用这些饮料。

(6)合理安排饮食内容和餐次:最好在餐后食用富含维生素C的新鲜水果或蔬菜,如:夏季的西红柿(生食)、冬季的心里美萝卜(生食),以此来促进植物性食物中铁的吸收。对食欲差者,安排4~5餐次/日。

3. 其他注意事项

(1)应避免钙剂、锌制剂、抗酸剂和铁制剂同时服用:因为抗酸剂、钙剂、锌制剂都能影响铁的吸收。此外,食物中的磷、肌醇六磷酸、草酸也能影响铁的吸收。富含磷的食物有杏仁、全谷、乳酪、可可、鱼类、脑髓、肝肾、奶类、花生等;富含肌醇六磷酸的食物有麦胚芽、麦麸、杏仁、花生、核桃、黄豆等;富含草酸的食物有咖啡、茶叶、可可、绿豆、菠菜等。

(2)铁剂应避免和四环素同时服用:因为四环素能和铁剂结合,使铁的吸收减少。贫血治疗食谱应在普通饮食的基础上,多选用富含铁、叶酸和维生素B_{12}的食物。

4. 常见咨询问题及解答

(1)贫血患者增加维生素C的作用及来源?

答:维生素C作为还原物质,在肠道中能将植物性食物中的三价铁还原成二价铁,若将维生素C和非血红蛋白食物一起食用,可以使铁的吸收率增加2~3倍。维生素C主要存在于植物性食物中,如油菜、芹菜、生菜、豆芽菜、苦瓜、柿子椒等及水果中,如猕猴桃、酸梨、苹果、草莓、柑橘、柚子等。维生素C极易被氧化、破坏,故应注意食物保鲜和减少烹调过程的流失。

(2)铁剂补充应该注意哪些?

答:使用铁剂时应谨慎,铁过量会引起中毒;在使用铁剂时应先考虑口服,每天口服元素铁150~200mg即可。常用的亚铁制剂有琥珀酸亚铁或富马酸亚铁,最好于进餐时或餐后服用,以减少药物对胃肠道的刺激。铁剂忌与茶同服,否则易与茶叶中鞣酸结合成不溶解的沉淀,不易于被吸收。其他药物中的钙盐及镁盐亦可抑制铁的吸收,应避免同时服用。肠道无功能或吸收不良时可考虑肌肉注射或静脉补充,选择静脉补充时应尤为慎重。

(二) 巨幼红细胞性贫血

1. 概述 巨幼红细胞性贫血(megaloblatic anemia)是指因叶酸、维生素 B_{12} 缺乏或其他原因引起的DNA合成障碍所致的一种大细胞性贫血。外周血红细胞的平均体积(MCV)和平均血红蛋白(MCH)均高于正常,骨髓中出现巨幼红细胞为此类贫血的共同特点。常见于婴幼儿,也见于孕妇和乳母,其他人群较少见。临床表现为消化道症状如食欲减退、腹胀、腹泻、舌炎等,急性发作的病人可有轻度黄疸;神经系统症状如乏力、头晕、手足麻木、感觉异常和外周神经炎。典型症状是舌炎,伴灼痛感和味觉异常,整个舌面和舌背呈鲜红色(所谓"牛肉样舌"),有时可见舌面小溃疡,舌乳头萎缩光滑("镜面舌")。

叶酸属于B族维生素,人体内不能合成叶酸,必须从食物中获得。如果饮食中完全不含叶酸,约4个月即可使体内的叶酸全部消耗完,易发生叶酸缺乏引起巨幼红细胞性贫血。母体缺乏叶酸可使婴幼儿先天或后天摄入不足,儿童营养不良性巨幼细胞性贫血多发生在两岁以内,其中80%属于喂养不当,未按时添加辅食。叶酸需要量增加,如生长期婴幼儿、妊娠妇女、甲状腺功能亢进、恶性肿瘤、白血病、溶血性疾病、感染等,也是导致叶酸缺乏的主要原因。小肠吸收功能不良,如乳糜泻、吸收不良综合征,肠道细菌过度增殖均可引起叶酸缺乏。经常饮酒及服用抗惊厥药可抑制叶酸的吸收,维生素C、葡萄糖则可促进叶酸吸收。

维生素 B_{12} 广泛来源于动物性食品,正常膳食者,肝中储存的维生素 B_{12} 可供6年之需,故维生素 B_{12} 缺乏很少见。偶见于老年人由于内因子产生不足或胃酸分泌减少而影响维生素 B_{12} 吸收;维生素 B_{12} 缺乏还见于有严重吸收障碍疾患病人和长期素食者。

2. 营养相关因素

(1)叶酸和维生素 B_{12}:叶酸和维生素 B_{12} 均为细胞核内DNA合成过程中的重要辅酶。核酸的基本单位是单核苷酸。人体可利用氨基酸、核糖、一碳单位、磷酸等合成单核苷酸,继而合成核酸。叶酸在肝内经二氢叶酸还原酶作用,变为具有活性的四氢叶酸(FH_4)。FH_4 是体内生化反应中一碳单位的传递体,参与核酸的合成。维生素 B_{12} 参与脱氢胸腺嘧啶核苷酸的生成;促进叶酸进入细胞内;使无活性的甲基四氢叶酸变为有活性的 FH_4,提高了叶酸利用率。故维生素 B_{12} 缺乏与叶酸缺乏同样都会影响DNA的合成。这两种维生素缺乏时由于幼红细胞内DNA的合成速度减慢,细胞处于DNA合成期的时间延长,但胞质内RNA的合成不受影响,因此RNA与DNA的比例失调,结果形成细胞体积大而核发育幼稚的状态(巨幼红细胞)。

(2)维生素C:维生素C可促进叶酸吸收。维生素C缺乏时,一方面,叶酸无法转化为具有活性的 FH_4 而被机体利用;另一方面,叶酸可以代替维生素C参与酪氨酸代谢,增加机体对叶酸的需要量,加重叶酸缺乏。

3. 营养干预原则 在消除或纠正病因的基础上,主要的治疗方法是补充所缺乏的叶酸

或维生素 B_{12}。我国推荐的正常人叶酸摄入量为成人 400μg，婴儿 65μg，儿童 1～3 岁 150μg，4～10 岁 200～300μg，乳母 500μg，孕妇 600μg。我国推荐的正常人维生素 B_{12} 摄入量为成人 2.4μg，儿童 1.2μg，孕妇 2.6μg。膳食蛋白质按 1.5g/(kg·d)供给。全日约 80～100g，其中动物蛋白质应占总蛋白质的 1/3 以上，食物多样化。

(1)摄食叶酸含量丰富的食物：叶酸在新鲜绿叶蔬菜和水果中含量最多，如胡萝卜、菠菜、土豆及苹果、番茄等，大豆、禽肉、畜肉等含量亦不少。

(2)摄食维生素 B_{12} 含量丰富的食物：维生素 B_{12} 在动物性食物中较多，如牛肝、羊肝、鸡蛋、牛肉、羊乳、干酪、牛乳、肌肉等，大豆和发酵的豆类等含量亦很丰富，应多摄食。

(3)摄食富含维生素 C 的食物：应多摄食富含维生素 C 的新鲜蔬菜、水果，如橘子、广柑、酸枣、猕猴桃、番茄等。维生素 C 参与叶酸还原，合成 DNA，缺乏时影响叶酸的利用。

(4)添加辅食：母乳、牛乳、羊乳中维生素 B_{12} 含量都不高，婴儿喂养要及时添加辅食。

(5)肌内注射补充维生素 B_{12}：老年人和胃肠道手术后的患者，因消化吸收功能较差，很难从食物中获得足够的维生素 B_{12}，需直接肌内注射。注射后维生素 B_{12} 贮存在肝脏内，每天释放 3μg(机体每日约丢失维生素 B_{12} 2～3μg)。血常规恢复正常后仍需注射 2 周，每周 2 次，以增加机体储存。

(6)注意烹调方法：烹调加工肉类时不要用碱，烹调温度也不宜过高，否则会破坏维生素 B_{12}。

(7)药物治疗：叶酸 5～10mg/d，1～2 天后食欲和精神即有所改善，红细胞生成逆转，网织红细胞上升。此疗程需要数月，在服药的同时应给予维生素 C。维生素 B_{12} 剂量为 25～100μg，症状严重时每天 1 次肌内注射，否则 2～3 次/周，到红细胞恢复正常为止。在血象恢复期间宜加用铁剂，以弥补造血旺盛后的铁不足，重症患者应给予氯化钾，防止血钾突然下降。

4. 其他注意事项　避免同时补充大量维生素 C、维生素 B_1 和铜。维生素 B_{12} 缺乏的状态下，还应补充叶酸。如果维生素 C 补充量超过 500mg，就会使得维生素 B_{12} 进一步缺乏。铜和维生素 B_1 补充量超过正常量的 10 倍时，就会降低维生素 B_{12} 的利用率。

5. 常见咨询问题及回答

(1)哪些食物富含叶酸和维生素 B_{12}？

答：在饮食中多选用肝、肾、瘦肉、绿叶蔬菜和新鲜水果。叶酸广泛存在于动植物性食物中，含量最多的是牛肝(100g 含 670～1010μg)，其次有深绿叶蔬菜、麦胚、酵母、菜花、橘柑、香蕉等(一杯鲜纯橘汁至少含 100μg)。维生素 B_{12} 主要存在于动物性食物中，含量最多的为牛肝，其次为牡蛎、羊肉、鸡蛋、小虾、猪肉、鸡肉和牛奶。大豆发酵制品如我国独具特色的食品腐乳、豆豉、酱油等也含有一定数量的维生素 B_{12}。上海红腐乳维生素 B_{12} 含量较高(0.715μg/100g)，可谓素食者之佳品。在一定条件下肠道微生物尚可合成一些维生素 B_{12}。

(2)食物制备过程中应该注意哪些？

答：注意烹调方法，叶酸在烹调中或暴露于空气或光中极易被破坏，破坏率可高达50%～95%，故新鲜蔬菜要现吃现炒，菜肴以急火爆炒为宜，以减少叶酸的流失。对无消化系统功能障碍者可将有些蔬菜(如西红柿、萝卜等)洗净消毒后生吃或凉拌。巨幼细胞贫血患者常伴有消化道症状，故饮食制备要细软，易消化；餐次以少量多餐，一日 4～5 餐为好。根据病情可采用高蛋白高维生素半流食或软饭。

六、痴呆的营养干预

（一）概述

痴呆根据不同的依据有多种分类和诊断方法。目前最常用的是根据病因分类：原发神经系统疾病导致的痴呆、神经系统以外疾病导致的痴呆以及神经系统及其他脏器的疾病导致的痴呆。其中老年性痴呆，又称为阿尔茨海默病（alzheimer′s disease，AD）是痴呆中最常见的类型，它是由于神经退行性变、脑血管病变、感染、外伤、肿瘤、营养代谢障碍等多种原因引起的一组症候群，表现为患者在意识清醒的状态下出现的持久的全面的智能减退，表现为记忆力、计算力、判断力、注意力、抽象思维能力、语言功能减退，情感和行为障碍，独立生活和工作能力丧失。

随着我国社会人口逐渐老龄化，老年性痴呆的患病率也随之增高。据中国阿尔茨海默病协会 2011 年的公布调查结果显示，全球有约 3650 万人患有痴呆症，每 7 秒就有 1 人患上此病，患病后平均生存期只有 5.9 年，是威胁老人健康的“四大杀手”之一。在中国 65 岁以上的老人患病率高达 6.6%以上，年龄每增加 5 岁，患病率增长 1 倍，3 个 85 岁以上的老人中就有 1 个是老年痴呆。保守估计全国老年痴呆患者数高达 800 万以上。

（二）痴呆与营养的关系

痴呆多发生在老年人群，并随年龄的增加有上升趋势。由于患者存在全面的智能减退，咀嚼及吞咽功能的下降或丧失，对于营养素的摄入严重不足，导致能量、蛋白质、维生素、微量元素等不同程度的摄入不足。而营养素的缺失降低机体免疫功能、增加感染机会、加速组织器官衰竭，加快痴呆发生，形成恶性循环。严重影响了老年人群的生存质量。

（三）营养干预原则

对于痴呆患者，应给予高蛋白、高维生素低盐饮食。

1. 总能量以维持理想体重为宜，适当增加蛋白质的摄入　蛋白质供给量应根据患者肝肾功能情况给予 1~1.5g/(kg·d)，其中动物性蛋白质占 50%，每天不低于 60g。膳食蛋白质的来源主要以“鸡蛋、鱼肉等为主”，必要时可给予蛋白质补充剂。膳食脂肪的供给量占总能量的 20%~25%为宜。烹饪时采用大豆油、玉米油、橄榄油、菜籽油、芝麻油等植物油替代动物油脂，但膳食中提供充足的必需脂肪酸是极为重要的，它是大脑维持正常功能不可缺少的营养物质。胆固醇限制在 300mg/d 以内。碳水化合物应占总能量的 55%~65%，同时应注意给予低糖饮食，避免摄入过多精制糖。

2. 增加维生素和矿物质摄入　维生素 C 和维生素 E 为天然抗氧化、抗衰老保护剂，B 族维生素是代谢的一组重要辅酶，均应增加供给。食用胆碱和烟酰胺丰富的食物，可能对阿尔茨海默病有帮助。胆碱的参考摄入量为 500mg/d，含胆碱丰富的食物有蛋、蛋黄、肝类、大豆、麦麸、干酪、大麦、玉米、稻米、小米、啤酒酵母等。含烟酰胺丰富的食物有肝、肾、瘦肉等。

有研究对数百名已确诊为老年性痴呆症的患者进行血液测定时发现，这些患者血液中高同型半胱氨酸的含量特别高。有研究认为，老年性痴呆症很可能是体内某些生化物质的代谢异常所致。由于叶酸、维生素 B_6 与维生素 B_{12} 能降低体内高同型半胱氨酸含量，故补充叶酸、维生素 B_6 及维生素 B_{12} 可能有助于防止老年性痴呆的发生。同时，减少钠的摄入量，适当增加钙、铁、锌的供给量。

3. 大豆含有丰富的异黄酮、皂甙、低聚糖等活性物质　有研究发现大豆异黄酮很可能对灵长类动物大脑中“淀粉样蛋白”的产生有强力干扰作用。大豆异黄酮的化学性质极为稳定，无论炒、煮、炖均不会破坏其结构，也不会影响其效果。所以，常食大豆食品不仅可以摄取充分的植物蛋白，预防高脂血症、动脉硬化，还有抗癌及预防老年性痴呆等功效。

4. 食盐摄入量与高血压的发生有很大的关系　痴呆患者应减少食盐的摄入，每日食盐的摄入量不超过6g。

5. 其他注意事项

（1）认知功能轻度障碍的痴呆患者：①食物烹调注意色、香、味，并增加餐次，少量多餐，不暴饮暴食，增加膳食纤维丰富的食物，并摄入足够量的水，防止便秘。不要饮酒、浓茶及浓咖啡等饮料。②食不过饱，吃的过饱，全身的血液过多地集中在胃肠从事消化工作，大脑供血不足，会影响人的思维记忆，使学习和记忆能力下降，加重病情。

（2）认知功能重度障碍的痴呆患者：对于部分不能或者不愿摄取自然食物，或摄食量不足以满足生理需要，在胃肠功能允许的条件下，可采用肠内营养支持。根据患者情况，可采取普通饮食+口服营养补充，必要时给予全肠内营养支持。

（3）注意摄食细节的管理：调整食物的性质，避免黏稠食物，给予细软易消化的食物。根据疾病的严重程度给予不同性状的食物，普食~软饭~半流质~流质。（正常食物~碎状食物加汤~糜状食物加糊状液体~肠内营养制剂）

注意进食体位，一般采用90°坐姿，头稍向前倾，进食后保持此体位30分钟，避免误吸和反流。

（四）常见咨询问题及回答

怎样预防老年性痴呆？

答：预防老年性痴呆的生活方式有：

1. 情志治疗　鼓励老年人多参加社会活动，有轻度症状的患者应进行力所能及的体力活动运动，多动手动脑，稳定情绪，减少不良刺激。听音乐，读书看报，或在护理人员的指导下进行适当的益智活动。

2. 智力训练　勤于动脑，以延缓大脑老化。常用脑，常做有趣的事，可保持头脑灵敏，锻炼脑细胞反应敏捷度，整日无所事事的人患痴呆症的比例高。老年人应保持活力，多用脑，如多看书、学习新事物、培养多种业余爱好，可活跃脑细胞，防止大脑老化；广泛接触各方面人群，对维护脑力亦有益；和朋友谈天，打麻将、下棋等，都可激荡脑力，刺激神经细胞活力。

3. 精神调养　注意保持乐观情绪，应节思虑、去忧愁、防惊恐，要宁静无惧，知足常乐。

4. 体育锻炼　研究发现，运动可降低脑卒中概率。事实上，运动还可促进神经生长素的产生，预防大脑退化。实践证明，适当的体育锻炼有益于健康，如坚持散步、打太极拳、做保健操等，有利于大脑抑制功能的解除，提高中枢神经系统的活动水平。但要循序渐进，量力而行，持之以恒，方可达到理想效果。除整体性全身活动外，尽量多活动手指。

5. 起居饮食　起居饮食要有规律，不能变化无常。一般应早睡早起，定时进食，定时排便，注意保持大便的通畅。在膳食上，强调做到“三定、三高、三低和两戒”，即定时、定量、定质，高蛋白、高不饱和脂肪酸、高维生素，低脂肪、低能量、低盐和戒烟、戒酒。

七、帕金森病的营养支持

（一）概述

帕金森病（Parkinson disease，PD）又称“震颤麻痹”，是一种常见于中老年的神经系统变性疾病，临床上以静止性震颤，运动迟缓，肌强直和姿势步态障碍为主要特征。我国65岁以上的人群患病率为1000/10万。帕金森病的发病机制还不十分清楚，其病理变化主要为脑内的黑质、尾状核、壳核中的多巴胺含量减少。神经元的老化、环境中的有害物质、感染、一氧化碳中毒以及遗传倾向等，都被认为与本病的发生有关。

有研究显示，帕金森病患者的体重指数、抑郁程度、病程、发病年龄均是帕金森病患者发生轻度认知损害的危险因素。早发现早治疗，改善生活质量，控制PD发展，进行抗抑郁治疗，管理体重，控制血脂，改善患者的胰岛素抵抗情况将有助于降低PD患者认知损害的发生率。

（二）帕金森病与营养的关系

PD的病理生理特点、临床症状以及药物治疗的不良反应等因素可使患者的能量消耗增加，营养物质的摄入和吸收减少，容易发生营养不良，而伴发认知障碍可能进一步影响PD患者的饮食习惯及进食能力，导致营养不良的发生率增加。

（三）帕金森病的营养干预

帕金森病早期咀嚼和吞咽正常的患者营养干预原则以保证适量能量供给为主，增加维生素及矿物质摄入，补充充足水分；随着病程进展，应根据患者的吞咽情况调整膳食种类。咀嚼能力减弱的患者，可给予易消化、易咀嚼、细软、无刺激的软食；咀嚼和吞咽功能受限的患者，可选用半流质膳食，如面片、稀饭、豆腐脑、蛋羹、鸡蛋汤等；晚期吞咽困难的患者为防止反流和呛咳，可给予鼻饲流质，如匀浆膳、肠内营养制剂等。全天食物应具有多样性，包含谷类、蔬菜瓜果类、奶类或豆类、肉类等，尽量改善食物的色香味以促进食欲。

1. 适量能量　考虑到患者多为老年人，基础代谢率降低，常伴有其他代谢性疾病，故应结合患者其他疾病特点给予适当的总能量。卧床患者一般需供给能量25~30kcal/(kg·d)，下床活动的患者一般需供给能量30~35kcal/(kg·d)。由于患者的病情、身体耐受以及用药情况等方面各有不同，因此，营养治疗需要个体化，并随情况的改变作相应的调整。患者同时患有其他疾病，还要兼顾这些疾病的特殊膳食及营养要求。合并糖尿病患者应根据实际体重计算所需能量，最好能提供称重膳食，精确的主食量有助于控制血糖。合并高脂血症患者必须限制饱和脂肪和胆固醇摄入，增加膳食纤维摄入。

2. 优质蛋白质　由于蛋白质在体内分解后可产生芳香族氨基酸，而大量芳香族氨基酸影响帕金森病治疗药物的有效成分左旋多巴在脑部发挥作用的效果。建议摄入的蛋白质以优质蛋白质为主，即富含必需氨基酸，尤其是支链氨基酸的蛋白质，如奶类、鱼类、禽肉、坚果、豆类等。帕金森病患者的每日蛋白质供给建议适量，摄入量以0.8g/(kg·d)，全日总量约40~50g。患者症状一般在睡眠后减轻，因而全天蛋白质分配应遵循白天少，晚餐适量增多的原则。保证优质蛋白摄入占80%以上，来源以牛奶及奶制品、豆类及豆制品、鱼肉、禽肉为主。

3. 充足的维生素　多选用新鲜蔬菜和水果。但使用左旋多巴治疗期间的患者，应严格限制食用含维生素B_6丰富的食物，如鱼、禽肉、肝、豆类、蛋黄、水果和蔬菜等。因为维生素B_6在体内主要以吡哆醛及其磷酸化形式的5-磷酸吡哆醛存在，参与外周多巴脱羧酶的生成及反应，激活酶的活性，使服用的左旋多巴药物在外周血液中分解为多巴胺，因后者不能通过血脑屏障，影响多巴胺吸收进入大脑，降低了药物疗效。但目前加带脱羧酶(aromatic L-aminoacid decarboxylase，AADC)抑制剂复合制剂的出现使维生素B_6的使用不再受限。

一些研究表明某些维生素及微量元素在PD发病中具有重要的作用，尤其是近年来抗氧化应激学说及抗氧化饮食的提出。目前认为维生素 E、维生素 C 及维生素 B、β-胡萝卜素以及辅酶 Q10 等是天然的抗氧化药物，大量的研究表明长期使用维生素 E 以及辅酶 Q10 可降低 PD 的发病率及提高疗效，而对于维生素 C 及 β-胡萝卜素的保护作用还存在争议，需进一步研究。

4. 充足的矿物质和微量元素　帕金森病患者常伴有营养不良、消瘦、震颤和步态不稳等症状，常易跌倒，增加了骨折危险或导致功能障碍。应增加钙的摄入，预防、减少骨质疏松的发生。如果从食物中摄入的维生素及微量元素不能满足需要，应考虑给予补充维生素和微量元素制剂。经常接受日照及力所能及的体育锻炼，对预防骨折和辅助药物治疗均有益。在补充钙剂的同时要注意维生素 D 的补充。

5. 增加膳食纤维供给　帕金森病便秘的病情比功能性便秘患者更为顽固，呈波动性进展。严重的便秘问题成为影响帕金森病患者生活质量的一个重要因素。在膳食纤维供给应充足的同时要保证供给充足水，使粪便软化、易排，防止便秘的发生。多喝水也能促进药物代谢，减少药物副作用。膳食纤维主要来源于蔬菜、水果和全谷类食物，对于咀嚼和吞咽功能下降的帕金森病患者可以给予果蔬汁或膳食纤维补充剂，但要注意防止呛咳。

6. 叶酸的补充　叶酸广泛存在于动植物性食物中，含量最多的是牛肝，其次有深绿叶类色蔬菜、麦胚、酵母、菜花、橘柑、香蕉等。对有 PD 家族遗传史的患者，建议每天补充 400μg 叶酸，对于保持黑质功能和修复已受损伤的神经细胞可能是有益的。

7. 适当给予绿茶和咖啡　研究发现绿茶的活性成分具有抗氧化应激和清除自由基的作用；而咖啡因能拮抗相关神经毒素，增加多巴胺神经传递，刺激多巴胺释放等作用，增加药物的作用。大量的流行病学调查也发现长期饮用绿茶和咖啡可明显降低其发病率。

（四）其他注意事项

食物制备应细软、易消化，便于咀嚼和吞咽，按半流质或软食供给。避免误吸及反流。

（五）常见咨询问题及回答

帕金森病患者为什么要限制蛋白质？

答：由于蛋白质在体内分解后可产生芳香族氨基酸，而大量芳香族氨基酸会影响帕金森病治疗药物的有效成分左旋多巴在脑部发挥作用的效果。因此，帕金森病患者营养治疗应注意适量蛋白质，摄入量以 0.8g/(kg・d) 为宜，全日总量约 40～50g。患者症状一般在睡眠后减轻，因而全天蛋白质分配应遵循白天少，晚餐适量增多的原则。

八、肿瘤的营养干预

（一）概述

2015 年 2 月 3 日 WHO 发布《2014 全球肿瘤报告》称：2012 年全世界共新增 1400 万癌症病例，有 820 万人因癌症死亡；其中中国新增 307 万癌症患者并有 220 万人因癌症死亡，分别占全球总量的 21.9%和 26.8%。预计未来 20 年，全球新发肿瘤病例会增加 70%，有近一半出现在亚洲，其中大部分在中国，中国新增肿瘤病例高居全球第一位。据《中国肿瘤登记年报》报道，2012 年全国估计新诊断肿瘤病例约 307 万，死亡病例 220 万，占全球肿瘤死亡人数的 26.9%；2013 年全国新发肿瘤病例 312 万，死亡肿瘤病例 270 万；2015 年全国新发肿瘤病例 429 万，死亡肿瘤病例 281 万。比较 2012、2013、2015 年报数据发现，我国肿瘤发病率及死亡率均在逐年上升。中国人口占全世界人口的 18%，而全世界 24%的肿瘤死亡患者在中国。肿瘤目前已经成为我国名副其实的常见疾病，并成为我国居民第一死亡原因。

（二）肿瘤与营养

据国外文献报道，约31%~87%的恶性肿瘤患者存在营养不良，约15%的患者在确诊后6个月内体重下降超过10%，尤以消化系统或头颈部肿瘤最为常见。在肿瘤患者中营养不良不仅发病率高，并且会导致严重的后果，如各种并发症发生率和死亡率升高，住院时间延长，医疗费用增加，生活质量降低，治疗效果削弱及生存时间缩短等。研究显示，肿瘤的发生、发展及临床预后与营养不良存在着密切的联系，两者互为因果。一方面，恶性肿瘤本身及抗肿瘤治疗引发患者食物摄入减少、消化不良、吸收障碍、利用异常、代谢紊乱、消耗升高等增加了营养不良发生率。另一方面，营养不良降低了抗肿瘤治疗的耐受性和治疗效果、增加了抗肿瘤治疗的并发症发生率及死亡率，延长了住院时间，降低了生活质量，甚至缩短了生存时间。据研究显示，有20%恶性肿瘤直接死亡原因是营养不良而非肿瘤本身，所以我们必须充分意识到防治肿瘤患者营养不良的重要性。营养支持可以为机体提供疾病康复所需的营养底物，有助于预防并发症、预防不良临床结局、缩短住院时间，通过改善患者预后而降低总医疗支出。因此，加强对营养不良的预防和治疗对肿瘤患者来说意义非常重大。

鉴于营养不良在肿瘤人群中的普遍性，以及营养不良导致的严重后果，营养支持应该成为肿瘤治疗的基础措施与常规手段，应用于肿瘤患者的全程治疗。营养干预对于肿瘤患者来说不仅仅是改善肿瘤患者的营养状况，更是抗肿瘤综合治疗的重要组成部分，营养干预对于肿瘤患者已提升为一种治疗方法，我们称为“肿瘤营养疗法（cancer nutrition therapy，CNT）”。肿瘤营养疗法是包括营养干预的计划、实施和评价，以治疗肿瘤患者营养不良及相关并发症或身体状况，从而改善肿瘤患者预后的过程，包括营养诊断（筛查/评估或评定）、营养干预、疗效评价（包括随访）三个阶段。其中营养干预的内容主要包括营养教育与肠内、肠外营养。肿瘤营养疗法是与手术、化疗、放疗、靶向治疗等抗肿瘤治疗并重的一种治疗方法，它既贯穿于肿瘤治疗的全过程，亦融会于其他治疗方法之中。营养疗法是在营养支持（nutritional support）的基础上发展起来的，当营养支持不仅仅是补充营养素不足，而是被赋予治疗营养不良、调节代谢、调理免疫等使命时，营养支持则上升为营养治疗。

（三）营养干预原则

1. 肿瘤患者的能量与蛋白质需要

（1）能量：2017年的ESPEN指南建议，肿瘤患者能量摄入推荐量与健康人群类似，通常范围在25~30kcal/（kg·d），没有任何证据表明，充分的营养支持会加速人体肿瘤细胞的生长。我们在评估肿瘤患者的总能量消耗（total energy expenditure，TEE）时有必要考虑其静息能耗（rest energy expenditure，REE）和与体力活动相关的能耗。有证据表明某些肿瘤患者的静息能量消耗（REE）可能是升高的，同时由于放疗、化疗、手术等应激因素的存在，肿瘤患者的实际能量需求常常超过健康人。营养治疗的能量最少应该满足患者目标需要量的70%以上。总之，在治疗过程中，应根据患者的体重和肌肉质量的变化，随时调整能量的供给量。

（2）蛋白质：有代谢研究显示，蛋白质摄入增加可促进肿瘤患者肌肉蛋白质的合成代谢，因此，高蛋白质饮食模式是对肿瘤患者来说是合理并且受益的。2017年的ESPEN指南建议，肿瘤患者的蛋白质最少供给量为1g/（kg·d）至目标需要量的1.2~2g/（kg·d）之间。肿瘤恶病质患者的蛋白质摄入量需要进一步增加，达到总摄入量（静脉+口服）1.8~2g/（kg·d）；严重营养不良肿瘤患者的短期冲击营养治疗阶段，蛋白质给予量应该达到2g/（kg·d）；轻、中度营养不良肿瘤患者的长期营养补充治疗阶段，蛋白质给予量应该达到1.5g/（kg·d）或1.25~1.7g/（kg·d）。

（3）供能比例：非荷瘤状态下三大营养素的供能比例与健康人相同，为：碳水化合物50%～55%、脂肪25%～30%、蛋白质10%～15%；荷瘤患者应该减少碳水化合物在总能量中的供能比例，提高蛋白质、脂肪的供能比例。2017年的ESPEN指南推荐提供维生素和矿物质的剂量达到膳食营养素推荐摄入量（RDA）。如不存在明确的微量元素缺乏，不推荐大剂量的使用微量元素，可根据实际情况调整其中部分微量营养素（包括维生素和微量元素）的用量。

2. 营养不良的五阶梯治疗模式 肿瘤患者营养不良的规范治疗可遵循中国抗癌协会肿瘤营养与支持治疗专业委员会提出的五阶梯治疗原则：即首先选择营养教育，然后依次向上晋级选择口服营养补充（oral nutritional supplements，ONS）、完全肠内营养（total enteral nutrition，TEN）、部分肠内营养（partial enteral nutrition，PEN）+部分肠外营养（partial parenteral nutrition，PPN）、全肠外营养（total parenteral nutrition，TPN）。参照ESPEN指南建议，当下一阶梯不能满足60%目标能量需求3～5天时，应该选择上一阶梯。

ONS是一种常见的日常饮食外营养补充的手段，它可以给肿瘤患者提供普通饮食外的能量和营养素补充。在ESPEN 2017年关于癌症的指南中高度肯定了ONS途径对肿瘤患者的作用，并且推荐ONS为肿瘤放化疗患者的首要营养治疗途径。《中国肿瘤营养治疗指南》中推荐：对于恶性肿瘤患者，首先强化营养教育，进行经口摄食咨询指导；经过强化营养教育和咨询指导后，通过经口摄食仍然不能达到目标需要量的患者，推荐使用ONS。ONS是胃肠道功能正常的肿瘤患者接受肠内营养的首先途径，基本要求每天经过ONS途径补充的不少于400～600kcal。但由于肿瘤本身的原因、治疗不良反应的影响，肿瘤患者往往不想口服、不愿口服以及不能口服，此时，通过肠外途径补充口服摄入不足的部分，我们就称为补充性肠外营养（supplemental parenteral nutrition，SPN）或部分肠外营养（PPN）。SPN或PPN尤其在肿瘤患者终末期、手术后、放化疗中有着非常重要的作用。

3.《中国肿瘤营养治疗指南》中选择营养制剂的建议

（1）制剂类型：非荷瘤状态下，肿瘤患者的营养治疗配方与良性疾病患者无明显差异，首选标准配方；荷瘤状态下，配方有别于良性疾病，可选择肿瘤专用配方。

（2）糖/脂肪比例：生理条件下，非蛋白质能量的分配一般为葡萄糖/脂肪=（60%～70%）/（40%～30%）；荷瘤状态下尤其是进展期、终末期肿瘤患者，推荐高脂肪低碳水化合物配方，两者比例可以达到1：1，甚至脂肪供能更多。

（3）脂肪制剂：中/长链脂肪乳剂可能更加适合肿瘤患者，尤其是肝功能障碍患者。ω-9单不饱和脂肪酸（橄榄油富含）具有免疫中性及低致炎症反应特征，对免疫功能及肝功能影响较小。ω-3PUFA有助于降低心血管疾病风险、抑制炎症反应，动物实验证明其具有抑制肿瘤生长的直接作用。

（4）蛋白质/氨基酸制剂：含有35%以上支链氨基酸（branch-chain amino acids，BCAA）的氨基酸制剂被很多专家推荐用于肿瘤患者，认为可以改善肿瘤患者的肌肉减少，维护肝脏功能，平衡芳香族氨基酸，改善厌食与早饱。整蛋白型制剂适用于绝大多数肿瘤患者，短肽制剂含水解蛋白无需消化，吸收较快，对消化功能受损伤的患者如手术后早期、放化疗患者、老年患者有益。

（5）药理营养：在肿瘤患者营养配方中添加精氨酸、ω-3 PUFA、核苷酸、谷氨酰胺等成分，组成免疫调节配方已成为研究的热点，较多的研究结果显示免疫调节配方对肿瘤患者有正面影响，多项研究将上述几种药理营养素联合使用，可能有更好的效果，单独使用的效果有待证实。

4. 肿瘤恶病质　恶病质是一种以骨骼肌量进行性下降的多因素综合征，伴随或不伴随脂肪组织减少，不能被常规的营养治疗完全逆转，最终导致进行性功能障碍。其病理生理特征为摄食减少，代谢异常等因素综合作用引起的蛋白质及能量负平衡。恶病质是营养不良的特殊形式，经常发生于进展期肿瘤患者。按病因，恶病质可以分为两类：①原发性恶病质：直接由肿瘤本身导致的代谢紊乱引起；②继发性恶病质：由营养不良、基础疾病或长期卧床导致。

恶病质的诊断标准为：①无节食条件下，6 月内体重下降>5%，或②体质指数（BMI）<20kg/m^2（我国<18.5kg/m^2）和同时伴有体重下降>2%，或③四肢骨骼肌量指数（appendicular skeletal muscle index）符合肌肉减少症标准（男性<7.26kg/m^2，女性<5.45kg/m^2）及同时伴有体重下降>2%。目前，将恶病质分为恶病质前期、恶病质期、恶病质难治期三期，见表 4-60。

表 4-60　恶病质分期

分期	诊断标准
恶病质前期	体重减轻≤5%厌食和代谢改变
恶病质期	体重减轻>5% 或 BMI<18.5kg/m^2（中国人）和体重减轻>2% 或肌肉减少和体重减轻>2% 摄食常常减少/系统性炎症
恶病质难治期	不同程度的恶病质 肿瘤分解代谢活跃、 对抗癌治疗无反应 体能状况评分低 预期生存期<3 个月

《中国肿瘤营养治疗指南》中针对恶病质的营养治疗部分内容为：对肿瘤恶病质患者需明确诊断，并进行分期及分级，这将有益于患者的抗癌治疗及营养治疗。恶病质患者主要表现为低摄入量以及代谢异常，均能导致的蛋白及能量负平衡，因此需要增加能量及营养素摄入以纠正能量及蛋白质的负平衡。推荐增加蛋白质摄入，尤其是富含 BCAA 的必需氨基酸的摄入。密切的营养随访、营养咨询和对患者的营养教育是预防及治疗恶病质的重要措施，仅仅是对食物的不同选择，以及对食物摄入量的认识，就能使患者摄入更多的能量及营养素，从而可能有助于改善患者营养状况。对于患者不能摄入足够食物满足营养需求时，建议补充营养剂，以 ONS 为首选。饮食调整及 ONS 总能量摄入不及标准量的 60%达到 7 天时，建议管饲 EN，不能增加进食相关的痛苦。对于肠功能衰竭的患者和预计生存期超过 2 个月，且营养不良可导致生存期缩短的肿瘤患者，推荐应用 PN。在饮食、ONS 或管饲 EN 不足的情况下，推荐给予 SPN。对各期恶病质患者，除营养支持外的非药物治疗，还推荐包括鼓励适当锻炼、心理干预等。

5. 疗效评价及随访　实施营养干预的时机是越早越好，由于营养治疗的临床效果出现较慢，因此一般将 4 周作为一个治疗疗程。营养治疗是一个整体疗法，所以其疗法评价也应该是整体的，包括如下 10 个方面：①摄食情况；②实验室（生物化学）检查；③能耗水平（代谢率）；④人体学测量；⑤人体成分分析；⑥体能评价；⑦心理评价；⑧生活质量评价；⑨病灶（体积及代谢活性)评价;⑩生存时间。不同参数对治疗发生反应的时间不一致,因此,不同参数复查的间隔时间也各不相同。根据时间长短分为3类:①快速反应参数:如体重、实验室检查、摄食量、代谢率等,每周检测1~2次;②中速反应参数:如人体学测量、人体成分分析、影像学检查、肿瘤病灶体积、器官代谢活性、生活质量、体能及心理变化,每4~12周复查一次;③慢速反应参数:生存时间,每年评估一次。建议所有营养不良的肿瘤患者出院后均应该定期(至少每3个月一次)接受电话营养随访或者在社区医院随访。由于社区医疗机构可能不能完成上述对营养干预的全部随访内容,因此,建议患者必要时到有条件的医院营养门诊随访。

九、肿瘤放/化疗期间营养干预

恶性肿瘤患者往往会发生营养不良,据研究报道约有40%~80%的肿瘤患者存在营养不良,且20%的患者会直接死于营养不良。放射治疗和化疗均是治疗恶性肿瘤常见的主要手段,但是肿瘤患者又往往会因为放疗和化疗带来的不良发反应导致在某种程度上引发或加重患者的营养相关问题。

2015年,中国抗癌协会、中国抗癌协会肿瘤营养与支持治疗专业委员会、中国抗癌协会肿瘤康复与姑息治疗专业委员会、中国医师协会营养医师专业委员会、中国营养学会临床营养分会、《肿瘤代谢与营养电子杂志》等6单位联合颁布的《中国肿瘤营养治疗指南》中,针对非终末期的放、化疗患者提出:①放疗、化疗及联合放/化疗患者不常规推荐营养治疗,因为常规营养治疗对放/化疗效果及不良反应的正面影响尚未得到有效证据支持;②放疗、化疗伴有明显不良反应的患者,如果已有明显营养不良,则应在放、化疗的同时进行营养治疗;放疗或化疗严重影响摄食并预期持续时间大于1周,而放、化疗不能中止/终止,或即使中止/终止后较长时间仍然不能恢复足够饮食者,应给予营养治疗。③肿瘤放疗和(或)化疗致摄入减少以及体重丢失时,强化营养咨询可使大多数患者摄入量增多、体重增加;肠内营养可以改善患者营养状况。头颈部肿瘤、吞咽困难、口腔黏膜炎患者管饲比口服更有效。④肠内营养时首先选择普通标准营养剂。ω-3PUFA强化型肠内营养配方对改善恶病质可能有益,但对一般情况及营养状态的作用有争议。⑤无证据表明营养治疗促进肿瘤生长,在临床实际工作中不必考虑这个理论问题。

(一)肿瘤放疗患者发生营养不良的原因及其后果

放射治疗是恶性肿瘤治疗的主要手段之一,据统计研究报道约有65%~75%的恶性肿瘤患者会在整个肿瘤治疗疗程中接触放疗,而头颈部肿瘤和消化道肿瘤患者的营养不良发生更为常见。放疗在治疗肿瘤的同时,也会对正常的机体组织细胞有一定的杀伤作用。一方面,恶性肿瘤的消耗作用显著,导致患者发生营养不良的风险增加;另一方面,放射治疗的杀死细胞作用可能会导致患者出现摄入减少、吸收障碍等而使患者的营养状况进一步恶化。尤其是头颈部、消化道和腹盆腔部位的放疗过程中往往会出现相应部位的损伤而导致患者进食受到影响,从而加剧患者的营养不良。在头颈肿瘤放疗时,患者可能会出现放射性黏膜炎、吞咽困难、口腔黏膜溃疡、味觉损伤和唾液分泌减少,软腭、颞颌关节和颈部软组织纤维化等;上消化道肿瘤放疗时可能发生放射性食管炎、吞咽困难和疼痛;腹盆腔放疗时可能会出现肠道黏膜损伤、炎症和穿孔等。以上情况均会影响患者的进食或导致食欲下降,这都是引发营养不良发生的重要原因。营养不良的肿瘤患者还会出现疲乏、疼痛、食欲丧失和身体功能下降,此时患者更容易出现放疗毒副反应,更严重的可能还会使得治疗中断,并且明显影响患者的生活质量。

（二）肿瘤放疗患者的营养干预

针对肿瘤放疗患者，我们的营养治疗目标主要包括：①评估、预防和治疗营养不良或恶病质；②提高患者抗肿瘤治疗的耐受性和依从性；③控制某些抗肿瘤治疗的不良反应；④提高患者的生活质量。

迄今为止，已有较多证据表明口服营养补充（ONS）或管饲肠内营养是有助于头颈部和食管恶性肿瘤放疗患者的营养补充的。多数研究结果也支持积极地给予患者肠内营养，有助于患者体重维持，提高生活质量，减少入院次数和保证患者耐受放疗过程。2017年ESPEN指南中对于放射治疗提出，需要保证充足的营养摄入，即推荐在放疗（特别是头颈部、胸部和消化道）期间，应主要通过个体化的营养咨询和（或）使用口服营养补充（ONS）来确保充足的营养摄入，以免营养状况恶化，维持摄入量和避免放疗治疗中断。头颈部或食管的放疗会引起黏膜炎和食物摄入减少，导致高达80%患者的体重丢失。同样，骨盆区的放射治疗也和高达80%患者的胃肠道症状相关。营养支持是可减少放疗对营养状况的负面影响的。总之，所有接受胃肠道或头颈部肿瘤放疗的患者应接受全面的营养评估，充分的营养咨询，必要时还要按照症状和营养状况给予营养支持。

ASPEN的指南中，明确认为头颈部肿瘤、食管肿瘤和胃肠道肿瘤的放疗过程中可以考虑采用营养支持，但是并不作为常规选择。ESPEN认为对于头颈部肿瘤和胃肠道肿瘤的患者，在放疗期间应该给予患者强化营养咨询和ONS，以增加中摄入；CSPEN的指南包括了头颈部肿瘤，但没有就胃肠道肿瘤情况进行说明。基于现有的证据，目前已经取得较为一致意见的是认为头颈部肿瘤患者接受营养治疗是有必要的。临床调查研究发现，头颈部的放疗引起的营养相关急性症状，如口疮，味觉、嗅觉改变，吞咽困难和疼痛，口干，疲劳等症状，可以严重影响患者生活质量的评分。同时，有随机对照研究又报道证实了通过强化营养教育和增加ONS能过改善头颈部肿瘤患者的生活质量，显著改善患者的临床预后。

ONS是对肿瘤放疗患者进行营养干预的重要措施之一。对于接受放疗的患者，营养评估存在有营养不良的，可给予ONS干预，这将有效地改善患者的营养状况。对头颈部、消化道和腹盆腔部位放疗的肿瘤患者选用合适的ONS治疗，是可以改善患者营养状况，并且还可以减轻放疗的毒副作用。有大量研究报道，对在接受放疗的头颈部肿瘤患者进行营养咨询教育后，较少会出现营养不良和体重的丢失。采用ONS干预后可明显增加患者的体重和上臂围，还明显改善了其生活质量。有研究者对13项相关研究做meta分析，比较ONS和常规护理对患者的影响，结果发现ONS可明显改善有营养不良或营养风险的肿瘤患者的体重和能量摄入，并且对肿瘤患者的情绪和食欲下降也有明显改善。

在对肿瘤放疗患者的营养干预中，营养咨询教育和ONS是推荐的首要肠内营养支持的方式，但当患者发生严重的口腔黏膜炎、吞咽困难和疼痛等症状而导致无法正常经口进食或者经口进食的量明显不足时，此时可选择经鼻胃管或造瘘管饲或作为肠内营养的支持方式。这样的递进方式和针对肿瘤患者营养不良采取的五阶梯治疗原则相符，首先选择营养教育，然后依次向上晋级选择ONS、完全肠内营养、部分肠外营养、全肠外营养，当下一阶梯不能满足60%目标能量需求3~5天时，应该选择上一阶梯。ESPEN指南中明确指出，对有严重放射性黏膜炎或头颈部或胸部梗阻的肿瘤患者使用鼻胃管或经皮路（如PEG）给予肠内营养。PEG作为肠内营养输注的重要途径在临床的应用上也得到了大多数指南的推荐。头颈部或食管的梗阻性肿瘤患者，以及预期会有严重的放射性口腔或食道黏膜炎的患者，存在着体重丢失、身体活动能力降低、脱水、治疗耐受性降低和治疗中断的高风险。严重吞咽困难和能量摄入不足也是肠内营养管饲的适应证。短时间(<30天)的肠内营养可以通过鼻胃饲管,而更长时间(>30天)可通过经皮胃造瘘术供给。针对鼻胃管饲和PEG,有研究对比发现PEG和鼻饲在对患者体重维持方面结果类似,PEG的管移位风险较低,生活质量可能更好,而鼻胃饲者则在放疗完成后吞咽困难发生率更低,更早脱离管饲,两者肺炎和其他感染的风险相似。此外,也有研究报道预防性放置PEG的喂养管可以帮助减少放疗相关的体重丢失及营养不良。

基于目前的指南和文献证据,肿瘤放疗患者的营养干预方式主要采用ONS和管饲肠内营养。大多数指南的推荐认为,对于恶性肿瘤患者的营养制剂采用标准配方即可,也有其他一些研究认为药理性的营养物质可能具有一定的免疫调节和改善营养状况的作用。在这些药理性营养物质中,ω-3 PUFA近年来比较受到关注,但是目前的研究证据表明尚还存在争议,由于没有确定的结论,因此还不能肯定单独使用ω-3 PUFA是否对改善患者的营养状况有益。

针对肿瘤放疗患者的关于肠外营养的使用,ESPEN不推荐PN作为肿瘤放疗患者的常规治疗,除非足够的ONS或EN不能实施,例如在严重的发射性肠炎或严重吸收不良时。虽然头颈部或骨盆区域放疗与高达80%患者的胃肠道症状和体重丢失有关。然而常规地,即无条件地在接受放疗的肿瘤患者中使用肠外营养,将带来弊大于利的风险,因此,不予以推荐。我们建议:ONS优先于管饲肠内营养,管饲肠内营养优先于肠外营养。如果患者的口服/肠内食物耐受性不足以提供所需的能量和、营养素,可使用肠外营养。如慢性重度肠内食物不耐受(如无法治愈的恶心、呕吐、腹痛、吸收不良或腹泻),不能肠内营养,可给予肠外营养支持。

综上所述,《中国肿瘤营养治疗指南》放疗患者的营养干预可简明扼要的概况为以下几点:

(1)接受放疗的肿瘤患者应该进行强化营养咨询教育和口服营养制剂补充(ONS)。

(2)放疗患者的营养制剂可采用标准配方,每日所需能量与正常人相似,推荐以25~30kcal/(kg·d)来估算。

(3)头颈部肿瘤患者,放疗期间若需要接受EN治疗,推荐使用管饲肠内营养建立EN途径。

(4)不推荐对放疗肿瘤患者进行常规的PN。

(5)放疗患者的营养制剂可采用通用普通配方。

(6)一般患者不需要常规给予EN治疗;但对于有营养风险或者营养不良的患者可进行EN。

(7)头颈部、食管及胃肠道肿瘤放疗前接受营养支持的患者能够减少体重的下降,黏膜炎发生情况减少,有益于患者的营养状况维持。

(8)放疗前进行营养支持有助于患者维持体重和减轻放疗可能导致的口腔和咽喉黏膜炎。

(9)补充ω-3PUFA制剂可能对减少患者炎症反应有益。

(三)肿瘤化疗患者发生营养不良的原因及其后果

恶性肿瘤患者中营养不良的发生率非常高,化疗作为肿瘤患者治疗的常规主要手段之一,既可以通过抗肿瘤作用从根本上改善肿瘤患者的营养不良,同时也可能会因其不良反应引起或加重患者的营养不良,两者之间存在着密切关系。据调查发现,几乎所有的化疗药物都可能导致营养相关的不良反应。化疗可以直接影响肿瘤患者新陈代谢,或因引起恶心、呕吐、腹泻、口腔炎、味觉改变、胃肠道黏膜损伤、食欲减退以及厌食等而间接影响营养物质的摄入,在肿瘤引起代谢异常的基础上进一步加重患者机体的营养不足。

营养不良会降低患者对化疗的耐受程度,影响生活质量、治疗效果乃至预后。一方面,营养不良影响中性粒细胞的水平,致使患者在化疗药物作用的基础上白细胞下降更为明显,导致可能无法完成化疗计划,需提前终止化疗,从而影响抗肿瘤治疗效果;另一方面,营养不良时,血浆蛋白水平降低,化疗药物的吸收、分布、代谢及排泄出现障碍,从而明显影响化疗药物的药动学,化疗药物的不良反应也因此增加,机体耐受化疗能力降低,化疗有效反应显著降低。

(四)肿瘤化疗患者的营养干预

针对非终末期肿瘤化疗患者,营养治疗目标同肿瘤放疗患者相似:①预防和治疗营养不良或恶病质;②提高对化疗的依从性;③控制化疗的不良反应;④改善生活质量。

临床中曾开展一些随机对照试验,目的是观察化疗患者进行营养治疗是否能够阻止营养不良的发生或者是否能够减轻化疗的不良反应,这些研究的结论是:营养治疗没有减轻化疗相关毒性,也没能提高抗肿瘤疗效及延长患者生存时间。但另有研究报道,对存在轻度或中度营养不良的乳腺癌患者在化疗同时给予肠外营养治疗,患者的营养状态、T淋巴细胞亚群数目以及免疫球蛋白量均有所改善;另一项随机对照试验的研究结果也显示,对于已存在营养不良的进展期结直肠癌患者在化疗的同时早期给予肠内、肠外营养可提高患者的生活质量、减少体重丢失程度、降低化疗不良反应,延长生存时间。上述研究均为小样本研究,因此尚不能由此得出确切结论。尽管目前尚有一定争议,但对于存在营养不良或营养风险的非终末期化疗的肿瘤患者,准确地判断适应证,恰当地给予营养治疗既可改善肿瘤患者的营养状况,提高机体的免疫功能,增加抗癌能力,又能提高患者对化疗的耐受力,减轻药物的不良反应,从而改善生理功能、生活质量及预后。

在ESPEN的非手术肿瘤患者肠外、肠内营养指南,CSPEN临床诊疗指南以及中国恶性肿瘤患者营养治疗专家共识中,均提出以下推荐:①经过营养风险筛查与评估后,对于已存在营养不良或营养风险的患者推荐给予营养支持干预。体重丢失身≥20%、PG-SGA定性评估为重度营养不良、PG-SGA评分≥9分的非终末期患者是营养治疗的绝对指征;体重丢失10%~19%、PG-SGA定性评估为中度营养不良、PG-SGA评分4~8分者是营养治疗的相对指征。②对于化疗严重影响患者摄食,并预期持续时间大于1周而化疗不能中止,或即使中止后在较长时间仍然不能恢复足够饮食者;每日摄入能量低于每日能量消耗60%的情况超过10天的化疗患者;营养摄入不足导致近期内非主观因素所致体重丢失超过5%的患者应给予营养干预。③营养状况良好、无营养风险的化疗患者,不需要接受常规的营养干预治疗。我国恶性肿瘤患者营养治疗专家共识也指出,就临床结局来看,对于常规化疗的患者,无论是消化道肿瘤还是非消化道肿瘤,营养治疗与否对患者结局影响极为有限。

当判断患者需要进行营养干预时应早期使用,这样才能发挥其最大的效果。若当疾病已发展到恶病质或是终末期时,此时营养治疗的效果往往很难令人满意。相反,还会得出营养治疗无效的结论,因此,当判断患者存在营养治疗指征时,应尽早进行营养治疗。

在ASPEN、ESPEN、CSPEN的恶性肿瘤患者营养治疗的临床指南以及中国恶性肿瘤营养治疗专家共识中,针对化疗患者营养治疗途径给出以下推荐:化疗患者营养治疗的途径选择遵循"只要肠道功能允许,应首先使用肠道途径"的原则,即优先选择EN;符合营养治疗指征,但不能耐受EN,或存在消化道梗阻、化疗所致严重黏膜炎、肠道功能紊乱等情况,以及仅通过经口摄食和肠内营养途径,患者仍无法获得足够的营养时,可给予PN,一般为短期治疗。

肠内营养干预首先鼓励口服营养补充(ONS),并且增加饮食频次或选择高能量密度食品,当口服不足或不能时,选用管饲补充或替代。需长时间营养治疗且食管通畅的患者,主张实施经皮内镜下胃造瘘(PEG)、经皮内镜下空肠造瘘(PEJ)。食管梗阻时,主张实施经皮影像下胃造瘘(PRG)、穿刺导管空肠造瘘(NCJ)或手术胃造瘘、手术空肠造瘘。

肠外营养的使用指征原则上与肠内营养相同,但指征掌握需更加严格,主要限于EN不能耐受的患者。对于化疗患者,不建议进行常规的PN治疗。但如果患者因为化疗而导致胃肠道黏膜损伤,可以采用短期的PN,此时采用PN比EN更有效,而且患者更容易接受,胃肠道也可以利用此时期充分休息以利于其功能恢复。

相对于PN,EN治疗的优点在于能改善门静脉系统循环,有利于恢复肠蠕动,维护肠屏障功能,改善肝胆功能,促进蛋白质合成、肠袢组织的康复和免疫功能的调控,特别是维护肠屏障功能,弥补了肠外营养的不足。此外,EN还具有感染率低、价格低廉且使用方便等优点。

据研究报道,肿瘤患者在没有特别明确的临床指征下,认为肿瘤患者平均每日能耗和正常人相似,ESPEN指南和《中国肿瘤营养治疗指南》中推荐以25~30kcal/(kg·d)来估算能下床活动患者的能量需要量,以20~25kcal/(kg·d)来估算卧床患者。一般情况下,化疗患者的营养治疗配方宜选择标准配方,但也要根据具体情况选择特殊营养配方。即对于非终末期化疗患者EN及短期PN应选择标准配方,但对于需要长达几星期以上PN或有明显恶病质的肿瘤患者要给予特殊营养配方,因为在这种情况下存在异常的能量物质代谢。推荐高脂肪低碳水化合物的配方,糖/脂肪比例可以达到1∶1(脂肪供能达到非蛋白能量的50%)。

ESPEN的非手术肿瘤患者PN指南中氨基酸制剂的推荐量范围是1g/(kg·d)到1.2~2.0g/(kg·d),在德国肿瘤患者PN指南中推荐氨基酸补充量为1.2~1.5g/(kg·d)。《中国肿瘤营养治疗指南》推荐接受EN及PN治疗的化疗患者应使用含有全面氨基酸种类的复方氨基酸制剂;富含支链氨基酸的氨基酸制剂被很多专家推荐使用于肿瘤患者,认为其对改善肿瘤患者的肌肉减少,维护肝脏功能,平衡芳香族氨基酸,改善厌食与早饱有益,尤其对存在肝性脑病风险的患者。此外,中/长链脂肪乳剂(LCT/MCT)可能更加适合接受PN的肿瘤患者,尤其是合并肝功能障碍的患者。LCT/MCT是指中链和长链甘油三酯各占50%的一类脂肪乳剂。MCT由于分子量小,水溶性高,其血清廓清和氧化速率均高于LCT,已有研究证实,中/长链脂肪乳剂较长链脂肪乳剂更易为人体摄取,安全性也较好。

目前,在临床研究中应用肠内营养添加的与免疫调节相关的成分主要有四种:谷氨酰胺、精氨酸、核苷酸和ω-3 PUFA。较多的研究结果显示:免疫调节配方对肿瘤患者有正面影响。有研究报道,化疗后患者抗感染能力下降,加之化疗药物对胃肠道黏膜的损伤导致患者极易合并肠道感染,给予谷氨酰胺能够明显减轻黏膜炎和腹泻的发生率;添加免疫调节成分(精氨酸、核苷酸和ra-3 PUFA的混合物)的EN,有益于经受较大手术的营养不良患者,可增强其免疫功能、改善临床结局;补充外源性谷氨酰胺、精氨酸能提高肿瘤组织局部化疗药物的浓度、提高正常组织谷胱甘肽水平,从而增强化疗药物的选择性、减轻化疗带来的不良反应,并提高患者的生存率。但何时开始应用肠内免疫调节剂,目前尚未得出结论,并且推荐免疫调节剂应联合应用,单独应用的效果并没有临床结果证实。

总的来说,《中国肿瘤营养治疗指南》中针对化疗患者的营养治疗做甘油三酯推荐:

(1)化疗患者不推荐常规PN、EN。

(2)化疗患者经营养评估和营养筛查后,当存在营养风险或营养不良时;或当其每日摄入能量低于60%目标能量的情况超过10天时;或者预计患者将有7天或者以上不能进食时;或者患者体重丢失>5%时,应开始营养治疗。

(3)营养途径推荐首选EN。如果患者发生了化疗相关胃肠道黏膜损伤,或不能耐受EN,可以采用短期的PN。

(4)通用型EN及PN配方适用于多数肿瘤化疗患者的营养治疗;患者无脂代谢异常时,可使用高脂肪低碳水化合物的配方,糖/脂肪比例可以达到1∶1。

(5)中/长链脂肪乳剂可能更适合接受PN的肿瘤患者,尤其是合并肝功能障碍患者。

(6)ω-3 PUFA 强化的 ONS 可以帮助非主观因素体重丢失的肿瘤患者稳定体重。

(7)肠内免疫调节配方(含有谷氨酰胺、精氨酸、核苷酸和 ω-3PUFA 等)可能会减轻化疗所致黏膜炎、腹泻发生率,减轻化疗不良反应。

(8)当化疗患者发生严重感染等重度应激情形时,免疫调节配方的应用参照危重病相关指南。

十、常见营养缺乏病

人类为了维持生命和身体各个器官的正常活动,必须从外界摄取一定数量的食物,并经过消化吸收而取得能被机体所利用的各种营养素。合理的营养应该是能够保证人体正常的生长发育、修补组织、维持体内各种生理活动、提高机体抗病能力和免疫功能、适应各种环境条件下的机体需要,以及延年益寿。当某种营养物质摄入不足或缺乏时,则可引起营养缺乏病。营养缺乏病(nutritional deficiency)指由于营养素不足而在临床上引起各种表现的疾病。正常人体所需的营养素摄入过多或不足均会导致营养不良,故营养缺乏病是营养不良的一种,但并不完全等同。

(一)维生素 A 缺乏病

1. 概述　维生素 A 缺乏病是一种维生素 A 缺乏所致的营养障碍性疾病,表现为眼、皮肤、肠道、呼吸道及骨骼等的症状:结膜、角膜干燥、软化、夜盲、皮肤干燥、粗糙,四肢伸侧圆锥形毛囊角化性丘疹形似蟾皮,以及骨组织生长停止、导致胎儿畸形甚至死胎、以及免疫低下等。

2. 维生素 A 与疾病的关系　维生素 A 又称为视黄醇(retinol),是一种脂溶性的醇类物质,是维持一切上皮组织健全所必需的物质,其中以眼、呼吸道、消化组,尿道及生殖系统等上皮影响最显著。维生素 A 是构成视觉细胞内感光物质的成分,维生素 A 缺乏时,对弱光敏感度降低,暗适应障碍,重症者产生夜盲。此外,维生素 A 缺乏时,上皮干燥,增生及角化。维生素 A 促进生长发育,当它缺乏时生殖功能衰退,骨骼生长不良,生长发育受阻。到目前为止,维生素 A 与上皮解化及生长发育的关系尚不清楚。

3. 营养干预原则　美国医学研究院食物与营养委员会在 2001 年提出利用视黄醇活性当量(retinolactivityequivalents,RAE)来评估膳食维生素 A 活性。由于一些文献或食物成分表数据或营养标签报告的仍是国际单位(international unit,IU),可用适当系数换算成 μg RAE,1IU 维生素 A 活性=0.3μg RAE。中国营养学会在《中国居民膳食营养素参考摄入量(2013 版)》中制定成人每日膳食维生素 A 推荐摄入量,男性为 800μg RAE,女性为 700μg RAE,维生素 A 的可耐受的最高摄入水平(UL)为 3000μg RAE/d(不包括来自膳食维生素 A 原类胡萝卜素的 RAE)。

(1)维生素 A 预防性补充:最有效的预防方法是保证膳食中有丰富的维生素 A 或胡萝卜素的来源。维生素 A 可以在肝脏大量存储,提高肝脏维生素 A 的存储量也是预防维生素 A 缺乏的一种方法。维生素 A 最好的来源是动物性食品如黄油、蛋类、动物肝脏,植物性食物如番茄、胡萝卜、辣椒、红薯、空心菜、苋菜等含有丰富的胡萝卜素,也是维生素 A 的食物来源。其次,应注意公共卫生与环境卫生,如防止寄生虫感染、痢疾、肝炎、胃肠道炎症、肺炎、呼吸道炎症、长期慢性腹泻等,以避免疾病干扰维生素 A 的吸收、储存、利用与加速维生素 A 的消化。

(2)维生素 A 治疗性补充:维生素 A 缺乏病的治疗比较简单,单纯维生素 A 缺乏只要补充维生素 A 即可;夜盲症或结膜病变者,每日口服维生素 A2.5 万~5.0 万 IU,连服 1 周~2 周;有角膜病变者,可肌注维生素 A10 万 IU,同时滴入维生素 A 油剂保护角膜,病情好转后改用口服,每日2.5万~5.0万IU。当维生素A缺乏与恶性蛋白质-能量营养不良有关时,则补充维生素A的同时必须补充蛋白质才能有效。

4. 一日食谱举例　维生素A缺乏症患者饮食安排可参考表4-61。

表4-61　富含维生素A一日范例食谱

餐别	食物名称	原料	重量(g)
早餐	牛奶1盒	牛奶	250
	煮鸡蛋	鸡蛋	50
	包子	小麦粉	30
		小白菜	25
		猪肉	25
午餐	米饭	稻米	150
	牛肉炖胡萝卜	牛肉	50
		胡萝卜	20
	清炒圆白菜	圆白菜	150
晚餐	米饭	稻米	150
	青椒炒肉丝	青椒	100
		猪肉	50
	凉拌生菜	生菜	100

注:该食谱提供总能量1800kcal,蛋白质63.7g,维生素A 706ug RAE。

5. 其他注意事项

(1)服用矿物油及肠道寄生虫不利于维生素A的吸收。

(2)维生素C对维生素A有破坏作用。尤其是大量服用维生素C以后,会促进体内维生素A的排泄,所以,在大量服用维生素C的同时,一定要注意维生素A的服用量要充足。

(3)正在服用口服避孕药时,必须要减少维生素A的用量。

(4)正在服用降胆固醇的药物时,如考来烯胺(降胆敏),对维生素A的吸收量就会减低,此时可服用补品。

(5)孕妇需特别注意其安全用量,以免产生畸形儿。怀孕期间,最初摄取量不建议增加。

(二)维生素B_1缺乏病

1. 概述　维生素B_1(硫胺素)缺乏病又称脚气病,是常见的营养素缺乏病之一。以神经系统表现为主称干性脚气病,以心力衰竭表现为主则称湿性脚气病。前者表现为上升性对称性周围神经炎,感觉和运动障碍,肌力下降,部分病例发生足垂症及趾垂症,行走时呈跨阈步态等。后者表现为软弱、疲劳、心悸、气急等。

2. 维生素B_1与疾病的关系　维生素B_1在小肠内吸收,在肝、肾等组织中经磷酸化作用转为焦磷酸硫胺素(thiaminepyrophosphate,TPP),即辅羧酶,参与糖代谢过程中α-酮酸的氧化脱羧反应,使丙酮酸和乳酸进一步分解为水和二氧化碳,产生能量并促进肝内糖元合成。维生素B_1缺乏,主要引起糖代谢障碍,能量生成不足,导致血中丙酮酸和乳酸堆积,使主要由葡萄糖供能的神经、心脏、脑组织结构和功能发生改变，出现相应的症状和体征，血中丙酮酸和乳酸浓度增高，可引起周围小动脉扩张，舒张压下降，脉压增大，静脉回流量增多，加重心脏负担。

3. 营养干预原则　维生素 B_1 为水溶性，在人体内除肠内细菌可合成一部分外，人体自身不能合成维生素 B_1，主要来源于食物，常与其他 B 族维生素同存于食物中，在谷类、坚果、动物内脏、蛋类及酵母中含量丰富，人乳和母乳中含量较少，谷类多存在于外胚层（糠、麸）中，故精制时易丢失，洗米过度可致损失，煮饭加碱时亦可遭破坏。

大多数国家推荐的硫胺素膳食供给量为 0.5mg/1000kcal。中国营养学会在《中国居民膳食营养素参考摄入量（2013 版）》制定的膳食推荐摄入量为成年男女分别为 1.4mg/d 和 1.3mg/d。

（1）维生素 B_1 预防性补充：注意食物的调配，不应长期吃精白米、面的食物，最好掺杂吃些粗粮和杂粮。改善烹调方法，尽量保存食物中原有的维生素 B_1 得以利用。烹调时不加碱，勿弃米汤和菜汤。对不同人群定期进行膳食营养调查。

（2）维生素 B_1 治疗性补充：首先治疗造成维生素 B_1 缺乏的原发疾病，如消化道疾病、糖尿病、甲状腺功能亢进等。①饮食宜用含维生素 B_1 丰富的高蛋白低盐饮食；②应用维生素 B_1 药，病情轻的或干型脚气病，口服维生素 B_1，3 次/天，每次 5mg；重者肌注或静注维生素 B_1，2 次/天，每次 10mg，到病情缓解后可改为口服，用量同上；爆发型，首次静注维生素 B_1 20mg，其后每 4 小时肌注 10mg，直到可改为口服，口服用量同上。

4. 一日食谱　维生素 B_1 缺乏症患者的饮食安排可参考表 4-62。

5. 其他注意事项

（1）吸烟、饮酒、常摄取砂糖的人要增加维生素 B_1 的摄取量。

（2）在妊娠、哺乳期或是服用避孕药的女性需要大量的维生素 B_1。

（3）正常剂量对正常肾功能者几无毒性。大剂量静脉注射时，可能发生过敏性休克。

（4）大剂量用药时，可干扰测定血清茶碱浓度，测定尿酸浓度可呈假性增高，尿胆原可产生假阳性。

表 4-62　富含维生素 B_1 一日范例食谱

餐别	食物名称	原料	重量（g）
早餐	牛奶 1 盒	牛奶	250
	番茄鸡蛋面	鸡蛋	50
		小麦面粉	50
		番茄	100
午餐	杂粮饭	稻米	100
		高粱米	50
	香菇肉片	香菇	50
		猪肉	50
	清炒菠菜	菠菜	150

续表

餐别	食物名称	原料	重量(g)
午点	葵花籽仁	葵花籽仁	15
晚餐	杂粮饭	稻米	100
		小米	50
	红烧带鱼	带鱼	50
	炒油麦菜	油麦菜	100

注:本食谱提供总能量 1834.5kcal,蛋白质 68.6g,维生素 B1 1.4mg

(三)维生素 B_2 缺乏病

1. 概述　维生素 B_2(又称核黄素)缺乏症是一种较常见的营养缺乏病,在一些发展中国家,人群中患病率极高。常见的临床症状有阴囊皮炎、口角糜烂、脂溢性皮炎、结膜充血及怕光、流泪等。

2. 维生素 B_2 与疾病的关系　核黄素为耐热的水溶性 B 族维生素,核黄素是体细胞中促进氧化还原的重要物质之一,还参与体内糖、蛋白质、脂肪的代谢,并有维持正常视觉功能的作用。核黄素缺乏多与其他 B 族维生素缺乏同时出现,尤以与烟酸缺乏病关系密切。若食物中长期缺乏动物蛋白和新鲜蔬菜,或大米淘洗过度或婴儿所食牛奶多次煮沸等,均可导致核黄素缺乏。再者,患有消耗性疾病:烧伤、创伤、结核病、肺炎、长期发热时,机体代谢加速,消耗量增加、需要较多量核黄素。另外,核黄素在肠道吸收,反复呕吐、腹泻等慢性胃肠道疾病均可影响核黄素的吸收。当人体缺少核黄素,尤其是严重缺乏时,易导致人体腔道的黏膜层细胞代谢失调,引起黏膜病变,具体表现是黏膜变薄、黏膜层损伤、微血管破裂,继而出现口角炎、眼睑炎、结膜炎、唇炎、舌炎、口腔溃疡、耳鼻黏膜干燥、皮肤干燥脱屑等。

3. 营养干预　维生素 B_2 与烟酸及其他耐热 B 族维生素共同存在于食物中,如动物心、肝、肾、蛋类、奶类、酵母、豆类和新鲜蔬菜等。目前对所有年龄段的人核黄素推荐量为 0.6mg/4184kJ。中国营养学会在《中国居民膳食营养素参考摄入量(2013 版)》制定的膳食推荐摄入量,成年男女分别为 1.4mg/d 和 1.2mg/d,与硫胺素相同。

维生素 B_2 预防性补充:动物性食品如肝、蛋、肉、乳等含有丰富的维生素 B_2。绿叶蔬菜中维生素 B_2 含量比根茎和瓜茄类高。豆类食物的维生素 B_2 含量也非常丰富。野菜中含有大量的维生素 B_2,必要时可用做补充维生素 B_2 的来源,但要确系无毒方可用。在特殊情况下,为保证维生素 B_2 的供应,可以利用核黄素菌(一种能合成核黄素的酵母菌)自行生产核黄素麦麸或豆渣,掺入面粉中食用。

维生素 B_2 治疗性补充:用核黄素片治疗效果显著。每日 10mg,分 2 次口服,直至症状消失。也可以在前 3 天每日 15mg,分 3 次口服,然后每日 5mg 作为维持量。治疗的同时应服用酵母片或复合维生素 B 片。必须注意改善膳食,以巩固疗效,预防复发。不能口服者用肌注,每日 5~10mg。阴囊炎可视具体情况对症处理,干燥者涂以保护性软膏,渗液糜烂者用 1%硼酸溶液湿敷,感染化脓者给予抗生素治疗。一般阴囊炎多在一周内痊愈,口腔症状则需要 2~3 周的时间方可消失。

4. 其他注意事项

(1)喝咖啡、茶等含有咖啡因的饮料时,要避免同时吃维生素 B 族,因为咖啡因会刺激神经及肾上腺素分泌，不仅会消耗体内现存的维生素 B 族，而且还会破坏服用的维生素 B 族。

（2）饮酒（乙醇）影响肠道吸收维生素 B_2。

（3）不宜与甲氧氯普胺合服。

（4）水溶性维生素 B_2 在正常肾功能状况下几乎不产生毒性。大量服用时尿呈黄色。

（5）防治维生素 B_2 缺乏症时，因常伴有 B 族其他维生素缺乏，故推荐应用复合维生素 B。

（四）维生素 C 缺乏症

1. 概述　维生素 C（L-抗坏血酸）是高等灵长类动物与其他少数生物的必需营养素，它是胶原蛋白形成所必需的，有助于保持间质物质的完整，如结缔组织，骨样组织以及牙本质。严重缺乏可引起维生素 C 缺乏症（又称坏血病），这是一种急性或慢性疾病，特征为出血，类骨质及牙本质形成异常。儿童主要表现为骨发育障碍，肢体肿痛，假性瘫痪，皮下出血。成人表现为齿龈肿胀、出血，皮下瘀点，关节及肌肉疼痛，毛囊角化等。

2. 维生素 C 与疾病的关系　维生素 C 缺乏可导致胶原纤维形成障碍，细胞间结合质减少，牙质及骨样组织形成停滞，毛细血管出血，创伤愈合延迟，叶酸和铁代谢障碍而引起贫血等一系列病变。维生素 C 缺乏后数月，患者感倦怠、全身乏力、精神抑郁、多疑、虚弱、厌食、营养不良、面色苍白、轻度贫血、牙龈肿胀、出血，并可因牙龈及齿槽坏死而致牙齿松动、脱落，骨关节肌肉疼痛，皮肤瘀点、瘀斑，毛囊过度角化、周围出血，小儿可因骨膜下出血而致下肢假性瘫痪、肿胀、压痛明显，髋关节外展，膝关节半屈，足外旋，蛙样姿势。

3. 营养干预　维生素 C 的主要食物来源是新鲜蔬菜与水果。蔬菜中，辣椒、茼蒿、苦瓜、豆角、菠菜、土豆、韭菜等中含量丰富；水果中，酸枣、鲜枣、草莓、柑橘、柠檬等中含量最多；在动物的内脏中也含有少量的维生素 C。中国营养学会在《中国居民膳食营养素参考摄入量（2013 版）》中制定，18 岁以后的成年人抗坏血酸的推荐营养摄入量（RNI）为 100mg/d，UL 为 2000mg/d。幼儿（1~3 岁）、学龄前儿童（4~6 岁）UL 为 400mg/d 和 600mg/d。一些特殊人群，如吸烟、应激状态、服用避孕药、采用高营养浓度的全静脉营养液者以及老年人对维生素 C 需要量都应该增加。

（1）维生素 C 预防性补充：①选择维生素 C 含量丰富的食物，膳食中应该有足够的新鲜蔬菜，特别是绿叶蔬菜。如能经常吃些水果，则更有助于预防维生素 C 的不足；②改善烹调方法，减少维生素 C 的损失，维生素 C 极易溶于水，对氧敏感，特别是有 Fe^{2+}、Cu^{2+} 存在时更易被氧破坏。因此，在蔬菜烹调时要先洗后切，切好就炒，尽量缩短在空气中的暴露时间，炒菜不用铜器；③利用野菜、野果及维生素制剂，很多野菜、野果中含有丰富的维生素 C，如马齿苋、马兰头、野苋菜、芥菜等都含有丰富的维生素 C。维生素 C 制剂国内已能大批生产，可适当利用。

（2）维生素 C 治疗性补充：维生素 C 缺乏症病人，轻者每日服用维生素 C200~300mg，重者 300~500mg，伴随感染时剂量增加，分 3 次在饭前或者吃饭时服用。如患者不能口服或者吸收不良时，可以肌注或静脉注射，每日 1 次（婴幼儿 100~200mg，成人 200~500mg），症状明显好转时，减至 50~100mg，每日 3 次口服。此外尚需对症处理，如保持口腔清洁，预防或治疗继发感染，止痛等。对于重症患者，例如有骨膜下巨大血肿或有骨折，不需要手术治疗，用哪个维生素 C 治疗后血肿可逐渐消失，骨折能愈合，但有骨骼错位者，恢复较慢，可经数年之久。通过饮食的方式治疗主要是给予蔬菜、水果，特殊情况下也可以利用野生植物。

4. 一日食谱　维生素 C 缺乏症患者的饮食安排可参考表 4-63。

5. 其他注意事项

（1）维生素 C 以空腹服用为宜，但要注意患有消化道溃疡的病人最好慎用，以免对溃疡面产生刺激，导致溃疡恶化、出血或穿孔。

表 4-63　富含维生素 C 一日范例食谱

餐别	食物名称	原料	重量(g)
早餐	豆浆 1 杯	黄豆	25
	凉拌黄瓜	黄瓜	50
	肉末卷	小麦粉	30
		猪肉	25
早点	橙子	橙子	200
午餐	杂粮饭	稻米	100
		小米	50
	番茄炒鸡蛋	鸡蛋	50
		番茄	100
	猪肝菠菜汤	猪肝	25
		菠菜	100
晚餐	米饭	稻米	200
	芹菜牛肉丝	芹菜	100
		牛肉	50

注：该食谱可提供总能量 1800kcal，蛋白质 67g，维生素 C 106. 8mg

(2)加热、光照、光照、长时间储存都会造成维生素的流失和分解。寄生虫、服用矿物油、过量的膳食纤维等会妨碍维生素的吸收。

(3)肾功能较差的人不宜多服维生素 C。若长期超剂量服用维生素 C 有可能引起胃酸过多，胃液反流，甚至导致泌尿系统结石。尤其是肾亏的人更应少服维生素 C。

(4)维生素 C 不宜与异烟肼、氨茶碱、链霉素、青霉素及磺胺类药物合用；否则，会使上述药物因酸性环境而疗效降低或失效。

(5)维生素 C 对维生素 A 有破坏作用。尤其是大量服用维生素 C 以后，会促进体内维生素 A 和叶酸的排泄，所以，在大量服用维生素 C 的同时，一定要注意维生素 A 和叶酸的服用量要充足。

（五）维生素 D 缺乏症

1. 概述　维生素 D 缺乏症佝偻病(vitamin D deficiency rickets)是一种小儿常见病。本病系因体内维生素 D 不足引起全身性钙、磷代谢失常以致钙盐不能正常沉着在骨骼的生长部分，最终发生骨骼畸形。佝偻病虽然很少直接危及生命，但因发病缓慢，易被忽视，一旦发生明显症状时，机体的抵抗力低下，易并发肺炎、腹泻、贫血等其他疾病。

2. 维生素 D 与疾病的关系　维生素 D 在严格意义上并不是典型的维生素，而更像是一种激素的前体，因为人体皮肤中能生成维生素 D_3，除非缺少日光照射，食物并非机体维生素 D 的必须来源，并且维生素 D 在体内只有经肝脏转化为生物活性的衍生物后，才能发挥其效应。1,25-二羟基胆钙醇[1,25-$(OH)_2D_3$]已经被公认是一种重要的钙代谢调节激素，维生素 D 只是这种激素的前体。它的缺乏可以引起以下几种疾病。

(1)佝偻病：主要出现于儿童，由于缺乏维生素 D，使得骨质变软变形，导致 X、O 型腿、鸡胸、出牙迟及不齐、易龋齿、腹部肌肉发育差易膨出。

(2)骨质软化病:成人缺乏维生素 D,使成熟的骨骼脱钙而发生骨质软化症,此症多见于妊娠、多产的妇女及体弱多病的老人。

(3)骨质疏松症:50 岁以上老人由于肝肾功能降低,胃肠吸收欠佳、户外活动减少等原因,体内维生素 D 水平常常低于年轻人,变现为骨密度下降,易骨折。

(4)手足抽搐症:血清钙浓度低于正常值水平可能出现肌肉痉挛、小腿抽搐等,补充钙剂后可缓解。

3. 维生素 D 缺乏症营养干预　维生素 D 的数量可用 IU 或 μg 表示,它们的换算关系是:1IU 维生素 D=0.025μg 维生素 D。中国营养学会在《中国居民膳食营养素参考摄入量(2013 版)》中制定,儿童、少年、成年人以及孕妇和乳母维生素 D 的推荐摄入量均是每人每天 10μg,65 岁以上成人为 15μg。0 维生素 D 含量丰富的食品有动物肝脏、鱼肝油和禽蛋。蔬菜、水果、谷类及其制品只含有少量的维生素 D 或几乎没有维生素 D 活性。经常晒太阳是人体廉价获得充足有效维生素 D_3 的最好来源,在阳光不足或空气污染严重的地区,可采用紫外线灯作为预防性照射。成人只要经常接触阳光,一般不会发生维生素 D 缺乏病。

维生素 D 预防性干预:建立和健全卫生保健组织,增加户外活动时间,对容易发病的婴幼儿、妇女、体弱多病的老年人,以及由于职业性因素限制接受日光照射不足的人群,需要重点照顾,做好系统管理工作。预防小儿佝偻病的发生,从新生儿期就应该开始定期家访和体检,需普及科学育儿及防治佝偻病的只是,进行预防性补充维生素 D。在没有维生素 A、D 强化牛奶供应的地区,小儿出生后 1~2 周开始,直到 2 岁,可在其食用的牛奶中每天滴加 400~1000IU 维生素 D 滴剂,或者医师指导下采取间断补充大剂量维生素 D 预防佝偻病的发生,预防剂量不宜过大,并应注意血钙和血尿的变化。

维生素 D 治疗性干预:充分利用日光紫外线和选用富含维生素 D 的食品对佝偻病及软骨化症都有积极的治疗效果,但是,治疗维生素 D 缺乏病最主要的还是使用维生素 D 制剂。然而,不论是每天补充维生素 D 或采用大剂量间歇性突击疗法,使用的维生素 D 治疗剂量及疗程的长短,都应当根据病情的轻重决定,并应同时补钙。治疗过程中必须注意及时监测血钙、磷的变化,防止由于维生素 D 过量发生中毒。

4. 一日食谱举例　维生素 D 缺乏病患者的一日饮食安排可参考表 4-64。

表 4-64　维生素 D 缺乏病食谱举例

餐别	食物名称	原料	重量(g)
早餐	牛奶 1 盒	牛奶	250
	煮鸭蛋	鸭蛋	50
	肉末卷	小麦粉	30
		猪肉	25
午餐	大米饭	稻米	150
	红烧鳗鱼	鳗鱼	100
	清炒蕹菜	蕹菜	200
	植物油	色拉油	10

续表

餐别	食物名称	原料	重量(g)
晚餐	杂粮饭	稻米	75
		玉米糁	25
	剁椒羊肝	剁辣椒	50
		羊肝	75
	炒油麦菜	油麦菜	200
	植物油	色拉油	10

注:该食谱可提供总能量 1831kcal,蛋白质 78.5g,维生素 D 20μg(800IU)

5. 其他注意事项

(1)下列情况慎用:动脉硬化、心功能不全、高胆固醇血症、高磷血症、对维生素 D 高度敏感及肾功能不全患者。

(2)婴儿应在医师指导下使用。

(3)必须按推荐剂量服用,不可超量服用。

(4)大剂量钙剂或利尿药(一些降血压药)与本品同用,可能发生高钙血症。

(5)大量含磷药物与本品同用,可发生高磷血症。

(六)叶酸缺乏症

1. 概述 叶酸(folic acid)即蝶酰谷氨酸缺乏症是指由于叶酸摄入不足或吸收不良引起的以巨幼红细胞性贫血为特征的临床综合征。叶酸为淡黄色结晶粉末,微溶于水,其钠盐易于溶解。在水溶液中易被光解破坏。在中性及碱性溶液中对热稳定,但在酸性溶液中对热不稳定加热超过 100℃即分解。食物中叶酸烹调后加工损失率可达 50%~90%。

2. 叶酸缺乏与疾病的关系 食物中叶酸进入人体后被还原成具有生理作用的活性形式四氢叶酸(tetrahydrofolic acid,THFA),它是体内生化反应中一碳基团的传递体。叶酸携带一碳基团形成 N5-甲基 THFA 亚甲基 THFA 等参与嘌呤和胸腺嘧啶的合成,进一步合成 DNA 和 RNA 参与甘氨酸和丝氨酸之间,组氨酸和谷氨酸之间半胱氨酸和蛋氨酸之间的相互转化等。参与许多重要物质的合成,如血红蛋白、肾上腺素、胆碱、肌酸等。单谷氨酸叶酸因分子小,可直接被肠黏膜吸收,而叶酸结构中含谷氨酸分子越多,则吸收率越低。叶酸通过尿及胆汁排出,叶酸在尿中的主要代谢产物是乙酰氨基苯甲酰谷氨酸,通过肾小球滤过的叶酸多数可在肾小管近端再吸收,由胆汁排出的叶酸约为 100μg/d。从胆汁排出的叶酸也可在小肠被重吸收,因此叶酸的排出量很低,叶酸营养适宜的人,当膳食中无叶酸时,体内贮存量可维持至少 3 个月不出现缺乏。一旦叶酸缺乏,则会引起巨幼红细胞贫血、引起胎儿神经管畸形、叶酸和心血管疾病等一系列疾病。

3. 营养干预 1998 年美国国家医学科学院的食品委员会提出叶酸的摄入量应以膳食叶酸当量(dietary folate equivalence,DFE)表示,食物叶酸的生物利用度为 50%,而叶酸补充剂与膳食混合时的生物利用度为 85%,比单纯来源于食物的叶酸利用度高 1.7 倍,所以膳食叶酸当量的计算公式为:DFE(μg)= 膳食叶酸(μg)+1.7×叶酸补充剂(μg)。

2013 年中国营养学会提出的中国居民膳食叶酸参考摄入量,成人推荐营养素摄入量(RNI)为 400μg/d。成人、乳母、孕妇可耐受最高摄入水平(UL)为 1000μg/d,儿童及青少年根据体重适当降低。叶酸含量最为丰富的食品是动物肝脏,较好的来源是绿叶蔬菜、酵母及肾脏,其次是牛肉、小麦、菜花。

叶酸缺乏预防性干预:孕妇应自妊娠前一个月开始补充叶酸,每日 0.4mg,直至孕早期 3 个月,以预防胎儿神经管畸形。另一个预防措施是对谷物加强叶酸,FDA 谷类食品强化叶酸 1.4mg/kg。因神经管畸形形成于妊娠早期,故孕妇必须保证膳食能供应 0.3~0.4mg/d 叶酸。对于那些有叶酸缺乏危险的病人也需要补充。

叶酸缺乏治疗性干预:叶酸缺乏的治疗剂量是口服叶酸 100μg/d,约一周内异常的白细胞与血小板可恢复正常。如合并其他抑制生血作用的疾病,或叶酸需要量增加时(如妊娠、高代谢、乙醇中毒、溶血性贫血),或叶酸吸收减低时,治疗剂量将增至 0.5~1mg/d。剂量超过 1mg/d 不会有更大疗效,而将从尿中排出。长期使用 1mg/d 以上剂量将有害,表现为影响锌吸收而导致锌缺乏,使胎儿发育迟缓,低出生体重儿增加;干扰抗惊厥药物的作用,诱发病人惊厥发作;干扰维生素 B_{12} 缺乏的诊断,而导致神经系统受到损害。

正常的维持治疗量是 0.1mg/d,1~4 个月后停止,膳食至少每日有一份新鲜水果或新鲜蔬菜。如代谢率增加,则维持剂量增加为 0.2~0.5mg/d。

4. 一日食谱举例　叶酸缺乏患者的一日饮食安排可参考表 4-65。

表 4-65　叶酸缺乏患者一日食谱举例

餐别	食物名称	原料	重量(g)
早餐	豆浆 1 杯	黄豆	25
	菜肉包子	小白菜	25
		小麦粉	30
		猪肉	25
午餐	大米饭	稻米	150
	番茄炒鸡蛋	鸡蛋	50
		番茄	100
	青椒炒肉丝	猪肉(肥瘦)	50
		青椒	100
	植物油	色拉油	10
晚餐	米饭	稻米	150
	菠菜炒猪肝	菠菜	100
		猪肝	50
	小菜汤	小白菜	150
	植物油	色拉油	10

注:该食谱可提供总能量 1859kcal,蛋白质 67.3g,叶酸 730mg

(朱翠凤　许红霞)

致谢:向参与本章书写的同志表示感谢:骆彬、杜红珍、谢颖、李晓玲、魏雨佳、刘海丽、唐彦、范杨、冯晓慧、金姝燕、曹芸、沈静、张月红、张永、张新胜、于晓明、刘鹿、朱平、于丽利、窦攀、李惠子、景洪江、李峰、韦丹云、林欣、黎娜、朱明星、亢蓉、孙薇

第五章

营养咨询

第一节 营养咨询及沟通技巧

一、营养咨询的内容

营养咨询就是营养师对咨询者进行营养分析的过程。其中营养师需要具备专业的知识、技能和评判性思维，整个过程是营养师通过营养信息交流，帮助个体和群体获得营养知识，培养健康的生活方式。营养咨询的主要范围包括营养情况异常（营养不足、营养过剩）、营养相关的疾病、疾病的营养治疗、健康者的营养保健。

1. 营养风险筛查 欧洲肠外肠内营养学会（ESPEN）对营养风险的定义是指现存或潜在的营养和代谢状况所导致的疾病或手术后出现相关的临床结局的可能性，并建议应常规进行营养风险筛查。ESPEN认为，营养风险筛查是“一个快速而简单的过程，通过筛查，若发现病人存在营养风险，即可制订营养支持计划。若病人存在营养风险但不能实施营养计划和不能确定病人是否存在营养风险时，需进一步进行营养评估，营养风险筛查是发现病人是否存在营养问题和是否需要进一步进行全面营养评估的过程”。ESPEN认为，对存在营养风险或可能发生营养不良的病人进行临床营养支持可能改善临床结局、缩短住院时间等，而不恰当应用营养支持可导致不良后果。目前，有多个筛查工具，如主观全面评估（SGA）、营养不良通用筛查工具（MUST）、简易营养评估（MNA）、营养风险指数（NRI）以及营养风险筛查2002（NRS 2002）等，这些将在下一节中详细讲解。

2. 临床检查 包括病史采集、人体测量和实验室检查。

（1）病史采集

1）饮食史：包括有无厌食、食物禁忌、饮食习惯和嗜好、餐次和分配比例、有无偏食史，及烹调加工的方法等。

2）营养相关疾病：包括传染病、内分泌疾病、慢性疾病（如肝硬化、慢性肾功能不全等）。

3）用药史及治疗手段：包括类固醇激素、免疫抑制剂、利尿剂、代谢相关药物、放疗与化疗等。

4）对食物的过敏及不耐受性

（2）人体测量

1）身高：一般急性或短期疾病与营养波动不会影响身高，身高测量通常用于正常人群营养状况评价。可以通过身高的测量，间接计算体表面积，从而估算基础代谢率。有直接测量法和间接测量法，间接测量法包括：①上臂距：上臂向外侧伸出与身体呈90°，测量一侧至另一侧最长指间距离;②身体各部累积长度:用软尺测定腿、足跟、骨盆、脊柱和头颅的长度,各部位长度之和为身高估计值;③膝高:屈膝 90°,测量从足跟底至膝部大腿表面的距离用以下公式计算出身高。国内推荐公式:男性身高(cm)= 62.59-[0.01×年龄(岁)]÷[2.09×膝高(cm)];女性升高(cm)= 69.28-[0.02×年龄(岁)]÷[1.50×膝高(cm)]。

2)体重:体重是营养评价中最简单、直接和常用的指标。虽然体重的影响因素较多,但体重值仍是反映机体营养状况的最直接的参数。青少年期反映生长发育与营养状况,疾病情况下可反映机体合成代谢与分解代谢的状态,但要受机体水分多少的影响,因此肥胖或水肿患者体重值常不能反映真实体重和营养状态。

①标准体重也称理想体重:我国常用标准体重公式为:Broca 改良公式:标准体重(kg)=身高(cm)-105 或者平田公式:标准体重(kg)=[身高(cm)-100]×0.9。

②体重比:是指实际体重与标准体重比值,主要反映肌蛋白消耗的情况。测量值介于±10%为营养正常;介于 10%~20%为过重;大于 20%为肥胖;介于-10%~-20%为消瘦;小于-20%为严重消瘦。

3)体质指数(BMI):BMI=体重(kg)/身高(cm)^2,是目前最常用的体重身高指数,是评价肥胖与消瘦的良好指标。BMI 的临床意义是反映蛋白质能量营养不良以及肥胖症的可靠指标,它的改变常提示疾病的预后。

4)围度:包括上臂围、胸围、腰围、臀围等。

①上臂围:可反映营养状况,且与体重密切相关。通过测定上臂紧张围与上臂松弛围,计算两者的差值,可反映肌肉的发育情况。一般差值越大说明肌肉发育状况越好,反之越小说明脂肪发育状况良好。上臂围可反映肌蛋白贮存和消耗程度,是快速而简便的评价指标,也能反映能量代谢的情况。我国男性上臂围平均为 27.5cm,女性为 25.8cm。测量值>正常值的 90%为营养正常,90%~80%为轻度营养不良,80%~60%为中度营养不良,<60%为严重营养不良。

②胸围:是胸廓的最大围度,可以表示胸廓大小和肌肉发育状况,是评价人体宽度和厚度具有代表性的指标,在一定程度上反映身体形态和呼吸器官的发育状况,也是评价幼儿生长发育的重要指标。

③腰围:在一定程度上反映腹部皮下脂肪厚度和营养状态,是间接反映人体脂肪分布状态的指标。国际糖尿病联盟提出用腰围作为代谢综合征的必须危险因子。

④臀围:不仅可以反映人的体型特点,同时腰臀比是反映身体脂肪分布的一个简单指标,世界卫生组织通常用它来衡量人体肥胖还是健康,保持适当的腰臀比例,对成年人体质和健康及其寿命有着重要意义。标准的腰臀比为男性小于 0.8,女性小于 0.7。

5)皮褶厚度:包括肱三头肌部、肱二头肌部、肩胛下角、髂前上部、髋部和腹部皮褶厚度。皮褶厚度可以反映人体皮下脂肪的含量,临床常用皮褶厚度估计脂肪消耗情况,并作为评价能量缺乏与肥胖程度的指标。由于使用的皮褶厚度计不同,测量误差较大,一般要求在同一部位测定三次,取平均值。皮褶厚度测量受不同测量误差及肌肉量和年龄的影响。因此,不能单一作为评估的指标。

6)握力:反映肌肉总体力量的一个指标,可反映患者上肢肌力情况,间接体现患者营养状况的变化,连续监测,适用于患者肌力和营养状态变化的评价。

(3)体格检查:体格检查重点在于发现以下情况,判定程度与其他疾病鉴别:①肌肉萎缩;②肝脏肿大;③水肿或腹水;④皮肤改变;⑤毛发脱落;⑥维生素缺乏体征;⑦必需脂肪酸缺乏体征;⑧常量和微量元素缺乏体征;⑨恶病质等。WHO 专家委员会建议特别注意下列 13 个方面,即头发、面色、眼、唇、舌、齿、面(水肿)、皮肤、指甲、心血管系统、消化系统和神经系统。

(4)实验室检查:可提供客观的营养评价结果,可以确定存在哪一种营养素的缺失或过量,以指导临床营养治疗。常见的为血液常规化验,包括白细胞总数、淋巴细胞分类,血清总蛋白、白蛋白、球蛋白、前白蛋白、血清脂蛋白及其分类等。

3. 膳食营养评估

(1)膳食调查:了解在一定时间内调查对象通过膳食所摄取的能量和各种营养素的数量和质量,借此来评定正常营养需要满足的程度。可以作为营养咨询、营养指导的工作依据。其主要的调查方法有:

1)称重法:是一种比较准确而又复杂的方法,即实际称量调查对象一日各餐食物的重量,称量和记录各种食物的生重、烹调后的熟重,统计及记录每餐进食人员组成及其人数,由此求得此餐每人所进食的各种食物的生重;依据食物的生熟比例,计算其实际摄入量,然后利用国家制定的《食物成分表》得出该日所摄各种食物中所含的几种主要营养素的量,依据当日调查对象人数便能推知每人一天内的营养素实际摄入量;调查期间调查对象在食堂或家庭以外吃的零食或添加的菜等,均需根据不同的调查对象采用不同方法以取得这部分资料。

2)记账法:记账法是根据账目的记录得到调查的膳食情况来进行营养评价的一种膳食调查方法,它是最早、最常用的膳食调查方法,是其他膳食调查方法的发展基础,常和称重法一起应用。它是由调查或研究者根据被调查单位每日购买食物的发票和账目,出勤人数的记录,得到在一定期限内的各种食物消耗总量和就餐者的人日数(一个人一天吃早午晚三餐时算一个人日),从而计算出平均每人每日的食物消耗量。称量记录一定时期内的食物消耗总量,研究者通过这些记录并根据同一时期进餐人数,就能计算出每人每天各种食物的平均摄入量。

3)询问法:包括 24 小时膳食回顾法和膳食史回顾法,两种方法也可以结合使用。

①24 小时回顾法是通过访谈的形式收集膳食信息的一种回顾性膳食调查方法,通过询问被调查对象在特定时间 24h 实际的膳食情况,可对其食物摄入量按食物成分表进行计算、分析和评价,是目前获得个人膳食摄入量资料最常用的一种调查方法。常用来评价人群的膳食摄入量,也适合不同组别或家庭中个体的膳食平均摄入量。

②膳食史回顾法由三部分组成:第一部分是询问历史,询问调查对象通常的每日膳食摄入模式,可以用一些家用量具、食物模型或食物图谱估计食物量。第二部分是反复核对,用一份包含各种食物的详细食物清单来反复核对,以确证、阐明其总的饮食模式。最后一部分是被调查者记录当前 3 天的食物摄入量,可以用 24h 膳食回顾法。

4)化学分析法:是将调查对象的一日全部熟食收集齐全,在实验室中进行化学分析,测定其中热能和各种营养素含量的方法。由于手续复杂,一般有必要进行精确测定时才采用。常用于临床营养治疗的研究工作。

(2)膳食调查结果评价:通过计算分析后得到膳食的食物组成、能量来源分配情况,评价膳食分配是否合理。

1)能量及营养素摄入量:通过整理膳食调查资料,并依据《食物成分表》,可计算得到平均每人每日能量及各营养素的摄入量,将此计算结果与《中国居民膳食营养素参考摄入量》

中同年龄、同性别、同劳动强度人群水平比较，评价营养素摄入水平，不同能量膳食的食物摄入量见表5-1。

表5-1 《中国居民平衡膳食宝塔》建议不同能量膳食的食物参考摄入量(g/d)

食物	低能量 (1800kcal)	中等能量 (2400kcal)	高能量 (2800kcal)
谷类	300	400	500
蔬菜	400	450	500
水果	100	150	200
肉禽	50	75	100
蛋类	25	40	50
鱼虾	50	50	50
豆类豆制品	50	50	50
奶类奶制品	100	100	100
油脂	25	25	25

2)营养素来源及能量分配：计算三大营养素碳水化合物、蛋白质、脂肪提供能量的百分比及主要的食物来源，与《中国居民膳食营养素参考摄入量》相比较进行判定。我国居民的饮食习惯是碳水化合物占总能量的55%～65%，脂肪占20%～30%，蛋白质占10%～15%为宜。

3)三餐热能比：分别计算出早、中、晚餐的热量，计算热量分配比。常见早：中：晚=30%：40%：30%。

4. 食物及配方营养评估　食物是人类活动所需能量和各种营养素的基本来源。人类食物是多种多样的，各种食物所含的营养成分不完全相同，除母乳外，任何一种天然食物都不能在质和量上满足人体对营养的需要。食物的营养价值是指某种食品所含营养素和能量能满足人体营养需要的程度，包括营养素的种类、数量和比例、被人体消化吸收和利用的效率、所含营养素之间相互作用等几个方面。营养素密度和营养质量指数是常见的评价食物营养价值的方法。

营养素密度指食物中某种营养素满足人体需要的程度与它的能量满足人体需要程度的比值，即指1000kcal热能含量的某种营养素含量，可用来比较不同食物营养素的营养价值。需要注意的是营养素密度与营养素含量并非等同。为了获得充足的营养素而不会造成能量过剩是合理膳食的重要要求之一，从这个角度来说，在用食物补充某种维生素或矿物质时，营养素密度是比营养素含量更为重要的参考数据。

营养质量指数(index of nutrition quality，INQ)是由Hansen R. G. 推荐作为评价食品营养价值的指标。INQ即营养素密度(待测食品中某营养素占供给量的比)与热能密度(待测食品所含热能占供给量的比)之比。公式如下：INQ=某营养素含量/该营养素供给量所产生的能量/能量供给量标准。INQ=1，表示食物的该营养素与热能含量，对该供给量的人的营养需要达到平衡；INQ>1，表示该食物该营养素的供给量高于热能，故INQ>1，为营养价值高；INQ<1，说明此食物中该营养素的供给少于热能的供给，长期食用此种食物，可能发生该营

养的不足或热能过剩，为营养价值低。因此，INQ 是评价食物营养价值的一个简明指标。通过对食物进行营养价值评估，根据《中国食物成分表》可以对常见食品进行营养成分分析，全面了解食物的天然组成成分，包括所含营养素种类、非营养素类物质等，以及食物营养素在加工烹调过程中的变化和损失，指导科学地选取食品和合理搭配营养平衡膳食。我国居民膳食中 57.9%的能量、52.0%的蛋白质、一些无机盐及 B 族维生素主要来源于谷类食品。根据《中国居民膳食指南》推荐特定人群膳食指南如孕早期妇女，妊娠的前 4 周是胎儿神经管分化和形成的重要时期，此期叶酸缺乏可增加胎儿发生神经管畸形及早产的危险。育龄妇女应从计划妊娠开始尽可能早地多摄取富含叶酸的食物如肝脏、深绿色蔬菜及豆类，从孕前 3 个月开始每日补充叶酸 400μg，并持续至整个孕期。孕前缺铁易导致早产、孕期母体体重增长不足以及新生儿低出生体重，故孕前女性应储备足够的铁为孕期利用。建议孕前期妇女适当多摄入含铁丰富的食物，如动物血、肝脏、瘦肉等动物性食物，以及黑木耳、红枣等植物性食物，缺铁或贫血的育龄妇女可适量摄入铁强化食物或在医生指导下补充小剂量的铁剂。表 5-2 是食物分类及各类食物的营养价值特点。

表 5-2 食物分类及各类食物的营养价值特点

食物种类	营养素及营养特点	举例
谷类及薯类	碳水化合物和 B 族维生素良好来源，还含蛋白质、膳食纤维	细粮、粗粮、杂粮、白薯、土豆等
高糖淀粉类	以碳水化合物为主，其他营养素少	甜点、蜜饯、果酱、粉等
蔬菜水果类	膳食纤维和维生素的良好来源含矿物质和胡萝卜素	叶、根、茎类蔬菜，各类水果
肉类	提供优质蛋白，含脂肪、矿物质、维生素，胆固醇较高	猪、牛、羊等红肉
禽类及水产类	提供优质蛋白，含脂肪、矿物质、维生素，胆固醇较低	鸡、鸭、鱼等白肉
奶及奶制品	钙的良好来源，含丰富的维生素、优良蛋白质	牛奶、酸奶、奶酪等
植物油	脂肪为主，含不饱和脂肪酸	花生油、菜籽油等
动物油	脂肪为主，饱和脂肪酸和胆固醇高	猪油、牛油等

5. 健康知识的咨询　世界卫生组织（WHO）对健康的定义是“健康是一种在身体上、精神上的完满状态，以及良好的适应能力，而不仅仅是没有疾病和衰弱的状态。”健康的全部含义是身体健康、心理健康和良好的社会适应能力。而健康的生活方式就是健康的基石，如：合理膳食、适量运动、心理平衡、戒烟限酒。合理膳食包括平衡膳食、合理营养和良好的饮食习惯；适量运动包括活跃的、动态的生活方式和有规律、持之以恒的适合自己的适量体育运动；心理平衡指在与他人和社会的关系上要能够正确地看待自己、正确地看待他人、正确地看待社会，树立适当的人生追求目标，控制自己的欲望，保持愉悦的一生；戒烟限酒包括拒绝烟草，如饮酒应严格限量等。

根据《中国居民膳食指南》的推荐，建议一般成年人每天摄入 250～400g 谷物为宜，注意粗细搭配。水果蔬菜是维生素、矿物质、膳食纤维的重要来源，可保持肠道正常功能，能降低肥胖、糖尿病、高血压的风险。建议每天吃奶类、大豆或其制品，富含优质蛋白，且容易消化吸收。鱼、禽、蛋和瘦肉均属于动物性食物，是人类优质蛋白、脂类、脂溶性维生素、B 族维生素和矿物质的良好来源，是平衡膳食的重要组成部分。脂肪摄入过多是引起肥胖、高血脂、动脉粥样硬化等多种慢性疾病的危险因素之一。膳食盐的摄入量过高与高血压的患病率密切相关,因此推荐清淡少盐膳食。为了帮助消费者在日常生活中实践《中国居民膳食指南》,专家委员会进一步提出食物定量指导方案,并以宝塔图形表示。直观告诉居民食物的分类以及各类食物的合理摄入量,称之为《中国居民平衡膳食宝塔》。第一层是谷薯类,推荐每人每天摄入量250~400g(全谷类和杂豆50~150g,薯类50~100g);蔬菜和水果在第二层,推荐摄入量是300~500g和200~350g;鱼、禽、肉、蛋等动物性食物在第三层,每天应摄入120~200g(鱼虾类40~75g,畜、禽肉40~75g,蛋类40~50g);奶类和豆类在第四层,每天应吃相当于鲜奶300g的奶类及奶制品和相当于大豆25~35g的大豆及制品;第五层塔顶是烹调油和食盐,每天烹调油不超过25~30g,食盐不超过6g。同时推荐轻体力活动成年人每日至少饮水1500~1700ml。建议成年人每日进行累计相当于步行6000步以上的身体活动。

二、营养咨询的方法

目前常用的临床咨询方法:SOAP法、DMAIC法、评分法,由于篇幅的限制,本文主要介绍SOAP法。

1. 主观询问(Subjective) 饮食史、饮食习惯和嗜好、饮食调查、餐次和分配比例、有无偏食史,以及烹调加工的方法等。

(1)收集病史注意事项:①影响患者营养状况因素,可能包括何种营养素缺乏,有关心理和社会因素,过去患急性和慢性疾病对营养的影响,与营养素可能有关的药品摄入情况,与营养有关的其他病史。②了解对患者已产生的影响,或是可能产生影响的资料,包括药物作用、诊断过程、外科手术和治疗情况,化学疗法和放射疗法等。③了解饮食营养史,收集患者一般健康情况、饮食习惯和饮食方式等资料。

(2)采集饮食史:方法有24小时回顾法、食物频率表法和食物记录法等。饮食结构评价用《食物成分表》或营养咨询的计算机管理系统计算营养素的摄入量,将结果与推荐的营养素供给量进行比较,以评价患者的饮食是否合理。

(3)饮食调查:饮食调查即膳食调查,这是营养咨询的基础,通过调查可了解不同地区、不同生活条件下特定人群或个人的饮食习惯、日常所食食物种类和数量,根据《食物成分表》计算每人每天各种营养素的平均摄入量,与有关的标准进行比较,为改进食物结构和合理营养及合理饮食提供科学依据。通常将饮食调查分为个人和团体调查两种。目前这种饮食调查往往采用计算机软件进行计算,往往更加客观、科学和快捷。

2. 客观检查(Objective) 测量身高、体重、肱三头肌皮褶厚度、上臂围,以及营养缺乏症体格检查;血液常规化验,包括白细胞总数、淋巴细胞分类,血清总蛋白、白蛋白、球蛋白、视黄醇结合蛋白、血清脂蛋白及其分类等。

3. 评价(Assessment) 按照《推荐的每日膳食中营养素供给量标准》进行饮食调查结果的评价,了解食物结构是否合理,各种营养素是否满足机体需要。根据体格营养状况检查的结果评价当前的营养状况。

评估是一个全面收集信息和解释信息的过程,以便对影响个人、群体或人口的营养健康问题的性质和原因作出决定。它的目的是通过获得足够的资料,以查明与营养有关的问题,并进行监测干预。以下是常见的临床营养风险筛查表,帮助临床工作者对咨询者进行快速评估。

(1)主观全面评定(SGA)也叫全面临床评定(global clinical assessment,GCA):以详细的

病史与临床检查为基础，省略人体测量和生化检查，其主要内容及评定标准参见本书第三章第三节相关内容。

（2）营养不良通用筛查工具（malnutrition universal screening tools，MUST）：是通过营养状态受损与功能受损之间的关联的知识来检测营养不良。是适用于不同医疗机构的营养风险筛查工具，适合不同专业人员使用，如护士、医师、营养师、社会工作者和学生等。它主要是为社区使用而开发的，其中的营养不良效应的混杂因素相对较少。该工具主要用于蛋白质-热量营养不良及其风险的筛查，包括三方面评估内容：①BMI；②体重的减轻；③疾病对进食的影响。通过三部分评分得出总分，分为低风险、中等风险和高风险。评分=0分，表示低营养风险状态，需要定期进行重复筛查；评分=1分，中等营养风险状态，需记录3天膳食摄入状况，并重复筛查；评分≥2分，高营养风险状态，需要接受营养干预。有研究显示，MUST可预测老年住院病人的病死率和住院时间，即使是无法测量体重的卧床老年病人，也可进行MUST筛查，并预测临床结局。MUST筛查的优点是容易使用和快速。一般可在3~5分钟内完成，并适用于所有的住院病人。MUST筛查表的主要内容详见表5-3。

表5-3 MUST评分表

BMI得分	0=BMI≥20.0 1=BMI 18.5~20.0 2=BMI<18.5
体重下降得分	过去3~6个月无计划性减重的体重下降 0=体重减轻≤5% 1=体重减轻5%~10% 2=体重减轻≥10%
疾病影响	2=急性病且>5天没有进食

（3）微型营养评定（MNA）：是家庭护理、疗养院和医院中检测营养不良和老年人营养不良风险的工具。在使用MNA评分的情况下，老年人营养不良患病率可能达到较高水平（15%~60%）。这种筛查方法将检测出许多老年人中的营养不良，但对于体弱的老年人，更能够发现营养不足和早期营养不良的风险，因为它还包括了影响老年人营养状况的身体和心理因素，以及饮食问卷调查。MNA是针对老年人设计的，有18个条目，包括膳食评价、人体测量、主观评价、整体评估四个方面。用该量表进行营养评估须分两步进行：第一步用前6项条目进行营养不良风险的筛选，后12项条目是针对存在营养不良风险的人群进行进一步评估和风险分析。该量表适用于社区、医院、护理院等老年人群，被ESPEN推荐为老年人营养筛查和评估的工具。除测量体重减轻程度外，相关数据测量还包括BMI、中臂围、腓肠肌围、三角肌部位皮褶厚度、去脂体重指数（FFMI）、脂肪组织比例（FM）、血清白蛋白浓度等。MNA快速、简单、易操作，一般需要10分钟即可完成，主要用于老年病人的营养评估。有研究证明，该工具既可用于有营养不良风险的病人，也可用于已发生营养不良的住院病人。此外，MNA还可用于预测健康结局、社会功能、病死率、就诊次数和住院费用等。但对是否能监测病人对治疗的反应、MNA评分与病人临床结局的关系，还需进一步的研究。具体使用方法和相关表格可参考本书第三章第三节相关内容。

（4）欧洲营养风险筛查量表2002（NRS 2002）：适用于住院患者的营养风险筛查。包括四个方面的评估内容，即人体测量、近期体重变化、膳食摄入情况和疾病的严重程度。通过四个方面问题来评定咨询者是否处于营养风险及程度，以及是否需要进行营养支持。NRS 2002 的优点在于能预测营养不良的风险，并能前瞻性地动态判断病人营养状态变化，便于及时反馈病人的营养状况，并为调整营养支持方案提供证据，这是其他方法所缺乏的。有研究显示，应用 NRS 2002 能发现存在营养风险的病人，给予营养支持后，临床预后优于无营养风险的病人，改善临床结局，如缩短病人住院时间等。而且 NRS 2002 简便、易行，能进行医患沟通，通过问诊的简便测量，即可在 3 分钟内迅速完成。因无创、无医疗耗费，故病人易于接受。具体使用方法和相关表格可参考本书第三章第三节相关内容。

4. 营养治疗计划　结合经济条件和饮食习惯，根据疾病种类，在饮食营养原则方面给予指导，包括饮食禁忌、食物等值换算、参考食谱，以及注意事项。

营养咨询过程就是一个营养饮食实践过程。适用于对个人、教育或治疗组的干预，为特定人群或社区的公共卫生运动提供营养和饮食服务。在所有情况下，过程都是相同的，即评估需求，描述这种需求，计划满足这一需求，实施计划的干预，监测和评估。

整个营养咨询过程需要营养咨询工作者具备的基本素质：①高尚的职业道德：热爱营养咨询工作，表现在对营养咨询工作的高度责任感、荣誉感和事业心；保护咨询对象的利益。②广泛的知识和咨询技能：必须具有较为扎实的营养学知识；医学知识也是营养咨询工作者应该了解和掌握的一门基础知识；较为丰富的心理学、社会学、教育学、哲学等人文科学的知识。③优良的综合品质：首先要具有敏锐的观察力和理解力；要有较强的记忆、分析和综合能力；流畅的语言表达能力。④其他：要有庄重的仪表、态度的类似性和情感的相悦性，以及才华的充分展现。

5. 举例　便秘的营养咨询。

(1)定义：医学上对便秘的定义，是指每周解便次数少于 3 次；事实上，即使一周解便一次，但解便时并无疼痛或大便习惯改变，也可认为是正常。便秘十分常见，尤其是在现代社会，由于饮食结构的不合理及其活动减少、精神压力过大等，成为许多人所烦恼的症状。因此咨询要体现专业性，不要用估计、好像、大概、也许这些对自己没有信心的话。

(2)测量：要测量就首先要明白便秘的病因和分类，根据病史及查体情况做相应实验室检查。

便秘病因有：①饮食性原因：饮食摄入量不足、食物含纤维素少等；②器质性原因：结肠机械性梗阻：良、恶性肿瘤、肠扭转、肠炎（憩室炎、肠结核、肉芽肿）、缺血性结肠炎、吻合口狭窄、子宫内膜异位症；直肠、肛管出口处梗阻：肛管狭窄、痔疮、肛裂、直肠前突、直肠黏膜内脱垂、盆底痉挛综合征、会阴下降综合征；结肠神经病变及结肠肌肉异常：先天性巨结肠、后天性巨结肠、传输性结肠运动缓慢、肠易激综合征；结肠外神经异常：各种脑部疾患、脊髓损伤、肿物压迫、多发性硬化、支配神经异常等；③精神性原因：抑郁症、精神分裂症、神经性厌食等；④内分泌原因：甲状腺功能低下、甲状旁腺功能亢进、高血钙症、低血钾症、妊娠、糖尿病、垂体功能低下、嗜铬细胞瘤等；⑤医源性原因：药物（可待因、吗啡、抗抑制剂、抗胆碱剂、铁剂等）、制动（卧床休息、生病等）；⑥其他：原发或继发性脱水、铅中毒、老年、营养障碍等。排便反射是由于食物残渣通过肠道，在机械性刺激的作用下，肠黏膜正常应激，兴奋直肠压力感受器而形成。有一些人由于生活习惯突然改变、工作、心理压力大、如厕条件差，经常忽视便意，不及时排便，直肠黏膜应激性迟缓（不敏感），从而引起便秘。

(3)分析：需要对最近 3 天的膳食回顾，重点咨询每天吃蔬菜的量和种类、绿叶蔬菜的种类、水果的量和种类。

以蔬菜和水果,以及主食分析为例。该患者3天中蔬菜有3碗、水果有2碗,但主食只有1碗,明显主食的量不足。有可能是主食不足,造成使肠道所受刺激不足,反射性蠕动减弱,造成便秘。和便秘有关的饮食因素还包括:①饮水量每日是否超过1500毫升;②饮水的习惯(甜饮料、咖啡、茶);③肉食品的摄入量;④菜品的咸淡(盐的摄入量);⑤油脂的摄入量。

(4)改进:就是提出健康处方和建议。重点是饮食营养因素和生活方式及情绪改进。排便习惯的适应:养成定时排便的习惯,可防止粪便堆积。鼓励患者早餐后排便,如仍不能排出可在晚餐后再次排便,使患者逐渐恢复正常的排便习惯。在排便习惯的训练中可结合药物清洁肠道。

(5)控制:健康教育及预防措施。控制阶段其实就是预防,使便秘的发生率和复发率都减少。强调便秘的并发症和危害。便秘一般不会对健康有重大的影响,但若没有妥善的处理,可能会有下列并发症:①大便阻塞;②直肠或乙状结肠溃疡;③肛门裂伤;④肠扭转。大便习惯训练排便训练可改善便秘,最好于早餐后,或早上饮大量水后,坐在马桶上,身体略向前倾,并按摩下腹。需每天持之以恒,久之便可养成定时排便的习惯。适度的运动可促进肠胃道的蠕动,减少便秘。摄取足够的纤维素可使粪便比较湿润柔软且量多,易于排出,故可预防及舒解便秘。多喝水每天至少1500ml以上,且根据流汗量多少而增减。其实营养咨询的内容还有很多,涉及的范畴还包括内外科治疗、心理治疗、运动治疗、药物治疗、中医中药、健康传播等诸多内容。

三、常用的沟通技巧

沟通是人与人之间、人与群体之间思想与感情的传递和反馈的过程,以求思想达成一致和感情的通畅,包括沟通主体、沟通客体、沟通介体、沟通环境和沟通渠道五个要素。而沟通技巧是指人具有收集和发送信息的能力,能通过书写、口头与肢体语言的媒介,有效与明确地向他人表达自己的想法、感受与态度,亦能较快、正确地解读他人的信息,从而了解他人的想法、感受与态度。沟通技巧涉及许多方面,如简化运用语言、积极倾听、重视反馈、控制情绪,等等。在营养咨询中,沟通技巧的好坏决定一个营养人员的咨询能力。良好的沟通能够激励并引导咨询对象及家属采取一定措施和行为,共同促进其纠正不良饮食习惯,树立正确饮食观,维持健康和恢复健康。社区人群由于文化、年龄、经济、身体状况各不相同,饮食需求亦有所不同。因此,营养师在社区进行营养咨询时要注意以下方面。

(一)基本沟通技巧的运用

1. 善于运用非语言交流技巧

(1)端庄的举止:良好的沟通咨询,从咨询对象对咨询师的第一印象开始,作为营养师,在咨询师应衣着整洁,仪表端庄,精神饱满,并佩戴工作证,给人以文明礼貌、可亲可敬、信赖的感觉,使咨询对象对其产生信赖感。如营养师着装随便邋遢,会让咨询对象直观觉得这个营养师粗心或不称职,对工作不重视,由此产生不信任感。

(2)和蔼的态度:和蔼的态度可人与人的交往变得顺畅、和谐,还能消除人与人之间的心理隔阂和障碍。最能展现和蔼态度的是亲切自然的表情特别是微笑,有人说过:“医生的微笑永远是患者心里的一缕阳光。”微笑是人际交往中解决生疏紧张的第一要素,真诚的微笑就像阿里巴巴童话中的暗语“芝麻开门”,它虽无声但可体现尊重、友好的情感,使咨询对象产生愉悦、安全感,迅速缩短两者之间的距离,使沟通畅通无阻,咨询对象从营养师的微笑中获得的尊重和信任，可使其增强坚持治疗的信念，为以后的工作顺利进行奠定基础。

(3)眼神的交流：在营养咨询中，营养师的目光要亲切自然，时时流露出关爱的眼神，时刻保持眼神的交流，巧妙地运用眼神的表达，使咨询对象感觉到被尊重和关怀，增进双方感情的交流。比如，当咨询对象倾诉时，与其一定要有眼神的交流，要时刻注视着对方，不能心不在焉或者只管记录自己的东西，以免被咨询对象认为对自己的情况漠不关心。与此同时，作为营养师咨询时，也要更多地观察咨询对象的眼神，以判断其的心理状况，有利于双方关系的融洽和营养的有效咨询。

(4)恰当地使用肢体语言：在咨询时，手势运用准确，能增进语言表达的效果，促进双方的感情交流共鸣，配合得当。最自然的方式是两手自然下垂，放在腰际，保持良好的坐姿，脊椎推直，上身略微前倾，手放置椅背上，不要随意滑动。你的双手与手臂的动作尤其重要，柔和的手势表示友好、商量，强硬的手势则意味着："我是对的，你必须听我的"。如咨询对象比较焦虑，我们可以一边询问病史，一边轻拍咨询对象的后背，体现了我们的关心、体贴、亲切的情感，对儿童还可轻轻触摸面颊，等等，这些不经意的动作会使咨询者倍感温暖，赢得其的信任和好感。

2. 有效的语言沟通技巧

(1)恰当的称呼：恰当的称呼是建立医患良好沟通的起点。称呼得体，会给患者以良好的第一印象，为以后的交往打下互相尊重、互相信任的基础。医护人员称呼患者的原则是：要根据患者身份、职业、年龄等具体情况尊重为先，因人而异，力求恰当。应避免直呼其名，尤其是初次见面呼名唤姓不礼貌，更不可用床号取代称谓。鼓励与患者谈及其配偶或亲属，适当用敬称，以示尊重。例如，根据咨询对象的社会角色，选择其喜欢的称呼，也可以用"大爷、大妈、老人家"等称呼，让咨询对象感到很亲切，消除陌生和恐惧感。

(2)使用通俗易懂的语言：咨询沟通要求语言表达清楚、准确、简洁、条理清楚，避免措辞不当、思维混乱、重点不突出以及讲对方不能理解的术语等情况。对于医务人员来说，使用专业术语进行的说明最准确、最简明。但是，对于没有受过正规系统医学教育的患者来说，专业术语过多的说明使患者难以共享信息，需要医生通俗表达医学知识，患者这样才能与医生更好地沟通，共享信息。对于必须说明医疗专业术语，医务人员要多用图片、模型或录像形象化地解释说明。基层医疗卫生机构面临的患者大多数是农村人口或城镇居民，要充分考虑患者的接受和理解能力，用通俗化语言表达，尽量减少使用专业术语。在沟通时，往往要花更多的心思和时间，采用咨询对象易于理解和接受的通俗词语，将医学用语通俗化，让患者能听明白。因此，简洁清晰通俗的语言可反映营养师的职业素质，与咨询对象沟通时不能生搬医学术语，不说空话、假话，尽量使用简洁、含义明确的语言，不使用模棱两可、含糊不清的词语，明确表达自己的意思，使沟通内容通俗易懂。

(3)体贴的语言和恰当的声音及语调：咨询时，用同情、体贴的言语，使患者心情舒畅，感到温暖；对性格开朗，善于辞令，百事不在乎的患者，要根据病情，指出重视营养的重要性，使其配合营养治疗；对性情急躁，喜欢寻根问底的患者，要谆谆诱导，给予鼓励；对老年患者，言语要表示尊重，从各方面给予关怀，应有尊称。在咨询工作中使患者心情舒畅，乐意接受治疗，要耐心听取患者诉说病情，及时采取措施，尽力帮助解决，特别要注意消极悲观情绪。营养师在咨询时，除了使用体贴语言外，要其注意声音的大小和语调，说话清晰，语调柔和，使人听后感到温馨悦耳，声情并茂。总之，医务人员对患者要体贴细微使患者感到温暖亲切，做到不是亲人而胜似亲人，这样使患者保持良好的精神状态。从而增强与疾病作斗争的信心,促进疾病的痊愈。

(4)使用保护性语言:防止因语言不当引起不良的心理刺激,要用保护性的语言,增强患者的信任。如对不良预后不直接向患者透露,对患者的隐私要注意语言的保密性,沟通中语言要清晰、准确、温和、有礼、避免冷漠。应杜绝使用以下几种伤害性语言:①直接伤害性语言,如“你怎么这么不懂道理?”;②消极暗示性语言,“你怎么这么迟才来咨询?”;③窃窃私语。

(二)根据咨询对象的特点进行沟通

1. 爱唠叨者 对爱唠叨、爱说的咨询对象,采用触摸式的打断或反复给予帮助关心使对方接不上原谈话的内容而达到打断的目的,不要在面部流露出任何不耐烦的神情,以免伤害对方的感情。

2. 听力障碍者 对听力障碍者,应凑在咨询对象的耳边,大声地说话,并辅以手势、点头、微笑等动作。

3. 视力障碍者 对视力障碍者,在交谈中,适时地握住对方的手并抚摩来表达对其关心和体贴,可收到良好的效果。

4. 性格内向、性情抑郁、沉默寡言者 以亲切的语言,不耐其烦地诱导,鼓励咨询对象说话,可以先从对方的日常生活爱好、兴趣人手,然后引人正题,达到咨询的目的。

(三)咨询中的沟通技巧

在咨询过程中,首先要提前准备好问题,交流要有针对性,避免抓不住中心,漫无边际;其次要有分寸、尊重咨询对象的权利、隐私以及选择;再者要注意咨询沟通中的技巧。

1. 展开话题技巧

(1)展开话题前注意的地方

1)咨询对象的提示:开始咨询前留意一下对方的行为态度这通常会给我们一些提示,是不是一个展开交谈的好时机。①正面的提示:对方面部表情自然、微笑等;②负面的提示:对方忙于某些事情或心不在焉。

2)营养师的提示:在咨询时,营养师自己也得同样发出正面的提示,使对方感受到我们有也对方交谈的兴趣。同时要采取主动,跟咨询对象先打招呼,说声您好!介绍自己,注意倾谈中生动的声调,加上微笑以示友好,这样容易取得别人好感及留下好印象,从而展开咨询话题。

(2)展开话题方式

1)邀请式:例,你今天看起来气色不错哦!

2)问题式:例,你最近感觉怎样呀?

(3)展开话题题材

1)营养师自己:可简单透露自己的感受或近况。例,最近天气凉了许多!等等。

2)咨询对象:①从对方身上发掘话题,衣着外表首饰等,例,你这件外套真好看!或者当时环境或流行话题;②简单但适当的说话,便可把大家的关系拉近,如,问候:你最近怎样呀?赞美:这孩子长得多可爱!与对方相同的说话:你是达州人吗?我也是。

2. 维持咨询话题技巧 关系拉近后,可以运用漫谈资料、自我提示和共同兴趣来维持话题,也要适当地转换话题。

(1)漫谈资料法:所谓漫谈资料法,是指在回答问题时透露多点漫谈资料,使对方能发掘更多话题,收集更全面的病史,否则谈话便变得很枯燥无味。如,你看来好像知道很多有关食物的作用，你平时是怎样选择食物的呢？

（2）自我揭示法：自我揭示法即自行透露自己的资料，这种做法可以帮助对方更了解自己，并为对方提供谈话题材，起到平衡彼此谈话内容的作用。但注意自我揭示需与咨询内容有关，不宜过多或太长，视对方反应而定。揭示内容可包括三个层次：①与谈论话题有关之个人经验；②自己对谈论的事项之意见；③自己对分享事件之感受。

（3）找出共同话题：共同话题是为了咨询双方更好地进行沟通，如何寻找共同话题？首先要看你咨询对象的社会角色，根据不同咨询对象的关注点，在漫谈之中，找出共同的兴趣及话题，同时将咨询内容融合至共同话题中，从而促进有效的咨询。例如，咨询对象是社区退休居家妇女，聊些生活日常之类的话题，将咨询内容引入话题中。其次，要看咨询对象熟悉度。与熟人交谈，自然可以开门见山地直接进入话题引入咨询内容；但面对初次咨询的陌生人，则应认真考虑如何选择话题，保持咨询的持续和有效性。

（4）转换话题：注意对方反应，留意咨询对象对咨询内容的态度和接受度。例如，咨询对象对内容要停很久才有回应。这时候可利用漫谈资料来转换话题。例如，①我听你刚才讲到……；②看来你很喜欢……。在这部分需多注意对方谈话中重要的字眼，并将一些有关资料记下，在适当时候有助于转换话题。

3. 结束咨询话题技巧

（1）预备离开的讯息：当咨询话题内容完成差不多，或咨询对象已不能专注接受咨询时，就应该在适当时候结束咨询。这时首先要发出预备离开的讯息，例如，时间差不多了。

（2）提出再联络的表示：当发出预备离开的讯息后，通常可提出再联络的表示，例如，留下坐诊时间或预约下次咨询时间等。

（3）总结：根据需要，简单总结咨询内容，梳理咨询内容的重点，强化咨询对象对咨询内容的理解。

（四）沟通中的注意事项

1. 平衡彼此谈话的内容　无论以漫谈资料或自我揭示法增加谈话的机会仍需避免一方讲得太多或太少。一般情况下较平均的参与会使双方的交谈自然，除非对方乐于演说你亦乐于聆听。

2. 聆听和回应　在维持谈话时，如果能表示明白对方感受和说话背后的含义，对方更喜欢和你倾谈及能够促进彼此了解，所以，聆听及回应技巧亦十分重要。

（1）聆听技巧：①集中注意，不要魂游太虚，保持谈话的专注和聆听；②不用努力寻找话题，担心下一步要说些什么，我们只管细心去听，掌握对方的说话内容、事件、意见以至感受……等，因为我们在努力寻找话题时，便不能同时细心聆听，也就错过了一些重要的资料和字眼；③留意隐藏的说话：人与人之间的说话有时不很直接，有资料说90%是隐藏的，我们耳朵和脑筋都要齐齐活动，细心留意对方说话时的内容和预期，找出隐藏的说话；④有效记忆：在我们静心聆听之时，也可以把对方的一些重要字眼和资料记下来，稍后便可作回应。

（2）回应技巧：在谈话时，如果能表示明白对方感受和说话背后的含义，对方更喜欢和你倾谈，及能够促进彼此了解。①简单总结对方的内容：当对方用颇多时间谈论自己的经验及感受后，可用自己的说话总结对方刚才的内容。在适当时候，可用简单的说话讲出对方的感受，以表示明白。如"看得出你很喜欢……你可以……"；②讲出对方观点及感受：如"看来你……"。

（3）注意话题的选择：话题的好坏可以影响到咨询的深度和广度。尽量找大家都熟悉的话题,这样就能很好地谈,大家感兴趣,也爱谈,才有展开讨论的余地,结果也好谈,咨询起来大家都感到轻松愉快。在切换话题时,不要打断对方的谈话或抢接对方的话头,扰乱对方的思路。

(4)避免沟通中的忌语:①快讲,哪里不好?怎么连自己的情况都讲不清!②医学上的东西跟你说了你也不懂!③太啰嗦了,你到底想说什么?④你是医生啊,还是我是医生啊?到底谁听谁的?⑤我已经交代的够清楚的了,你怎么还不明白?⑥我们只管营养咨询,其他事情管不了。⑦要不要再来,你自己定,我们不好说。⑧你看了那么多医院不也没问清楚吗?我又不是神仙。

总之,沟通是一门艺术,只有在工作中用心去体会患者的需求,用真诚去感染对方,用丰富的知识给病人以信任感。在营养咨询中应主动与病人交流,了解病人的心态和病情发展情况,及时掌握他们潜在的心理变化,并随时与临床医护人员沟通,结合临床治疗,满足患者的营养需求同时,用高超的语言驾驭能力进行科学的说服和鼓励,化解交流中的矛盾,营造和谐氛围,并为病人提供有效合理的饮食。在基层,无论面对什么样的患者,无论患者地位高低、城乡之别、职业不同、富贵贫贱,也无论他患有何种疾病,特别是残疾人,我们都应该把他们作为有独立人格的人来对待,一视同仁,平等相待,才能取得患者信任。

(廖晓阳)

第二节 特殊医学用途配方食品、肠内营养药品及保健食品简介

一、特殊医学用途配方食品概述

(一)特殊医学用途配方食品定义

特殊医学用途配方食品(food for special medical purpose,FSMP)是为了满足进食受限、消化吸收障碍、代谢紊乱或特定疾病状态人群对营养素或膳食的特殊需要,专门加工配制而成的配方食品。该类产品必须在医生或临床营养师指导下,单独食用或与其他食品配合食用。并且FSMP属于特殊膳食,与保健食品无隶属关系,不得宣称保健功能。

根据不同临床需求和适用人群,《特殊医学用途配方食品通则》(GB 29922-2013)和国际食品法典委员会(Codex Alimentarius Commission,CAC)与欧盟对特殊医学用途配方食品的分类方法都将该类产品分为三类,即全营养配方食品、特定全营养配方食品和非全营养配方食品。

全营养配方食品:可作为单一营养来源满足目标人群营养需求的特殊医学用途配方食品。

特定全营养配方食品:可作为单一营养来源能够满足目标人群在特定疾病或医学状况下营养需求的特殊医学用途配方食品。

非全营养配方食品:可满足目标人群部分营养需求的特殊医学用途配方食品,不适用于作为单一营养来源。

(二)特殊医学用途配方食品的作用

特殊医学用途配方食品属于特殊膳食用食品。当目标人群无法进食普通膳食或无法用

日常膳食满足其营养需求时,特殊医学用途配方食品可以作为一种营养补充途径,起到营养支持作用。

针对不同疾病的特异性代谢状态,特殊医学用途配方食品对相应的营养素含量提出了特别规定,能更好地适应特定疾病状态或疾病某一阶段的营养需求,为患者提供有针对性的营养支持,是进行临床营养支持的一种有效途径。但此类食品不是药品,不能替代药物的治疗作用,产品也不得声称对疾病的预防和治疗功能。

(三)特殊医学用途配方食品的适用人群

在疾病状况下,无法进食普通膳食或无法用日常膳食满足目标人群的营养需求时,可使用特殊医学用途配方食品提供营养支持。其中,全营养配方食品适用于需对营养素进行全面补充且对特定营养素没有特别要求的人群。特定全营养配方食品适用于特定疾病或医学状况下需对营养素进行全面补充的人群,并可满足人群对部分营养素的特殊需求。非全营养配方食品则适用于需要补充单一或部分营养素的人群。

(四)特定全营养配方食品分类

《特殊医学用途配方食品通则》(GB 29922-2013)列出了13种常见的特定全营养配方食品。包括糖尿病全营养配方食品、呼吸系统疾病全营养配方食品、肾病全营养配方食品、肿瘤全营养配方食品、炎性肠病全营养配方食品、食物蛋白过敏全营养配方食品、难治性癫痫全营养配方食品、肥胖和减脂手术全营养配方食品、肝病全营养配方食品、肌肉衰减综合征全营养配方食品、创伤、感染、手术及其他应激状态全营养配方食品、胃肠道吸收障碍、胰腺炎全营养配方食品和脂肪酸代谢异常全营养配方食品。

二、特殊医学用途配方食品相关标准法规

特殊医学用途配方食品是随着时代的发展、医学的进步、社会需求升高而逐渐发展起来的,它为某些疾病或特殊健康状况人群提供了营养支持。从20世纪70年代起,特殊医学用途配方食品在临床治疗上的成功应用,促进各国相继制定该类产品的相关标准和配套管理政策。

(一)国际上对特殊医学用途配方食品的管理机制

1. 国际食品法典委员会(CAC) CAC是联合国粮农组织(FAO)和世界卫生组织(WHO)在1963年共同建立的,以保障消费者的健康和食品贸易公平为目的的一个专门制定国际食品标准的政府间组织。CAC制定的关于特殊医学用途食品标准包括国际食品法典标准(CODEX)规定的CODEX STAN 72-1981《婴儿配方及特殊医用婴儿配方食品标准》和CODEX STAN 180-1991《特殊医用食品标签和声称法典标准》,其对FSMP的定义和标签标识进行了详细规定。FSMP标签标识的关键内容包括:各类营养素标识、渗透压、蛋白质来源的标识和产品作用机制相关的主要成分的配比与来源的变化等。并且明确规定需在了解正确的使用和贮藏方法的前提下经医生指导使用,禁止静脉注射和不建议非目标人群使用该产品等。2001年第34届CAC大会还更新了可用于特殊医学用途配方食品使用的添加剂名单。

全球有很多国家的特殊医学用途食品法规是以上述标准为基础建立的。如CODEX、欧盟的指令和美国的法规体系中,对于特殊医学用途食品的定义和原则是非常一致的:

(1)在食品的法规体系中进行监管,不是药品。

(2)为膳食调整的患者特别制作或特殊配方。

(3)针对那些对普通食品无法满足需要或进食、消化、吸收或代谢方面受限、有障碍,或

因病情有其他特殊营养需求的患者。

(4)该类产品必须以医学和营养学为基础,并有科学依据来证实产品的安全性和有效性。

2. 美国 特殊医学用途配方食品在美国被称为医用食品(medical foods)。针对医用食品,美国FDA对于医用食品的生产和监管进行了明确的规定(Compliance Program Guidance Manual 7321.002, Medical Foods Program-Import and Domestic FY06/07/08),将医用食品分为4类:全营养配方(nutritionally complete formulas),非全营养配方(nutritionally incomplete formulas),用于1岁以上的代谢紊乱病人的配方食品(formulas for metabolic genetic disorders in patients over 12 months of age),口服的补水产品(oral rehydration products),如电解质补充剂。并且要求食品添加剂应当经过食品药品监督管理局(FDA)批准,营养物质应当为一般认为安全GRAS(general recognized as safe),但没有明确的可用于医用食品的营养物质名单,新成分应当进行新食品添加剂申报或GRAS评估和食品添加剂以及食品原料质量须符合《食品化学法典》(food for chemical code, FCC)标准。产品标签标识应符合FDA对于一般预包装食品的标签标识规定。没有纳入到营养标签教育法案(NLEA 1990)中进行管理。但根据2004年FDA颁布的《食品过敏源标识和保护消费者法案》(food allergen labeling and consumer protection act,FALCPA)的相关规定,医用食品也需要明确标识可能的过敏源,如牛奶、花粉等。美国对于FSMP的管理相对宽松,仅要求医用食品中新成分/新原料的使用,必须经过GRAS的评估,新产品可以不需要上市前的注册和批准,只需生产厂家进行注册即可。根据FDA于2006年最新修订的《医用食品生产监管管理办法》(compliance program guidance manual 7321.002,medical foods program-import and domestic FY06/07/08),FDA每年对于州所在地的医用食品厂进行现场审查,抽取样品送至FDA实验室进行营养素含量和微生物学检测以及标签标识的审核。

3. 欧盟 欧盟将FSMP同样称为特殊医用食品,属于特殊营养目的用食品(即特殊膳食用食品)的一种,对其有一套较为完善的管理体系。1989年欧盟首次颁布了"特殊营养目的用食品"标准(foodstuffs intended for particular nutritional uses,89/398/EEC,PARNUS),特殊医用目的用食品(food for special medical purpose)也被纳入其中进行管理,并在1999年的增补条款中明确要求制定相应的FSMP标准。

《特殊医用食品指令》(1999/21/EC)于1999年正式发布。该标准的制定充分参考食品科学委员会(Scientific Committee for Food,SCF)在营养素含量、添加剂制定等方面提出的建议和意见。如一些营养素限量建议参考SCF提出的"acceptable range of intakes"值来制定;对于食品添加剂不建议单独进行规定等。该标准也将FSMP分为3类:全营养标准配方食品(nutritionally complete foods with a standard nutrient formulation),针对某种疾病或临床要求的全营养特定配方食品(nutritionally complete foods with a nutrient-adapted formulation specific for a disease, disorder or medical condition),非营养标准配方或特定配方食品(nutritionally incomplete foods with a standard formulation or a nutrient-adapted formulation specific for a disease, disorder or medical condition)。2001年欧盟颁布的《可用于特殊营养目的用食品中的营养物质名单》(substances that may be added for specific nutritional purposes in foods for particular nutritional uses,2001 /15 /EEC)对可用于FSMP的营养物质来源(营养强化剂)作出了规定,包括化合物来源及使用量等。对于食品添加剂的使用,欧盟没有明确规定,只需要符合食品添加剂通用标准即可(food additive,EC 1333/2008)。2009年欧盟重新修订了《可用于特殊营

养目的用食品中的营养物质名单》,可使用在 FSMP 中的营养物质均列入了该名单。

食品添加剂及质量规格应符合欧盟的食品添加剂通用标准(Food additives authorized for use in foodstuffs intended for human consumption, Directive 89/107/EEC);营养素强化剂应符合《可用于特殊营养目的用食品中的营养物质名单》(substances that may be added for specific nutritional purposes in foods for particular nutritional uses, 2001/15/EEC);新成分应当进行食品添加剂申报或新资源食品申报(novel foods and novel food ingredients, regulation(EC) No. 258/97);食品原料的质量规格建议在各个欧盟成员国的当地标准中进行规定和管理。

欧盟直接采用了 Codex FSMP 标准中对于标签标识的规定,包括营养成分、渗透压、正确使用和贮藏方法,并要求注明不能肠外使用,是否为营养唯一来源,不适用于非目标人群等。

在欧盟,FSMP 产品不需要上市前的许可,但需要通知当地相关政府。生产商或经销商根据各成员国的要求在上市前提交通报材料(大部分为标签)即可。目前,一些成员国规定了自己的通报程序,对通报材料提出一定要求。该产品只可以在医院、药店或康复中心的机构销售。

4. 澳大利亚/新西兰　澳大利亚/新西兰食品标准局(Food Standards Australia & New Zealand, FSANZ)于 2001 年开始起草 FSMP 标准,并于 2012 年 6 月正式发布《特殊医学用途食品》(food for special medical purpose, standard 2. 9. 5),该标准在 2014 年 6 月 28 日正式实施。标准规定了 FSMP 的定义、销售、营养素含量、标签标识四部分内容。对于定义,基本上等同采用 CODEX 的定义,强调针对 1 岁以下的特殊医用食品不属于该标准的范畴。同时,标准以附表的形式明确规定了营养素来源和使用量,包括维生素、矿物质、氨基酸等。在澳大利亚和新西兰,糖尿病及超重人群的配方食品没有被纳入特殊医学用途食品管理。在标签标识中,与 CODEX、欧盟相似,澳大利亚和新西兰都规定特殊医学用途食品除了应符合普通食品的标签要求外,还必须符合本标准的规定,须标识产品的营养成分及含量、渗透压,在医生或营养师指导下使用等信息。对于一些特殊成分,如乳糖、谷蛋白,还规定了对这些成分的特殊标识。对于食品添加剂,澳大利亚和新西兰没有针对 FSMP 的特别规定,新成分/新原料的管理与普通食品相同。目前,该类产品也没有上市前的注册审评要求。

5. 日本　日本将 FSMP 称为患者用的特别用途食品,属于特殊用途食品的一类。日本采取审批的模式管理该类食品。日本健康增进法(2002 年法律第 103 号)第 26 条确定了特殊医学用途配方食品的法律地位并规定:病人用特殊食品上市前需要通过日本厚生省批准。在此基础上,日本制定了病人用特殊食品的审评标准,分为两种类型。一种为标准型配方,包括全营养食品、低蛋白质食品、无乳糖食品、除过敏原食品。针对每类产品,都制定了相应的许可标准,许可标准中规定了各类产品的营养素含量、说明书、标签信息等。日本厚生省根据该标准对所申报产品进行审核批准,所需时间短,程序简单。此外,为需要个别审批的食品,如所生产的产品不是标准配方食品,不符合第一类许可标准的要求,则需要对该类产品的技术指标进行全面的技术审评和批准,所需时间长,审评流程复杂。

(二) 我国对特殊医学用途配方食品的管理机制

FSMP 在我国也称为肠内营养制剂是指为了满足进食受限、消化吸收障碍、代谢紊乱或特定疾病状态人群对营养素或膳食的特殊需要,专门加工配制而成的配方食品。我国目前正积极参照国外经验,探讨适合于国内的特殊医学用途食品的管理和法规,主要的起草单位包括中国疾病预防控制中心,中国人民解放军 301 医院,上海华东医院等。目前,我国针对 1 岁以下婴儿制定了食品安全国家标准《特殊医学用途婴儿配方食品通则》(GB 25596-2010),并在 2013 年制定了食品安全国家标准《特殊医学用途配方食品通则》(GB 25596-2013),食品安全国家标准《特殊医学用途配方食品企业良好生产规范》(GB 29923-2013)和食品安全国家标准《预包装特殊膳食用食品标签》(GB 13432-2013)。以上标准均要求FSMP的配方应以医学和营养学的研究结果为依据,其安全性及临床应用均需要经过科学证实。《特殊医学用途配方食品良好生产规范》对特殊医学用途配方食品的生产过程提出要求。标准从厂房和车间的设计布局、建筑内部结构与材料、设施、设备、清洁和消毒、验收、包装、运输、贮存等各个环节进行详细的规定。新标准的出台有望改善我国国内过度依赖肠外营养的现状,更符合患者康复的要求。

《特殊医学用途配方食品通则》将FSMP分为三类:即全营养配方食品(分为1~10岁人群和10岁以上人群)、特定全营养配方食品和非全营养配方食品。

1. 全营养配方食品　指可作为单一营养来源满足目标人群营养需求的特殊医学用途配方食品。1~10岁人群全营养配方食品的能量参考BG 25596中能量下限的要求,蛋白质的需要量参考美国肠内肠外营养协会(ASPEN)临床指南及我国RNIs中有关1~10岁患儿人群的推荐摄入量,表明1~10岁人群在疾病或医学状态下对蛋白质的最低需要量为2g/100kcal。参考了GB 25596标准中营养素限量指标,对维生素和矿物质的最大限量值进行了调整,并且将硒列为必需成分。此外,对于10岁以上人群全营养配方食品中将GB 25596中能量上限设定为10岁以上人群全营养配方食品的能量参考下限。蛋白质参考《中国居民营养素参考摄入量DRIs》的平均需要量(EAR),以平均体重60kg,每日能量需要量1800kcal计算,表明10岁以上人群在疾病或医学状态下对蛋白质的最低需要为3g/100kcal。维生素和矿物质参考《中国居民营养素参考摄入量DRIs》中以18岁人群的每日营养素需要量来进行计算,以RNI/AI为低限,参考GB 10767、GB 25596、DRIs中UL值设定高限,没有UL值的不设上限。铅污染物的限量参照标准为GB 10767(10岁以内)和GB 19644(10岁以上),硝酸盐和亚硝酸盐等污染物的限量参照标准均为GB 10767。黄曲霉毒素B1和黄曲霉毒素M1的限量标准参考GB 10767。液体产品中微生物限量参考CODEX,做到商业无菌;固体产品中微生物,如大肠菌群、沙门氏菌和金黄色葡萄球菌均参考GB 10765,菌落总数参考GB 10765(10岁以内),10岁以上人群耐受性高,可不设限量。

2. 特定全营养配方食品　指可作为单一营养来源能够满足目标人群在特定疾病或医学状况下营养需求的特殊医学用途配方食品。主要包括:糖尿病全营养配方食品、呼吸系统疾病全营养配方食品、肾病全营养配方食品、肝病全营养配方食品、创伤、感染、手术及其他应激状态全营养配方食品、食物蛋白过敏全营养配方食品、难治性癫痫全营养配方食品、胃肠道吸收障碍、恶性肿瘤(恶病质状态)全营养配方食品等。

糖尿病全营养配方食品应调整宏量营养素的比例和钠的含量,强调产品的低血糖生成指数(GI≤55),饱和脂肪酸的供能比不应超过10%,碳水化合物供能比不低于30%~60%,膳食纤维含量不低于0.3g/100kJ,钠的含量应不低于7.2mg/100kJ。

呼吸系统疾病全营养配方食品要求脂肪供能比为30%~55%,其中脂肪供能比>40%时,中链甘油三酯(MCT)提供的能量应为总能量的10%~20%,如果配方中含有ω-3脂肪酸(以EPA和DHA计),其供能比应为1%~6%。

恶性肿瘤(恶病质状态)全营养配方食品要求蛋白质含量应不低于0.8g/100kJ,配方中含有ω-3脂肪酸(以EPA和DHA计),其供能比应为1%~6%,配方中可选择添加营养素(精氨酸、谷氨酰胺、亮氨酸等),精氨酸含量应不低于0.12g/100kJ,谷氨酰胺含量应为0.04~0.53g/100kJ,亮氨酸含量应不低于0.03g/100kJ。

难治性癫痫全营养配方食品采用高脂肪、低碳水化合物和适量蛋白质的配方，即生酮饮食，脂肪、蛋白质和碳水化合物的质量比应在 1∶1~4∶1 之间，在为大脑提供必要的能量的同时缓解癫痫的发作。

3. 非全营养特殊医学用途配方食品　指可满足目标人群部分营养需求的特殊医学用途配方食品，不能作为单一营养来源满足目标人群的完全营养需要。非全营养配方食品主要包括适量蛋白质、脂肪、碳水化合物、电解质配方、流质配方、增稠剂和氨基酸代谢障碍配方等组件。对于不同的氨基酸代谢疾病，配方应限制相应的氨基酸种类和含量。此类配方以氨基酸为蛋白质来源，可以在配方中添加脂肪、碳水化合物、维生素、矿物质和其他营养成分等。同时，为保证产品使用的安全性，标准对标签标识和包装也作出详细的规定，如必须标识"在医师或临床营养师的指导下使用"、"不适用于非目标人群使用"和"禁止用于肠外和静脉注射"等。对于食品添加剂和营养强化剂，标准也作出相应规定。

随着时代的进步、医学的发展和社会需求的提高，《特殊医学用途配方食品注册管理办法》、《药品医疗器械保健食品特殊医学用途配方食品广告审查管理办法》和《特殊医学用途配方食品注册申请材料项目与要求(试行)(2017 修订版)》等相关政策已经相继出台。各国对特殊医学用途配方食品的管理机制总结如表 5-4。

表 5-4　各国对特殊医学用途配方食品的管理机制

	CODEX	美国	欧盟	澳大利亚/新西兰
发布时间	1991 年对 FSMP 的定义和标签标识进行了详细规定	1988 年提出定义	1989 年将 FSMP 列入特殊膳食管理；1999 年发布 FSMP 标准	2012 年发布标准
所属类别	特膳食品	特膳食品	特膳食品	特膳食品
食品添加剂	单独标准(仅对婴幼儿特殊医学用途配方食品)	符合本国食品添加剂	横向标准及相关质量标准	
营养物质	单独标准	GRAS 物质	单独标准	以附录形式列表在 FSMP 标准中
标签标识	-	食品标签横向标准	基本同 CODEX	基本同 CODEX
微生物	-	在医用食品生产监管管理办法中规定	微生物限量参考横向标准	FSMP 标准有规定
污染物	-	-	污染物限量参考横向标准	-
生产	-	符合食品生产厂的相关要求；医用食品生产监管管理办法进行监管	符合食品生产厂的相关要求	符合食品生产厂的相关要求
新成分	-	食品添加剂申请或 GRAS 评估	食品添加剂/新资源申报	食品添加剂/新资源申报

三、全营养配方食品简介

1. 全营养配方食品定义 全营养配方食品是作为单一营养来源即能够满足目标人群营养需求的一种特殊医学用途配方食品,但不属于保健食品。

2. 全营养配方食品适用人群 适用于需对营养素进行全面补充且对特定营养素没有特别要求的人群,因此,符合全营养配方食品技术要求的产品单独食用即可满足目标人群的营养需求。可以作为需要口服或者管饲病人的饮食替代或者营养补充。

3. 全营养配方食品分类

(1)适用于1~10岁人群的全营养配方食品。

(2)适用于10岁以上人群的全营养配方食品。

4. 全营养配方食品参考依据 全营养医用食品的能量、蛋白质、维生素和矿物质含量及配比均参考《特殊医学用途婴儿配方食品通则》(GB 25596),《中国居民膳食营养素参考摄入量DRIs》,《较大婴儿和幼儿配方食品》(GB 10767)和欧盟FSMP标准。食品添加剂和营养强化剂用量分别参考《食品安全国家标准食品添加剂使用标准》(GB 2760)和《食品安全国家标准 食品营养强化剂使用标准》(GB 14880),确保长期单独使用该产品时,患者不但不会发生营养素缺乏,而且能促进健康,提高免疫力,帮助疾病恢复。

5. 全营养配方食品作用 全营养配方食品参考中国营养学会推荐的食物营养素参考摄入量(DRIs),含有完整的五大营养素,供能配比合适的糖类、蛋白质和脂肪,低血糖生成指数,还含有丰富的维生素及矿物质。可通过补充患者饮食缺陷,防止肌肉衰减,从而提高人体的基础代谢率,促进能量吸收、消耗,加强对营养素吸收和代谢能力。

6. 全营养配方食品与临床营养治疗 全营养配方食品可以改善营养状况,纠正负氮平衡,增强机体抵抗力;在外科术前使用可以使患者保持足够的营养储备,增加对手术和麻醉的耐受力;在术后补充,降低感染等并发症发生概率,促进创口的愈合。因此,全营养配方食品临床上可应用于大部分无代谢障碍、胃肠功能尚属正常的患者,特别是进食量较少或普通饮食不能满足其营养需求以及进行外科手术前后的患者。可长期作为唯一肠内营养来源,维持机体健康,促进疾病的恢复。但需要注意的是患者应在医生或临床营养师的指导下选择使用。

四、特定全营养配方食品简介

(一)特定全营养配方食品定义

特定全营养配方食品是可作为单一营养来源能够满足目标人群在特定疾病或医学状况下营养需求的特殊医学用途配方食品。

(二)特定全营养配方食品适用人群

在特定疾病状况下,全营养配方食品无法适应疾病的特异性代谢变化,不能满足目标人群的特定营养需求,需要对其中的某些营养素进行调整。因此出现了特定全营养配方食品,此类配方食品的适用人群一般指单纯患有某一特定疾病且无并发症或合并其他疾病的人群。对于伴随其他疾病或并发症的患者,均应由医生或临床营养师根据患者情况决定是否可以选用此类食品。

(三)特定全营养配方食品分类

1. 糖尿病全营养配方食品。
2. 呼吸系统疾病全营养配方食品。

3. 肾病全营养配方食品。
4. 肿瘤全营养配方食品。
5. 肝病全营养配方食品。
6. 肌肉衰减综合征全营养配方食品。
7. 创伤、感染、手术及其他应激状态全营养配方食品。
8. 炎性肠病全营养配方食品。
9. 食物蛋白过敏全营养配方食品。
10. 难治性癫痫全营养配方食品。
11. 胃肠道吸收障碍、胰腺炎全营养配方食品。
12. 脂肪酸代谢异常全营养配方食品。
13. 肥胖、减脂手术全营养配方食品。

(四)特定全营养配方食品参考依据

《食品安全法》规定"特殊医学用途配方食品应当经国务院食品药品监督管理部门注册。注册时,应当提交产品配方、生产工艺、标签、说明书以及表明产品安全性、营养充足性和特殊医学用途临床效果的材料"。根据国家食品药品监督管理总局(CFDA)的解读,取得产品注册证书与食品生产许可证是境内企业生产特殊医学用途配方食品的必要条件。同时,《食品安全国家标准 特殊医学用途配方食品通则》(GB 29922-2013)从产品的基本要求、原料要求、感官要求与营养成分等四个方面作出了规定和技术要求。

(五)特定全营养配方食品作用

特定全营养配方食品是在相应年龄段全营养配方食品的基础上,依据特定疾病的病理生理变化而对部分营养素进行适当调整的一类食品,单独食用时即可满足目标人群的营养需求。符合特定全营养配方食品技术要求的产品,可有针对性地适应不同疾病的特异性代谢状态,更好地起到营养支持作用。

(六)特定全营养配方食品与临床营养治疗

1. 糖尿病病人用全营养配方食品与临床营养治疗　糖尿病患者由于遗传因素、内分泌功能紊乱等原因其糖、蛋白质、脂肪、水和电解质等一系列代谢是紊乱的。针对上述情况,该类产品调整了宏量营养素的比例和钠的含量,强调产品的低血糖生成指数(低 GI),为患者提供全面而均衡的营养支持。糖尿病病人用全营养配方食品应满足低血糖生成指数(GI),GI≤55;饱和脂肪酸的供能比应不超过 10%;碳水化合物供能比应为 30%~60%,膳食纤维的含量应不低于 1.4g/100kcal;钠的含量应不低于 30mg/100kcal,不高于 175mg/100kcal 的技术要求。基于以上技术要求,糖尿病病人用全营养配方食品配方在提供全营养支持的前提下,还具有辅助控糖,降低糖尿病并发症风险的作用。主要营养素成分有缓释淀粉、果糖、膳食纤维、MUFA、PUFA、牛磺酸、左旋肉碱等。

2. 肌肉减少症全营养配方食品与临床营养治疗　由于肌肉减少症人群的肌肉对氨基酸敏感性较低,故血浆中氨基酸升高的程度和时间对肌肉减少症人群有着非常重要的作用。老年人相对年轻人而言在摄入等量蛋白的条件下,由于代谢的改变会合成更少的肌蛋白。因此,老年人的蛋白质摄入量推荐为 1.0~1.5g/(kg·d)。此外,亮氨酸可通过激活哺乳动物霉帕霉素靶蛋白 mTOR 及真核启动因子途径和作为胰岛素促分泌素这两种方式来刺激蛋白合成,导致亮氨酸在所有促进老年人蛋白质合成的必需氨基酸中效果最为明显。故肌肉减少症配方中应添加适量的亮氨酸。综上所述,针对肌肉减少症患者的特定全营养配方食品，应该在充分保证能量摄入的基础上，合理设计维生素 D、亮氨酸、蛋白质种类和含量等关键营养素的含量及配比以满足其特殊的需求，以达到改善肌肉减少症和维持机体正常新陈代谢的目的。

3. 肿瘤全营养配方食品与临床营养治疗 肿瘤患者由于厌食、肿瘤相关作用影响、手术副作用、放化疗及机体代谢改变，造成营养不良和恶病质，临床表现为人体组织耗损、厌食、骨骼肌萎缩、进行性体重下降、无力、疲乏、贫血以及低蛋白血症。因此针对肿瘤病人的配方食品，应适当提高蛋白质含量，保证基础氮平衡。ESPEN 推荐肿瘤病人的蛋白摄入应高于 1g/(kg·d)。另外，大量研究资料结果显示，肿瘤病人除表现营养不良和恶病质外，还同时伴随明显的免疫功能低下。因此，建议添加具有免疫调节作用的营养素，如 n-3 脂肪酸、精氨酸、谷氨酰胺、核苷酸、亮氨酸等。同时，一些具有抗氧化作用的小分子物质，如维生素 E、维生素 C、硒等构成机体的非酶抗氧化系统，能阻断脂质过氧化反应。因此，针对肿瘤的全营养配方食品中可以适量提高维生素 E、维生素 C、硒等营养素含量。

（七）特殊医学用途配方食品的配方设计要求

根据特殊医学用途配方食品系列标准实施指南，特殊医学用途配方食品的配方设计，首先应当符合国家标准要求，同时还应符合特定疾病类型目标人群的营养特殊需求，确保可以起到为特定目标人群提供适宜的营养支持和改善其生活质量的作用。全营养配方食品应包含人体所需的全部营养素，包括蛋白质、脂肪、碳水化合物及各种维生素、矿物质等；特定全营养配方食品应当在全营养配方的基础上，依据该年龄段人群特定疾病的病理生理变化而对部分营养素进行适当调整；非全营养配方食品含有的营养素比较单一，不能作为单一营养来源满足目标人群的营养需求，故对营养素含量不作要求。因此，特殊医学用途配方食品的配方设计和营养素供应相较于保健品和膳食补充剂来说，要求更为严苛。

五、非全营养配方食品简介

（一）非全营养配方食品定义

非全营养配方食品是可满足目标人群部分营养需求的特殊医学用途配方食品，不适用于作为单一营养来源。

（二）非全营养配方食品分类

根据《特殊医学用途配方食品通则》(GB 29922-2013)，非全营养配方食品按照其产品组成特征，可分为营养素组件、电解质配方、增稠组件、流质配方、氨基酸代谢障碍配方等。

1. 营养素组件 以宏量营养素为基础的非全营养配方食品。主要包括蛋白质组件、脂肪组件、碳水化合物组件。蛋白质(氨基酸)组件是由蛋白质和(或)氨基酸构成；蛋白质来源一般为一种或多种氨基酸、蛋白质水解物、肽类或优质的整蛋白。主要适用于需要增加蛋白质摄入人群，如创(烧)伤、手术等患者；脂肪(脂肪酸)组件是由脂肪和(或)脂肪酸构成，包括长链甘油三酯(LCT)、中链甘油三酯(MCT)等。主要适用于对脂肪有特殊要求的疾病状态人群，如对部分脂肪不耐受、脂肪吸收代谢障碍患者等；碳水化合物组件是由碳水化合物构成，碳水化合物来源包括单糖(葡萄糖、果糖、半乳糖)、双糖(蔗糖、乳糖和麦芽糖)、多糖(淀粉、低聚糖、葡萄糖聚合物和麦芽糊精)。主要适用于对碳水化合物有特别需求的人群或者将其作为基质与其他类别产品配合使用等。

2. 电解质组件 以碳水化合物为基础并添加适量电解质的非全营养配方食品。呕吐、腹泻等存在脱水症状的患者服用含有电解质的碳水化合物配方可在迅速补充水分的同时提供需要的电解质,维持身体电解质平衡。一般手术患者在手术前禁食状态下需要口服电解质配方食品,并且能够一直用到手术前2小时。

3. 增稠组件　为增加液体食品的黏稠度并降低其流动性的非全营养配方食品。该类产品以碳水化合物为基础,添加一种或多种增稠剂以帮助增加液态食物的黏稠度,从而延迟气道保护机制的启动时间,防止吞咽过程中发生误吸,适用于吞咽障碍和(或)有误吸风险的患者。

4. 流质配方　是以碳水化合物和蛋白质为基础,可以添加多种维生素和矿物质和适量膳食纤维的非全营养配方食品,一般为液态产品。这类产品由于不含脂肪,适用于需要限制脂肪摄入、神经性厌食、吞咽困难、肠道功能紊乱和围术期等患者。

5. 氨基酸代谢障碍配方　是以氨基酸为主要原料,不含或仅含少量与代谢障碍有关的氨基酸,加入适量的脂肪、碳水化合物、维生素、矿物质和(或)其他成分加工制成的适用于氨基酸代谢障碍人群的非全营养配方食品。

(三) 非全营养配方食品适用人群

非全营养配方食品适用于需要补充单一或部分营养素,或对某种物质代谢障碍或有特殊要求,或对食品形态有特殊要求的人群;如苯丙酮尿症患者需使用限制苯丙氨酸配方。

(四) 非全营养配方食品参考依据

《特殊医学用途配方食品通则》(GB 29922-2013)对营养素含量不作要求,但明确规定"由于该类产品不能作为单一营养来源满足目标人群的营养需求,需要与其他食品配合使用"。

(五) 非全营养配方食品功能

非全营养配方食品对于需要补充单一或部分营养素的患者具有广泛的功能,包括增强免疫力,抗氧化,改善睡眠,增加骨密度,提高缺氧耐受力,辅助降血压,和对化学性肝损伤及辐射危害有辅助保护功能等。

(六) 非全营养配方食品禁忌证

1. 完全性机械性肠梗阻、胃肠道出血、严重腹腔感染。
2. 严重应激状态早期、休克状态、持续麻痹性肠梗阻。
3. 短肠综合征早期。
4. 高流量空肠瘘　因小肠吸收面积缺失会增加漏出量;重度吸收不良者。
5. 持续性呕吐、顽固性腹泻患者,重度炎性肠病患者。
6. 急性重症胰腺炎患者的急性期。
7. 3个月内婴儿、氨基酸代谢异常者,均不宜使用非全营养配方食品。

(七) 非全营养配方食品与临床营养治疗

非全营养配方食品在临床上应用需根据营养评价评估患者能量、各种营养素消耗量及需要量,分析从其他途径摄取,包括静脉、经肠道普通食品或其他特殊医学用途配方食品,营养素的量,判断是否充分,据此确定是否使用组件制剂及其用量。如需使用蛋白质组件,应注意患者对蛋白质的变应性。对牛奶有变应性的患者,可采用蛋白质来源为大豆蛋白的配方食品。对大豆蛋白或牛奶蛋白有变应性时,可采用蛋白质来源为动物蛋白的配方食品。对膳食蛋白有变应性时,或胰液分泌不足时,应采用蛋白质来源为蛋白质水解物或氨基酸混合物的配方食品。如需使用碳水化合物组件,应注意患者对糖的耐受情况,特别是乳糖。对乳糖不耐受者,采用碳水化合物来源不含乳糖的葡萄糖、低聚糖或多糖类配方食品。如需使用脂肪组件，对有脂肪泻或脂肪吸收不良的患者，可采用 MCT 组件或 MCT 与 LCT 混合组件。

（八）非全营养配方食品并发症

1. 机械性并发症 常见于喂养管堵塞，主要原因是由非全营养配方食品与其他 FSMP 配制成的肠内营养液形成沉淀或浓度过高并且喂养管内径偏小，导致营养液通过困难。也可出现在肠内营养液输注过程中或输注完毕时没有及时冲洗管道等情况下。可在每次输注后或每间隔一段时间用 20~50ml 温开水冲洗；选择合适口径的喂养管，或使用肠内营养泵持续匀速输注，或调整肠内营养液配方以避免喂养管堵塞。

2. 胃肠道方面的并发症 为肠内营养治疗过程中最常见的并发症，包括恶心、呕吐、腹泻、腹胀、便秘、肠痉挛等，大多数可以通过调整肠内营养制剂的用量、浓度、速度和合理的操作来预防和及时纠正、处理。

3. 代谢性并发症 其发生常与肠内营养处方合理性、肠内营养液的质量管理、营养监测有关。与非营养配方食品使用有关的代谢性并发症主要有电解质失衡，糖代谢异常，微量元素代谢异常，维生素及脂肪酸的缺乏等。

六、保健食品概述

（一）保健食品定义

保健食品（health food）又称为功能食品，1962 年，日本首先对功能食品作出定义，1989 年其获得法律上的定义，1991 年，功能食品被改名为“特定保健用食品”（food for specified health use）。之后，世界各国相继对其命名定义。在一定意义上，我们可以将功能食品、营养食品、改善食品、保健食品、特定保健用食品等均看作一个概念。1996 年，我国原卫生部对保健食品作出明确定义，国家食品药品监督管理局在 2005 年 7 月 1 日正式实施的《保健食品注册管理办法（试行）》中对保健食品定义是：声称具有特定保健功能或者以补充维生素、矿物质为目的的食品。即适于特定人群食用，具有调节机体功能，不以治疗为目的，并且对人体不产生任何急性、亚急性或者慢性危害的食品。

（二）保健食品的特征

根据保健食品的定义，保健食品应该具有以下特征：

1. 保健食品必须是食品 保健食品是食品的一个种类，应该具有食品的共性，即食品是指供人食用或饮用的成品和原料以及按照传统既是食品又是药品的物品，但是不包括以治疗为目的的物品；食品应当无毒、无害，且应满足应当有的营养要求，具有相应的色、香、味等感官性状。但保健食品不是普通的食品，产品属性既可以是传统的食品属性，也可以是胶囊、片剂等新的食品属性。保健食品在食量上也具有限制，不能代替正常饮食。

2. 保健食品不是药品 保健食品是以调节机体功能为主要目的，不能用于治疗疾病，对人体不产生任何急性、亚急性或慢性危害，可以长期服用。需要强调的是保健食品即便在某些疾病状态下也可以使用，但它不能代替药物的治疗作用。保健食品为经口摄入，而药品则可以通过注射、皮肤及口服等多种途径给药。保健食品的应用不需要通过动物或人群实验证实；但药品必须经过动物或人群实验证实，有明显、稳定的功效作用。

3. 保健食品具有特定的保健功能 特定的保健功能在管理上可以作为食品的功能来受理；其次保健食品应具有明确的、具体的、经过科学验证的、能够调节人体功能的某一方面功能，如免疫调节、延缓衰老功能、促进生长发育功能、抗疲劳功能等。

4. 保健食品适于特定人群食用 保健食品是针对特定的人群而设计的。不同功能的保健食品对应不同特征的亚健康人群,如延缓衰老的保健食品只能适用于中老年的人群食用。我们不排除某些保健功能可能适宜的人群面较广,但没有适宜于任何人群的保健食品。

5. 保健食品具有有效成分 保健食品的成分构成主要是功效成分和营养素或主要由营养素构成。至于营养素的种类和含量目前没有统一规定。可否要求至少含一种营养素,且产品中营养素的摄入量应相当于相应营养素每日推荐供给量的10%以上。

(三)保健食品的功能

保健食品是一种具有调节生理功能作用的食品。当特殊人群使用后,会在体内进行相关的生理调节作用,协助人体功能恢复正常。因此,食用保健食品的最终目的在于恢复及保持人体原有的自然平衡状态,达到提升健康的积极效果。补充后的《保健食品检验与评审技术规范》将保健食品的功能划分为27类,每种保健食品最多可以申报和审批两种保健功能。保健食品可申报的功能有:

(1)增强免疫力。
(2)辅助降血脂。
(3)辅助降血糖。
(4)抗氧化。
(5)辅助改善记忆。
(6)缓解视疲劳。
(7)促进排铅。
(8)清咽。
(9)辅助降血压。
(10)改善睡眠。
(11)促进泌乳。
(12)缓解体力疲劳。
(13)提高缺氧耐受力。
(14)对辐射危害有辅助保护功能。
(15)减肥。
(16)改善生长发育。
(17)增加骨密度。
(18)改善营养性贫血。
(19)对化学性肝损伤的辅助保护作用。
(20)祛痤疮。
(21)祛黄褐斑。
(22)改善皮肤水分。
(23)改善皮肤油分。
(24)调节肠道菌群。
(25)促进消化。
(26)通便。
(27)对胃黏膜损伤有辅助保护功能。

七、保健食品分类

（一）《保健（功能）食品通用标准》中规定保健食品应有与功能作用相对应的功效成分及最低含量。根据功效成分，可将其分为九大类：

1. 多糖类　多糖是存在于大多数生物体的天然生物大分子，既可以为机体提供能量，又可以构成生物体机构。其包括植物多糖、动物多糖、微生物多糖。在保健食品中常见的多糖有膳食纤维、真菌多糖等。

2. 功能性甜味剂类　功能性甜味剂是指具有特殊生理功能或者特殊用途的食品甜味剂，也就是可以代替蔗糖的功能性食品，有益于人体健康。常见的功能性甜味剂包括单糖，如L-果糖、L-葡萄糖等；寡糖，如低聚果糖、低聚乳糖等；糖醇，如木糖醇、乳糖醇、氢化水解物等；甜味剂，如甜菊苷、三聚蔗糖等。

3. 功能性油脂（脂肪酸）类　功能性油脂是一类具有特殊生理功能的油脂，具有促进生长发育、降低胆固醇、血脂、延缓衰老等作用，包括多不饱和脂肪酸和脂类，常见的有二十二碳六烯酸（DHA）、二十五碳五烯酸（EPA）、亚油酸、亚麻酸、花生四烯酸、中链脂肪酸、大豆卵磷脂等。

4. 自由基清除剂类　自由基清除剂是指能够清除自由基或者能阻断自由基参与的氧化反应的物质，是人体正常的代谢产物，分为酶类清除剂和非酶类清除剂，如超氧化物歧化酶（SOD）、谷胱甘肽过氧化物酶等。

5. 维生素类　维生素是维持人体生命活动过程必需的一类微量的低分子有机化合物。维生素种类很多，化学结构也各不相同，在体内含量较少，但是它们在机体物质和能量代谢、生长发育过程中发挥着重要的作用。大多数的维生素都不能在机体内产生，必须经由食物摄取。

6. 肽与蛋白质类　近年来发现的一些具有强大生物活性的多肽分子对人体都会发挥重要的生理功能和药理作用。肽类中低肽如从大豆蛋白中提取的消化肽、酵母菌中提取的谷胱甘肽等，蛋白质中的免疫球蛋白、大豆蛋白质等都具有生物活性。

7. 活性菌类　益生菌是对人体、动物、自然界有益的细菌的总称，多存在于人的肠道中，可以改善肠道循环，增强人体胃肠功能。常见的益生菌有双歧杆菌、干酪乳杆菌、嗜酸乳杆菌和短乳杆菌等。

8. 微量元素类　凡是体内含量小于0.01%的矿物质均称为微量元素，目前认为，铁、铜、锌、硒、铬、碘、锰、氟、钴和钼十种微量元素，是维持正常人体生命活动不可缺少的必需微量元素。但其在体内不能自身合成，必须从食物和饮水中摄取。

9. 其他类　包括植物甾醇、二十八醇、皂苷类、大蒜素等。

（二）保健食品按提取方法可将其分为三大类。一是原本就存在于自然界的食品；二是应用食品科技来萃取浓缩的天然食品的有效成分；三是应用生物科技设计出符合消费者健康需求的产品。

（三）保健食品还可以根据研发水平分为三代。

第一代功能食品仅是根据食品中的各类营养素和其他有效成分的功能来推断该食品的功能，这些功能未经任何验证，国家出台《功能食品管理办法》后，这类食品就不再以保健食品出现。第二代功能食品是将食品中所含的活性因子加以定量，利用改良的制造加工工艺，提高功能性因子的含量，以达到更有效的调节生理功能的目的，如卵磷脂、鱼油等。

第二代功能食品是经过系统的动物和人体来做功能性毒理评价。

第三代功能食品结合了医学、营养学、生命科学、生物技术、食品科技等开发出来的，不仅需要经过功能性毒理评价，还需查明该保健功能的功能因子的结构、含量和作用机制。这样的保健食品更具有多元化，效果精准等特点。虽然这样的食品在市场上很少见，但却是今后保健食品发展的重点和方向，更是时代所需求的新时代产品。

（四）保健食品按不同的消费人群分类。按照针对的人群不同，如婴幼儿、学生、老年人或不同的疾病患者的生理特点、营养需求或特殊身体状况，被分为以下几种：

1. 婴幼儿保健食品　符合婴幼儿迅速生长对各种营养素和微量活性物质的要求，促进婴幼儿健康茁壮地生长。

2. 学生保健食品　帮助学生的智力发育，促进大脑以旺盛的精力应付紧张的学习和考试。

3. 老年人保健食品　满足“四高四低”的要求，即足够的蛋白质、足够的膳食纤维、足够的维生素和足够的矿物质，低糖、低脂肪、低胆固醇和低钠。

4. 特种保健食品　又称为特定保健用食品，着眼于某些特殊消费群（如糖尿病患者、肿瘤患者、心血管疾病患者、肥胖者、更年期妇女、孕妇、乳母等），包括抗氧化食品、抗肿瘤食品、防痴呆食品、糖尿病患者专用食品、心血管疾病患者专用食品、美容食品、减肥食品等。

八、肠内营养药品

（一）肠内营养药品定义

肠内营养药品，又称为肠内营养制剂，是指可用于临床上肠内营养支持的各种产品的统称，其营养成分主要包括平衡的各种蛋白质、氨基酸、脂肪类、糖类、矿物质、维生素、膳食纤维等，其原材料主要来源于陆地动植物的提取物。

（二）肠内营养药品的作用

肠道是人体非常重要器官，当全身血压降低和供氧量减少时，肠黏膜表现尤为敏感。由外科手术、创伤、休克等因素造成的血流动力学改变，可使肠道出现低灌注状态，肠道黏膜屏障功能也将被损害，进而导致细菌易位；当蛋白质营养不良时，机体免疫功能将下降、肠黏膜损伤及肠道菌群失调，也易发生细菌易位。而肠内营养可以通过维护肠黏膜细胞结构和功能的完整性，保持胃肠道固有菌群正常生长，刺激各种激素的分泌，促进胃肠蠕动，以达到减少各种并发症的目的。因此，早期的肠内营养支持主要目的是减轻营养底物不足，防止细胞代谢紊乱，支持器官、组织的结构与功能，参与机体调控各种生理功能，从而减少器官功能障碍的发生。在后期，肠内营养支持在此基础上又进一步通过加速组织的修复，而使病人尽早康复。

（三）肠内营养药品的类型

初期，根据2000年版的《国家基本药物目录》，肠内营养制剂按蛋白质来源被分为：氨基酸型和短肽型即要素型（elemental type）的肠内营养制剂以及整蛋白型即非要素型（non-elemental type）的肠内营养制剂两类。之后，中华医学会北京分会于2002年11月在北京召开，各方专家对肠内营养制剂分类依据进行了研讨并提出一种目前认为比较合理的肠内营养制剂分类方式，将肠内营养制剂分成：氨基酸型、整蛋白型和组件型。

1. 氨基酸型和短肽型肠内营养制剂（要素型）　该类制剂的基质为单体物质，包括氨基酸或短肽、葡萄糖、脂肪、矿物质和维生素混合物等。

2. 整蛋白型肠内营养制剂(非要素型) 该类制剂以整蛋白或蛋白质游离物为氮的来源,渗透压接近等渗(300~450mOsm/L),口感良好,适用于口服,也可以管饲,更适用于胃肠道功能比较好的患者。

3. 组件型肠内营养制剂(module type) 该类制剂主要包括氨基酸组件、短肽组件、整蛋白组件、糖类组件、LCT 组件、MCT 组件、维生素组件。

(四)肠内营养药品的基本组成

1. 氮源 存在形式主要是 L-氨基酸、蛋白质及其完全水解物或部分水解物。氮源是构成组织和细胞的重要成分,如肌肉、骨骼及内脏主要由蛋白质组成,故应必须保证其摄入量。

2. 糖类 存在形式主要是单糖(葡萄糖、果糖等)、双糖(蔗糖、乳糖等)、葡萄糖低聚糖、糊精或淀粉。

3. 脂肪 存在形式主要是长链三酰甘油、中链三酰甘油和甘油单酯或甘油二酯等。

4. 维生素和微量元素 种类要全面、丰富,含量需高于推荐的膳食需要量。

5. 纤维素 正常饮食中纤维素的摄取量为 30g/d。

(五)肠内营养药品的给药途径

口服是肠内营养最理想的给药途径,但实际上,有很多患者由于多种原因无法口服,所以需要采用管饲途径给予肠内营养。选择管饲途径时,在满足肠内营养的需要的前提下,置管方式尽量简单方便,将对患者的损害降到最低。管饲途径可分为无创置管和有创置管。

1. 主要是经鼻胃途径放置导管,根据病情的需要,导管远端可放置在胃或空肠中。在鼻胃管或鼻空肠管进行肠内营养相对简单易行,是临床上使用最多的途径。适用于无法经口进食或经口进食不足,需短时间内进行肠内营养支持的患者。鼻胃管或鼻空肠管留置胃肠道时间最长可达 4~6 周。

2. 有创置管技术,根据创伤大小,又可分为微创(如经内皮镜下胃造口术)和外科手术下的各类造口术。胃造口或空肠造口是将导管经造口直接置入胃或空肠内进行喂养的一种方式。

(六)肠内营养药品的临床应用

肠内营养已经成为临床上治疗多种疾病和改善临床症状的一种必不可少的手段之一。目前认为,当患者因原发疾病或因治疗与诊断的需要无法经口或不愿经口摄食,或摄入的食物不足以满足生理需要,但胃肠道具有一定功能时,均可采用肠内营养。不能通过口服获得足够营养或是营养不良的患者使用肠内营养可以改善预后,并缩短病程。因此,肠内营养制剂在临床上应用比较广泛,特别是在消化道手术、危重患者及老年患者的治疗中,发挥了重要作用。

(七)肠内营养药品临床应用中常见的并发症及防治

虽然肠内营养与肠外营养相比更加安全有效,但在应用过程中也会出现并发症,主要体现在机械性、感染性、胃肠性和代谢性四个方面。虽然肠内营养的并发症处理相对简单,但如果处理不当也会影响临床治疗效果,增加患者不必要的痛苦。所以肠内营养的并发症不容忽视,应做到及早预防。在临床上应用肠内营养制剂时需要根据患者的疾病情况来选择合适的制剂类型。如果患者胃肠道的功能正常,应选用整蛋白配方,如果有异常要选用要素配方(氨基酸型、短肽型);如果患者有某些特殊的饮食限制或有其他营养需求,则可给予疾病特异型配方或小儿配方。

1. 机械性并发症 主要指喂养导管堵塞,堵塞最常见的原因是残渣和粉碎不全的药片碎片黏附于管腔内。所以，通常应选择颗粒小、混悬性好、沉淀少或无沉淀的肠内营养制剂或按说明比例配置，使用前有些制剂应用纱布过滤。

2. 感染性并发症　主要指在给予肠内营养过程中，营养液误吸或营养液在胃内潴留反流入气道所致的吸入性肺炎，是肠内营养的并发症中较严重的一种。临床表现为突发呼吸困难、发热及心率加快，胸部X线可见肺叶斑片状阴影或浸润影。因此在输入肠内营养液时，需注意检查胃潴留情况，一旦胃潴留液>500ml，应暂停营养液输入2~4小时，然后逐步调整输入量并注意复查。

3. 胃肠性并发症　肠内营养过程中胃肠性并发症最为常见，主要表现为腹胀、恶心、呕吐、腹泻等症状。由于危重患者胃肠蠕动功能下降，肠内营养液气味难闻、渗透压高、脂肪比例含量过高、肠腔内脂肪酶缺乏、脂肪吸收障碍、乳糖不耐受、营养液输注速度过快、营养液温度过低等原因均易引起此类并发症。一旦发生胃肠道并发症，应先查明原因，祛除病因后症状多能改善。

4. 代谢性并发症　主要表现为高血糖，危重患者多数存在应激性高血糖，因此，在使用肠内营养时更易并发高血糖，严重者还会发生呼吸衰竭，这类患者可同时给予外源性胰岛素使血糖维持在正常水平。

九、常见功能营养素的介绍

营养素是指保证人体生长、发育、繁衍和维持健康生活的物质。目前，已知有40~45种人体必需的营养素，其中基础营养素有：蛋白质、脂肪、碳水化合物、膳食纤维、维生素、矿物质、水。功能性营养素是能够针对疾病发挥如同药物一般的效果，却没有药物的副作用危害。本节对常见的功能性营养素作一简要介绍。

（一）牛奶蓟

牛奶蓟是一种具有卓越保肝功能的纯天然草本精华，可增强肝脏解毒功能。奶蓟提取物的主要保健功能有：

1. 增强肝脏解毒功能　奶蓟提取物中含有抗氧化黄酮物质，与肝细胞结合后可增强其解毒功能，有助于保护人体免受污染的空气、水源和食品之害，对肝炎患者也有重要的辅助治疗作用。

2. 减轻酒精及化学毒物对肝脏的损害　奶蓟可以在肝脏细胞表层形成一层保护膜，能明显减轻摄入过量酒精对肝脏的损伤。对于一些急性肝中毒的病症，奶蓟有一定的解毒功效，它还可以降低某些处方药的肝毒副作用。

3. 增强肝脏细胞的再生，调节肝脏胆汁的分泌，以及协助脂肪的代谢。

4. 抑制肿瘤细胞的作用，同时也是很强的抗氧化剂，可清除自由基、维持肝脏细胞膜的通透性，降低毒素对肝脏的损伤。

（二）葡萄籽精华

葡萄籽提取物是迄今发现的植物来源的最高效的抗氧化剂之一，葡萄籽精华含大量前花青素OPC。体内和体外试验表明，葡萄籽提取物的抗氧化效果，是维生素C和维生素E的30~50倍。超强的抗氧化效率具有清除自由基、提高人体免疫力的强力效果。葡萄籽精华含丰富生物类黄酮、是强力的精华分子，用于对抗自由基（游离基）与维护微丝血管的健康。葡萄籽精华的主要保健功能有：

1. 葡萄籽提取素可以有助于防止和治疗心血管疾病，诸如高血压和高胆固醇这样的疾病。

2. 通过限制氧化,在葡萄籽提取素中的抗氧化剂可以有助于防止老化,而这些老化包括对血管的损害,对血管的损害可能导致心脏病的发展。

3. 在葡萄籽提取素中的物质也可以阻挡一种酶的功效,而这种酶对脂肪和包括日常饮食中的胆固醇进行处理。因此,效果是更少脂肪可以被吸收而更多的脂肪可能从身体里被清除。

4. 葡萄籽提取素可以有助于防止或者控制由药物、污染、烟草和其他毒素造成的对身体细胞的损害。

(三)卵磷脂

卵磷脂是构成所有细胞膜、组织膜、关节膜、黏膜、脑膜的原材料,因而对整个身体几乎每一种健康问题都能够有不同程度的帮助,也是鸡蛋、豆类中最有价值的营养素。卵磷脂的主要保健功能有:

1. 保护肝脏 卵磷脂中的胆碱有乳化、分解油脂的作用。可降低血清胆固醇含量,防止肝硬化,并有助于肝功能的恢复。

2. 治疗糖尿病 卵磷脂不足会使胰脏功能下降,导致胰岛素分泌减少,不能有效地将血液中的葡萄糖运送到细胞中。

3. 防治动脉硬化 卵磷脂具有乳化分解油脂的作用,可增进血液循环,改善血清脂质,清除过氧化物,降低血液中胆固醇及中性脂肪含量,减少脂肪在血管内壁的滞留时间,促进粥样硬化斑的消散,防止由胆固醇引起的血管内膜损伤。

4. 促进胎、婴儿大脑发育 婴幼儿时期,补充足够的卵磷脂,对于促进大脑神经系统与脑容积的生长发育是非常重要的。美国食品与药物管理局(FDA)规定在婴儿奶粉中必须添加卵磷脂。

5. 消除色斑,滋润皮肤 人体毒素含量过高时,便会随着血液循环沉积在皮肤上,形成色斑。卵磷脂是一种天然的解毒剂,它能分解体内过多的毒素,并使其经肝脏和肾脏的处理排出体外。当体内的毒素降低到一定的浓度时,脸上的色斑就会慢慢消失。

6. 预防老年痴呆症 随着年龄增长,乙酰胆碱含量不足。乙酰胆碱是神经系统信息传递时必需的化合物。人脑能直接从血液中摄取卵磷脂及胆碱,并很快转化为乙酰胆碱。长期补充卵磷脂,可以减缓记忆力衰退的进程,预防或推迟老年痴呆症的发生。

7. 防治胆结石 体内过多的胆固醇会发生沉淀,从而形成胆结石。胆汁中的主要成分是卵磷脂,此外还有水分、胆固醇、矿物质及色素等。卵磷脂可以将多余的胆固醇分解、消化和吸收,从而使胆汁中的胆固醇保持液体状。

8. 缓解紧张心理状态 补充卵磷脂,可使大脑神经及时得到营养补充,保持健康的工作状态,利于消除疲劳,激活脑细胞,改善因神经紧张而引起的急躁、易怒、失眠等症。

(四)硫辛酸

硫辛酸是一种存在于线粒体的辅酶,类似维生素,能消除加速老化与致病的自由基。在体内经肠道吸收后进入细胞,兼具脂溶性与水溶性的特性,因此可以在全身通行无阻,到达任何一个细胞部位,提供人体全面效能,是具脂溶性与水溶性的万能抗氧化剂。硫辛酸在自然界广泛分布,肝和酵母细胞中含量尤为丰富。在食物中硫辛酸常和维生素 B_1 同时存在。人体自身可以合成。硫辛酸的主要保健功能有:

1. 稳定血糖 硫辛酸主要作为防止糖分跟蛋白质结合,也就是有“抗糖化”的作用,能让血糖值轻易地变得安定，被当作改善代谢的维生素。

2. 强化肝功能　硫辛酸可以强化肝脏活动功能，早期被当作是食物中毒或是金属中毒的解毒剂来使用。

3. 消除疲劳　硫辛酸能让能量代谢率提高，并有效地将吃下的食物转化成能量，能快速消除疲劳，让身体觉得不容易累。

4. 改善痴呆　硫辛酸的组成分子相当小，是少数可以到达脑部的营养之一，在脑中也持续抗氧化活动，对于改善痴呆也是被认为相当有效。

5. 保护身体　硫辛酸能保护肝脏及心脏的损害、抑制体内癌细胞的发生，并缓和体内因发炎所引起的过敏、关节炎及气喘等。

6. 养颜美容抗老化　硫辛酸具有抗氧化能力，能将造成肌肤老化的活性氧成分去除，且由于比维生素 E 的分子还要小，再加上又是兼具水溶性及脂溶性，皮肤吸收容易。

（五）胆碱

胆碱是一种强有机碱，是卵磷脂和鞘磷脂的重要组成部分，也是机体可变甲基的一个来源而作用于合成甲基的产物，同时又是乙酰胆碱的前体。广泛存在于动植物体内，在动物的脑、精液、肾上腺及细胞中含量尤多，以禽卵黄中的含量最为丰富，达干重的 8%～10%。人体也能合成胆碱，所以不易造成缺乏病。胆碱耐热，在加工和烹调过程中的损失很少，干燥环境下，即使很长时间储存食物中胆碱含量也几乎没有变化。胆碱的主要保健功能有：

1. 促进脑发育和提高记忆能力。
2. 降低血清胆固醇，控制胆固醇的积蓄。
3. 促进体内转甲基代谢。
4. 促进脂肪代谢。
5. 构成生物膜的重要组成成分。
6. 调控细胞凋亡。

（六）姜黄素

姜黄素是一种从姜科植物姜黄等的根茎中提取得到的黄色色素。为酸性多酚类物质，主链为不饱和脂族及芳香族基团。通常用作肉类食品着色剂和酸碱指示剂，同时具有抗炎、抗氧化等药理作用。姜黄素的主要功能有：

1. 兴奋子宫作用。
2. 抗生育作用。
3. 降胆甾醇作用。
4. 抗脂质过氧化作用。
5. 抗菌、抗真菌作用。

（七）人参皂苷

人参皂苷是一种固醇类化合物，三萜皂苷。主要存在于人参属药材中，现已明确知道的人参皂苷单体约有人参四十余种。人参皂苷被视为是人参中的活性成分，因而成为研究的目标。因为人参皂苷影响了多重的代谢通路，所以其效能也是复杂的，而且各种人参皂苷的单体成分是难以分离出来的。其中研究最多且与肿瘤细胞凋亡最为相关的为 Rg3 与 Rh2。

人参皂苷通过调控肿瘤细胞增殖周期、诱导细胞分化和凋亡来发挥抗肿瘤作用。将肿瘤细胞诱导分化成正常细胞有利于控制肿瘤发展，诱导肿瘤细胞凋亡，使细胞解体后形成凋亡小体，不引起周围组织炎症反应。

Rh2:具有抑制癌细胞向其他器官转移,增强机体免疫力,快速恢复体质的作用。对癌细胞具有明显的抗转移作用,可配合手术服用增强手术后伤口的愈合及体力的恢复。

Rg3:可作用于细胞生殖周期的 G2 期,抑制癌细胞有丝分裂前期蛋白质和 ATP 的合成,使癌细胞的增殖生长速度减慢,并且具有抑制癌细胞浸润、抗肿瘤细胞转移、促进肿瘤细胞凋亡、抑制肿瘤细胞生长等作用。人参皂苷的主要功能有:

1. 促进大脑活动。
2. 增强抵抗力功能。
3. 恢复健康功能。
4. 消除疲劳,缓解精神压力。
5. 促进骨骼的生长。
6. 改善肠胃消化与吸收之功能。
7. 改善糖尿病初期症状。
8. 美容养颜,使皮肤光泽且有弹性。

(八)黑升麻

黑升麻,又称总状升麻,其主要活性成分是萜烯糖苷。黑升麻可产生类雌激素样效果,调节内分泌平衡,从而有助于缓解更年期失眠、潮热、背部疼痛及情绪失控等不适症状。对于延缓更年期到来,以及月经迟迟不来,月经疼痛有明显改善。黑升麻提取物有效的协同活动主要通过两种类型的化合物:植物雌激素和三萜。黑升麻的主要功能有:

1. 抗抑郁作用　含有雌激素样作用的物质,在动物模型中能约束雌激素受体,在人与动物中均能明显降低促黄体激素 LH,黑升麻提取物能改善妇女产后的抑郁情绪,缓解绝经前期和绝经期综合征的症状。

2. 抗菌作用　黑升麻提取物对革兰氏阳、阴性菌均有抑制作用。

3. 抗癌作用　黑升麻提取物可明显抑制大鼠乳腺癌细胞的增生,能预防胸腺癌与前列腺癌等。

4. 抗炎作用　对关节炎及风湿病特别是由绝经引起的关节炎有抗炎的功效,因其含有水杨酸有轻微的止痛作用。

5. 对循环系统的作用　黑升麻提取物有降压、抑制心肌、减慢心率的作用,可治疗高血压、耳鸣和头晕。

6. 抗痉挛作用。

7. 有降血糖作用。

黑升麻毒副反应:刺激子宫收缩可能导致流产,怀孕期与哺乳期妇女应避免服用黑升麻。另外,超剂量、长时间服用黑升麻可引起头晕、恶心呕吐、腹痛、腹泻,视觉模糊、头痛、颤动、粘连疼痛、心率减慢等。

(九)鱼油

鱼油,是鱼体内的全部油类物质的总称,来源于大型海洋鱼类的身体,其主要成分为 Omega-3 脂肪酸(包括 DHA 和 EPA),属于多不饱和脂肪酸,可降低炎症反应,降低血脂肪、预防心脏血管疾病。富含 ω-3 脂肪酸的多脂鱼类包括:鲭鱼、金枪鱼、三文鱼、鲟鱼、凤尾鱼、沙丁鱼、鲱鱼、鳟鱼等。鱼油的主要功能有:

1. 调节血脂　降低血液中低密度脂蛋白、胆固醇和甘油三酯的含量,提高对人体有益的高密度脂蛋白含量,促进体内饱和脂肪酸的代谢,防止脂肪垃圾在血管壁内堆积。

2. 保心护脑　有效控制人体血脂浓度，预防心脑血管疾病。

3. 清理血栓　降低血液黏稠度，预防血栓形成，预防脑血栓和脑梗死。

4. 调节血压　缓解血管紧张，防止血管痉挛，降低血压。

5. 预防动脉硬化　增强血管的弹性和韧性，抑制动脉粥样硬化的形成和发展。

6. 补脑健脑，提高记忆力　促进脑细胞充分发育，防止智力下降、健忘、老年痴呆等。

7. 缓解眼疲劳，保护视力　在大脑和视网膜等组织中DHA含量很高，鱼油中含DHA可减少眼部患病的概率，减轻眼睛疲劳。

8. 增强免疫力。

（十）白藜芦醇

白藜芦醇是多酚类化合物，主要来源于花生、葡萄（红葡萄酒）、虎杖、桑葚等植物。白藜芦醇是一种生物性很强的天然多酚类物质，又称为芪三酚，是肿瘤的化学预防剂，也是对降低血小板聚集，预防和治疗动脉粥样硬化、心脑血管疾病的化学预防剂。白藜芦醇的主要功能有：

1. 退烧与止痛作用。
2. 抗癌、抗突变作用。
3. 心血管保护作用。
4. 预防心脏和肝脏损伤。
5. 抗血栓功能。
6. 提升免疫系统活性。
7. 抗氧化、抗自由基作用。
8. 抗炎、抗菌作用。
9. 延年益寿。
10. 减肥降脂作用。

（十一）黄酮类物质

黄酮类物质是一群来自于水果、蔬菜、茶、葡萄酒、种子或是植物根的一群化合物。属于生理活性物质，它们被分为5个亚类：黄酮、黄烷醇、总黄酮、黄酮醇和花青盐。黄酮化合物一般呈黄色，并且广泛存在于带黄色的花朵、果实、叶片等之中，尤其是柑橘皮、银杏叶、松树、杨树芽中含量比较丰富。蔬菜、水果、植物药材中大都含有总黄酮。蔬菜中总黄酮含量高的当属大葱，其绿叶部分总黄酮含量最高。水果中总黄酮主要集中分布于光照充足的果皮中，果肉中含量很低。总黄酮含量高的水果有苹果和葡萄。黄酮类物质的主要功能有：

1. 增强血管张力，降低血管脆性及改善血管通透性。
2. 降低血脂及胆固醇。
3. 减少红细胞、血小板聚集，减少血栓形成，改善微循环。
4. 护肝，解肝毒，治疗急、慢性肝炎，肝硬化及多种中毒性肝损伤。
5. 提高机体免疫能力。
6. 消炎，祛痰，解热，消肿。
7. 抗菌，抗病毒，抗真菌，抑制肿瘤。
8. 抗氧化，抗衰老。
9. 解痉。
10. 抗过敏。

11. 抑制特定酶的活性。

12. 强化细胞膜,活化细胞。

(十二) 低聚异麦芽糖醇

低聚异麦芽糖醇是以α-1,6键结合的低聚糖为主成分的糖浆为原料,在高压、高温、加氢条件件下经镍催化作用转化而制成的,又名还原低聚异麦芽糖。它是一种功能性糖醇,兼备功能性低聚糖和低热量糖醇甜味剂的双重优点,具有“双歧因子”,不易龋齿,改善便秘,低热量和减肥等生理功能。低聚异麦芽糖醇属于绿色食品添加剂和功能性食品配料。

长期食用低聚异麦芽糖醇,能促进人体大肠内双歧杆菌显著增殖,抑制有害菌生长,调整微生态增强免疫力;同时也有益于降低血脂,提高钙铁吸收率,等等。它适用糖尿病人长期食用,难以引起血糖升高,对胰岛素分泌的刺激弱。也适用肥胖人食用,利于减肥。由于低聚异麦芽糖醇分子量较大,渗透压较低,耐受性比山梨醇、木糖醇等好得多。低聚异麦芽糖醇非常适宜与帕拉金糖醇、木糖醇等结晶型糖醇相配伍生产无糖糖果。可广泛应用于饮料、酸奶、乳制品、果汁、月饼、蛋糕、面包、冰激凌等食品行业生产具有双歧因子功能的无糖食品,有利于人民身体健康,市场前景广阔。低聚异麦芽糖醇的主要功能有:

1. 双杆因子功能　低聚异麦芽糖醇可被肠内有益菌双歧杆菌所利用,而肠内有害菌肉毒梭状杆菌、埃希氏大肠菌等不能被利用。双歧杆菌以低聚异麦芽糖醇为营养发酵繁殖,增殖80倍之多逐渐占据肠内菌群优势,主导了一系列积极的健康的生理功能。

2. 防龋齿的生理功能　低聚异麦芽糖醇与砂糖同食时,异麦芽糖殖基能阻止蔗糖形成不溶性的葡聚糖而结成齿垢,使蛀牙菌没有繁殖基地,从而使牙齿免受其腐蚀。而且低聚麦芽糖醇本身属不发酵糖,在口腔内不会产生有机酸,是一种极防龋齿的新糖质。

3. 润肠通便的生理功能　低聚异麦芽糖醇食用后,不被胃和小肠消化吸收而直达大肠。在大肠内被双歧杆菌利用发酵成乙酸、丙酸和乳酸等,降低了肠内pH,抑制有害菌生长,并促进肠道蠕动,增加了肠道消化功能和抗病能力。低聚异麦芽糖醇属于水溶性膳食纤维,食用后它吸附大量水分,使大便水分增多,便量增加,性状变软,利于及时排便。

4. 低热量和减肥的生理功能　低聚异麦芽糖醇是一种低热量的营养性甜味剂,它的热量较低,主要是指由双歧杆菌产生的短链脂肪酸被大肠吸收而转化产生的,约2~2.5kcal/g,因此热值很低,与麦芽糖醇相似。食用低聚异麦芽糖醇后血糖值不会增高,不刺激胰岛素分泌。由于不刺激胰岛素,脂蛋白脂肪酶活性就不能激活,就不会摄取脂肪促进中性脂肪的蓄积。食用低聚异麦芽糖醇的减肥作用是有它本身热量低和不刺激胰岛素分泌从而不激活脂蛋白脂肪酶两个原因所致。

(十三) 辅酶 Q10

辅酶Q10又称泛醌,是一种存在于自然界的脂溶性醌类化合物,其结构与维生素K、维生素E与质体醌相似。辅酶Q10是一种脂溶性抗氧化剂,能激活人体细胞和细胞能量的营养,具有提高人体免疫力、增强抗氧化、延缓衰老和增强人体活力等功能,医学上广泛用于心血管系统疾病,国内外广泛将其用于营养保健品及食品添加剂。在人类身体细胞内参与能量制造及活化,是预防动脉硬化形成最有效的抗氧化成分。辅酶Q10的主要功能:

1. 保护心脏　辅酶Q10有助于为心肌提供充足氧气,预防突发性心脏病,尤其在心肌缺氧过程中辅酶Q10发挥关键作用。

2. 辅助药物　能够缓解他汀类引起的肌痛和疲劳抵消与他汀类药物有关的肌痛和肝脏损伤。

3. 增强能量，抗疲劳 辅酶 Q10 的作用可加速脂肪的代谢，使肢体和大脑能量供应充裕，精力旺盛。预防和治疗慢性疲劳综合征。

4. 抗氧化剂，自由基清除剂，延缓衰老，缓解皱纹加重，保护皮肤。

5. 增强免疫系统，抗肿瘤。

6. 预防冠心病，缓解牙周炎，治疗十二指肠溃疡及胃溃疡，以及缓解心绞痛方面有显著效果。

7. 抗高血压。

（十四）左旋肉碱

左旋肉碱又称 L-肉碱或音译卡尼丁，是一种促使脂肪转化为能量的类氨基酸，红色肉类是左旋肉碱的主要来源。对人体无毒副作用。不同类型的日常饮食已经含有 5～100mg 的左旋肉碱，但一般人每天只能从膳食中摄入 50mg，素食者摄入更少。膳食中 L-肉碱主要来源于动物，而植物中的含量很少。动物来源：丰富来源的有瘦肉、肝、心、酵母、羊肉、鸡肉、兔肉、牛奶和乳清等；植物来源：鳄梨、奇异果、提子、木瓜、柠檬、芦荟、荷叶、普洱茶酪蛋白和麦芽等少量台湾省高山水果中。左旋肉碱的主要生理功能是：

1. 燃烧脂肪，减肥 将脂肪运输至线粒体并加速脂肪燃烧和分解，促进脂肪转化成能量，在减肥的同时，不减少水分和肌肉。

2. 提供能量，促进疲劳恢复 补充左旋肉碱可以促进细胞内丙酮酸脱氢酶的活性，从而促进葡萄糖的氧化利用，有利于延缓运动时的疲劳发生。运动时乳酸产生过多会增加血液和组织液的酸性，降低 ATP 的生成，导致疲劳发生，补充左旋肉碱可以清除过多乳酸，提高运动能力，促进运动性疲劳的恢复。

3. 增强耐力，提高运动成绩 左旋肉碱由于能够促进脂肪酸穿过线粒体膜进行氧化供能，因此，在运动时可以促进身体内脂肪的燃烧来提供能量，同时左旋肉碱还可以促进支链氨基酸的氧化利用，可以改变线粒体内呼吸酶的活性，从而可以提高机体有氧氧化供能的能力。

4. 延缓衰老过程 能量是最大的抗衰老力量，细胞有足够的能量就会充满活力。在人体衰老过程中细胞能量的减弱是其加速衰老的原因之一，适当补充左旋肉碱可以延缓衰老的过程。

5. 有利于婴儿健康 左旋肉碱属条件性婴儿必需营养物质，在婴儿利用脂肪作为能量来源的代谢中起着重要作用。婴儿左旋肉碱合成能力较弱，只有成人的 12%，尤其是早产儿，必须补充外源性左旋肉碱，才能满足身体所需。

6. 有利于心脏和血管的保健 左旋肉碱对于心肌细胞的健康极为重要，补充足够的左旋肉碱有利于预防及治疗心脏的多种状况，例如，可以改善患充血性心脏问题的人的心脏功能，能够在心脏病发作之后尽量减少其损害，可以减少心绞痛的痛苦，能够改善心律不齐而又不影响血压。

7. 有利于消除脂肪肝 增加或补给左旋肉碱的摄入量，可调节脂肪代谢，促进脂肪的氧化，从根本上消除体内或脏器内多余的或存积的脂肪。

8. 治疗失血性休克 失血性休克发生机制除了应激状态下由于内分泌紊乱引起的血管舒缩功能失调外，还与缺血缺氧引起体内自由基含量增高、细胞损伤有密切关系。左旋肉碱对失血性休克有多种药理作用。

（十五）茶多酚

茶多酚，又名抗氧灵、维多酚、防哈灵，是茶叶中所含的一类多羟基类化合物，简称TP，主要化学成分为儿茶素类（黄烷醇类）、黄酮及黄酮醇类、花青素类、酚酸及缩酚酸类、聚合酚类等化合物的复合体。茶多酚在茶叶中的含量一般在20%~35%。茶多酚是茶叶中多酚类物质的总称，包括黄烷醇类、花色苷类、黄酮类、黄酮醇类和酚酸类等。主要为黄烷醇（儿茶素）类，儿茶素占60%~80%。类物质茶多酚又称茶鞣或茶单宁，是形成茶叶色香味的主要成分之一，也是茶叶中有保健功能的主要成分之一。茶多酚的主要功能有：

1. 抗氧化　尤其酯型儿茶素EGCG，还原性甚至可达L-异坏血酸的100倍。

2. 有抑菌　如对葡萄球菌、大肠杆菌、枯草杆菌等有抑制作用。

3. 吸附食品中的异味　因此具有一定的除臭作用。

4. 保护色素　它既可起到天然色素的作用，又可防止食品褪色。

5. 解毒和抗辐射　能有效地阻止放射性物质侵入骨髓，并可使锶90和钴60迅速排出体外，被健康及医学界誉为“辐射克星”。

6. 抗癌　茶多酚能极强的清除有害自由基，阻断脂质过氧化过程，提高人体内酶的活性，从而起到抗突变、抗癌症的功效。据相关资料显示，茶叶中的茶多酚（主要是儿茶素类化合物），对胃癌、肠癌等多种癌症的预防和辅助治疗均有益处。

7. 防治心血管疾病　茶多酚，尤其是茶多酚中的儿茶素ECG和EGC及其氧化产物茶黄素等，有助于抑制这种斑状增生，使形成血凝黏度增强的纤维蛋白原降低，凝血变轻，从而抑制动脉粥样硬化。

8. 降血压　茶多酚具有较强的抑制转换酶活性的作用，因而可以起到降低或保持血压稳定的作用。

9. 降血糖　茶多酚对人体的糖代谢障碍具有调节作用，能降低血糖水平，从而有效地预防和治疗糖尿病。

10. 防治脑卒中　茶多酚有遏制过氧化脂质产生的作用，能消除血管痉挛，保持血管壁的弹性，增加血管的有效直径，通过血管舒张使血压下降，从而有效地防止脑卒中。

11. 抗血栓　茶多酚能有效地抑制血浆及肝脏中胆固醇含量的上升，促进脂类及胆汁酸排出体外，从而有效地防止血栓的形成。

12. 提高免疫能力

（1）通过调节免疫球蛋白的活性，间接实现提高人体综合免疫能力、抗风湿因子、抗菌抗病毒的功效。

（2）抗变态反应和皮肤过敏反应。

（3）舒缓肠胃紧张、止泻和利尿。

（4）促进维生素C的吸收，防治坏血病。

（十六）木糖醇

木糖醇原产于芬兰，是从白桦树、橡树、玉米芯、甘蔗渣等植物原料中提取出来的一种甜味剂，在自然界中，木糖醇的分布范围很广，广泛存在于各种水果、蔬菜、谷类之中，但含量很低。商品木糖醇是将玉米芯、甘蔗渣等农业作物进行深加工而制得的，是一种天然、健康的甜味剂，对于人们的身体是人体正常糖类代谢的中间体。木糖醇的主要功能有：

1. 改善肝功能　木糖醇能促进肝糖原合成，血糖不会上升，对肝病患者有改善肝功能和抗脂肪肝的作用，治疗乙型迁延性肝炎，乙型慢性肝炎及肝硬化有明显疗效，是肝炎并发症病人的理想辅助药物。

2. 防龋齿功能　木糖醇不能被口腔中产生龋齿的细菌发酵利用，抑制链球菌生长及酸的产生；其次，在咀嚼木糖醇时，能促进唾液分泌，唾液多了既可以冲洗口腔、牙齿中的细菌，也可以增大唾液和龋齿斑点处碱性氨基酸及氨浓度，同时减缓口腔内 pH 值下降，伤害牙齿的酸性物质被中和稀释，抑制了细菌在牙齿表面的吸附，从而减少了牙齿的酸蚀，防止龋齿和减少牙斑的产生，巩固牙齿。

3. 减肥功能　木糖醇为人体提供能量，合成糖原，减少脂肪和肝组织中的蛋白质的消耗，使肝脏受到保护和修复，减少人体内有害酮体的产生，不会因食用而为发胖忧虑。

4. 稳定胰岛素　生物木糖醇在体内代谢缓慢，因此它不会使胰岛素突然上升或下降，普通食糖则会，木糖醇是胰岛素的天然稳定剂，食用后不会增加血液中胰岛素，木糖醇还扮演着稳定激素的重要角色。

（十七）番茄红素

番茄红素是植物中所含的一种天然色素。主要存在于茄科植物西红柿的成熟果实中。它是目前在自然界的植物中被发现的最强抗氧化剂之一。科学证明，人体内的单线态氧和氧自由基是侵害人体自身免疫系统的罪魁祸首。番茄红素清除自由基的功效远胜于其他类胡萝卜素和维生素 E，其淬灭单线态氧速率常数是维生素 E 的 100 倍。它可以有效地防治因衰老，免疫力下降引起的各种疾病。番茄红素的主要功能有：

1. 抗氧化性。
2. 调节胆固醇的代谢。
3. 抑制突变、降低核酸损伤。
4. 预防和抑制肿瘤的作用。
5. 减少心血管疾病。

（十八）蜂胶

蜂胶是蜜蜂蜂胶是蜜蜂从植物芽孢或树干上采集的树脂，将其混入其上腭腺、蜡腺的分泌物加工而成的一种具有芳香气味的胶状固体物。是蜜蜂科动物中华蜜蜂等修补蜂巢所分泌的黄褐色或黑褐色的黏性物质。可入药，其性平，味苦、辛、微甘。蜂胶的主要功效有：

1. 抗炎、排毒作用。
2. 镇痛作用。
3. 营养肌肤，延缓衰老。
4. 蜂胶有很好的抗氧化和清除自由基的作用。
5. 改善循环、调节内分泌、促进再生、可消除粉刺、青春痘。
6. 调节免疫功能。
7. 净化血液功能。
8. 可治疗胃溃疡、口腔溃疡。

（十九）乳酸菌

乳酸菌是一类能利用可发酵碳水化合物产生大量乳酸的细菌的通称，为原核生物。这类细菌在自然界分布极为广泛，具有丰富的物种多样性。这是一群相当庞杂的细菌，目前至少可分为 18 个属，共有 200 多种。除极少数外，其中绝大部分都是人体内必不可少的且具有重要生理功能的菌群，其广泛存在于人体的肠道中。它们不仅是研究分类、生化、遗传、分子生物学和基因工程的理想材料，在理论上具有重要的学术价值，而且在工业、农牧业、食品和医药等与人类生活密切相关的重要领域应用价值也极高。乳酸菌的主要功能有：

1. 防治有色人种普遍患有的乳糖不耐症(喝鲜奶时出现的腹胀、腹泻等症状)。

2. 促进蛋白质、单糖及钙、镁等营养物质的吸收,产生维生素B族等大量有益物质。

3. 使肠道菌群的构成发生有益变化,改善人体胃肠道功能,恢复人体肠道内菌群平衡,形成抗菌生物屏障,维护人体健康。

4. 抑制腐败菌的繁殖,消解腐败菌产生的毒素,清除肠道垃圾。

5. 抑制胆固醇吸收,降血脂、降血压作用。

6. 免疫调节作用,增强人体免疫力和抵抗力。

7. 抗肿瘤、预防癌症作用。

8. 提高SOD酶活力,消除人体自由基,具抗衰老、延年益寿作用。

9. 有效预防女性泌尿生殖系统细菌感染。

10. 控制人体内毒素水平,保护肝脏并增强肝脏的解毒、排毒功能。

(二十）牛磺酸

牛磺酸又称β-氨基乙磺酸,最早由牛黄中分离出来,故得名。纯品为无色或白色斜状晶体,无臭,牛磺酸化学性质稳定,不溶于乙醚等有机溶剂,是一种含硫的非蛋白氨基酸,在体内以游离状态存在,不参与体内蛋白的生物合成。牛磺酸虽然不参与蛋白质合成,但它却与胱氨酸、半胱氨酸的代谢密切相关。人体合成牛磺酸的半胱氨酸亚硫酸羧酶(CSAD)活性较低,主要依靠摄取食物中的牛磺酸来满足机体需要。牛磺酸的主要功能有：

1. 促进婴幼儿脑组织和智力发育　牛磺酸在脑内的含量丰富、分布广泛,能明显促进神经系统的生长发育和细胞增殖、分化,且呈剂量依赖性,在脑神经细胞发育过程中起重要作用。

2. 防止心血管病　牛磺酸在循环系统中可抑制血小板凝集,降低血脂,保持人体正常血压和防止动脉硬化;对心肌细胞有保护作用,可抗心律失常,对降低血液中胆固醇含量有特殊疗效,可治疗心力衰竭。

3. 影响脂类的吸收　肝脏中牛磺酸的作用是与胆汁酸结合形成牛黄胆酸,牛磺胆酸对消化道中脂类的吸收是必需的。牛磺胆酸能增加脂质和胆固醇的溶解性,解除胆汁阻塞,降低某些游离胆汁酸的细胞毒性,抑制胆固醇结石的形成,增加胆汁流量等。

4. 改善内分泌状态,增强人体免疫　牛磺酸能促进垂体激素分泌,活化胰腺功能,从而改善机体内分泌系统的状态,对机体代谢以有益的调节,并具有促进有机体免疫力的增强和抗疲劳的作用。

5. 影响糖代谢　牛磺酸可与胰岛素受体结合,促进细胞摄取和利用葡萄糖,加速糖酵解,降低血糖浓度。

6. 抑制白内障的发生发展　牛磺酸具有调节晶体渗透压和抗氧化等重要作用,在白内障发生发展过程中,晶状体中山梨酸含量增加,晶体渗透压增加,而作为调节渗透压的重要物质牛磺酸浓度则明显降低,抗氧化作用减弱,晶体中的蛋白质发生过度氧化,从而引起或加重白内障的发生。补充牛磺酸可抑制白内障的发生发展。

7. 提高神经传导和视觉功能。

8. 预防缺铁性贫血,它不仅可以促进肠道对铁的吸收,还可增加红细胞膜的稳定性。

(二十一）超氧化物歧化酶

超氧化物歧化酶,别名肝蛋白,简称SOD。SOD是一种源于生命体的活性物质,能消除生物体在新陈代谢过程中产生的有害物质。对人体不断地补充 SOD 具有抗衰老的特殊效果。超氧化物歧化酶的主要功能是：

1. 抑制心脑血管疾病　机体的衰老与体内氧自由基的产生与积累密切相关,SOD 可清除人体内过多的有害的氧自由,是对健康的有益的功效成分。具有调节血脂的保健作用,可预防动脉粥样硬化,预防高血脂引起的心脑血管疾病。降低脂质过氧化物的含量。

2. 抗衰老　年龄的增长和某些体外因素会造成机体和皮肤组织自由基产生超过机体正常清除自由基的能力,从而使皮肤组织造成伤害,导致衰老。由于 SOD 能够清除自由基,因而可以延缓衰老。

3. 防治自身免疫性疾病　SOD 对各类自身免疫性疾病都有一定的疗效。如红斑狼疮、硬皮病、皮肌炎等。

4. 避免二次伤害　手术会引起大量自由基,故建议手术前后口服抗氧化剂来迅速恢复体力,加速伤口复原。

5. 化解女性的衰老危机。

6. 妇女的氧化危机

(1)皮肤出现斑点皱纹:因为氧自由基无法有效被清除,破坏胶原蛋白、弹力纤维蛋白,使皮肤保湿及维持弹性的功能丧失,皱纹横生,加速黑色素的沉淀。

(2)血液循环不良、经期不顺、黑眼圈、肤色灰暗无光泽。

(3)更年期障碍:因为动情激素的缺乏、体内的抗氧化能力降低,常有阵发性潮热、失眠、夜间流汗、头痛、情绪不稳、心神不宁。

7. 有效降低血脂、胆固醇、血压。

8. 抗辐射。

9. 增强肝肾功能。

10. 对糖尿病有明显的恢复作用。

11. 消除抗癌药物所引起副作用。

(二十二) 甲壳质

甲壳素,又称甲壳质、几丁质,英文名 chitin。1811 年,由法国学者布拉克诺发现,1823 年,由欧吉尔从甲壳动物外壳中提取。淡米黄色至白色,溶于浓盐酸/磷酸/硫酸/乙酸,不溶于碱及其他有机溶剂,也不溶于水。甲壳素的主要功能有：

1. 抑制癌、瘤细胞转移。

2. 提高人体免疫力及护肝解毒作用。

3. 改善消化吸收功能、降低脂肪及胆固醇的摄取、调节血脂。

4. 促进溃疡的愈合。

5. 降低血压。

6. 提高胰岛素利用率,有利于糖尿病的防治等。

(二十三) 氨糖

氨糖(氨糖软骨素),氨基葡萄糖的别称,是一种天然的氨基单糖,不仅是关节软骨的组成基质,还广泛分布于结缔组织、皮肤组织、关节滑液等处。氨基葡萄糖的作用因为硫酸根的存在而加强。氨糖的主要作用：

1. 修复软骨　即对患病关节发生缺损的软骨、滑膜、滑液的修复。软骨是关节的“防弹衣”:修复关节的特异性物质--氨基葡萄糖,可以通过作用关节滑膜来催生关节滑液,生成、修复关节软骨。外源性地补充氨糖后,氨糖能强烈地刺激软骨细胞合成人体中的胶原蛋白和透明质酸,修复已被磨损的关节软骨,并能够生成新的关节软骨和滑膜。

2. 修复免疫环节　补充氨糖可以修复关节器官的免疫环节并且可以平衡代谢能力,从而恢复关节器官的"免疫保护"能力,在整体上康复患病关节。免疫环节是关节的"生命力":氨糖作用于关节滑膜所产生的透明质酸具有极强的分子屏障能力,可有效抑制炎症进程,抑制对非特异性因子的炎性反应,防止骨关节疾病进一步发展。

3. 治疗骨关节疾病　主要通过三个具体步骤完成的,即:消炎→修补→养骨→补钙→康复。

4. 消炎　氨糖能抑制和降低有损伤细胞作用的超氧化自由基产生,补救非甾类抗炎药等物质对软骨细胞的损害,阻断软骨破坏。氨糖产生的透明质酸还具有分子屏障作用,可有效控制炎症进程,抑制对非特异性因子的炎性反应,防止疾病进展,改善关节活动,缓解疼痛。

5. 修补　关节滑膜和软骨的健康是关节健康最重要的指标。氨糖强烈地刺激软骨细胞合成人体中的胶原蛋白和透明质酸,催生关节滑液,修复已被磨损的关节软骨,并能够生成新的关节软骨和滑膜。

6. 补钙　补充极易吸收的果酸钙,可加强骨密度,预防骨质疏松,强健骨骼,使骨骼更有体抗力。

7. 康复　巩固治疗阶段是通过外源性地补充氨糖,使关节的免疫系统能够有效地阻抗炎性因子的侵入,使关节器官内的代谢平衡,让软骨、滑膜内物质不至于过量流失。

(二十四)蜂花粉

蜂花粉是指蜜蜂采蜜时带回的花粉团,在蜂巢内经过储藏和发酵后形成的花粉。花粉是有花植物雄蕊中的雄性生殖细胞,它不仅携带着生命的遗传信息,而且包含着孕育新生命所必需的全部营养物质,是植物传宗接代的根本,热能的源泉。其主要食疗成分是:蛋白质、氨基酸、维生素、蜂花粉素、微量元素、活性酶、黄酮类化合物、脂类、核酸、芸苔素、植酸等。其中氨基酸含量及比例是最接近联合国粮农组织(FAO)推荐的氨基酸模式,这在天然食品中极其少见。蜂花粉是有营养价值和药效价值的物质所组成的浓缩物,它含蛋白质、碳水化合物、矿物质、维生素和其他活性物质。蜂花粉既是极好的天然营养食品,同时也是一种理想的滋补品,并具有一定的医疗作用。蜂花粉的主要功能有:

1. 增强人体综合免疫功能　花粉多糖能激活巨噬细胞的吞噬活动,提高人体抗病能力。

2. 防衰老、美容作用　花粉中的维生素 E、超氧化歧化酶(SOD)、硒等成分能滋润营养肌肤,恢复皮肤的弹性和光洁。花粉中的肌醇可使白发变黑,脱发渐生,保持头发乌黑亮丽。对脸色苍白无华、皮肤粗糙、青春痘、黑眼圈、褐斑、皱纹等均有独特的效果。

3. 防治脑心血管疾病　花粉中的黄酮类化合物能有效清除血管壁上脂肪的沉积,从而起软化血管和降血脂的作用。

4. 减肥　服用蜂花粉可以吸收足够的营养,造成饱食感。同时,花粉中的卵磷脂可燃烧过剩的脂肪,达到减肥的目的。

5. 调节肠胃功能　花粉有许多杀菌成分,能杀灭大肠杆菌等,并能防治便秘。

6. 保肝护肝　花粉中的黄酮类化合物同样可防止脂肪在肝上的沉积。

7. 调节神经系统,促进睡眠。

8. 辅助治疗其他疾病　花粉对贫血、糖尿病、改善记忆力、更年期障碍等有较好效果。

9. 防治前列腺疾病 花粉是前列腺炎的克星,以油菜花粉、荞麦花粉效果最佳。

(二十五) β-胡萝卜素

β-胡萝卜素($C_{40}H_{56}$)是类胡萝卜素之一,也是橘黄色脂溶性化合物,它是自然界中最普遍存在也是最稳定的天然色素。许多天然食物中例如:绿色蔬菜、甘薯、胡萝卜、菠菜、木瓜、芒果等,皆存有丰富的β-胡萝卜素。β-胡萝卜素是一种抗氧化剂,具有解毒作用,是维护人体健康不可缺少的营养素,在抗癌、预防心血管疾病、白内障及抗氧化上有显著的功能,并进而防止老化和衰老引起的多种退化性疾病。β-胡萝卜素的主要功能:

1. 促进眼睛健康,治疗夜盲症。
2. 是对抗自由基最有效的抗氧化剂之一。
3. 强化免疫系统,增强抵抗力。
4. 预防癌症,降低口腔癌、乳癌、子宫颈癌、肺癌等概率。
5. 预防白内障,有助于保护眼睛晶体的纤维部分。
6. 预防心血管疾病。
7. 转化成维生素 A,帮助保持肌肤与器官内腔黏膜系统正常化。
8. 增强生殖系统和泌尿系统功能,提高精子活力,预防前列腺疾病。
9. 改善和强化呼吸道系统功能。
10. 抗衰老。

(二十六) 大豆异黄酮

大豆异黄酮是黄酮类化合物,是大豆生长中形成的一类次级代谢产物,是一种生物活性物质,来源大豆类植物的胚芽。主要成分有:大豆甙,大豆甙元,染料木甙,染料木素,黄豆黄素,黄豆黄素甙元。由于是从植物中提取,与雌激素有相似结构,因此大豆异黄酮又称植物雌激素。大豆异黄酮的雌激素作用影响到激素分泌、代谢生物学活性、蛋白质合成、生长因子活性,是天然的癌症化学预防剂。大豆异黄酮的主要功能有:

1. 预防妇女更年期综合征 在妇女绝经前后,由于卵巢功能减退,体内雌激素水平下降,引起各器官组织的功能调整不相适应,出现一系列病症,而补充雌激素可以达到预防和治疗这类病症的目的。

2. 预防、改善骨质疏松 骨质疏松是指骨组织减少而导致骨骼脆而易碎,易骨折。常见于更年期后妇女及老年男子(由于激素变化或钙和维生素 D 不足),异黄酮可与骨细胞上的雌激素受体结合,减少骨质流失,同时增加机体对钙的吸收,增加骨密度。

3. 预防乳腺癌 大豆异黄酮物质结构和雌性激素相似,能结合到细胞表面的雌性受体,同时激活其他抗癌症机制,减少了妇女因雌激素高水平患子宫内膜癌、乳腺癌的危险性。

4. 预防癌症 大豆产品含有 5 种已知的抗癌因子,其中之一是植物雌激素(异黄酮),这是大豆食物特有的抗癌因子。大豆异黄酮可以使癌细胞转化为具有正常功能的细胞,同时,还可以抑制不良肿块结构,防止肿块增生和癌细胞扩散。

5. 预防心血管疾病 心脏病也是一种与雌激素相关的疾病,作为植物雌激素的大豆异黄酮其降低血脂、预防心脏病的机制为:雌激素样的作用促进甲状腺素分泌,促进胆汁排泄。降低胆固醇时能降低低密度脂蛋白(LDL)胆固醇,而不降低高密度脂蛋白(HDL)胆固醇。

6. 预防早老性痴呆症 雌激素水平与老年性痴呆密切相关,服用大豆异黄酮和真正的雌激素对脑部都是有益的。

7. 美容、延缓衰老的作用 大豆异黄酮的雌激素样作用可使女性皮肤光滑、细腻、柔嫩、富有弹性，焕发青春风采。女性通过补充雌激素激活乳房中的脂肪组织，使游离脂肪定向吸引到乳房，从而达到丰乳的效果。

8. 改善经期不适　经期不适一般与雌激素分泌不平衡有关，长期补充大豆异黄酮可使体内雌激素维持正常水平，达到改善经期不适的目的。

9. 降低胆固醇　大豆异黄酮具有降低胆固醇，抑制血栓形成的作用。

10. 调节血脂，预防心血管疾病的发生　大豆异黄酮可降低机体对血清低密度脂蛋白（LDL）氧化的易感性。大豆异黄酮不仅自身具有抗氧化作用，还可诱导抗氧化酶活性的增高，提高血清 LDL 的抗氧化性预防动脉血管壁粥样斑块的形成，防止血管粥样性硬化。同时增加动脉血管的顺应性，扩张血管。大豆异黄酮还通过影响酪氨酸激酶抑制动脉粥样硬化过程，包括泡沫细胞、脂肪样纹、增生、纤维状噬斑浸润、破裂与溃疡，保持了心脏动脉血管的畅通无阻，预防心血管疾病的发生。

（二十七）植物甾醇

植物甾醇，是从玉米、大豆中经过物理提纯而得，具有营养价值高、生理活性强等特点。植物甾醇为白色粉末，分为4-无甲基甾醇、4-甲基甾醇和4，4'-二甲基甾醇三类，无甲基甾醇主要有B-谷甾醇、豆甾醇、菜油甾醇和菜籽甾醇等，主要存在于植物的种子中。植物甾醇的主要功能有：

1. 具有良好的抗氧性，可作食品添加剂（抗氧化剂、营养添加剂）。

2. 作为动物生长剂原料，促进动物生长，增进动物健康。

3. 抗炎作用，具有能够抑制人体对胆固醇的吸收、促进胆固醇的降解代谢、抑制胆固醇的生化合成等作用。

4. 预防治疗冠状动脉粥样硬化类的心脏病。

5. 对治疗溃疡、皮肤鳞癌、宫颈癌植物甾醇等有明显的疗效。

6. 作为胆结石形成的阻止剂。

7. 可促进伤口愈合，使肌肉增生、增强毛细血管循环。

8. 保持皮肤表面水分，促进皮肤新陈代谢、抑制皮肤炎症，可防日晒红斑、皮肤老化，还有生发、养发之功效。

（二十八）大豆皂苷

皂苷又名皂甙或皂素，是固醇类或三萜类化合物的低聚配糖体总称，因其水溶液能形成持久泡沫，像肥皂一样而得名，它广泛存在于植物和海洋动物体内。大豆皂苷是一种常见的皂苷，它主要存在于豆科植物中。豆类植物种子中大豆皂苷的含量一般在0.62%~6.16%之间。大豆皂苷依据其皂苷元的结构可分为 A 族、B 族、E 族、DDMP 族大豆皂苷。大豆皂苷的主要生理功能有：

1. 增强免疫调节功能　大豆皂苷对 T 细胞具有增强作用，特别是 T 细胞功能的增强，可以使白介素（IL-2）的分泌提高，而 IL-2 的功能可以保护 T 细胞的存活与繁殖。促进 T 细胞产生淋巴因子，增强诱杀性细胞自然杀伤性细胞（NK）的分化。提高淋巴因子激活的杀伤性细胞（LAK）的活性，从而生物体表现出较强的免疫功能。

2. 抗肿瘤作用

（1）对肿瘤细胞有直接毒杀作用和生长抑制作用。

（2）具有免疫调节功能。

（3）大豆皂苷与胆汁酸相结合可以形成较大的混合微团，从而防止结肠癌的发生。

(4)防止上皮细胞增生,使增生细胞正常化,从而起到杀伤肿瘤细胞的作用。

3. 抗氧化、抗自由基,抗衰老 大豆皂苷能通过增加 SOD 的含量,降低过氧化脂质(LPO),清除自由基,减轻自由基的损害作用,促进修复。

4. 抗凝血,抗血栓 大豆皂苷可以抑制血小板凝聚,并使血纤维蛋白减少,还可以抑制体内毒素引起纤维蛋白的凝聚作用,并可以抑制凝血酶引起的血栓纤维蛋白的形成,具有抗血栓作用。

5. 抗糖尿病 大豆皂苷可以抑制纤维蛋白原向纤维蛋白转化,可降低血糖,血小板的凝聚率,有抗糖尿病的功效。

6. 调节心脑血管系统 大豆皂甙可以调节中枢单胺类神经递质的释放,进而影响心律及血压,是极具前景的治疗心脑血管疾病的药物。

7. 促进胆固醇和脂肪代谢,可以降脂减肥。

8. 改善心肌供氧,提高肌体的耐缺氧功能。

9. 加强中枢交感神经的活动。

10. 防止动脉粥样硬化。

11. 抗石棉尘毒性。

十、保健食品与食品、药品、特殊医学用途配方食品的区别

在《保健食品通用标准》(GB 16740-1997)将保健食品定义为:保健食品是食品的一个种类,具有一般食品的共性,能调节人体的功能,适于特定人群食用,但不以治疗疾病为目的。《保健食品注册管理办法(试行)》于 2005 年 7 月 1 日正式实施,严格定义:保健食品是指声称具有特定保健功能或者以补充维生素、矿物质为目的的食品,即适宜于特定人群食用,具有调节机体功能,不以治疗疾病为目的,并且对人体不产生任何急性、亚急性或者慢性危害的食品。

(一)一般食品和保健食品的异同点

保健食品与普通食品相比,共同点在于:第一,保健食品必须是食品,符合食品所应当具有的无毒无害、具有一定营养价值、感官性状良好的要求。保健食品的形态既可以是传统的食品属性,也可以是胶囊、片剂等。大部分的保健食品不能像普通食品那样用来满足多方面营养和饱腹效果,但以普通食品作载体的保健食品是可以满足日常食用和饱腹的需要的。第二,对保健食品的要求与普通食品又有所不同,不同点在于:

1. 保健食品有特定的保健功能,而且功能的确定性和稳定性必须经功能实验加以证实。

2. 保健食品有特定的适用人群,这一特点是与其特定功能相对应的。

3. 保健食品有特定的功效成分或能产生功效的原料成分,功效成分也是与其保健功能相对应的,既可以是传统的营养素,也可以是通过科学研究新开发的符合新资源食品要求的其他原料。

(二)保健食品与药品的主要区别

药品是直接用于治疗疾病的物质;保健食品的本质仍是食品,虽有调节人体某种功能的作用,但它不是人类赖以治疗疾病的物质。保健食品与药品的主要区别:

1. 使用目的不同 保健食品是用于调节机体功能,提高人体抵御疾病的能力,改善亚健康状态,降低疾病发生的风险,不以治疗疾病为目的。药品是指用于预防、治疗、诊断人的疾病,有目的地调节人的生理功能并规定有适应证或者功能主治、用法和用量的

物质。

2. 保健食品按照规定的食用量食用，不能给人体带来任何急性、亚急性和慢性危害。药品可以有毒副作用。

3. 使用方法不同　保健食品仅口服使用，药品可以注射、涂抹等方法。

4. 可以使用的原料种类不同　有毒有害物质不得作为保健食品原料。

(三) 保健品与特殊医学用途配方食品的区别

特殊医学用途配方食品是指为满足进食受限、消化吸收障碍、代谢紊乱或者特定疾病状态人群对营养素或者膳食的特殊需要，专门加工配制而成的配方食品，包括适用于0月龄至12月龄的特殊医学用途婴儿配方食品和适用于1岁以上人群的特殊医学用途配方食品。该类产品必须在医生或临床营养师指导下，单独食用或与其他食品配合食用。

特殊医学用途配方食品和保健品有着严格的区分。保健品当中会有一些营养成分，但它没有经过医学验证，缺乏医学证据。而目前在临床上使用的特殊医学用途配方食品，具有充分的理论基础和临床证据，并且必须在医生或者营养师的指导下，给不同情况的患者以指导和选择。

(孔 娟)

第三节　病例分享

一、肥　　胖

(一) 病情简介

患者，男性，54岁，目前身高183cm，体重103kg，自诉肥胖已有十余年，目前已严重影响正常生活，平时偶有便秘症状，为防治肥胖及其相关并发症的危害，在家人鼓励下决心减肥。患者体检曾诊断高血压、脂肪肝等疾病，饮白酒，日均3两，吸烟史30余年，无药物、食物过敏史。

(二) 营养评估

1. 膳食调查　营养医生详细调查患者近3日饮食摄入量，发现患者饮食习惯偏咸、偏油腻，计算结果示——患者平均每日能量摄入约2416kcal，碳水化合物295g，脂肪104g，蛋白质75g。

2. 体格检查　上臂(肱三头肌)皮褶厚度26mm，腰围110cm，腰臀比0.99，BMI = 30.7kg/m^2

3. 体成分检测　体成分检测指标如表5-5所示。

表5-5　主要体成分检测结果(干预前)

项目	测量值	参考值	目标值
体脂肪(kg)	38.6	7.6~15.3	9.5
肌肉量(kg)	60.7	45.9~56.1	51
去脂体重(kg)	64.3	48.6~59.4	54
体脂百分比(%)	37.5	10~20	15

4. 生化检查 实验室化验生化结果如表 5-6 所示。

表 5-6 主要生化检验结果(干预前)

项目	结果	参考值	单位
血清白蛋白	43.8	34.0~54.0	g/L
血清尿酸	357.1	208~428	μmol/L
钙	2.63	2.2~2.9	mmol/L
葡萄糖	6.1	3.3~5.6	mmol/L
甘油三酯	4.7	0.56~1.70	mmol/L
胆固醇	8.3	3.1~5.69	mmol/L

(三)营养相关问题及诊断

1. 营养相关问题 患者明显肥胖,能量和脂肪摄入量超标,饮食习惯和生活方式不良,需要进行营养干预和治疗性生活方式改变,帮助患者降低体重,纠正不良习惯,同时也有助于改善其血脂、血压以及脂肪肝等症状。

2. 营养诊断 腹型肥胖。

(四)营养治疗方案

1. 膳食医嘱 低盐低脂高蛋白饮食。

2. 目标体重 85~90kg

3. 主副食搭配 根据患者体格检查、病史等实际情况,中度以上肥胖者,建议其每日能量摄入减少 550~1100kcal/kg,即可供给该患者能量约 1600kcal,碳水化合物 200g(占每日总能量 50%),脂肪 44.4g(占每日总能量 25%),蛋白质 100g(占每日总能量 25%)。主副食搭配每天建议摄入量如表 5-7 所示。

表 5-7 建议全天主副食搭配

名称	总数量/天	餐次分配					
		早	早加餐	午	午加餐	晚	晚加餐
主食	200	50		100		50	
脱脂奶类	300	250					50
瘦肉类	100			50		50	
大豆	25			25			
鸡蛋	50	50					
新鲜蔬菜	500	100		200		200	
新鲜水果	100				100		
烹调油	20	5		10		5	
食盐	6	1		2.5		2.5	

4. 食物选择宜忌 食品应尽量多样化,合理搭配、均衡饮食,但要注意一些食物选择方面的宜忌。

（1）宜选用的食物有：①高生物价优质蛋白来源食物，如牛奶、鱼、鸡、鸡蛋清、瘦肉、豆制品等；②多选择新鲜蔬菜，如芹菜、黄瓜、西蓝花、菠菜等，此类蔬菜中含有丰富维生素、膳食纤维素，且能量低，并具有饱腹感；③主食宜粗细搭配，每天至少 1/3 主食要选择粗粮代替，如小米、玉米、莜麦、荞麦、燕麦片等杂粮，粗粮能量密度较低，也含有丰富的膳食纤维，有利于控制体重。

（2）要忌用或少用的食物有：①脂肪过高易饱腻，使食欲下降，而且脂肪摄入过多也是引起肥胖、高血脂、动脉粥样硬化等多种慢性疾病的危险因素之一。过多摄入脂肪可致酮症，限制膳食每日总能量供给时，必须限制膳食脂肪供给量，要忌用的食物如肉汤、填鸭、鱼子、肝、肾等动物内脏，尤其富含动物脂肪的食物，如肥肉和荤油，并禁用油炸食品及过油食物，如干炸里脊、鸡勾肉、狮子头等；坚果由于富含植物油脂，虽然优于动物脂肪，但也应限制摄入量。②限制简单糖类：糖类在体内能转变为脂肪，尤其是肥胖者摄入简单糖后，更容易以脂肪的形式沉积，故对含简单糖食品，如蔗糖、麦芽糖、果糖、蜜饯及甜点心等，应尽量少吃或不吃。③烹调油要选择植物油，炒肉丝、肉片可改用过水焯后用少量烹调油翻炒；烹调时宜清淡少盐，多采用蒸、煮、炖、烩、拌等方法，忌用油煎、炸。

5. 营养制剂选用及理由

（1）营养制剂选择：推荐补充水溶性膳食纤维，5g/次，3 次/日，餐前温水冲服；乳清蛋白粉 10g/次，2 次/日，随主食服用。

（2）选择的理由：①膳食调查结果提示，患者蔬菜、水果等摄入量较少，每日膳食纤维摄入量约 15~20g，尚不到每日推荐摄入量；蛋白质摄入虽达标，但优质蛋白来源食物较少。②因膳食纤维摄入过少，肥胖自身原因患者主诉存在偶发便秘问题。③补充水溶性膳食纤维有助于防治便秘、改善血脂，并有利于患者减肥。④补充乳清蛋白粉可以增加蛋白质摄入量，维持机体肌肉量（肌肉可以增加基础代谢并提高机体免疫力），代替部分肉类还能减低脂肪摄入量。

6. 记录《体重管理手册》　指导患者规范填写“饮食日记”、“体重自测记录表”等，并按复诊计划每月复诊 1 次，共 6 次。

（五）临床转归

1. 一个月后复诊　经营养干预后，本月患者体重下降 3. 5kg，自诉便秘问题有所改善，但早午两餐间有饥饿感。节选患者某一天饮食记录如表 5-8 所示。

表 5-8　患者 1 个月复诊饮食记录表

餐次	时间	饮食内容及数量
早餐	7:30	膳食纤维 5g，小馒头 50g，脱脂牛奶 250ml，热拌莴笋丝 100g，煮鸡蛋 1 个
早加餐		未加餐
午餐	12:00	膳食纤维 5g，乳清蛋白粉 10g，青椒（100g），肉丝（50g），炒菠菜 100g，米饭 100g
午加餐	15:00	苹果 100g
晚餐	17:30	膳食纤维 5g，乳清蛋白粉 10g，清蒸鲈鱼 100g，素炒菜心 200g，芹菜（100g）炒豆干（50g），馒头 50g
晚加餐	20:30	无糖酸奶 150ml

给予评价和建议：①减肥效果明显，速度合理，继续坚持目前营养治疗减肥方案；②早加餐可以食用黄瓜、西红柿等蔬菜或无糖酸奶等能量较低食物，缓解饥饿感；③主食精白米面过多，宜用粗粮代替部分细粮；④继续坚持每周晨起空腹、二便后称量并记录空腹体重；⑤1个月后复诊，记录复诊前三天饮食摄入情况。

2. 两个月后复诊　经营养干预后，本月患者体重继续下降3kg，无不适主诉，减肥效果明显，在原治疗方案基础上减半两主食，增加餐后活动时间，使体重持续下降保持良好生活方式。

3. 3个月后复诊　经营养干预后，本月患者体重继续下降2kg，自觉减肥速度放缓，咨询是否需要调整饮食方案，饮食记录如表5-9所示。

表5-9　患者3个月复诊饮食记录表

餐次	时间	饮食内容及数量
早餐	7:30	膳食纤维5g，二面馒头50g，脱脂牛奶250ml，热拌苦瓜100g，卧鸡蛋1个
早加餐	9:45	生黄瓜100g
午餐	12:00	膳食纤维5g，乳清蛋白粉10g酱牛肉50g，炒茼蒿200g，米饭50g，玉米50g
午加餐	15:00	柚子100g
晚餐	17:30	膳食纤维5g，乳清蛋白粉10g，白灼虾75g，素炒油麦菜150g，韭菜(50g)，炒豆干(50g)，二面馒头50g
晚加餐	20:30	无糖酸奶150ml

给予评价和建议：①目前减肥速度可，不可追求盲目迅速减肥，既有损身体健康，又易出现体重反弹，在原饮食基础上减掉水果。②可适当增加运动量：每周应保证有5天进行至少30分钟的中等强度有氧运动，折算为快步行走6000步/天或者中速步行8000~10000步/天。运动方式可以选择快走、慢跑、游泳等，也可以选择哑铃、举重、健身器械等抗阻性运动，注意运动要循序渐进，逐渐增加强度。③继续坚持每周晨起空腹、二便后称量并记录空腹体重。④1个月后复诊，记录复诊前三天饮食摄入情况。

4. 四个月后复诊　经营养干预后，本月患者体重继续下降2.3kg，饮食摄入量基本稳定，运动情况如表5-10所示，患者饮食和运动情况良好，坚持原方案。

表5-10　患者4个月复诊运动记录

运动类型	运动频率	运动时长
伸展运动	扩胸、压腿7次/周	10~15分钟/次
有氧运动	跑步5次/周	30~40分钟/次
抗阻训练	哑铃7次/周，俯卧撑5次/周	15~20分钟/次

5. 五个月后复诊　经营养干预后，本月患者体重继续下降2.2kg，无不适主诉，减肥速度可，建议坚持原治疗方案。

6. 六个月后复诊　经营养干预后，本月患者体重继续下降1kg，累计减重约14kg，总体减重速度适当，达到目标体重，体成分检测示肌肉量稳定且体脂肪率下降明显（表5-11），减肥效果显著，血脂情况也得到明显改善（表5-12）。患者已形成较为良好的饮食、运动等生活习惯，后续可以维持目前的饮食和运动量，如体重反弹或仍持续下降或有疑问随时复诊。

表 5-11 患者主要体成分检测结果（干预6个月后）

项目	测量值	参考值	目标值
体脂肪(kg)	28.5	7.6~15.3	9.5
肌肉量(kg)	60	45.9~56.1	51
去脂体重(kg)	62.2	48.6~59.4	54
体脂百分比(%)	31.3	10~20	15

表 5-12 患者主要生化检验结果（干预6个月后）

项目	结果	参考值	单位
血清白蛋白	42.4	34.0~54.0	g/L
血清尿酸	332.5	208~428	μmol/h
钙	2.58	2.2~2.9	mmol/L
葡萄糖	5.8	3.3~5.6	mmol/L
甘油三酯	2.7	0.56~1.70	mmol/L
胆固醇	6.1	3.1~5.69	mmol/L

（六）经验小结

减肥是否成功，合理的营养治疗方案是基础，长期的营养管理和指导更是关键，还取决于患者良好的依从性，三者缺一不可。该患者在长达6个月的营养干预体重管理过程中，能够严格按照饮食、运动方案指导落实，纠正不良生活方式，最终取得减肥显著效果，并获得健康增益。

二、婴幼儿营养不良

（一）病情介绍

患儿，男，9月龄，体重7.4kg，身长67.2cm。母亲主诉患儿不愿进食、体重增长缓慢伴有呕吐、腹泻症状3月余，面色苍白。询问病史，纯母乳喂养至五个半月，母乳喂养时未见问题。五个半月后开始给予配方奶喂养（以牛奶蛋白为基础），饮用配方奶后开始呕吐，并伴有腹泻，但不一定是在喂养期间发作，呕吐后有全身皮疹发生。家长未带患儿就医，继续混合喂养。第6月添加辅食，以米粉为主，一开始患儿摄入较多，之后开始拒绝进食辅食，并且体重开始下降。现患儿每天只进食母乳约400ml，及少量苹果泥，拒绝配方奶粉。

（二）营养评估

1. 体格测量　患儿体重7.4kg，身长67.2cm，均低于儿童生长标准曲线2s，偏瘦偏矮。

2. 喂养记录　根据患儿母亲口述详细记录每日的饮食摄入量，平均每日能量摄入300~400kcal，蛋白质摄入约12g，两者均摄入不足。

3. 实验室检查　患儿血常规及食物不耐受检测阳性结果见表5-13。

表 5-13 主要检查结果

检查项目	检查结果		参考值
血常规	血红蛋白(g/L)	102	120~140
	红细胞计数(10^{12}/L)	3.11	4.0~4.5
	嗜酸性粒细胞(10^9/L)	0.62	0.00~0.05
食物不耐受	牛奶	阳性	阴性
食物过敏原	牛奶	阳性	阴性

4. 评估结果 蛋白质-能量摄入不足营养不良。

(三) 营养相关问题及诊断

患儿主要存在的营养问题包括:①生长发育迟缓;②食物不耐受/过敏(乳糖/牛奶蛋白);③营养性缺铁性贫血。

(四) 营养治疗

1. 鼓励继续母乳喂养 每日奶量600~800ml,如母乳喂养不能达到目标量,选择特殊配方奶粉进行补充,推荐某品牌免乳糖深度水解配方奶粉。

2. 辅食每日添加1~2次 以强化铁的米粉为主,配以猪肝、肉泥、果泥等。使全天总能量达到约800kcal/d,全天蛋白质摄入量达到15g/d;避免除母乳、免乳糖深度水解配方奶粉以外的牛奶制品和包含牛奶蛋白成分制品的摄入。详见表5-14。

3. 补充铁剂 按元素铁计算,每日口服4~6mg/kg,同时补充维生素C;补充维生素D_3,每日400IU;补充益生菌制剂,口服双歧杆菌制剂,每日1次。

表 5-14 牛奶蛋白过敏患儿饮食举例

餐次	食物
6:00	母乳 150ml
8:00	米粉+猪肉松
10:00	深度水解配方奶 150ml
12:00	米粉+半个蛋黄+猪肝泥
14:00	母乳 150ml
16:00	水果泥
18:00	半个蛋黄、土豆、南瓜泥
20:00	深度水解配方奶 150ml
24:00	母乳 150ml

(五) 临床转归

1. 治疗一周后效果 营养治疗1周后,患儿营养状况有所改善:患儿呕吐、腹泻症状减轻,拒绝进食情况减轻;体重不再下降;血常规检查:血红蛋白118g/L,红细胞计数3.92×10^{12}/L。考虑患儿呕吐、腹泻症状得到缓解,建议在原有膳食基础上逐渐增加奶量、辅食种类和辅食摄入量,避免牛奶制品和包含牛奶蛋白成分的制品,增加富含铁的食物摄入。

2. 治疗三周后效果 营养治疗3周后，患儿营养状况得到明显改善：患儿进食量较前明显增加，呕吐、腹泻症状消失；身长体重基本恢复正常，体重增加到8.9kg，身长增加到72cm；贫血得到改善，处于正常范围，血常规检查：血红蛋白126g/L、红细胞计数4.22×10^{12}/L。但饮食仍要避免牛奶制品和包含牛奶蛋白成分的制品。

（六）经验小结

1. 婴儿是食物过敏的高危人群，以牛奶蛋白最为常见。当确定婴幼儿为牛奶过敏者后，首先应该切断过敏源，避免接触到牛奶以及包含牛奶蛋白的任何制品，应回避牛奶至少6个月。鼓励继续母乳喂养，绝大多数患牛奶过敏的婴幼儿都可耐受深度水解配方粉。若对深度水解配方仍有过敏者，只能选择以氨基酸作为氮源的配方，约占确诊的10%，多表现为严重肠病或多种食物过敏。因此，氨基酸配方作为严重全身过敏反应、严重肠病并发低蛋白血症或生长缓慢婴儿的首选配方。

2. 婴幼儿食物过敏导致的喂养不良还会引起营养不良的发生。当发现营养不良时，应及时纠正和去除喂养不当的因素，由临床营养医师针对患者的各项生理指标进行分析、评估，通过对患者膳食的科学调配，制作个性化、定量化的治疗膳食，使患者通过摄入健康、严谨、合理的营养膳食，促进各项生理指标趋于正常，实现体内代谢平衡，达到辅助治疗、恢复健康的目的。

3. 婴儿出现营养性缺铁性贫血，其主要原因为辅食添加不当，包括添加时间、添加种类及摄入量。针对这一类贫血，辅食需增加强化铁的婴儿辅食（如婴儿米粉）、肝类、红肉类等富含铁的食物，并适当增加富含维生素C的蔬菜水果以增强铁吸收的效果。铁剂补充应服用至血红蛋白正常后6~8周，如3周内血红蛋白上升不足20g/L，需注意寻找原因如治疗依从性及存在失血等因素。

4. 在干预饮食的基础上，合理地选择使用水解配方奶粉或氨基酸配方奶粉，结合使用益生菌药物，会改善牛奶蛋白过敏患儿的症状，对患儿的预后带来帮助。

三、高脂血症

（一）病情简介

患者女性，68岁，因“体检发现血脂增高2天”就诊。患者自诉平时体健，以前在外地农村务农，两年前来北京儿子家带孙子。既往未曾体检，否认“高血压”、“高血糖”、“高血脂”等病史。近10年来体力劳动明显减少，但饭量较大，故明显较前偏胖（尤以腹部为著）。心血管内科医生已给予“辛伐他汀分散片”，口服20mg/次，每晚睡前1次治疗。

（二）营养评估

1. 人体测量 身高1.56m，体重62kg，BMI=25.5kg/m^2，腰围87cm。

2. 膳食调查 平素素食为主，摄入肉类约50g/d，主食300~400g/d，喜食各类稠粥，偶尔摄入鸡蛋1个，极少饮奶，蔬菜中土豆、茄子、黄瓜、豆角频率较高，绿叶菜较少，炒菜用油偏多，口味偏咸。

3. 相关生化结果

血清甘油三酯（TG）2.57mmol/L，总胆固醇（TC）7.73mmol/L，高密度脂蛋白胆固醇（HDL-C）1.95mmol/L，低密度脂蛋白胆固醇（LDL-C）4.17mmol/L，其余均尚正常。

（三）营养相关问题及诊断

1. 体型超重，腹型肥胖。

2. 血脂异常 TG、TC、LDL-C 均偏高。

（四）营养治疗方案

1. 膳食医嘱 低盐低脂普食。

2. 主副食搭配 全天主食 200~250g/d，每餐 50~75g/d，并且粗细粮搭配食用；鱼虾畜禽瘦肉类 50~100g/d，鸡蛋 1 个，奶类每天半斤（或 250ml）左右，大豆 25g/d 或豆腐 100g/d，新鲜蔬菜 400~500g/d，水果约 200g/d，烹调用植物油 20g/d，食盐 6g/d，避免使用白糖、红糖、淀粉类食物。

3. 食物选择宜忌

（1）主食：宜选用标准粉、标准米及全麦、糙米、玉米、小米、紫米、薏米、荞麦、燕麦、大麦、绿豆、红小豆等杂粮，减少或避免精制米面、糕点类甜食、油条、炸糕等油煎炸食品。

（2）肉类：宜选用鱼、虾、去皮禽肉、瘦猪肉、牛里脊肉、羊腿肉，减少或避免五花肉、肥肉、动物内脏、腊肉、火腿、香肠、培根等肉制品、鱼子、蟹黄、鱿鱼等。

（3）蛋类：每日 1 个整蛋。

（4）奶类：最好选用脱脂或低脂鲜牛奶或酸奶，适当控制全脂牛奶、奶粉或奶酪等奶制品。

（5）豆制品：宜选用黄豆、黑豆及其制作的豆浆（不放糖）、豆腐、豆腐脑、豆腐干等，减少或避免油豆腐、豆腐泡等其他豆制品。

（6）蔬菜：宜选用深绿叶菜、红黄色及紫色等深色蔬菜、鲜豆类，并搭配以其他瓜茄根茎类蔬菜，有淀粉类蔬菜时适当控制主食量（如土豆、山药等）。

（7）水果：各种新鲜水果均可，尽量避免加工的果汁及加糖果味饮料。

（8）食用油：宜选用橄榄油、茶油、低芥酸菜籽油、大豆油、玉米油、葵花籽油、花生油、核桃油、芝麻油、亚麻籽油等各种植物油，不宜用棕榈油、椰子油、奶油、黄油及猪油、牛羊油等各种动物油。

（9）其他加工制品：宜选用高钾低钠盐制品，减少或避免酱类、腐乳、咸菜、榨菜等腌制品。

4. 生活方式干预 适当增加体力活动量，可通过快步走、做家务、买菜做饭看孩子等多种方式，尽量多动，控制体重和腰围，但也要注意适当休息。

（五）临床转归

患者经饮食控制及药物治疗 2 个月后复查血脂四项结果为：TG 1.76mmol/L、TC 5.97mmol/L、HDL-C 0.92mmol/L、LDL-C 3.36mmol/L，治疗效果明显；体重降至 60kg，腰围减至 81cm。查肝功能无异常。嘱其继续坚持治疗，定期复查。

一年后患者带着体检结果复诊，生化结果为：TG 1.36mmol/L、TC 6.74mmol/L、HDL-C 0.93mmol/L、LDL-C 4.20mmol/L。询问其详细情况，了解到后来患者考虑到异地医保费用困难，经济负担较重，且血脂已接近基本正常，自行停药已半年多。今年孩子继续督促其体检，发现血脂又出现异常，且有时出现胸闷等不适，到心内科就诊后查颈动脉及心脏彩超，发现多处血管有不同程度的狭窄，诊断为高脂血症并冠心病，除他汀类药物外又加用了单硝酸异山梨酯缓释片、阿司匹林肠溶片、银杏叶片等药物。在营养治疗方面，继续以前饮食治疗方案，并严格控制饮食中胆固醇含量，减少烹调油及肉类用量。

（六）经验小结

高脂血症有多种类型，目前统称为血脂异常。不同类型的血脂异常其营养治疗也有差别。比如本例患者，既有甘油三酯升高，也有总胆固醇的升高；在降低甘油三酯方面，本例病人在长期停药的情况下仅通过控制饮食、增加运动、减轻体重、减小腰围就可以达到较好的治疗效果。但在控制总胆固醇和低密度脂蛋白胆固醇方面则需要药物的治疗，饮食只是起到辅助的作用；尤其是本例患者为绝经期老年女性，其胆固醇水平的升高与雌激素水平的降低等生理性变化密切相关，仅靠饮食和生活方式的调整无法逆转，故他汀类药物的治疗一般是必不可少的。

四、糖 尿 病

（一）病情简介

患者，女，42 岁，身高 160cm，体重 69kg。

主诉：发现血糖升高 3 天。

现病史：患者 3 天前体检报告示空腹血糖 6.7mmol/L，1 天前就诊于内分泌科门诊，口服糖耐量试验 OGTT，血糖（0h、1h、2h）：6.9mmol/L、13mmol/L、11.9mmol/L，胰岛素（0h、1h、2h）：27μIU/L、196μIU/L、240μIU/L，糖化血红蛋白（HbA1c）：6.7%，诊断为 2 型糖尿病，给予二甲双胍 0.5g/次，3 次/日口服降糖治疗。现时有餐前饥饿感，无多饮、多尿，大便干，1 次/日，睡眠差。

既往史、疾病家族史：3 天前发现血脂异常、脂肪肝，未接受降脂治疗；无药物、食物过敏史；父亲 2 型糖尿病病史。

（二）营养评估

1. 人体测量

患者身高 160cm，体重 69kg，BMI = 26.95kg/m^2，上臂围 30cm，腰围 87cm，血压 130/80mmHg。

2. 膳食调查　患者生活不规律，经常加班，不吃早餐，午餐、晚餐多在外就餐，喜肉类及瓜子等零食；近一年搬至单位附近居住，缺少体育活动，体重增加 6kg。采用 24 小时膳食回顾法，膳食能量约 2124kcal，碳水化合物、蛋白质、脂肪供能比为 42 ∶ 17 ∶ 41，总能量、脂肪摄入过高，营养素搭配不合理，其中肉禽蛋类、油脂及坚果类摄入过多，蔬菜类摄入不足。详见表 5-15。

表 5-15　膳食调查

食物类别	1 个交换份	份数	碳水化合物/g	蛋白质/g	脂肪/g	能量/kcal
谷薯类	25g	7	140	14	0	630
蔬菜类	500g	0.6	10.8	2.4	0	54
水果类	200g	2.5	52.5	2.5	0	225
豆类	25g	0	0	0	0	0
奶类	160ml	1.5	9	7.5	7.5	135
肉禽蛋类	50g	5	0	45	30	450
油脂	1 汤勺	3	0	0	30	270
坚果类	16g	4	8	16	28	360
总计		20.6	220.3	87.4	95.5	2124

3. 主要检验检查结果详见表5-16。

表5-16 主要检验检查指标

项目	结果	参考值	单位
空腹血糖	6.8	3.9~6.1	mmol/L
甘油三酯	2.9	0.56~1.7	mmol/L
总胆固醇	6.53	2.86~5.98	mmol/L
低密度脂蛋白	4.55	2.07~3.64	mmol/L
24h尿蛋白定量	144	mg/24h	<150mg/24h
腹部超声	脂肪肝		

（三）营养相关问题和诊断

1. 2型糖尿病。
2. 超重。
3. 高脂血症。
4. 脂肪肝。

（四）营养治疗方案

1. 膳食医嘱 根据患者2型糖尿病、超重、高脂血症，予低脂糖尿病饮食。

2. 主副食搭配 患者身高160cm，BMI=26.95kg/m^2，腹型肥胖，理想体重55kg，基础能耗为1410kcal，轻体力活动，推荐摄入量为（20~25）kcal/kg×理想体重（kg），即1100~1375kcal，根据耐受情况逐渐减少摄入量，目标能量1250kcal/d。详见表5-17。

表5-17 全天主副食搭配

名称	总数量/d	餐次分配					
		早餐	早加餐	午餐	午加餐	晚餐	晚加餐
主食（含薯类）	150	40	10	50		50	
牛奶	250	150					100
瘦肉类	75			50		25	
大豆	25					25	
鸡蛋	50	50					
蔬菜	600	100		300		200	
水果	100				100		
烹调油	15	3		6		6	
食盐	6	1		2.5		2.5	
坚果	10		10				

注：该食谱提供能量1260kcal，碳水化合物167g，蛋白质59g，脂肪40g，碳水化合物、蛋白质及脂肪供能比为53∶19∶28

3. 适宜的食物 每日进食适量谷薯类、蔬菜水果类、豆类、鱼禽肉蛋奶类食物，限制脂肪、糖、盐的摄入，优选低血糖生成指数食物（血糖生成指数<55），粗细搭配，有荤有素，食物

多样,搭配合理。详见表 5-18。

表 5-18 适宜的食物

分类	适宜的食物
谷薯类	全谷物、杂豆类和薯类可占到 1/3~1/2,可选玉米、小米、荞麦、红豆、绿豆、魔芋、山药等,以米类主食为主,少食粥、面食,食用薯类时适当减少谷类主食
蔬菜类	以叶菜、茎类、瓜茄类为主,根类为辅,适量食用菌藻类,可选芹菜、冬瓜、茄子、菜花、香菇、银耳、金针菇等
水果类	选择含糖量低的水果,含糖量在 14%以上的水果尽量不吃,可选苹果、樱桃、草莓、蓝莓、猕猴桃等
奶类	奶类以低脂或脱脂奶为主,如脱脂牛奶、无糖低脂酸奶等
豆类	大豆含有丰富的蛋白质及不饱和脂肪酸等,可每天摄入一定量的豆类,如豆浆、豆腐、豆干等
鱼禽肉类	选用含脂肪低的肉类,如鱼禽肉、瘦的畜肉,可选鱼、虾、海参、鸡、鸭、瘦的猪牛羊驴兔肉等
坚果种子类	可选开心果、莲子、核桃、花生、南瓜子等,但其所含碳水化合物或油脂较高,属于高能量食物,建议每周摄入 50~70g

4. 营养补充剂 补充水溶性膳食纤维 5g,早、晚餐前温水冲服。

5. 其他 嘱患者学习使用食物交换份,尤其注意主食、水果及烹调油的选择和食用量,尽量在家就餐,烹饪不放糖、不勾芡,少量多餐(将正餐主食分配到加餐食用,切忌多量多餐),一日至少保证三正餐,定时定量,细嚼慢咽,多饮水;餐后适量活动 1 小时,可选择快走、慢跑、骑车、乒乓球、羽毛球等,每天保证 30 分钟以上的有氧运动时间,每周 2~3 次抗阻力运动;每周详细记录三天饮食种类及摄入量(最好含两个工作日,一个休息日),并监测记录当日血糖,包括空腹血糖和餐后 2 小时血糖,空腹血糖宜控制在 3. 9~6. 1mmol/L,餐后 2 小时血糖最好控制在 7. 8mmol/L 以下;监测体重,1 个月后复诊。

(五)临床转归

通过饮食及运动干预及调整,患者半年来体重减轻 8. 5kg,腰围由 87cm 减至 83cm,二甲双胍用量由 0. 5g 3 次/日减至 0. 5g 2 次/日,血糖、血脂基本控制在正常范围内。详见表 5-19。

(六)经验小结

本例患者主因"发现血糖升高 3 天"就诊,新诊断 2 型糖尿病、高脂血症,伴超重、腹型肥胖,肾功能可,营养治疗以控制总能量摄入、均衡分配营养素为原则,初期在原膳食能量基础上每日减少 400~500kcal,直至达目标能量 1250kcal/d,同时配合规律运动,监测血糖和体重;1 个月复诊时,体重下降 2. 5kg,运动量可,调整目标能量为 1350kcal/d,原则同前。通过营养治疗,患者 BMI 降至 23. 63kg/m^2,腹围降至 83cm,降糖药物减量,血糖、血脂基本达到目标值。

营养治疗对任何类型的糖尿病都是最基本的治疗措施,特别是合并超重、肥胖的患者,《中国 2 型糖尿病防治指南(2013 年版)》指出新诊断和早期 2 型糖尿病患者,采用严格控制血糖的策略可以降低糖尿病并发症的发生风险,超重/肥胖患者需维持合理体重,减重的目标是3~6个月减轻体重的5%~10%。通过营养治疗，减轻体重，可以防止病情加重，减少或预防并发症的发生。

表5-19 半年随访情况及临床转归

项目		6月14日	8月5日	11月9日
人体	体重(kg)	66.5	64.5	60.5
测量	腰围(cm)	86	85	83
检验	甘油三酯(mmol/L)	2.21	1.93	1.61
	总胆固醇(mmol/L)	6.39	6.18	5.7
	低密度脂蛋白(mmol/L)	4.34	4.11	3.53
	空腹血糖(mmol/L)	4.7~6.2	4.4~6	4~6
	餐后血糖(mmol/L)	6.3~12.5	6.2~11	6~9.8
	糖化血红蛋白(%)	-	6.1	5.6
用药情况	二甲双胍	0.5g 3次/日	0.5g 3次/日	0.5g 2次/日
	辛伐他汀	5mg 1次/日	5mg 1次/日	5mg 1次/日

由于糖尿病一定程度上是一种生活方式病，需要多方面系统管理，患者的自我管理能力也是关键因素，治疗“五驾马车”中的饮食控制、运动疗法、血糖监测，是可以在医生指导下实现自我管理的，通过记录饮食日记，患者能够参与到治疗中来，并找到适合自己的饮食运动模式，有利于良好生活习惯的保持。

五、脑梗后失能

（一）病情简介

患者，男性，75岁，身高167cm，体重53kg。

主诉“左侧颞枕叶脑出血并破入脑室”。现病史：于两月前无明显诱因突然出现意识丧失，至当地医院就诊并对症治疗(具体治疗不详)，经治疗后症状控制，表现为反应迟钝，词不达意，后症状反复加重，意识逐渐模糊，于1月前患者无明显诱因意识减退加重，诉头痛，嗜睡，反应差，查头颅CT示“左侧颞枕叶脑出血并破入脑室”；“脑出血”诊断明确，住院治疗1月后，患者体征平稳出院后社区就诊。

既往史：患者曾患冠心病，心律失常病史，两年前曾行冠脉支架手术，术后间断服药。1年前有脑出血病史并保守治疗。否认药物、食物过敏史。

（二）营养评估

1. 膳食调查　患者家属每天给予牛奶、小米汤、大米汤、肉汤、排骨汤等流质食物，每天6顿，每次200ml。患者每天大概摄入500kcal能量及少量蛋白质和脂肪，能量及蛋白质供给不足，患者存在营养风险。

2. 人体测量　身高167cm，体重53kg，BMI=19(kg/m^2)，基础耗能1120kcal/d。

3. 营养相关的实验室化验结果见表5-20。

表 5-20 生化结果

项目	结果	参考值	单位
血红蛋白浓度	76	120~160	g/L
红细胞计数	3. 10	4. 0~5. 5	10^{12}/L
血清白蛋白	24. 5	34. 0~54. 0	g/L
尿素	8. 5	2. 1~7. 8	mmol/L
肌酐	87	59~104	μmol/L
血清尿酸	382	208~428	μmol/L
钙	2. 07	2. 2~2. 9	mmol/L
血糖	4. 1	3. 4~6. 1	mmol/L
钠	131	130~150	mmol/L
钾	3. 53	3. 5~5. 5	mmol/L
无机磷	0. 7	0. 87~1. 45	mmol/L

（三）营养相关问题和诊断

1. 诊断　脑梗死后遗症、低蛋白血症、贫血、便秘。

2. 营养相关问题　患者处于半清醒状态，吞咽功能障碍、咀嚼能力下降，无法正常进食，营养生化指标都低于正常值，为蛋白质-能量营养不良，需要进行营养干预。

（四）营养治疗方案

1. 膳食医嘱　管饲匀浆膳，200ml/次，6 次/日。

2. 营养治疗食谱　匀浆膳，每天主食 150g（含薯类）、瘦肉 75g、蔬菜 100~200g、奶类 400ml、煮鸡蛋 1 个、油 25g、盐 3g，每周安排 2 次动物内脏 50g。

3. 此匀浆膳能量 1300kcal，蛋白质 56g，脂肪 56g，碳水化合物 145g。

制备膳食匀浆膳：根据社区医生膳食医嘱，家属可与社区医生保持沟通，回家后严格按照食谱要求进行加工制作，并记录患者每日膳食摄入量和加餐情况。具体食物配方见表 5-21。

表 5-21 匀浆膳配方表

食物名称	重量
大米	100g
小米	50g
鸡胸脯肉	50g
瘦里脊肉	25g
木耳	2g
猪肝	50g
胡萝卜	100g
牛奶	400ml
鸡蛋	1 个

续表

食物名称	重量
绿叶菜	100g
盐	3g
香油	25ml

注:管饲安排为 7:00,10:00,13:00,16:00,19:00,22:00 共 6 餐,每餐 200ml

(五)营养疗效及方案调整

嘱患者家属记录膳食,并观察患者胃肠道反应及观察大便性状,定期复诊及评估。

1. 实施 2 周后回访

(1)营养评估:患者对自制匀浆膳耐受良好,平均每日能量摄入 900~1100kcal,蛋白质摄入约 42-45g。总体能量摄入不足,蛋白质摄入不足,贫血,低蛋白血症,具体如表 5-22。

表 5-22 两周后复诊实验室检查结果

项目	结果	参考值	单位
血红蛋白浓度	116	120~160	g/L
红细胞计数	3.85	4.0~5.5	10^{12}/L
血清白蛋白	33.7	34.0~54.0	g/L
尿素	7.6	2.1~7.8	mmol/L
肌酐	87	59~104	μmol/L
血清尿酸	382	208~428	μmol/L
钙	2.25	2.2~2.9	mmol/L
血糖	5.8	3.4~6.1	mmol/L
钠	142	130~150	mmol/L
钾	4.07	3.5~5.5	mmol/L
无机磷	1.11	0.87~1.45	mmol/L

(2)膳食建议

1)在原有饮食基础上每日增加 200~300kcal 能量,使全天总能量达到 1300~1500kcal,以增加主食及蛋白质为主;必要时可加用全营养素类型营养制剂。

2)在原有饮食基础上每日增加 9g 蛋白质,使全天蛋白质摄入量达到 50~56g,增加半两鸡肉和 1 个鸡蛋清;必要时可加用蛋白粉每次 10g,每天两次,加入匀浆膳中。

3)目前贫血可增加含铁质丰富的动物肝脏和其他内脏;其次是瘦肉和蛋类、豆类,也可使用铁剂混入匀浆膳中。

4)患者便秘可增加芹菜、菠菜等富含膳食纤维食物,但自制匀浆时不宜混匀,造成管饲管壁的堵塞,因此必要时可加用膳食纤维 10~20g,可直接冲调饮用或加入奶、汤、匀浆膳中。

5)具体食谱见表 5-23

表 5-23　调整后匀浆膳配方

食物名称	重量
大米	125g
小米	100g
鸡胸脯肉	75g
瘦肉里脊	25g
木耳	2g
猪肝	50g
胡萝卜	100g
牛奶	500ml
鸡蛋	1 个
蛋清	1 个
绿叶菜	200g
盐	3g
油	25ml

注:管饲用法用量同前

2. 实施 1 月后回访　患者家属自诉每 1~2 天大便一次,黄色成型软便,其余情况良好。

3. 实施 3 月后回访

(1)家属反映患者出现过腹泻情况,约 5~6 次/日,黄色稀便。

(2)给予膳食建议:腹泻期间给予低脂低膳食纤维匀浆膳(停用原匀浆膳配方中的油、猪肝等食材),加用止泻药及益生元调节肠道菌群,减量匀浆膳。腹泻得到控制后,饮食逐步加量过渡为原量匀浆膳。

(3)实验室检查结果提示营养状况良好,详见表 5-24。

表 5-24　三个月后复诊实验室检查结果

项目	结果	参考值	单位
血红蛋白浓度	134	120~160	g/L
红细胞计数	4.79	4.0~5.5	10^{12}/L
血清白蛋白	36.1	34.0~54.0	g/L
尿素	4.7	2.1~7.8	mmol/L
肌酐	87	59~104	μmol/L
血清尿酸	382	208~428	μmol/L
钙	2.51	2.2~2.9	mmol/L
血糖	4.65	3.4~6.1	mmol/L
钠	139	130~150	mmol/L
钾	4.67	3.5~5.5	mmol/L
无机磷	1.25	0.87~1.45	mmol/L

（六）临床转归

患者以脑出血后遗症、低蛋白血症、贫血、便秘、吞咽功能障碍及咀嚼能力障碍来社区咨询饮食情况。对病人做了营养筛查和膳食评估，营养诊断为蛋白质-能量营养不良。治疗方案包括提供充足的蛋白质和能量，全面改善营养，纠正低蛋白血症、贫血和便秘。

（七）经验小结

1. 管饲患者出现腹泻的常见原因　管饲患者出现的腹泻，可能是由于以下原因造成的：①匀浆液被细菌污染：导致胃肠道感染，而产生腹泻；匀浆液是细菌繁殖的良好培养基，也是引起胃肠道感染最好的媒介。②溶液的渗透压过高：过多的碳水化合物、蛋白质、电解质都会增加溶液的渗透压。高渗液进入腹腔，常引起肠膨胀，活动亢进和渗透性腹泻。③管饲速度过快：一次大量灌注的速度过快，使水分迅速涌入肠道而产生水泻。④对乳糖不适应：管喂配方中，如牛乳量较多，有些病人因不能耐受乳糖以致腹泻，对于这种病人可减免牛奶。

2. 匀浆膳的制作方法

（1）根据患者身高体重年龄以及饮食习惯，咨询营养医生或技师开具匀浆膳配方，一般制作 1 天的量，分次口服或管饲。

（2）制作流程为：大米、小米等多加水蒸成稀米饭；肉（如里脊肉、鸡胸脯肉、无刺鱼肉）搅成肉泥，氽成丸子或蒸煮；莲子、干木耳泡开、胡萝卜蒸熟；牛奶煮开，鸡蛋煮熟；绿叶菜洗净后切碎，开水煮 5 分钟（水不要多加），不弃汤；将制熟后的食物混合，经食物粉碎或豆浆机等捣碎混匀；加入盐和香油，最后加温开水或菜汤至需要量并混匀。根据每天食用次数，分别装入事先消毒过的容器中，放入冰箱冷藏。每次使用前充分加热、煮透。

3. 选用肠内营养制剂或特殊医学用途配方食品单独管饲或搭配匀浆膳使用时，可咨询营养医师，切不可盲目使用，以免造成胃肠道不耐受、腹胀、腹泻等，造成营养不良，以致降低机体免疫力，增加感染及并发症的风险。（相关内容参见本章第二节）

六、慢性肾功能不全

（一）病情简介

中年男性，55 岁，身高 172cm，体重 56kg。

主诉：20 天前患者因头晕、胸闷、无力、食欲降低，消瘦，就医。

现病史：高血压病病史 7 年，起初未控制，间断口服中药汤剂治疗。双下肢间断性浮肿一年，半年前被诊断为慢性肾功能不全。1 月前血生化结果：肌酐 168μmol/l，尿素氮 12mmol/l，尿酸 457. 1μmol/l，血压 160/100mmHg，临床诊断为高血压、高尿酸血症、肾功能不全 3 期，给予降压、利尿、对症治疗。查体体温：36℃，脉搏 72 次/分，呼吸：18 次/分。吸烟史 40 余年，无药物、食物过敏史。

（二）营养评估

1. 营养风险筛查　对患者进行营养风险筛查（NRS 2002），评分为 3 分，说明患者存在营养风险，需要对其进一步营养评估。

2. 营养评估　采用 SGA 评估方法对患者进行营养评估，总分 8 分，患者存在中度营养不良，需要营养干预。

3. 患者血常规及血生化检验结果见表 5-25。

表 5-25 主要检查结果

	项目	结果	参考值	单位
血常规检查	血红蛋白浓度	119	120~160	g/L
	红细胞计数	4.03	4.0~5.5	10^{12}/L
生化检验	血清白蛋白	32.8	34.0~54.0	g/L
	尿素	12.15	2.1~7.8	mmol/L
	肌酐	168.3	59~104	μmol/L
	血清尿酸	457.1	208~428	μmol/L
	钙	2.23	2.2~2.9	mmol/L
	无机磷	1.39	0.87~1.45	mmol/L

(三)营养相关问题和诊断

1. 患者低蛋白血症、贫血,肌酐、尿素氮、尿酸高,需要进行营养干预。
2. 临床诊断为肾功能不全3期、高尿酸血症、高血压、低蛋白血症、贫血。

(四)营养治疗方案

1. 患者食欲欠佳,进食量为正常情况的1/3。患者身高172cm,体重56kg,BMI = 18.9kg/m^2,体型偏瘦。标准体重67kg,推荐能量30~35kcal/(kg·d)。

2. 膳食医嘱 低盐低嘌呤优质低蛋白饮食。全天蛋白质摄入为0.7g/kg;盐2~3g/d,特殊情况另开医嘱。

3. 主副食搭配 全天主食150g、肉类40g、蔬菜500g、奶类160g、鸡蛋50g(1个)、油30g,水果200g,纯淀粉类食物140g。可提供能量1780kcal,蛋白质40g,符合膳食医嘱原则,满足患者的全天能量需求。

4. 食物选择宜忌 优质蛋白食物包括:瘦肉、奶类、蛋类和大豆,因此需降低全天主食摄入,保证肉蛋奶的摄入,以达到在限制蛋白质摄入总量的条件下优质蛋白的供给量。但该患者血尿酸高,因此需避免大豆类食物、贝壳类海鲜、菌藻类(除木耳)以及肉汤。

5. 营养制剂 必要时患者可以选用开同,铁制剂、叶酸等,减轻氮质血症,改善代谢性酸中毒,改善贫血症状。

(五)营养疗效及方案调整

三个月后患者复诊,食欲明显好转,体重58kg。血红蛋白120g/L、血清白蛋白34g/L。肌酐138μmol/L,尿素氮10mmol/L,尿酸420.1μmol/L,血压120/80mmHg,患者血红蛋白,血清白蛋白、血尿酸达到正常值范围,肌酐、尿素氮降低,食欲及体重有所增长,营养状况得到一定程度改善。目前,患者每日能量及蛋白质推荐量维持不变,如无不适,三个月定期复查即可。

(六)效果评价及小结

患者男性,因"头晕、胸闷、食欲降低、消瘦"求治。患者1年前被诊断为肾功能不全,肾科医生要求限制主食和肉量,由于饮食控制过分严格,近20天感觉头晕、无力,消瘦,营养相关检验结果提示患者有低白蛋白血症及贫血。对其进行营养指导,建议补充纯碳水化合物食物,以提高患者能量摄入,并给予优质低蛋白饮食的原则,提供个性化营养方案,经过三个月营养指导,患者最终体重有所增长,低蛋白血症和贫血症状有所改善,血尿酸达到正常,肌酐、尿素氮有所降低,营养治疗效果明显。

七、肿瘤放疗

(一)病情简介

患者,男性,56岁,身高170cm,体重49kg。因食管癌放疗一月余后出现进食困难,消瘦,体重下降明显。CT提示:食管中-低分化鳞状细胞癌治疗后,纵隔肿大淋巴结;食管中段支气管隆突平面管腔内点状致密;考虑放射性食管炎。已暂停放疗。患者否认食物、药物过敏史,有吸烟史20年,约每日20支,饮酒史20年,约每天5~8两。患者进食困难就诊。

(二)营养相关检验结果

患者主要检验结果见表5-26。

表5-26 主要检验结果

	项目	结果	参考值	单位
血常规	HB	109	137~179	g/L
	RBC	3.72	4.3~5.9	10^{12}/L
生化系列	ALB	31.3	35~50	g/L
	GIu	4.57	3.4~6.1	mmol/L
	Ca	2.33	2.09~2.54	mmol/L
	Na	137	130~150	mmol/L
	K	4.73	3.5~5.5	mmol/L
	P	1.11	0.89~1.6	mmol/L
	Cr	63.9	30~110	μmol/L
	BUN	3.96	1.8~7.5	mmol/L
	UA	232	104~444	μmol/L
	TG	0.56	0.4~1.7	mmol/L
	GGT	32.1	0~50	U/L
	TBIL	8.2	0~21.0	μmol/L
	DBIL	2.4	0~8.6	μmol/L
	TC	3.92	3.1~5.7	μmol/L

(三)营养评估

患者中年男性,BMI=17.0kg/m²,体型消瘦,食管癌放疗1月余,考虑放射性食管炎,进食困难,进食少量流食,膳食调查提示日均能量摄入约400kcal,蛋白质约10g,摄入严重不足。近半个月体重下降5千克,属重度营养不良,实验室检查显示贫血,低蛋白血症,其余生化指标正常。

PG-SGA评分为14分,评估结果为C级(重度营养不良),建议立即进行营养干预。

(四)营养治疗方案

根据HB公式计算,患者基础能耗为1207kcal/d,建议目标需要能量为1800~1900kcal/

d,蛋白质摄入 78g/d,流食基础上增加口服营养补充。

1. 膳食医嘱　流食,每日六餐,正餐全量为 400ml/餐,加餐全量为 200ml/餐。约可提供能量 800kcal,蛋白质约 20g。

2. 食物选择　食物要求制作成糊体状态,入口即可吞咽,此种饮食为营养不平衡饮食,同时辅以肠内营养制剂补充。食物选择以制作成流体性状的一切食物,如米糊、各种汤类、蛋羹、豆腐脑、藕粉、黑芝麻糊、米粉等。禁用一些刺激性食品及强烈调味品。

3. 食物制作要求　各种原料食物蒸熟煮透后,用绞碎机绞成糊状,食用前需再次蒸开消毒,各种汤类需煲成浓汤。根据普通流食膳食原则及餐次要求具体方案见表 5-27。

表 5-27　流食饮食方案

时间	食物名称	规格
7:00	鸡蛋米糊	400ml
9:00	黑芝麻糊	200ml
11:00	菠菜米糊	400ml
15:00	鸡汤豆腐脑	200ml
17:00	胡萝卜肉泥米糊	400ml
20:00	南瓜米糊	200ml

4. 补充性部分肠内营养方案

(1)口服补充肠内营养制剂 250ml,4 次/日(本产品为整蛋白标准配方,适用于营养摄入不足、厌食、胃肠道功能紊乱等患者的营养补充;根据患者胃肠道耐受和口感选择液体补充剂或粉剂,此方案可提供能量 1000kcal,蛋白质约 35~40g)。

(2)补充乳清蛋白粉 10g,2 次/日(尽量选择浓度高于 85%的乳清蛋白粉,适用各种原因引起的低蛋白血症,有营养不良或存在营养风险的患者,此方案能有效改善患者低蛋白血症)。

以上营养方案,全部摄入能量约为 1800~1900kcal/d,蛋白质约 75~80g/d。

(五)营养疗效及方案调整

患者一个月后复诊,述继续行放射治疗,放射性食管炎仍然存在,进食流食,肠内营养液耐受可,体重增长至 53kg。复查血常规检查:血红蛋白 125g/L、红细胞计数 4.1×10^{12}/L;生化检查结果:血清白蛋白 34.8g/L。

营养建议:患者流食及肠内营养液耐受可,继续目前流食膳食方案加口服补充肠内营养制剂方案,每周监测空腹体重,定期复诊。

(六)临床转归

患者营养治疗效果好,流食饮食及口服肠内营养制剂耐受可,体重增长至 53kg;BMI = 18.3kg/m^2。复查主要血液检查结果显示低蛋白及贫血已得到改善,目前继续行放射治疗。

(七)经验小结

该食管癌患者由于放疗后出现进食困难,给予流食及肠内营养制剂补充方案;患者肠内耐受可,依从性可,通过一个月的营养治疗,精神状态良好,体重增长 4kg;相关血液检验指标亦明显改善;能继续进行下一步的放射治疗。

1. 食管癌本身是一种消耗性疾病,尤其是经历了放射治疗后病人更会导致营养不良、身体虚弱、体重明显减轻；早期口服肠内营养干预，能够补充蛋白质、维生素和矿物质，有效地防止病人体重减轻，增强抗病能力，加快患者治疗后的康复，巩固治疗效果，因此，对于接受放疗的肿瘤患者应进行强化营养咨询教育和口服营养制剂补充至关重要。

2. 食管癌患者营养不良的评估是非常重要的，应该采用合适的营养筛查及评估工具而不仅仅是体重来预测营养不良，而营养咨询被证明在头颈部肿瘤的患者中，可以明显提高营养状态和生活质量。

3. 食管癌患者放疗后出现不同程度的进食障碍和肿瘤负荷，导致患者对各种营养物质摄入减少，并且处于高代谢状态，多数食管癌患者均有不同程度的营养不良和免疫功能低下。

4. 口服补充肠内营养方便、安全、经济和符合生理状态，并发症少，可通过对肠黏膜上皮细胞的局部营养刺激作用，促进肠上皮细胞的生长和修复，有助于维持肠黏膜上皮细胞结构和功能的完整性，维持肠道机械屏障、生物屏障、免疫屏障的功能，防止细菌移位，提供合理、全面、均衡的营养，改善病人营养不良状态，从而提高机体的免疫功能。只要放疗患者能耐受，营养制剂可采用通用配方。

（刘英华　施咏梅　李 卉）

致谢：向参与本章编写工作的同志表示感谢：申静、邓学学、李峰、李惠子、景洪江、郝颖、朱平、王慧鸽、于晓明、彭晓慧、江志琴

参考文献

1. 蔡东联.临床营养学.北京:人民卫生出版社,2007.
2. L.Kathleen Mah.Krause 营养诊疗学.杜寿玢译.北京:人民卫生出版社,2016.
3. 葛均波.内科学.第 8 版.北京:人民卫生出版社,2013.
4. 葛可佑.中国营养科学全书.北京:北京大学医学出版社,2004.
5. 葛可佑.中国营养师培训教材.北京:人民卫生出版社,2005.
6. 葛可佑.公共营养师(基础知识).第 2 版.北京:中国劳动社会保障出版社,2012.
7. 顾景范.现代临床营养学.第 2 版.北京:科学出版社,2009.
8. 中华人民共和国国家卫生和计划生育委员会.特殊医学用途配方食品通则(GB 29922-2013).2015.
9. 胡雯.医疗膳食学.北京:人民卫生出版社,2017.
10. 蒋朱明.临床诊疗指南:肠外肠内营养学分册(2008 版).北京:人民卫生出版社,2009.
11. 焦广宇.临床营养学.第 3 版.北京:人民卫生出版社,2012.
12. 李勇.营养与食品卫生学.北京:北京大学医学出版社,2005.
13. 李增宁.营养进社区.天津:天津科学技术出版社,2014.
14. 刘英华.抗癌防癌饮食一本通.北京:化学工业出版社,2017.
15. 柳春红.食品营养与卫生学.北京:中国农业出版社,2013.
16. 马方.临床营养学.北京:人民卫生出版社,2008.
17. 糜漫天.军队食品与营养卫生学.第 3 版.北京:军事医学科学出版社,2009.
18. 让蔚清.临床营养学.北京:人民卫生出版社,2013.
19. 石汉平.肿瘤营养学.北京:人民卫生出版社,2012.
20. 史琳娜.临床营养学.第 2 版.北京:人民卫生出版社,2013.
21. 孙长颢.营养与食品卫生学.第 7 版.北京:人民卫生出版社,2012.
22. 孙荣武.临床实验诊断学.上海:上海科学技术出版社,2001.
23. 唐明德.社区预防医学.北京:北京大学医学出版社,2009.
24. 王其梅.营养配餐与设计.第 2 版.北京:中国轻工业出版社,2016.
25. 韦莉萍.公共营养师.广州:华南理工大学出版社,2015.
26. 巫向前.临床检验结果的评价.北京:人民卫生出版社,2009.
27. 吴国豪.临床营养治疗理论与实践.上海:上海科学技术出版社,2015.
28. 杨月欣.中国食物成分表 2009.北京:北京大学医学出版社,2009.
29. 杨月欣.公共营养师.第 2 版.北京:中国劳动社会保障出版社,2012.
30. 于康.实用临床营养手册.北京:科学出版社,2010.

31. 张爱珍.临床营养学.北京:人民卫生出版社,2012.

32. 中国抗癌协会.中国肿瘤营养治疗指南.北京:人民卫生出版社,2015.

33. 中国医师协会.临床诊疗指南临床营养科分册(试行)(2010版).北京:人民卫生出版社,2010.

34. 中国营养学会.中国居民膳食营养素参考摄入量2013.北京:中国轻工业出版社,2013.

35. 中国营养学会.中国居民膳食指南2016.北京:人民卫生出版社,2016.

36. 中华人民共和国国家卫生和计划生育委员会.中华人民共和国卫生行业标准 WS/T476-2015(营养名词术语).

37. 中华人民共和国国家卫生和计划生育委员会.慢性肾脏病患者膳食指导 WS/T 557-2017.

38. 中华人民共和国国家卫生和计划生育委员会.中华人民共和国卫生行业标准 WS/T 429-2013(成人糖尿病患者膳食指导).

39. 周芸.临床营养学.第4版.北京:人民卫生出版社,2017.

40. 朱镛连.神经康复学.北京:人民军医出版社,2001.

附　　录

附录一　常见食物中胆固醇含量表

附表 1-1　常见食物中胆固醇含量表(mg/100g 可食部分)

食物名称	胆固醇	食物名称	胆固醇	食物名称	胆固醇
猪肉(肥)	109	猪血	51	乳牛肉	76
猪肉(里脊)	55	茶肠	72	羊肉(后腿)	83
猪大肠	137	火腿肠	57	羊肝	349
猪排	165	小泥肠	59	驴肉	74
猪耳	92	牛肉(瘦)	58	兔肉	59
猪蹄	192	牛肉后(腿)	74	土鸡	106
猪肝	290	牛蹄筋	0	肉鸡	106
猪肺	288	牛肚	104	鸡肝	356
猪脑	2571	牛肺	306	扒鸡	211
猪肾	354	牛肝	297	鸭掌	36
猪心	151	牛肾	295	鸭肝	341

附录二　常见食物中钙含量表

附表 2-1　常见食物中钙含量表(mg/100g 可食部分)

食物名称	含量	食物名称	含量	食物名称	含量
婴儿奶粉	998	虾皮	991	发菜	875
奶酪	799	卤干	731	苋菜	687
奶粉	676	奶豆腐	597	海米	555
白米虾	403	塘虾	403	红萝卜	350
干海带	348	河虾	325	素鸡	318

续表

食物名称	含量	食物名称	含量	食物名称	含量
豆腐干	308	河蚌	306	金针菜	301
泥鳅	299	鲜海参	285	奶片	269
紫菜	264	木耳	247	雪里蕻	230
黑大豆	224	麸皮	206	豆腐丝	204
豌豆	195	黄豆	191	燕麦片	186
豆腐	164	牛乳	114	油菜	108
绿豆	81	芹菜	80	鲫鱼	79
小黄鱼	78	白菜	69	酱油	66
菠菜	66	鸭蛋	62	蚕豆	54
鸡蛋	48	花生仁	39	扁豆	35
豆角	29	山芋	23	玉米	14
大米	13	豆油	13	牛肉	8
马铃薯	8	猪肉	6	羊肉	6

附录三 常见食物中铁含量表

附表 3-1 常见食物中铁含量表(mg/100g 可食部分)

食物	铁含量	食物	铁含量	食物	铁含量
牛肝	6.6	鸡肝	12.0	猪肝	22.6
鸭血	39.6	鸡血	25.0	鸡蛋(红皮)	2.3
鸡蛋黄	6.5	菊花	78.0	甘草	21.2
苋菜	5.4	香菜	2.9	香椿	3.9
小白菜	1.9	汤菜	5.8	雪里蕻	3.2
韭菜	2.3	茼蒿	2.5	苜蓿	9.7
芥菜	5.4	金针菜	8.1	西瓜脯	11.0
桃脯	10.4	青梅脯	4.0	芦柑	1.4
杏脯	12.3	鸭梨	0.9	枣	1.2
荞麦	6.2	糯米	3.0	标准面粉	3.5
稻米	1.3	燕麦片	7.0	富强面粉	2.7
莜麦面	13.6	小米	5.1	玉米	2.4
南瓜子(炒)	6.5	榛子	5.1	山核桃	5.4
松子(生)	5.9	西瓜子(炒)	8.2	豆腐干	23.3
豆腐皮	30.8	木耳	97.4	紫菜	54.9

附录四 常见食物中膳食纤维含量表

附表 4-1 常见食物中膳食纤维含量表(g/100g)

食物名称	膳食纤维含量	食物名称	食物纤维含量	食物名称	食物纤维含量
黑米	3.9	玉米面(白)	6.2	玉米(白)	8.0
玉米面(黄)	5.6	玉米(黄)	6.4	黄豆玉米面	6.4
麸皮	31.3	荞麦	6.5	高粱米	4.3
苦荞麦粉	5.8	燕麦皮	5.3	黄豆	15.5
青豆	12.6	毛豆	4.0	黑豆	10.2
绿豆	6.4	豌豆	3.0	豇豆	7.1
红小豆	7.7	玉兰片	11.3	甜菜头	5.9
金针菜(黄花菜)	7.7	芹菜(叶)	2.2	青笋	2.8
魔芋精粉	74.4	枣(干)	6.2	黑木耳	29.9
黑木耳(水发)	2.6	白木耳	30.4	香菇(干)	31.6
紫菜	21.6	杏仁	19.2	榛子	8.2

附录五 常见食物中嘌呤含量表

附表 5-1 常见食物中嘌呤含量表

食物类别	食物含嘌呤量(mg/100g)
水产类	小鱼干 1538.9、蚌蛤 436.3、白带鱼 391.6、带鱼 391.6、干贝 390、鳊鱼干 366.7、秋刀鱼 355.4、皮刀鱼 355.4、蛤蛎 316、生蚝 239、牡蛎 239、白鲳鱼 238.1、鲢鱼 202.4、乌鱼 183.2、鲨鱼 166.8、草虾 162.2、海鳗 159.5、黑鳝鱼 140.6、草鱼 140.3、虾 137.7、鲤鱼 137.1、鲫鱼 137.1、刀鱼 134.9、蚬子 114、鳗鱼 113.1、鲍鱼 112.4、鱼翅 110.6、鳝鱼 92.8、乌贼 89.8、螃蟹 81.6、鲈鱼 70、鲑鱼 70、鱼丸 63.2、金枪鱼 60、海蜇皮 9.3、海参 4.2
肉类	鸭肝 301.5、鸡肝 293.5、猪脾 270.6、猪大肠 262.2、猪小肠 262.2、猪肝 169.5、牛肝 169.5、鸭心 146.9、鸡腿肉 140.3、猪肺 138.7、鸡胗 138.4、鸭肉 138.4、鸡胸肉 137.4、鸭胗 137.4、猪肾 132.6、牛肚 79、猪脑 66.3、猪心 65.3、鹅 33、猪皮 29.8、猪血 11.8、浓肉汁 160~400
豆类及豆制品	黑豆 137.4、黄豆 116.5、豌豆 75.7、绿豆 75.1、豆干 66.5、熏干 63.6、菜豆 58.2、杂豆 57、花豆 57、豆腐 55.5、红豆 53.2、四季豆 29.7、豆浆 27.7、豆芽菜 14.6
坚果/药材类	银耳 98.9、花生 96.3、白芝麻 89.5、腰果 80.5、黑芝麻 57、莲子 40.9、栗子 34.6、杏仁 31.7、枸杞 31.7、瓜子 24.2、龙眼干 8.6、核桃 8.4、黑枣 8.3、红枣 6、葡萄干 5.4

续表

食物类别	食物含嘌呤量(mg/100g)
蔬菜类	紫菜274、香菇214.5、海带96.6、金针菇60.9、笋干53.6、茼蒿33.4、油菜30.2、菜豆29.7、蘑菇28.4、鲍鱼菇26.7、韭菜25、菜花25、雪里蕻24.4、芫荽20.2、韭菜花19.5、芥蓝菜18.5、空心菜17.5、韭黄16.8、蒿子16.3、小黄瓜14.6、豆芽菜14.6、茄子14.3、辣椒14.2、菠菜13.3、南瓜2.8、冬瓜2.8、大葱13、白菜12.6、大白菜12.6、芹菜12.4、芥菜12.4、包菜12.4、荠菜12.4、包心白菜12.4、丝瓜11.4、苦瓜11.3、萝卜干11、榨菜10.2、圆白菜9.7、胡萝卜8.9、木耳8.8、苋菜8.7、青椒8.7、盐酸菜8.6、腌菜类8.6、胡瓜8.2、萝卜7.5、葫芦7.2、姜5.3、番茄4.2、洋葱3.5
谷薯类及其制品	米糠54、大豆27、薏仁25、燕麦25、麦片24.4、糙米22.4、面条19.8、白米18.1、糯米17.7、面粉17.1、通心粉16.5、淀粉14.8、小麦12.1、米粉11.1、芋头10.1、高粱9.7、玉米9.4、冬粉7.8、小米7.3、马铃薯3.6、荸荠2.6、甘薯2.4
蛋/奶类	奶粉15.7、皮蛋黄6.6、鸡蛋白3.7、鸭蛋白3.4、鸭蛋黄3.2、鸡蛋黄2.6、皮蛋白2、牛奶1.4
水果类	哈密瓜4、柠檬3.4、橙子3、橘子3、桃子1.3、枇杷1.3、鸭梨1.1、西瓜1.1、凤梨0.9、葡萄0.9、苹果0.9、石榴0.8、杏子0.1
其他类	酵母粉559.1、酱油25、高鲜味精12.3、冬瓜糖7.1、茄酱3、米醋1.5、糯米醋1.5、蜂蜜1.2

附录六 常见食物含水量表

附表6-1 常见食物含水量表

食物类别	食物含水量(g/100g)
谷类及制品	面条(富强粉,煮)72.6、花卷45.7、馒头(均值)40.3、米饭(均值,蒸)70.9、粳米粥88.6、烙饼(标准粉)36.4、油饼24.8、油条21.8、小米粥89.3、小豆粥84.4
薯类、淀粉及制品	藕粉(未冲)6.4、粉条14.3、粉丝15.0
蛋类及制品	鸡蛋(均值)74.1、鸭蛋70.3
乳类及制品	牛乳(均值)89.8、酸奶(均值)84.7
干豆类及制品	豆腐(均值)82.8、豆浆96.4、豆腐干(均值)65.2、豆腐脑96.7、豆奶94.0
蔬菜类及制品	白萝卜93.4、胡萝卜89.2、豆角90.0、荷兰豆91.9、四季豆91.3、豇豆90.3、黄豆芽88.8、绿豆芽94.6、茄子(均值)93.4、西红柿94.4、辣椒(青,尖)91.9、柿子椒93.0、冬瓜96.6、黄瓜95.8、苦瓜93.4、南瓜93.5、丝瓜94.3、西葫芦94.9、洋葱89.2、韭菜91.8、大白菜(均值)94.6、小白菜94.5、油菜92.9、圆白菜93.2、菜花92.4、西兰花90.3、菠菜91.2、芹菜94.2、生菜95.7、莴笋95.5、空心菜92.9、冬笋88.1、藕80.5、山药84.8、土豆79.8、大蒜66.6、香菇91.7、鲜蘑92.4、葱91.0、海带(浸)94.1

续表

食物类别	食物含水量(g/100g)
水果类及制品	苹果(均值)85.9、梨(均值)85.8、桃(均值)86.4、李子 90.9、杏 89.4、枣(鲜)67.4、枣(干)26.9、樱桃 88.0、葡萄(均值)88.7、葡萄干 11.6、石榴 79.1、草莓91.3、橙 87.4、柑橘(均值)86.9、菠萝 88.4、荔枝 81.9、芒果 90.6、香蕉 75.8、西瓜(均值)93.3、柚子 89.0
鱼虾蟹贝类	草鱼 77.3、黄鳝 78.0、鲤鱼 76.7、鲇鱼 78.0、鲫鱼 75.4、鳜鱼 74.5、带鱼 73.3、鲈鱼76.5、鲳鱼 72.8、基围虾 75.2
畜、禽肉类及制品	猪肉(均值)46.8、牛肉(均值)72.8、羊肉(均值)65.7、鸡(均值)69.0、肯德基(炸鸡)49.4、鸭(均值)63.9、猪蹄 58.2、猪肝 16.3、火腿 47.9、酱牛肉 50.7、羊肉串 52.8
其他	面包(均值)27.4、饼干(均值)5.7

附录七　常见食物血糖生成指数表

附表 7-1　低血糖指数的食物(GI<55)

食物	GI	食物	GI
混合膳食		扁豆	38
猪肉炖粉条	16.7	冻豆腐	22.3
饺子(三鲜)	28	豆腐干	23.7
米饭+鱼	37	炖鲜豆腐	31.9
硬质小麦粉肉馅馄饨	39	红小扁豆	26
包子(芹菜猪肉)	39.1	绿小扁豆	30
馒头+芹菜炒鸡蛋	48.6	小扁豆汤罐头(加拿大)	44
馒头+酱牛肉	49.4	绿小扁豆罐头(加拿大)	52
饼+鸡蛋炒木耳	52.2	四季豆	27
谷类粮食		高压处理的四季豆	34
大麦粒(煮)	25	四季豆罐头(加拿大)	52
整粒黑麦(煮)	34	绿豆	27.2
整粒小麦(煮)荞麦	41	绿豆挂面	33.4
荞麦方便面	53.2	利马豆加 5g 蔗糖	30
荞麦(煮)	54	利马豆(棉豆)	31
黑米	42.3	利马豆加 10g 蔗糖	31
即食大米(煮 1 分钟)	46	冷冻的嫩利马豆(加拿大)	32
含直链淀粉高的半熟大米(煮、黏米类)	50	利马豆加 15g 蔗糖	54

续表

食物	GI	食物	GI
强化蛋白质的意大利式细面条(煮7分钟)	27	粉丝汤(豌豆)	31.6
意大利式全麦粉细面条	37	干黄豌豆(煮,加拿大)	32
白的意大利式细面条(煮15~20分钟)	41	鹰嘴豆	33
线面条(通心面粉,实心,约1.5毫米粗)	35	咖喱鹰嘴豆罐头(加拿大)	41
通心粉(管状,空心,约6.35毫米粗,煮5分钟)	45	鹰嘴豆罐头(加拿大)	42
粗的硬质小麦扁面条	46	青刀豆(加拿大)	39
加鸡蛋的硬质小麦扁面条	49	青刀豆罐头	45
75%~80%大麦粒面包	34	黑眼豆	42
50%大麦粒面包	46	罗马诺豆	46
混合谷物面包	45	根茎类食品	
含水果干的小麦面包	47	土豆粉条	13.6
50%~80%碎小麦粒面包	52	甜土豆(白薯、甘薯、红薯)	54
45%~50%燕麦麸面包	47	雪魔芋	17
80%燕麦粒面包	45	藕粉	32.6
黑麦粒面包	50	苕粉	34.5
稻麸	19	蒸芋头	47.9
全麦维(家乐氏)	42	山药	51
玉米面粥	50.9	牛奶食品	
玉米糁粥	51.8	低脂奶粉	11.9
豆类		降糖奶粉	26
大豆罐头	14	老年奶粉	40.8
大豆	18	克糖奶粉	47.6
五香蚕豆	16.9	低脂酸乳酪(加人工甜味剂)	14
低脂酸乳酪(加水果和糖)	33	生香蕉	30
一般的酸乳酪	36	熟香蕉	52
牛奶(加人工甜味剂和巧克力)	24	干杏	31
全脂牛奶	27	梨	36
牛奶	27.6	苹果	36
脱脂牛奶	32	柑	43
牛奶(加糖和巧克力)	34	葡萄	43
牛奶蛋糊(牛奶+淀粉+糖)	43	猕猴桃	52
低脂冰激凌	50	水蜜桃汁	32.7

续表

食物	GI	食物	GI
饼干		苹果汁	41
达能牛奶香脆	39.1	巴梨汁罐头(加拿大)	44
达能闲趣饼干	39.1	未加糖的菠萝汁(加拿大)	46
燕麦粗粉饼干	47.1	未加糖的柚子果汁	48
水果及水果产品		可乐	40.3
樱桃	22	糖及其他	
李子	42	果糖	23
柚子	25	乳糖	46
鲜桃	28	花生	14
天然果汁桃罐头	30	西红柿汤	38
糖浓度低的桃罐头(加拿大)	52	巧克力	49

附表 7-2　中等血糖指数的食物(GI=55~70)

食物	GI	食物	GI
米饭+芹菜+猪肉	57.1	白小麦面面包	70
米饭+蒜苗	57.9	黑麦粉面包	65
米饭+蒜苗+鸡蛋	67.1	燕麦麸	55
馒头+黄油	68	小麦片	69
玉米粉+人造黄油(煮)	69	黑五类	57.9
大麦粉	66	小米粥	61.5
荞麦面面条	59.3	大米糯米粥	65.3
荞麦面馒头	66.7	大米粥	69.4
甜玉米(煮)	55	即食羹	69.4
(粗磨)玉米粉(煮)	68	爆玉米花	55
二合面窝头	64.9	酥皮糕点	59
含直链淀粉高的白大米(煮、黏米类)	59	比萨饼(含乳酪,加拿大)	60
意大利式硬质小麦细面条(煮 12~20 分钟)	55	蒸粗麦粉	65
细的硬质小麦扁面条	55	裂荚的老豌豆汤(加拿大)	60
80%~100%大麦粉面包	66	嫩豌豆汤罐头(加拿大)	66
粗面粉面包	64	黑豆汤(加拿大)	64
汉堡包(加拿大)	61	黄豆挂面	66.6
新月形面包(加拿大)	67	煮的白土豆	56

续表

食物	GI	食物	GI
白高纤维小麦面包	68	烤的白土豆(加拿大)	60
全麦粉面包	69	蒸的白土豆	65
油炸土豆片	60.3	糖浓度高的桃罐头	58
煮土豆	66.4	淡味果汁杏罐头	64
鲜土豆	62	淡黄色无核小葡萄	56
白土豆泥	70	(无核)葡萄干	64
甜菜	64	芒果	55
冰激凌	61	巴婆果	58
油酥脆饼(澳大利亚)	55	麝香瓜	65
高纤维黑麦薄脆饼干	64	菠萝	66
营养饼	65.7	橘子汁	57
竹芋粉饼干	66	芬达软饮料(澳大利亚)	68
小麦饼干	70	蔗糖	65

附表 7-3 高血糖指数的食物(GI>70)

食物	GI	食物	GI
米饭+猪肉	73.3	蚕豆	79
牛肉面	88.6	用微波炉烤的白土豆	82
含直链淀粉低的半熟大米(煮)白大米	87	土豆泥	73
含直链淀粉低的白大米(煮)	88	马铃薯(土豆)方便食品	83
大米饭	88	无油脂烧烤土豆	85
小米(煮)	71	胡萝卜	71
糙米(煮)	87	蒸红薯	76.7
糯米饭	87	酸奶	83
面条(一般的小麦面条)	81.6	苏打饼干	72
去面筋的小麦面包	90	格雷厄姆华夫饼干(加拿大)	74
法国棍子面包	95	华夫饼干(加拿大)	76
白小麦面面包	105.8	香草华夫饼干(加拿大)	77
玉米片	73	膨化薄脆饼干(澳大利亚)	81
高纤维玉米片	74	米饼	82
可可米(家乐氏)	77	西瓜	72
卜卜米(家乐氏)	88	蜂蜜	73

续表

食物	GI	食物	GI
桂格燕麦片	83	白糖	83.8
油条	74.9	葡萄糖	97
烙饼	79.6	麦芽糖	105
即食大米(煮6分钟)	87	南瓜	75
白小麦面馒头	88.1	胶质软糖	80

附录八　糖尿病食物交换份表

（一）谷物、薯类交换表

此表包含谷物及其制品、薯类、大豆以外的其他豆类，营养特点为主要含有碳水化合物和提供膳食纤维，每1单位营养素含量为能量90kcal、碳水化合物20g、蛋白质2g、脂肪0g。

附表8-1　谷物、薯类交换表

食品	重量(g)	食品	重量(g)
大米、小米、糯米、薏米	25	绿豆、红豆、芸豆、干豌豆(干)	25
高粱米、玉米碴	25	干粉条	25
面粉、米粉、玉米粉	25	油条、油饼、苏打饼干	25
莜麦面、燕麦片	23	咸面包、窝窝头	35
燕麦面	25	荞麦面、苦荞面	25
通心面、玉米面(白、黄)	25	混合面	25
各种挂面、龙须面	25	生面条、魔芋生面条	35
烧饼、烙饼、馒头	35	面筋	50
苏打饼干、椒盐饼干、巧克力维芙饼干	20	莲子、山药	150
桃酥、甜饼干	18	炸鱿鱼卷、炸薯片、炸虾片	16
蛋糕	30	鲜玉米	50
米饭	75	鲜玉米(中个、带棒心)	200
红薯片	60	栗子、白薯	40
红薯	70	凉薯	220
土豆、湿粉皮	100	藕、芋头	110

（二）蔬菜类交换表

此表包含各种蔬菜，营养特点为主要含有维生素、无机盐和膳食纤维。每1单位营养素含量为能量90kcal、碳水化合物18g、蛋白质4g、脂肪0g。

附表 8-2 蔬菜类交换表

食品	重量(g)	食品	重量(g)
毛豆	70	百合	50
鲜豌豆	110	慈姑	100
蒜苔、黄豆芽	200	冬笋	220
冬瓜	800	荸荠	150
洋葱、胡萝卜、蒜苗、苋菜	250	生菜	640
鲜菜豆、水萝卜、绿豆芽	340	蒜黄、圆白菜、雪里蕻	400
茴香菜、柿子椒	430	鲜蘑菇	390
莴苣笋	820	鲜竹笋	450
丝瓜、蓝菜、龙须菜、南瓜	500	茼蒿、油菜薹、西红柿	500
菠菜、油菜、韭菜、茴香菜、丕兰、塌棵菜、茭白	350	倭瓜、苦瓜、茄子、冬笋	500
红萝卜、鲜豇豆、荷兰豆、扁豆、空心菜	300	大白菜、莴笋、黄瓜、水浸海带、飘儿菜	600
西葫芦	750	芹菜	470

(三) 水果类交换表

此表包含各种水果,营养特点为主要含有碳水化合物、维生素和无机盐、膳食纤维。每 1 单位营养素含量为能量 90kcal、碳水化合物 21g、蛋白质 1g、脂肪 0g。

附表 8-3 水果类交换表

食品	重量(g)	食品	重量(g)
梨、李子、杏	250	桃、苹果、橘子、橙、葡萄	200
荔枝	120	红果	90
芒果	140	甜瓜(带皮)	360
柿子、鲜荔枝	150	草莓	300
鲜枣	90	芦柑、菠萝	160
哈密瓜、李子	220	猕猴桃	200
柚子	160	樱桃	220
西瓜	450	香蕉	150

(四) 豆类交换表

此表包含大豆及其制品,营养特点为主要含有蛋白质、钙。每 1 单位营养素含量为能量 90kcal、蛋白质 9g、碳水化合物 4g、脂肪 4g。

附表 8-4　豆类交换表

食品	重量(g)	食品	重量(g)
大豆	25	腐竹、大豆粉	20
豆腐丝、豆腐干	50	北豆腐	100
南豆腐	150	油豆腐	35
豆腐脑	600	豆浆	225ml
青豆	20	黄豆	23
绿豆、豌豆	27	红小豆	27
蚕豆	25	粉丝(条)	90
炸蚕豆	23	炒豌豆	24

(五)奶类交换表

此表包含各种奶类及其制品,营养特点为主要含有钙、蛋白质、脂肪、碳水化合物、维生素。每 1 单位营养素含量为能量 90kcal、蛋白质 5g、碳水化合物 5g、脂肪 6g。

附表 8-5　奶类交换表

食品	重量(g)	食品	重量(g)
奶粉、脱脂奶粉	20	奶酪	25
牛奶、羊奶	150	无糖酸奶	125
雪糕	65	冰激凌	65

(六)肉、禽、蛋、鱼类交换表

此表包含各种肉类、禽类、蛋类、鱼类及其制品,营养特点为主要含有蛋白质、脂肪。每 1 单位营养素含量为能量 90kcal、蛋白质 9g、脂肪 6g、碳水化合物 0g。

附表 8-6　肉、禽、蛋、鱼类交换表

食品	重量(g)	食品	重量(g)
熟火腿、香肠、鸡蛋粉	20	肥瘦猪肉	25
猪肉松、猪肾	25	猪肝	70
猪蹄	30	午餐肉	35
熟叉烧肉、熟酱牛肉、酱鸡、酱鸭	35	带骨排骨(小)	45
瘦猪肉、瘦牛肉、瘦羊肉	50	驴肉	110
鸭掌	60	板鸭	20
红烧鸡肉	65	红烧牛肉	60
鹅肉、鸭肉	35	鸡肉、猪舌	50
鸡蛋、鹌鹑蛋(6 个)	60	鸭蛋	60
鹅蛋	50	鸡蛋白	190

续表

食品	重量(g)	食品	重量(g)
鸡蛋黄	25	松花蛋	55
猪里脊肉	60	兔肉	80
甲鱼	85	蚶(鲜)	200
干贝	25	鲫鱼、墨鱼	150
鱼松	25	鸡蛋清、牡蛎	150
带鱼、草鱼、鲤鱼、比目鱼、	80	海螃蟹	110
鱿鱼(干)、海参(干)	25	田螺	135
鲜贝、对虾、大黄鱼、青虾鳝鱼、黑鲢	100	白鲢鱼	80
胖头鱼	130	河螃蟹	65

(七)油脂、硬果类交换表

此表包含各种油脂和硬果,营养特点为主要含有脂肪和脂溶性维生素。每 1 单位营养素含量为能量 90kcal、脂肪 10g。

附表 8-7 油脂、硬果类交换表

食品	重量(g)	食品	重量(g)
开心果(带皮)	15	炒松子	14
花生油、香油、玉米油、红花油、菜籽油	10	芝麻酱、花生米、核桃仁、杏仁	15
黑芝麻	15	腰果	16
南瓜子、葵花子(带壳)	20	西瓜子	25
植物油	10	猪油	10
黄油	10	奶油	45

(八)调味品

附表 8-8 调味品(能量 45kcal)

食品	重量(g)	食品	体积(ml)
白砂糖	10	蜂蜜	14ml
芝麻酱	7	醋	110ml
黄酱	40	酱油	45ml
甜面酱	30		
团粉	14		

注:本表内食品重量为 0.5 个单位交换份

附录九 肾病食物交换份表

肾功能不全患者需限制蛋白质摄入量时，可利用以蛋白质为基础的食物交换份表定量选择食物，按照常见各类食物的蛋白质含量以每份0~1g，4g和7g为标准分为九类，同一类别的食物间可以相互交换。

附表9-1 肾病食物交换份表

食物类别	营养素含量	食物及重量
谷薯类	蛋白质4g，能量180kcal	稻米50g、籼米50g、薏米50g、玉米面50g、荞麦50g、粳米50g、糯米50g、黄米50g、小米50g、莜麦面40g、挂面60g、小麦粉60g、面条60g、花卷70g、米饭130g、馒头70g、马铃薯200g、木薯200g、甘薯200g、山药200g、芋头200g
淀粉类	蛋白质0~1g，能量360kcal	蚕豆淀粉100g、豌豆淀粉100g、玉米淀粉100g、芡粉100g、粉条100g、藕粉100g、豌豆粉丝100g、粉丝100g、地瓜粉100g、马铃薯粉100g
豆类	蛋白质7g，能量90kcal	黄豆25g、黑豆25g、蚕豆35g、豇豆35g、扁豆30g、绿豆35g、赤豆35g、芸豆35g、豆腐干35g、豆腐卷35g、油豆腐35g、千张35g、素火腿35g、素鸡35g、烤麸(熟)35g、豆奶300g、豆腐脑400g、豆浆400g
绿叶蔬菜类	蛋白质4g，能量50kcal	西兰花100g、黄豆芽100g、长豇豆150g、刀豆150g、茼蒿菜250g、荠菜200g、荷兰豆200g、芹菜200g、香菇200g、大白菜300g、豆角200g、金针菇200g、香菇200g、四季豆200g、马兰头250g、茄子350g、平菇250、空心菜250g、苋菜250g、绿豆芽250g、茭白500g、芦笋300g、油菜250g、菜花250g、菠菜250g、海带500g、油麦菜300g、茴香300g、生菜300g
瓜类蔬菜	蛋白质1g，能量50kcal	佛手瓜100g、菜瓜200g、葫芦200g、方瓜200g、冬瓜300g、丝瓜150g、苦瓜150g、黄瓜200g、南瓜200g、西葫芦200g
水果类	蛋白质0~1g，能量90kcal	樱桃150g、荔枝150g、桃150g、香蕉150g、草莓150g、葡萄200g、橙200g、芒果300g、苹果200g、菠萝300g、哈密瓜300g、西瓜300g
肉、蛋、奶类	蛋白质7g，能量90kcal	香肠25g、酱牛肉25g、火腿25g、鸡翅50g、大排50g、猪肉(瘦)35g、牛肉(瘦)35g、兔肉35g、鸡肉50g、火腿肠50g、鸭肉50g、羊肉(肥瘦)50g、烤鸡50g、肯德基炸鸡50g、鲢鱼50g、鲑鱼50g、带鱼50g、黄鱼75g、罗非鱼75g、草鱼75g、鲫鱼75g、鳊鱼75g、青鱼75g、生蚝75g、基围虾75g、对虾75g、鲤鱼75g、鱿鱼50g、白鱼75g、蟹肉75g、海参50g、鸡蛋60g、鸭蛋60g、松花蛋60g、鹅蛋60g、咸鸭蛋60g、鹌鹑蛋(5个)60g、牛乳230g、酸奶230g
坚果类	蛋白质4g，能量90kcal	核桃仁20g、松子仁20g、榛子仁20g、芝麻籽20g、瓜子20g、杏仁20g、腰果20g、花生仁20g、榛子70g、葵瓜子30g、核桃70g、松子50g
油脂类	蛋白质0g，能量90kcal	花生油10g、橄榄油10g、豆油10g、茶籽油10g、羊油10g

中英文名词对照索引